Florian Weinig, Klaus Hahnen (Hrsg.)

Handbuch Sterilisation

Lehr- und Lernbuch
mit interaktiver CD-ROM

Handbuch Sterilisation

Lehr- und Lernbuch für die
Fachkundelehrgänge I und II
von DGSV und SGSV

Herausgeber:
Florian Weinig,
3M (Schweiz) AG
und
Klaus Hahnen,
3M Medical EBC Laboratory

4. komplett überarbeitete Auflage
mit interaktiver CD-ROM

3M

Handbuch Sterilisation

4. komplett überarbeitete Auflage mit interaktiver CD-ROM

Wichtiger Hinweis:

Die in diesem Werk enthaltenen Angaben und Empfehlungen stellen die gegenwärtigen Erfahrungen der jeweiligen Autoren dar und erfolgen nach bestem Wissen, ohne einen Anspruch auf Richtigkeit und Vollständigkeit zu erheben. Achten Sie bitte selbst darauf, ob sich die Ausführungen in diesem Werk für den von Ihnen vorgesehenen Verwendungszweck eignen. Alle Fragen einer Gewährleistung und Haftung im Zusammenhang mit diesem Werk regeln sich nach unseren Verkaufsbedingungen, sofern nicht gesetzliche Vorschriften zwingend etwas anderes vorsehen.

Herausgeber:
Florian Weinig, 3M (Schweiz) AG
Klaus Hahnen, 3M Laboratories (Europe)

VLB Titelaufnahme

F. Weinig, K. Hahnen (Hrsg.):
Handbuch Sterilisation
4. Auflage mit CD-ROM, 2003

1. Auflage 1993
2. erweiterte Auflage 1995
3. erweiterte Auflage mit CD ROM 1999
4. komplett überarbeitete Auflage mit CD-ROM, 2003

ISBN 3-9521844-3-8

Grafische Gestaltung und Satz:
zweidler konzept, CH-8355 Aadorf

Umschlaggestaltung:
Team hp Schneider, AG für Gestaltung, CH-8352 Räterschen
Walker dtp, CH-8400 Winterthur

Druck:
Huber & Co. AG, CH-8500 Frauenfeld

Vorwort

Die 4. Auflage – wer hätte das gedacht, als wir vor über zehn Jahren mit diesem Projekt begonnen haben!

Der Druck auf die Mitarbeiter in der Zentralsterilisation im Krankenhaus ihr Wissen auf dem Laufenden zu halten und die ständigen Veränderungen an der Technik, den Normen, Gesetzen, Vorschriften und Aufgaben in der Sterilisation haben die zügige Erweiterung und Erneuerung dieses Buches jedoch nötig und sinnvoll gemacht.

Mit Vorliegen dieser 4. Auflage ist ein weiterer wichtiger Schritt zur möglichst umfassenden Information der im Bereich Sterilisation Tätigen geschafft. Wie auch die vorherigen Auflagen sind das primäre Zielpublikum die Absolventen der Fachkundelehrgänge I und II der beiden Fachgesellschaften DGSV und SGSV. Allerdings wird dieses Buch – zur Freude der Autoren und Herausgeber – auch über die Grenzen der krankenhausinternen Sterilgutversorgung hinaus, sowohl im medizinischen als auch im industriellen Umfeld der Sterilisation inzwischen als Standardwerk betrachtet. Dies verpflichtet! Deshalb war es für uns alle selbstverständlich, unser bestes Wissen in eine Form zu bringen, die diesem breiten Zielpublikum entgegen kommt.

Wir hoffen, dass wir dieser selbst gestellten Aufgabe gerecht geworden sind und freuen uns auf weitere Anregungen für zukünftige Auflagen dieses Handbuches.

Rüschlikon, im Oktober 2003

der Herausgeber:
Florian Weinig

Dank

Der Dank der Herausgeber gilt allen Autoren, Co-Autoren, Lektoren und den vielen anderen, ohne deren Hilfe und Unterstützung dieses Buch in der vorliegenden Form nicht möglich gewesen wäre. Dies sind für die vorliegende Ausgabe:

Margrith Bühler Steiner
Ernst Dennhöfer
Dr. Ulrich Fink
Lukas Giovanettoni
Dr. Michael Grehn
Prof. Dr. Peter Heeg
Josy Holdener
Cornelia Hugo
Prof. Dr. Junghannß
Ralf Kaiser
Dr. Brian Kirk
Dr. Paul Kober
Sigrid Krüger
Thomas Kull
Marco Lauper
Prof. Dr. Heike Martiny
Dagmar Pera
Egbert Pfeifer
Inke Rinker-Zanette
Hans Werner Röhlig
Dr. Urs Rosenberg
Rudi Salzbrunn
Kurt Scheel
Silvia Schindler-Frei
Hans Strobel
Antoinette Weinig
Christian Wolf
Toni Zanette
Peter Zweidler

Inhaltsverzeichnis

3. Kapitel:

Krankenhaus-Praxishygiene 59

4. Kapitel:

Reinigung und Desinfektion 79

9. Kapitel: Ethylenoxid-Sterilisation 259

10. Kapitel: Formaldehydsterilisation 287

1. Kapitel

Kurze Einführung in die Geschichte der Sterilisation

Klaus Hahnen

1 älteste desinfektion mittel

Hygienische Maßnahmen sind von der Menschheit schon seit frühesten Tagen angewandt worden. Die Grundlagen dafür waren aber wohl eher Erfahrung denn wissenschaftliche Untersuchungen. In der Bibel finden sich z.B. zahlreiche Regeln zur Ernährung und zum Umgang mit Leprakranken mit dem Ziel, Erkrankungen zu vermeiden.

Auch Aristoteles hat schon Alexander dem Großen empfohlen, das Trinkwasser für seine Truppen abzukochen und die Fäkalien zu vergraben. Homer lässt seinen Helden Odysseus in der Odyssee nach Schwefel verlangen, um sein Haus damit auszuräuchern und zu reinigen. Schwefeldioxid, welches durch Verbrennen von Schwefel entsteht, ist während des ganzen Mittelalters als «Desinfektionsmittel» bei Seuchen eingesetzt worden.

Merkpunkt

Das älteste bekannte «Desinfektionsmittel» ist Schwefeldioxid, welches beim Verbrennen von Schwefel entsteht. Damit wurden schon im Mittelalter Räume durch Ausräuchern desinfiziert.

Die Lebensmittel-Konservierung war allen Völkern bekannt, sei es durch Erhitzen, Trocknen, Räuchern, Salzen, Zuckern, Säuern. So wurde es möglich, Nahrung haltbar zu machen, um den Speisezettel z.B. im Winter oder für lange Schiffsreisen abwechslungsreicher zu gestalten. Auch dies beruhte auf Erfahrungswerten und nicht auf dem Wissen, dass dadurch Mikroorganismen abgetötet werden, die Lebensmittel verderben lassen. Der Franzose Nicolas Appert entwickelte dann 1810 – fünfzig Jahre vor der ersten Anwendung in der Medizin – ein heute noch angewandtes Verfahren, Lebensmittel durch Hitze zu sterilisieren und in geschlossenen Behältern zu konservieren. Die heutigen meterlangen Regale mit Dosennahrung in Supermärkten sprechen Bände!

Ein Zusammenhang zwischen Zersetzung, wie bei Fäulnis und Gärung und ansteckenden Erkrankungen wurde von einer Reihe von Wissenschaftlern vermutet, ohne dass Mikroorganismen als Ursache erkannt wurden. So hat der Italiener Girolamo Fracastoro (1478-1553) in seinen Büchern Thesen zur Übertragung entwickelt und drei Wege beschrieben: direkter Kontakt, «Ausgestoßenes» oder über eine größere Entfernung, sprich die Luft. Er beschrieb den Unterschied zwischen Ansteckung und dem «Faul werden» von Milch und Fleisch und wie sich bestimmte Pflanzenerkrankungen z.B. von einem Apfel zum nächsten ausbreiteten. Leider ist sein Werk im Laufe der Zeit in Vergessenheit geraten und musste so später wieder erarbeitet werden.

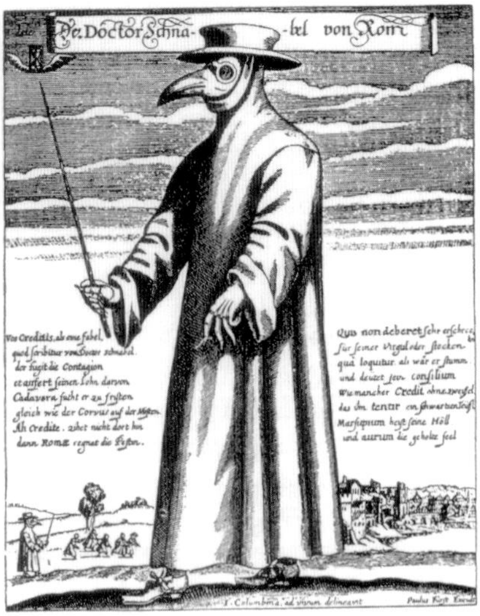

Abbildung 1
Pestarzt im Mittelalter

Während der Zeit der großen Seuchen wurden dennoch erste Maßnahmen zur Eindämmung der Ansteckungsgefahr ergriffen. So wurden die Pestleichen mit langen Stangen bewegt und außerhalb der Städte und Dörfer begraben. Ihre Kleidung wurde verbrannt, und Pestärzte versuchten sich durch Handschuhe, lange Kleidung und Masken mit hervorspringenden Nasen, in denen zur Vertreibung der schlechten Gerüche ausgehend von den Krankenzimmern, wohlriechende Substanzen waren, zu schützen.

Ein erster Durchbruch auf dem Weg zur modernen Mikrobiologie gelang Antonie van Leeuwenhoek (1632 -1723), einem holländischen Tuchhändler. Mit einem selbstgebauten Mikroskop war er wohl der erste Mensch, der Mikroorganismen sah und den Effekt von verschiedenen Substanzen auf diese beschrieb: Die «kleinen Tiere» starben, wenn er Wasser mit zerstoßenem Pfeffer beigab. Mit eigenem Zahnbelag experimentierend, sah er eine Vielzahl von kleinen Objekten, die sich aalgleich bewegten. «Ich nahm ein wenig Weinessig und gab ihn zum dem Wasser mit dem Zahnbelag, worauf die kleinen Tierchen umgehend starben.»

Seine Arbeit wurde von dem Engländer Edmund King fortgesetzt, der u.a. Schwefelsäure, Salz, Zucker, Wein, Blut und Tinte auf ihren Einfluss auf die Form, Beweglichkeit und Überlebensfähigkeit dieser «Tierchen» untersuchte.

Aber auch dies war keine gezielte Untersuchung sondern eher privates Forscherinteresse, denn der Zusammenhang zwischen bestimmten Mikroorganismen und bestimmten Krankheiten war noch nicht erkannt.

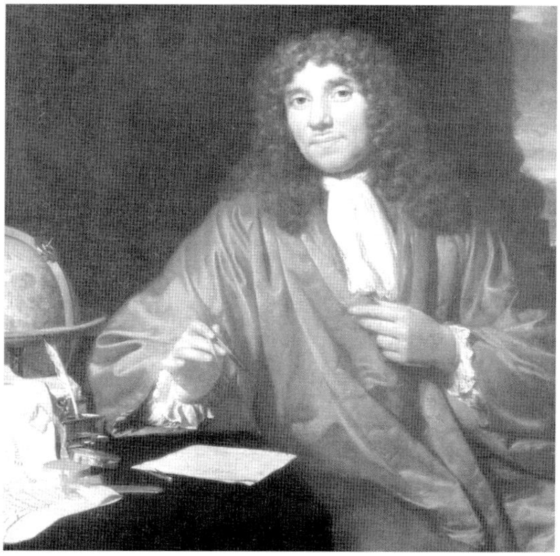

Abbildung 2
Der holländische Forscher Antonie van Leeuwenhoek lebte von 1672-1723.

weg zum modernen Mikrobiologie

Das 18.Jahrhundert war bestimmt durch bedeutende Entdeckungen in der Chemie. So entdeckte der schwedische Chemiker Scheele 1774 das Chlor, das später noch eine wichtige Rolle in der Desinfektion spielte. Der Engländer Alcock empfahl 1827 den Einsatz von Chlor zur Reinigung von Trinkwasser.

Chlor - reinigung von Trinkwasser

Ein Durchbruch für die moderne Hygiene wurde durch Holmes in Boston und Semmelweis in Wien vollbracht, auch wenn ihre Erkenntnisse jahrelang von Standeskollegen vehement angefochten wurden. Holmes erkannte 1843 das infektiöse Potential des Kindbettfiebers und den Übertragungsweg über die Hände von Ärzten und Schwestern. Ignaz Semmelweis, in Unkenntnis der Arbeit von Holmes, entdeckte 4 Jahre später den gleichen Zusammenhang. Untermauert durch klare statistische Daten belegte er, dass die Infektionsrate auf den Wöchnerinnenstationen, die von Medizinstudenten betreut wurden, sehr hoch war. Diese Studenten kamen zu Untersuchungen und Behandlungen oft direkt aus dem Seziersaal zu den Wöchnerinnen. Außerdem kam es auf der Nachbarstation, die ausschließlich durch Hebammen betreut wurde, zu wesentlich weniger Fällen der meistens tödlich verlaufenden Erkrankung.

Hände desinfektion
mit Chlorlösung.

Durch die Einführung und konsequente Einhaltung einer Händedesinfektion mit einer Chlorlösung, die zwischen jeder Untersuchung und besonders vor dem Betreten der Station, bzw. beim Verlassen des Seziersaales vorgenommen wurde, konnte er die Anzahl der Kindbettfieberfälle dramatisch senken. Was heute eigentlich selbstverständlich ist (oder sein sollte!), nämlich die Händedesinfektion vor jeder Art von Untersuchung oder Eingriff, um eine Übertragung von pathogenen Keimen zu vermeiden, verursachte damals einen erbitterten Kampf in der Ärzteschaft.

Merkpunkt

Noch heute besteht in Paris das im Jahre 1887 vom Forscher selber gegründete «Institut Pasteur».

Der Franzose Louis Pasteur lebte von 1822 bis 1895. Seine Arbeiten auf den Gebieten der Chemie, Mikrobiologie und Medizin führten zu einigen bahnbrechenden Entwicklungen. Dazu gehört unter anderem auch das kurzfristige Erhitzen von Lebensmitteln auf ca. 60-70°C zur Haltbarmachung («pasteurisieren»). Ebenso instruierte er Chirurgen, ihre Instrumente vor Gebrauch durch eine offene Flamme zu führen, um die in den Kratzern sitzenden Keime abzutöten. Denn er hatte im Mikroskop gesehen, dass sich dort Verschmutzungen ansammelten. Auch das Sterilisieren von Verbandmaterial mit Hitze ist von ihm propagiert worden.

erhitzen von Lebensmitteln
auf. ca. 60-70°C
Instrumenty durch
eine offene Flamme
Keime abzutöten

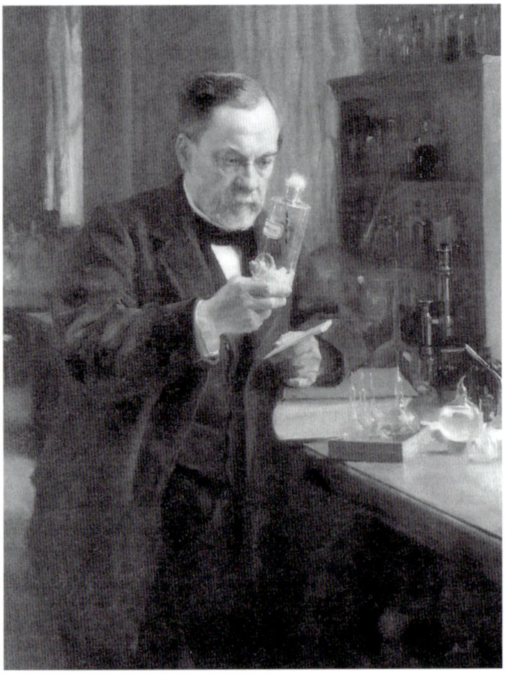

Abbildung 3
Louis Pasteur (1822-1895), Chemiker und Mikrobiologe.

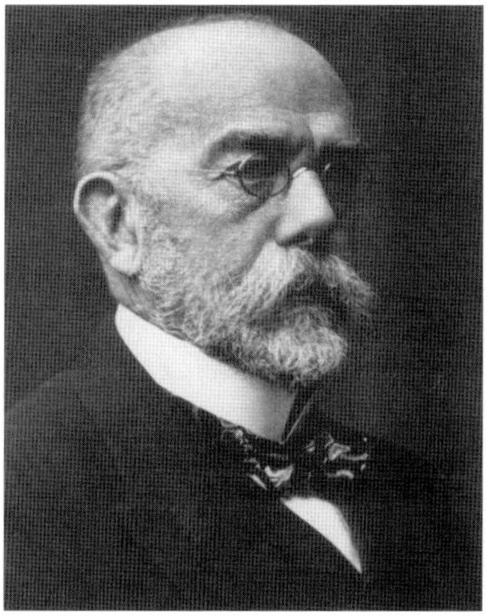

Abbildung 4
Der Mikrobiologe und Hygieniker Robert Koch (1843-1910) entdeckte unter anderem die Erreger des Milzbrandes, der Tuberkulose und der Cholera.

1905 wurde der Nobelpreis an einen Arzt verliehen, der sich wie kaum ein zweiter um die Mikrobiologie und Hygiene verdient gemacht hat: Robert Koch (1843-1910). Nachdem er den Milzbranderreger entdeckt hatte, wurde er an das Kaiserliche Gesundheitsamt nach Berlin berufen. Dort gelang Koch die Entdeckung des Mycobacterium tuberculosis, des Verursachers der Tuberkulose. Nur ein Jahr später, 1883, konnte er den Choleraerreger während einer Forschungsreise in Indien isolieren. Aber nicht nur die Entdeckung bedeutender Krankheitserreger, sondern auch die Entwicklung von neuen mikrobiologischen Arbeitsmethoden und -mitteln, wie dem festen Nährboden, haben zu Kochs Bedeutung und Weltruhm geführt.

Basierend auf den Erkenntnissen, dass für viele Krankheiten Mikroorganismen als Ursache verantwortlich sind, konnte auch die Entwicklung von Gegenmaßnahmen einsetzen, z.B. der Einsatz von Karbolspray im Operationsgebiet durch den Chirurgen Joseph Lister (1827-1912). Die Händedesinfektion (u.a. Semmelweis) und die Sterilisation von Gegenständen errangen ihre bis heute gültige Bedeutung.

Nachdem Pasteur 1870 die Sterilisation durch trockene Hitze empfohlen hatte, wurde nur drei Jahre später im Moabiter Krankenhaus ein Gerät installiert, das die Heißluftsterilisation bei Temperaturen bis zu 125°C ermöglichte. Allerdings stellte sich

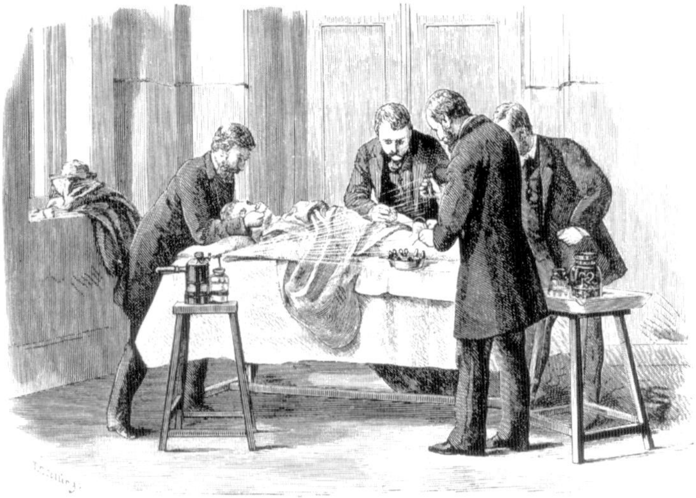

Abbildung 5
Eine Operation im 19. Jahrhundert unter Einsatz des von Lister entwickelten Desinfektionsapparates.

bei einer späteren mikrobiologischen Untersuchung durch Koch heraus, dass durch dieses Verfahren keine Sporen abgetötet wurden.

Daraufhin wurde strömender Wasserdampf als geeignetes Sterilisationsmedium – nach ausführlichen Untersuchungen als Mittel der Wahl von Koch erkannt – eingesetzt. In der Klinik des Berliner Chirurgen Ernst von Bergmann in Berlin wurde ein Dampfsterilisator eingebaut. An diese Klinik wechselte 1889 Curt Schimmelbusch, der dieses Verfahren schon in Köln kennen gelernt hatte. Nicht weit weg von der Domstadt am Rhein, hatte Friedrich Trendelenburg in der Bonner Universitätsklinik 1882 einen Dampfsterilisator aufstellen lassen.

Abbildung 6 und 7 (nächste Seite)
Frühe Exemplare von Sterilisationstrommeln nach Schimmelbusch, sogenannten Schimmelbusch-Trommeln.

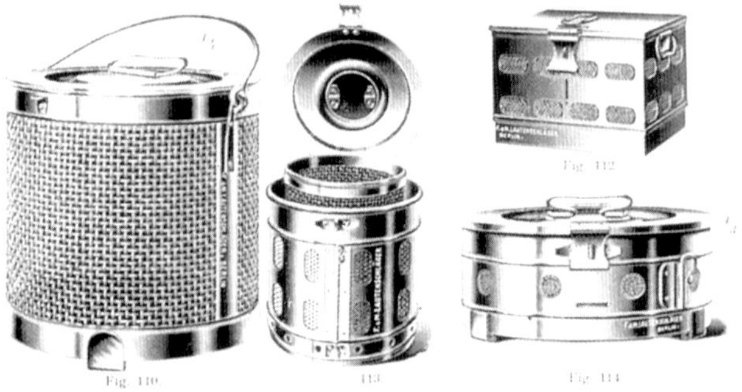

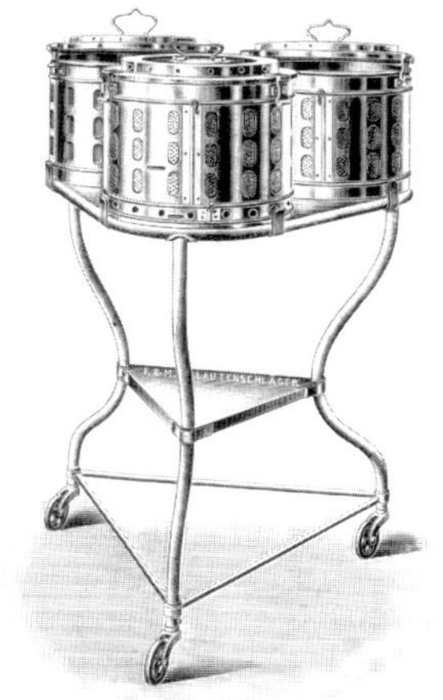

Schimmelbusch war es dann, der die Entwicklung der Dampfsterilisation vorantrieb. Die sogenannten «Schimmelbusch-Trommeln» sind auf ihn zurückzuführen: runde Behälter aus Blech, in denen Verbandstoffe und OP-Material sterilisiert und gelagert werden konnten.

Neben dem Strömungs- und Gravitationsverfahren, setzte sich dann immer mehr das zunächst einfache, später das fraktionierte Vorvakuumverfahren durch, da es die sichere Luftentfernung, bzw. Dampfdurchdringung gewährleistet.

Um auch den Einsatz von sterilen thermolabilen Materialien zu ermöglichen, mussten Sterilisationsverfahren entwickelt werden, die bei niedrigeren Temperaturen arbeiten. Ethylenoxid wird nicht nur im Krankenhausbereich als hochpotentes Sterilisationsmedium eingesetzt, sondern hat sich gerade auch im industriellen Bereich bewährt. Dort ist die Strahlensterilisation das zweite wichtige Standbein, um die Vielzahl von Medizinprodukten, wie Spritzen und Kanülen, Abdeckmaterial und Implantate sicher zu sterilisieren. Im Krankenhaus ist diese Methode aufgrund der notwendigen baulichen Voraussetzungen allerdings nicht sinnvoll einsetzbar.

Formaldehyd in Verbindung mit Niederdruckdampf sowie in den letzten Jahren neuere Verfahren auf Wasserstoffperoxidbasis runden die Möglichkeiten der Sterilisation von hitzeempfindlichen Materialien ab. Eine akutes Problem in der Aufbereitung stellen die Verursacher von bestimmten Erkrankungen, z.B. vCJK, dar: Prionen. Hier ist noch eine allgemein akzeptierte und umsetzbare Lösung zu finden.

Die Entwicklung der Hygiene und damit auch der Sterilisation spiegelt die Geschichte der Menschheit und der von ihr eingesetzten Techniken wieder. So manche Entwicklung führte in eine

Schimmelbusch Trommeln - Runde Behälter aus Blech (Verbandstoffe und OP material sterilisiert). und gelagert

- Vorvakuum verfahren (Luftentfernung)

Ethylenoxid

Sackgasse oder wurde lange ignoriert – die Zukunft dieses Gebietes der Medizin wird sicherlich spannend sein.

2. Kapitel

Mikrobiologie

Peter Heeg
Michael Grehn

Seit Menschengedenken kennt man auf Erfahrung beruhende Maßnahmen zur Seuchenbekämpfung, aber erst im 19. Jahrhundert wurden Mikroorganismen als Erreger von Infektionskrankheiten entdeckt.

Es erfolgte ein rascher wissenschaftlicher und technischer Fortschritt, z.B. auf dem Gebiet der Mikroskopie und der Anzüchtung von Bakterien. Herausragende Persönlichkeiten auf dem Gebiet der medizinischen Mikrobiologie, die etwa ab Mitte des letzten Jahrhunderts als eigenes Fachgebiet entstand, waren Louis Pasteur und Robert Koch. Von Robert Koch und seinen Schülern wurden unter anderem die Erreger von Milzbrand, Cholera und Tuberkulose entdeckt.

Die breite Einführung von Antibiotika – nach der Entdeckung des Penicillins durch Alexander Fleming 1928 – ließ viele glauben, dass Infektionskrankheiten damit endgültig besiegt seien. Das weltweite Auftreten von multiresistenten Erregern gegen Ende des 20. Jahrhunderts zeigte, dass dies ein fataler Irrtum war und dass hygienische Maßnahmen auch und gerade in der modernen Medizin unverzichtbar sind.

Mikroorganismen

Bakterien

Ihr Bau entspricht im wesentlichen dem Zellaufbau höherer Lebewesen; es fehlt allerdings ein abgegrenzter Zellkern. Die Vermehrung erfolgt ungeschlechtlich durch Querteilung, die sehr rasch erfolgen kann (z.B. bei Colibakterien innerhalb von 20 Minuten).

Bakterien zeigen allgemein eine große Anpassungsfähigkeit an die unterschiedlichsten Umweltbedingungen. Beim Abbau organischer Stoffe spielen sie eine Schlüsselrolle.

Für die medizinische Mikrobiologie ist der insgesamt kleine Anteil von Bakterien wichtig, der beim Menschen als Krankheitserreger auftritt oder als Teil seiner Normalflora von Bedeutung ist. Bakterien wirken im Menschen (Wirtsorganismus) krankmachend durch

Penicillins (Alexander Fleming)

Robert Koch
- Erreger von Milzbrand, Cholera, Tuberkulose.

Merkpunkt

Mikroorganismen sind ein Teil unserer Umwelt und unseres eigenen Organismus, die wesentlich zum Kreislauf der Natur und zu unserer Gesundheit beitragen. Nur ein kleiner Teil von ihnen besitzt eine Bedeutung als Krankheitserreger.

Definition

Zu den Mikroorganismen im strengen Sinne gehören die Bakterien, Pilze und Protozoen. Viren stellen eine eigene Kategorie dar, weil ihnen wesentliche Eigenschaften der Zelle fehlen. Dies gilt auch für die als Prionen bezeichneten infektiösen Proteine.

die Freisetzung von Toxinen (Giftstoffen) sowie im Weiteren durch verschiedenste Enzyme (Eiweißverbindungen), mit denen sie körpereigene Zellen angreifen. Weiterhin werden bei ihrem Zerfall Zellbestandteile, z.B. die Lipopolysaccharide der Zellwand, frei, die als Endotoxine den Wirtsorganismus schädigen.

Wichtige Bestandteile der Bakterienzelle sind die Zellwand, die dem Bakterium seine Form gibt, der Zellinhalt (Zytoplasma), in dem die für den Stoffwechsel wichtigen Strukturen enthalten sind, z.B. die Erbinformationen auf dem Chromosom, die zytoplasmatische Membran, die die Zellwand von innen auskleidet und eine wichtige Rolle beim Stofftransport in und aus der Zelle spielt. Manche Bakterien haben außerhalb der Zellwand eine Kapsel aus Schleimsubstanzen, andere besitzen Fortbewegungsorgane in Peitschenform, Geißeln oder Flagellen genannt (s. Abbildungen 1 und 2).

Abbildung 1

Kokken

1. *in Haufen und Trauben*
2. *in gewundenen Ketten*
3. *Diplokokken*
4. *Diplokokken mit Kapsel*

Stäbchen

5. *gerade*
6. *keulenförmig*
7. *mit zugespitzten Enden*
8. *einfach gekrümmt*
9. *spiralig gekrümmt*

Sporen

10. *a-e sporenbildende Zellen*
11. *freie Sporen*

Begeißelung

12. *peritrich*
13. *lophotrich*
14. *monotrich*

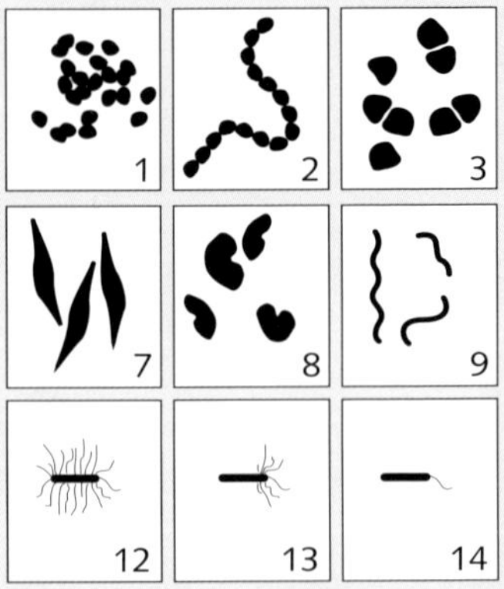

Morphologie von Bakterien

Die Abb. 1 - 4 sind entnommen aus: F. H. Kayser et al., Medizinische Mikrobiologie, 8. Aufl. 1993 im Georg Thieme Verlag, Stuttgart

Bestimmte Bakterienarten (z.B. Bacillus, Clostridium) können Sporen bilden. Diese sind Dauerformen, in die sich diese Mikroorganismen umwandeln, um ungünstige Umweltbedingungen (z. B. Mangel an Nährstoffen, Trockenheit) zu überleben (siehe Abb. 1; Nr. 10 a-e, 11).

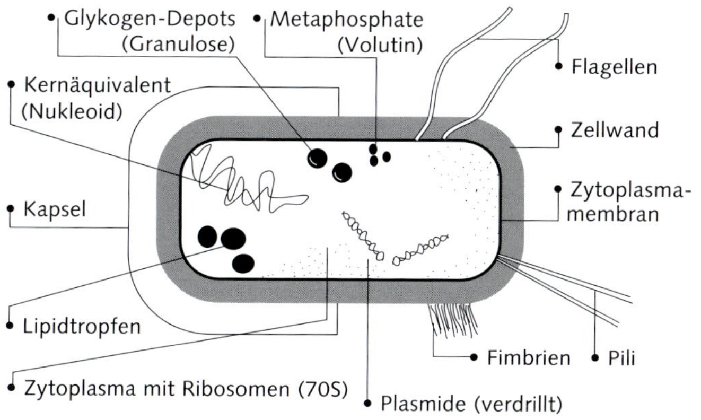

Abbildung 2
Die verschiedenen Bestandteile einer Bakterienzelle.

Es gibt Bakterienarten, die nur unter Ausschluss von Sauerstoff leben und sich vermehren können; man nennt sie Anaerobier. Sie kommen sowohl im menschlichen Körper wie auch in der Umwelt als Krankheitserreger vor. Darüber hinaus kennt man zahlreiche Arten, die sowohl aerob als auch anaerob existieren können.

Viele Bakterienbestandteile wirken als Antigene (körperfremde Stoffe) auf den Wirtsorganismus in dem Sinne, dass sie die Bildung von Antikörpern anregen. Antikörper sind spezifische, d.h. gezielt gegen das entsprechende Antigen wirkende Abwehrstoffe (Proteine).

Merkpunkt

Bakteriensporen besitzen eine hohe Widerstandsfähigkeit gegenüber äußeren Einflüssen, wie Trockenheit, Hitze oder chemische Desinfektionsmittel. Sie können in der Regel nur durch Sterilisationsverfahren abgetötet werden.

Infektion und Kolonisation

Eine Infektion findet statt, wenn Mikroorganismen durch eine Eintrittspforte (z.B. natürliche Körperöffnung, Wunde oder auch durch Instrumente oder Medikamente) in den Organismus eindringen, sich dort vermehren und eine Reaktion des Wirtes hervorrufen (z.B. Entzündung, Antikörperbildung). Pathogene (krankmachende) Mikroorganismen haben oft besondere Fähigkeiten zum Anhaften und Eindringen ins Gewebe.

Definition

Unter Infektion versteht man das Anhaften, Eindringen und die Vermehrung von Krankheitserregern in einem Wirt (Mensch, Tier, Pflanze).

Menschen und Tiere sind auf der gesamten äußeren Haut und auf bestimmten Schleimhäuten (z.B. Nasen-Rachenraum, Darm, Vagina, untere Harnröhre) mit unterschiedlichen Bakterienarten wie auch mit Hefepilzen besiedelt, die ihnen nicht schaden, da sie im Gleichgewicht mit dem Wirtsorganismus stehen. Dies wird allgemein als Normalflora oder physiologische Flora bezeichnet. Darüber hinaus wirkt die Normalflora bei der Barrierefunktion von Haut und Schleimhäuten mit (Ansiedlung fremder, von außen kommender Mikroorganismen wird abgewehrt; saures, bakterienabweisendes Milieu in der Vagina durch dort als Normalflora vorkommende milchsäurebildende Stäbchenbakterien).

Wenn Mikroorganismen der Normalflora in andere, sterile Bereiche des menschlichen Organismus eindringen (durch Veränderungen der Abwehrlage oder medizinische Maßnahmen), können sie dort Infektionen hervorrufen. Man bezeichnet diese Infektionen als endogen (von innen), im Gegensatz zu exogenen Infektionen, die durch von außen in einen Wirt eindringende Mikroorganismen verursacht werden. Unabhängig davon, ob eine Infektion endogen oder exogen zustande kommt, spricht man von einer krankenhauserworbenen oder nosokomialen Infektion, wenn sie auf eine medizinische Maßnahme im Rahmen einer stationären oder ambulanten Behandlung zurückzuführen ist. Beispiele sind die Wundinfektion nach einer Operation, die Atemweginfektion als Folge einer künstlichen Beatmung oder die Sepsis (Allgemeininfektion), die von einem Venenkatheter ausgeht.

Nicht mit einer Infektion zu verwechseln ist die Kolonisation (Besiedelung). Neben den Mikroorganismen der Normalflora können auch Krankheitserreger den Menschen besiedeln, ohne dass es zu einer Infektion kommt, weil die Erreger nicht in das Gewebe eindringen. So sind z.B. Mitarbeiter von Krankenhäusern nicht selten in der Nase mit dem Eitererreger Staphylococcus aureus (s. unten) besiedelt oder werden intubierte Patienten oft schon nach wenigen Tagen mit Pseudomonas aeruginosa (s. unten) kolonisiert.

Zwar gibt es eindeutig pathogene Erreger, wie z.B. bei Scharlach oder Typhus, die Grenze zu apathogenen (nicht krankmachenden) Mikroorganismen ist jedoch nicht scharf zu ziehen. Das Entstehen einer Infektion ist immer von zwei Faktoren abhängig: vom Kontakt mit dem Erreger (Exposition) und von der individuellen Abwehrlage (Disposition). Mikroorganismen, die nur bei Vorliegen einer besonderen Disposition, nicht jedoch beim gesunden Menschen eine Infektion verursachen, bezeichnet man als potenziell pathogene Erreger oder auch als Opportunisten. In den letzten Jahrzehnten nahmen Infektionen bei abwehrgeschwächten Patienten, z.B. Patienten mit Diabetes, Tumorerkrankungen oder AIDS, durch solche opportunistischen, früher als apathogen angesehene, oft aus der Umwelt stammende Mikroorganismen zu.

Merkpunkt

Die Mehrzahl der nosokomialen Infektionen wird durch potenziell pathogene Erreger verursacht. Die Abwehrschwäche des Patienten spielt dabei eine entscheidende Rolle.

Darstellung, Anzüchtung und Bestimmung von Bakterien

Das mikroskopische Präparat

Ein mikroskopisches Präparat wird direkt von menschlichem Probenmaterial (z.B. Eiter, Sputum, Liquor), aber auch von Bakterienkolonien (s. unten) hergestellt. Ungefärbtes Material lässt dabei in der Regel nicht viel erkennen, daher ist die Anfärbung wichtig, wobei allerdings die Bakterien meistens abgetötet werden. Das unterschiedliche Färbeverhalten verschiedener Bakterien, etwa bei der sehr häufig durchgeführten Gram-Färbung, hat seine Ursache im unterschiedlichen Aufbau der Zellwand. So lassen sich grampositive Bakterien nach Anfärbung mit einem blauen Farbstoff nicht mehr entfärben, während bei den gramnegativen Bakterien der Farbstoff mit Alkohol ausgewaschen werden kann und sich diese Bakterien anschließend mit einem roten Kontrastfarbstoff färben lassen. Einige Bakterienarten, wie Tuberkuloseerreger oder Schraubenbakterien, benötigen spezielle Anfärbungs- bzw. mikroskopische Darstellungsverfahren.

Im Direktpräparat, d.h. in klinischem Probenmaterial, lassen sich die typischen Lagerungsformen (Haufen, Ketten etc.) von Erregern leicht feststellen. In Notfällen kann das Grampräparat von klinischen Proben eine Vorabdiagnose ermöglichen (z.B. Liquorpunktat bei Verdacht auf eitrige Meningitis), so dass eine Behandlung mit einem geeigneten Antibiotikum unverzüglich begonnen werden kann.

Anzüchtung von Bakterien auf Nährböden

Seit Robert Koch werden klinisch-bakteriologische Untersuchungsmaterialien auf festen Nährböden ausgestrichen (Bakterienkultur). Der Vorteil dieser Methode liegt darin, dass die Bakterien zu sichtbaren Kolonien heranwachsen und durch nachfolgende gezielte Untersuchung identifiziert werden können. Feste Nährböden enthalten neben Fleischextrakt, Wasser, Peptonen (mit Fermenten teilweise gespaltene Eiweiße) und Kochsalz gelegentlich auch Blut und Kohlehydrate. Dazu kommt Agar-Agar, eine aus Rotalgen gewonnene Substanz, die auch bei 37°C starr bleibt und von Mikroorganismen – im Unterschied zu Gelatine – kaum angegriffen wird. Da zur Bearbeitung von bakteriologischen Proben sterile Nährböden beimpft werden müssen, werden die hier beschriebenen Zutaten gemischt, zunächst auf 100°C erhitzt (hierbei schmilzt der Agar) und anschließend in einem Dampfsterilisator sterilisiert. Nachdem die Nährboden-Masse in sterile Schalen (Petri-Schalen) gegossen worden ist, erstarrt der darin enthaltene Agar beim Abkühlen wieder, und es entstehen die gallertartigen Nährböden, wie sie zur Herstellung von Reinkulturen der Bakterien benötigt werden.

Neben den festen Nährböden verwendet man auch flüssige Medien (Bouillons), deren Zusammensetzung bis auf den Agar etwa die gleiche ist wie bei festen Nährböden. Flüssige Medien eignen sich zur Anreicherung von Mikroorganismen (die Bouillon wird im Verlauf der Bebrütung trüb); anschließend muss zur Herstellung von Reinkulturen wiederum auf feste Nährböden ausgestrichen werden.

Biochemische Differenzierung zur Bestimmung der Bakterienart

Bakterienmaterial einer Einzelkolonie wird auf verschiedene Nährböden übertragen, denen bestimmte Stoffe (z.B. diverse Arten von Zucker) zugegeben wurden. Man erkennt durch den Umschlag des ebenfalls zugegebenen Indikators, ob dieser Stoff abgebaut worden ist, d.h. ob z.B. aus Zucker Säure entstanden ist. Es entsteht durch Abbau bzw. Nicht-Abbau ein bestimmtes Reaktionsmuster, aus dem man auf die Art des Erregers schließen kann. Heute werden für unterschiedlichste Erregergruppen industriell vorgefertigte Diagnostik-Kits zur Unterscheidung und Bestimmung angeboten.

Serologische Bestimmungsmethoden

Mit bekannten Antikörpern (Antiseren) kann man das unbekannte Bakterium (Antigen) reagieren lassen. Passen Antikörper und Antigen zusammen, so kommt es zu einer Reaktion, die z.B. als Agglutination (Verklumpung) sichtbar gemacht werden kann.

Neben biochemischen und serologischen Bestimmungsmethoden spielen heute molekularbiologische Verfahren, bei denen z.B. Teile des Bakteriengenoms identifiziert werden (PCR), eine zunehmende Rolle in der Diagnostik von Infektionskrankheiten.

Merkpunkt

Die Identifizierung bakterieller Erreger beruht auf den Ergebnissen von Anzüchtung, biochemischen, serologischen und zunehmend molekularbiologischen Untersuchungsverfahren.

Bestimmung der Empfindlichkeit gegenüber Antibiotika

Bei allen wichtigen Erregern im Untersuchungsmaterial wird in der Regel die Empfindlichkeit gegenüber bestimmten Antibiotika geprüft, indem sogenannte Antibiogramme angelegt werden. Hierbei werden Reinkulturen der Bakterien gleichmäßig auf festen Nährböden ausgestrichen und anschließend Filterpapierblättchen aufgelegt, die jeweils mit einem Antibiotikum getränkt sind. Nach einer bestimmten Bebrütungszeit prüft man, ob sich um diese Blättchen ausreichend große Hemmhöfe gebildet haben. Solche Hemmhöfe zeigen an, dass das Wachstum der Erreger von diesen Antibiotika gehemmt wurde. Die Antibiogramme geben dem behandelnden Arzt wichtige Hinweise für die Auswahl

Staphylococcus aureus (Kugelbakterien in traubenartigen Haufen gelagert in der Kultur eine gold gelbes (aureus) Pigment zeigen

eines wirksamen Antibiotikums. Zudem gibt die statistische Auswertung der Testergebnisse Auskunft über die Entwicklung und Verbreitung resistenter Bakterien.

Beispiele wichtiger bakterieller Krankheitserreger beim Menschen

Grampositive Kokken

Staphylococcus aureus. Es handelt sich um Kugelbakterien, die in traubenartigen Haufen gelagert sind und in der Kultur meist ein goldgelbes (lat. aureus) Pigment zeigen. S. aureus ist ein typischer Erreger von eitrigen Infektionen wie Haarbalg- und Nagelbettentzündungen, Abszessen und postoperativen Wundinfektionen, kann aber auch schwere Allgemeininfektionen (Sepsis) verursachen. Obwohl es sich um einen pathogenen Erreger handelt, sind zahlreiche Personen, darunter besonders Krankenhauspersonal, mit S. aureus, etwa im vorderen Bereich der Nase, besiedelt. Diese Personen erkranken selbst nicht an S. aureus, sie können sie aber bei mangelndem Hygieneverhalten auf Patienten übertragen. Ein typischer Übertragungsweg verläuft über Handkontakt mit der Nase (Schnäuzen, Niesen, Kratzen) und dann über die kontaminierten Hände zum Patienten, beispielsweise beim Verbandwechsel oder beim Verabreichen von Injektionen. Ein weltweites Problem stellen Infektionen durch Methicillin-resistente Staphylococcus aureus (MRSA) dar. Durch die Resistenz der MRSA gegen zahlreiche Antibiotika lassen sich Infektionen nur außerordentlich schwer behandeln.

Es gibt noch weitere Staphylokokken-Arten (z.B. Staphylococcus epidermidis = der von der Haut stammende S.). Diese wurden früher nicht als krankmachend angesehen; heute findet man sie häufig als Erreger von Infektionen bei Patienten mit Venenkathetern oder Kunststoff-Implantaten (Gelenk- und Gefäßprothesen).

Merkpunkt

Die Verhinderung der Ausbreitung von vielfach resistenten Bakterien, wie z.B. MRSA stellt eine der wichtigen Aufgaben der Krankenhaushygiene dar.

Streptococcus pyogenes. Die in Ketten gelagerten Kugelbakterien kommen beim Menschen als Erreger des Scharlachs und anderer Infektionen vor, darunter Angina, Erysipel (Wundrose) aber auch schwere Allgemeininfektionen (Septikämien). S. pyogenes wird sowohl durch direkten Kontakt mit infizierten Wunden, auf dem Weg über kontaminierte Hände, aber auch durch Tröpfchen aus dem Nasen-Rachenraum übertragen.

Streptococcus pneumoniae. Dieses Kugelbakterium, das sich in Zweierform (Diploform – siehe Abb.. 1) lagert, kann beim Menschen eine schwere Lungenentzündung (Pneumonie) verursachen. Daneben findet man es auch als Erreger von eitrigen Entzündungen der Hirnhäute (Meningitis), des Innenohres und der Nasennebenhöhlen.

Andere Streptokokkenarten gehören zur menschlichen Normalflora (z.B. Enterokokken im Dickdarm). Sie könne jedoch Infektionen verursachen, wenn sie in andere Körperregionen gelangen. Man kennt sie als Ursache von Entzündungen der Gallenblase (Cholecystitis), des Bauchfells (Peritonitis) und der Harnblase (Cystitis).

Gramnegative Kokken

Neisseria gonorrhoeae, der Erreger der Gonorrhoe (Tripper), einer auch heute noch weit verbreiteten Geschlechtskrankheit, stirbt in der Außenwelt schnell ab, die Übertragung erfolgt nahezu ausschließlich durch Geschlechtsverkehr.

Neisseria meningitidis ist ein häufiger Erreger der eitrigen Hirnhautentzündung (Meningitis) meist jüngerer Menschen, der vor allem durch Tröpfcheninfektion bei nahem Kontakt übertragen wird (Schulen, Kasernen, Menschenansammlungen).

Grampositive Stäbchenbakterien

Aus dieser großen Gruppe von Mikroorganismen seien nur der Erreger des Gasbrandes, Clostridium perfringens, und der Erreger des Wundstarrkrampfes (Tetanus), Clostridium tetani, herausgegriffen.

Beide Bakteriengattungen sind Anaerobier, bilden Sporen und sind in der Umgebung des Menschen und in der Natur (Staub, Erde etc.) weit verbreitet. Als Sporen sind sie außerordentlich widerstandsfähig und können über Jahrzehnte infektiös bleiben. Zur Infektion kommt es, wenn die Erreger in schlecht durchblutetes Gewebe gelangen, wo sie das sauerstoffarme Milieu vorfinden, das sie zur Vermehrung und damit zur Toxinbildung brauchen. Gefährdet sind vor allem Patienten mit tiefen, verunreinigten Verletzungen (Schuss- oder Stichverletzung) oder ausgedehnten Gewebezerstörungen (Verkehrsunfall).

Gramnegative Stäbchenbakterien

Auch aus dieser Gruppe, die zahlreiche Gattungen umfasst, seien wiederum nur einige Beispiele herausgegriffen.

Escherichia coli. E. coli gehört zur Normalflora des Dickdarms, deren größter Anteil allerdings Anaerobier sind. Gelangt E. coli aus dem Darm oder durch fäkale Verunreinigungen in andere Körperregionen, so kann er Ursache von Infektionen sein. Häufig zu beobachten sind Harnwegsinfektionen, bei denen Colibakterien infolge einer Abwehrschwäche des Patienten aus der Harnröhre in die Blase gelangten oder aber bei Patienten mit Blasenentleerungsstörung über einen Harnröhrenkatheter in die Blase verbracht wurden.

Es gibt weitere, dem Coli-Bakterium mehr oder weniger ähnliche gramnegative Stäbchen, teils aus der Dickdarmflora des Menschen, teils aus der Umwelt, die als Erreger von Infektionen eine Rolle spielen. Zu diesen Mikroorganismen gehört Klebsiella pneumoniae, eine Bakterienart, die sich durch Bildung einer Schleimkapsel sowohl vor Austrocknung als auch vor einer raschen Zerstörung durch körpereigene Abwehrzellen schützen kann. Neben schweren Pneumonien sind Klebsiellen auch für Harnwegs- und Wundinfektionen verantwortlich. Häufig zeichnen sie sich durch eine ausgeprägte Antibiotikaresistenz aus, was die Therapie von Klebsiellen-Infektionen sehr erschwert.

Salmonella typhi und andere Salmonellenarten. Der Typhuserreger ist ein «klassischer» ausschließlich menschenpathogener Mikroorganismus. Durch Verunreinigung von Trinkwasser und Lebensmitteln, verursacht durch Kontamination mit Ausscheidungen bereits Infizierter, kam es immer wieder zu Epidemien, die in früheren Jahrhunderten nicht selten Hunderte von Opfer forderten.

Andere Salmonellen stammen oft von Schlachttieren, können durch verunreinigte Lebensmittel auf den Menschen übertragen werden und rufen akute Gastroenteritis (Brechdurchfall) hervor.

Pseudomonas aeruginosa. P. aeruginosa ist ein in natürlichen Feuchtzonen (Oberflächenwasser, Boden) wie auch in Nassbereichen von Krankenhäusern (z.B. Befeuchtungssysteme, Wasserbäder, Leitungswasser, Abflüsse) weit verbreiteter Mikroorganismus. Er ist bezüglich Nährstoffen sehr anspruchslos und kann sich deshalb in den genannten Nassbereichen rasch vermehren. P. aeruginosa ist als häufig mehrfach antibiotikaresistenter Erreger verschiedenster Infektionen bei abwehrgeschwächten Patienten (Harnwegs-, Wund-, Atemwegsinfektionen, Septikämien) gefürchtet.

Nicht durch Gramfärbung nachweisbare Erreger

Mycobacterium tuberculosis. Als Verursacher der Tuberkulose des Menschen, aber auch von Haustieren ist M. tuberculosis der wichtigste Vertreter der Mykobakterien-Familie, in der es auch viele für den Menschen weniger bedeutsame Arten weit verbreitet in der Natur gibt.

Zur mikroskopischen Darstellung benötigt man eine Spezialfärbung (Ziehl-Neelsen-Färbung); die so gefärbten Stäbchenbakterien lassen sich dann nicht einmal durch Anwendung von Säure entfärben (daher auch «säurefeste» Stäbchen genannt).

M. tuberculosis ist in der Außenwelt sehr widerstandsfähig, allerdings wird es durch Pasteurisierung (80-85°C für wenige Sekunden) sicher abgetötet (Milch!).

Neuerdings sieht man bei AIDS-Patienten aufgrund der stark herabgesetzten Abwehrlage Infektionen, welche durch früher

Merkpunkt

Etwa 80 % aller nosokomialen Infektionen werden durch Bakterien hervorgerufen, ca. 15 % durch Pilze und 5 % durch Viren.

als apathogen angesehene Mykobakterien («atypische» Mykobakterien) hervorgerufen werden.

Viren

Das Virus (lat. virus: Gift) wurde als krankheitserzeugender Stoff an Tabakpflanzen und bei der Suche nach dem Erreger der Maul- und Klauenseuche Anfang des letzten Jahrhunderts erstmals beschrieben. Man fand heraus, dass es infektionserregende Substanzen gibt, die durch bakteriendichte Filter nicht zurükkgehalten werden können. Viren besitzen eine Größe von 0,02 bis 0,3 µm und können nur mit dem Elektronenmikroskop sichtbar gemacht werden (Abb. 3). Da Viren sich nicht selbstständig sondern nur mit Hilfe lebender Zellen vermehren können und auch keinen eigenen Stoffwechsel besitzen, zählen sie streng genommen nicht zu den Lebewesen.

Eine Anzüchtung von Viren gelingt deshalb auch nur in lebenden Zellen – in der Regel in Zellkulturen, in wenigen Fällen in Versuchstieren. Viren sind somit echte Zellparasiten von Pflanze, Tier und Mensch. Es gibt sogar in Bakterien parasitierende Viren, die man Bakteriophagen nennt. Außerhalb des lebenden Organismus und in der Umwelt bleiben Viren unterschiedlich lange infektiös, wobei die Umhüllung durch «Schutzsubstanzen», z. B. angetrocknetes Blut, die Dauer der Infektiosität deutlich verlängern kann. Viren besitzen keine Zellstruktur, sondern bestehen lediglich aus der Erbsubstanz (wobei sie im Gegensatz zu echten Zellen nicht beide Nukleinsäuren, sondern nur DNS oder RNS aufweisen) und einem Proteingerüst (Capsid). Manche Viren verfügen zudem über eine lipidhaltige Hülle (behüllte oder lipophile Viren) und sind daher durch fettlösende Desinfektionswirkstoffe (z.B. Alkohole) leicht zu inaktivieren, was bei unbehüllten (hydrophilen) Viren nicht so gut gelingt.

Der Vorgang der Vermehrung von Viren beginnt mit der Anheftung an die Außenseite einer Wirtszelle (im Falle der Hepatitis B eine Leberzelle). Es gelingt dem Virus, durch spezielle Mechanismen seinen Inhalt in die Wirtszelle zu übertragen, wobei die Virushülle «draußen» bleibt. Innerhalb der Wirtszelle wird die viruseigene

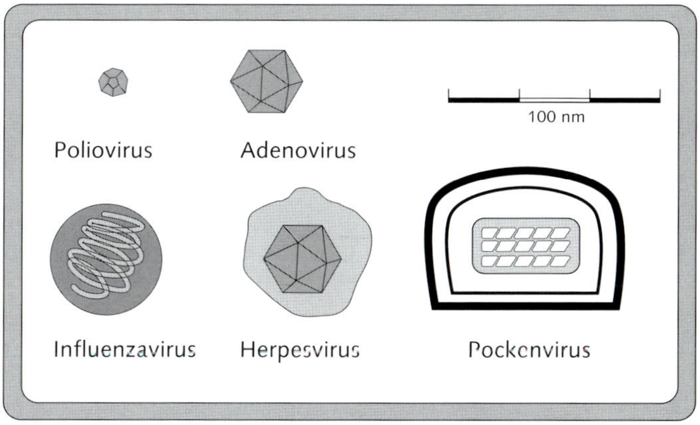

Abbildung 3
Grössenvergleich zwischen Viren und Bakterien. Verschiedene Virusarten sind maßstabgerecht in die Bakterienzelle eingezeichnet.

1nm (Nanometer)
= 1 Millionstel Millimeter
= 1 Tausendstel Mikrometer

Erbsubstanz in diejenige der Wirtszelle eingebaut. Mit ihr zusammen kann sie über mehrere Generationen vererbt werden.

Die andere Möglichkeit ist die, dass die Wirtszelle nach Eindringen des Virusinhalts sofort beginnt, neue Virusbausteine (DNS oder RNS, Proteine etc.) zu bilden. Im weiteren werden in der Wirtszelle diese Bausteine zu neuen Viruseinheiten zusammengesetzt und die kompletten aus der Zelle freigesetzt. Hierbei geht die Wirtszelle zugrunde oder wird zumindest stark geschädigt.

Die Inkubationszeit (d.h. die Zeit zwischen der Infektion und dem Auftreten der ersten Krankheitszeichen) liegt bei den bekannten Viruserkrankungen wie Influenza, Masern, Mumps, oder Windpocken zwischen einigenTagen und drei Wochen; wesentlich längere Inkubationszeiten finden sich dagegen bei Hepatitis B oder AIDS.

Merkpunkt

Viren können sich zwar außerhalb von lebenden Zellen nicht vermehren, umhüllt von Blut, Sekreten oder Ausscheidungen kann ihre Infektiosität jedoch über einen längeren Zeitraum erhalten bleiben.

Beispiele für Viruskrankheiten

Windpocken

Die Übertragung erfolgt durch Tröpfchen aus dem Rachen noch vor Auftreten de Hautveränderungen, aber auch durch den direkten Kontakt mit dem Bläscheninhalt. Die Inkubationszeit beträgt 2 bis 3 Wochen. Charakteristische Krankheitszeichen sind Hautveränderungen wie Papeln, Bläschen und gleichzeitig verkrustete Bläschen.

Die Patienten erwerben eine meist lebenslange Immunität; allerdings kann das noch im Nervensystem vorhandene Virus bei abwehrgeschwächten, früher an Windpocken erkrankten Menschen eine erneute Erkrankung, nämlich Gürtelrose (Herpes zoster) verursachen.

Virus-Hepatitis (infektiöse Gelbsucht)

Man unterscheidet die Hepatitis A, eine heute hauptsächlich in tropisch-subtropischen Gebieten verbreitete Form der akuten Gelbsucht, welche überwiegend durch Kontakt (Schmierinfektion durch kontaminierte Hände) oder durch Lebensmittel (Meeresfrüchte) übertragen wird.

Im Gegensatz dazu wird die auch in Mitteleuropa vorkommende Hepatitis B fast ausschließlich durch direkten oder indirekten Kontakt mit Blut, etwa durch Nadelstichverletzung, aber auch durch Schleimhautkontakt übertragen. Dabei können geringste, mit dem Auge nicht wahrnehmbare Mengen von Hepatitis B-virushaltigem Serum, bei nicht immunen Personen eine Hepatitis verursachen. Das Hepatitis B-Virus (HBV) stellt unter den behüllten Viren insofern eine Ausnahme dar, als es sowohl gegenüber Hitze als auch chemischen Desinfektionswirkstoffen vergleichsweise resistent ist und in Blut angetrocknet länger als eine Woche infektiös bleiben kann. Hepatitis B ist die wichtigste infektiöse Berufserkrankung bei Mitarbeiterinnen und Mitarbeitern von medizinischen Einrichtungen. Zum Schutz gegen Hepatitis B steht (ebenso wie gegen Hepatitis A) eine äußerst wirksame und gut verträgliche Impfung zur Verfügung.

Dies gilt nicht für die durch das Hepatitis C-Virus (HCV) hervorgerufene Hepatitis, die früher als Posttransfusionshepatitis bezeichnet wurde. Das HCV ist zwar weniger infektiös als das HBV und besitzt auch nicht dessen Stabilität in der Außenwelt, dennoch ist die Hepatitis C in vielen europäischen Ländern inzwischen häufiger als die Hepatitis B. Klinisch ist von Bedeutung, dass eine Hepatitis C-Infektion häufig in eine chronische Verlaufsform mit fortschreitender Zerstörung der Leber übergeht.

Merkpunkt

Die aktive Impfung gegen Hepatitis B stellt den wirkungsvollsten Schutz gegen die wichtigste beruflich bedingte Infektionskrankheit im Gesundheitswesen dar.

HIV-Infektion und AIDS

Das Virus, welches die erworbene Immunschwäche-Krankheit hervorruft, ist erst seit 1984 bekannt. Die Übertragung erfolgt überwiegend durch ungeschützten Geschlechtsverkehr (hetero- und homosexuell) und durch gemeinsame Benutzung von Spritzen und Injektionsnadeln bei Drogenabhängigen. Ferner kann das Neugeborene durch die Mutter infiziert werden.

Von der Infektion bis zum Ausbruch des Vollbildes von AIDS können allerdings Jahre vergehen. AIDS (abgekürzt englisch: acquired immuno-deficiency syndrome = erworbenes Immunschwäche-Syndrom) ist zum einen durch die Schädigung des Zentralnervensystems charakterisiert, welche direkt durch das Virus hervorgerufen wird, zum andern durch die ausgeprägte Schwächung der Immunabwehr. Daher erkranken AIDS-Patienten an unterschiedlichen Sekundärinfektionen, wie etwa Tuberkulose, aber auch Infektionen durch opportunistische Erreger (atypische Mykobakterien, Cryptosporidien, Sprosspilze).

Das HIV ist ein in der Außenwelt instabiles Virus, das ungeschützt auf Oberflächen angetrocknet rasch inaktiviert wird. Dies gilt gleichermaßen für die Wirksamkeit thermischer und chemischer Desinfektionsverfahren.

Merkpunkt

Da es keine Schutzimpfung gegen Hepatitis C und die HIV-Infektion gibt, kann eine Übertragung nur durch konsequente Hygienemaßnahmen verhindert werden.

Pilze

Zusammen mit Algen und Flechten zählen die Pilze zu den sogenannten Lagerpflanzen. Pilze sind also pflanzliche Organismen, denen allerdings der grüne Pflanzenfarbstoff Chlorophyll fehlt. Zur Gewinnung von Energie und Baustoffen sind sie auf den Abbau von organischer Substanz angewiesen. Von über hunderttausend Pilzarten auf der Erde sind die meisten Saprophyten, d.h. sie treten nicht als Krankheitserreger in Erscheinung.. sondern ernähren sich vom Abbau organischer Stoffe (Fäulnis). Ausdruck dieser Stoffwechselleistungen ist u.a. die Bildung von Toxinen (Giftstoffen), wie wir sie vom Fliegen- und Knollenblätterpilz, aber auch von bestimmten Schimmelpilzen kennen, aber auch die alkoholische Gärung oder die Bildung antibakterieller Stoffe, wie das von Alexander Fleming entdeckte Penicillin.

Abbildung 4

Die morphologischen Grundelemente der Pilze:

1a Myzel
1b Hyphe
2 Hefe, sprossend

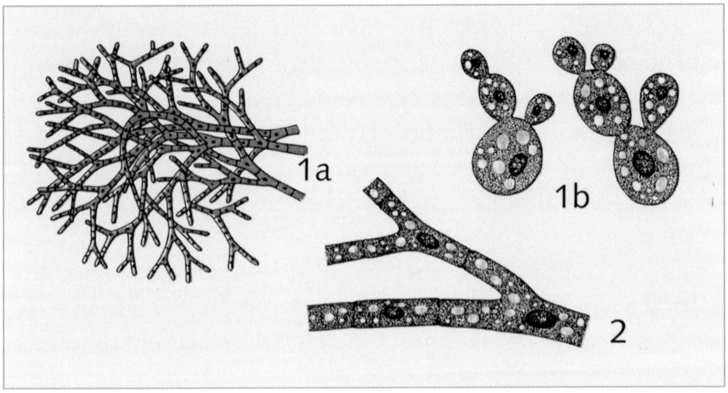

Nur wenige Pilzarten sind echte Parasiten des Menschen, d.h. sie können auch im gesunden Wirtsorganismus durch aktives Eindringen in das Gewebe Infektionskrankheiten hervorrufen, wie z.B. die Haut- oder Haarpilze des Menschen (Dermatophyten). Eine Reihe weiterer, in der Natur vorkommender Pilze können über ihre Sporen (Fortpflanzungsprodukte, nicht zu verwechseln mit bakteriellen Sporen, die Dauerformen darstellen) in den menschlichen Organismus gelangen und dort, vor allem bei verminderter Abwehrbereitschaft gegen Infektionen, zu Erregern werden.

Pilze haben einen pflanzenartigen Zellaufbau, sie besitzen einen Zellkern und Zellwände aus Zellulose oder Chitin. Man unterscheidet zwei Gruppen von Pilzen (Abb. 4):

Spross- oder Hefepilze

Hierbei handelt es sich um einzellige Mikroorganismen (Größe ca. 10 µm), die sich durch Knospung (Sprossung) vermehren (ungeschlechtliche Vermehrung). Beispiele hierfür sind die Bäckerhefe und die verschiedenen Arten von Candida und Cryptococcus.

Hyphen- oder Fadenpilze

Unter Hyphe versteht man einen Pilzfaden, der durch fortwährende Querteilung von Pilzzellen entsteht. Es gibt Hyphen, die Querwände zeigen, andere erscheinen als durchgehender Pilzschlauch. Dennoch sind mehrere Zellkerne vorhanden. Das mit bloßem Auge nicht sichtbare Geflecht aus Hyphen nennt man Myzel. Zu den Myzel-bildenden Pilzen gehören nicht nur die Waldpilze, sondern auch viele Schimmelpilze ebenso wie die Dermatophyten.

Allerdings ist diese einfache Unterteilung – auch bei den medizinisch wichtigen Pilzen – nicht immer möglich, da es auch Hefepilze gibt, die zu Fäden auswachsen.

Beispiele medizinisch wichtiger Pilze

Hautpilze (Dermatophyten)

Dermatophyten (z.B. Trichophyton, Epidermophyton, Microsporon) sind echte Parasiten des Menschen. Sie können die gesunde Haut des Menschen, z.B. im Fußbereich, durchdringen und auch Haare und Nägel befallen. Die Erkrankung bleibt meist auf die Haut und Hautanhangsgebilde beschränkt. Erkrankungen durch Dermatophyten sind typische Beispiele für exogene Mykosen (Pilz kommt «von außen»).

Sprosspilze

Candida, vor allem die Art Candida albicans, ist dagegen ein Pilz, der bei vielen Menschen als Teil der Normalflora im Rachen, im Dickdarm und auf der Schleimhaut im Genitalbereich vorkommt. Wird dieser Hefepilz bei abwehrgeschwächten Patienten in andere Körperregionen verschleppt oder überwuchert er die Normalflora und dringt ins Gewebe ein, so kann er eine tiefe Mykose (Organmykose) verursachen. Diese wird als endogene Mykose bezeichnet, weil der Pilz aus der Eigenflora des Patienten stammt.

Eine häufige Erkrankung ist der Soor auf der Haut oder auf Schleimhäuten, z.B. bei Kleinkindern mit Ernährungsstörungen (Milchschorf, Windeldermatitis). Es handelt sich um eine oberflächliche, endogene oder exogene Mykose.

Cryptococcus neoformans ist ein Hefepilz, der im Erdboden und Vogelmist vorkommt. Er gelangt durch Einatmen von pilzhaltigem Staub in die Lunge, wo er eine, oft lange nicht bemerkte Infektion hervorrufen kann. Bei Personen, die durch ihre Grunderkrankung (z.B. Tumorleiden, AIDS) in ihrer Abwehr geschwächt sind, kann sich eine Cryptococcus-Meningitis anschließen.

Schimmelpilze

Schimmelpilze sind myzelbildende Pilze, die in der Natur bzw. in der unmittelbaren Umgebung des Menschen als Fäulniserreger vorkommen. Ihre Sporen gelangen durch Einatmen leicht in den menschlichen Organismus. Bekannt ist die durch Aspergillus fumigatus hervorgerufene Lungen-Aspergillose bei Patienten mit Immunschwäche, z. B. nach Knochenmarktransplantation. Bei diesen Patienten beobachtet man auch Aspergillus-Infektionen von Herz, Niere und Zentralnervensystem. Für immunkompetente Personen stellen Schimmelpilze kein Infektionsrisiko dar.

Dimorphe Pilze

In warmen Ländern (Süden der USA, Südamerika, Südostasien, tropisches Afrika, in Europa vor allem Italien) kommen Pilze in der Natur vor, die abhängig von den Umgebungsbedingungen in Spross- oder Fadenpilzform wachsen (Name!). Beim Menschen verursachen sie, beispielsweise durch Einatmen oder über Hautverletzungen tiefe Mykosen (auch Systemmykosen genannt); auch hier handelt es sich um exogene Mykosen.

Einzellige Parasiten

Einzeller, auch als Protozoen («Urtierchen») bezeichnet, weisen eine Größe von 5-100 µm auf und sind in der Natur weit verbreitet. Zahlreiche Arten spielen als Parasiten des Menschen, vor allem in tropischen Ländern (Malaria), eine wichtige Rolle. Einige dieser Parasiten werden durch Zwischenwirte (z.B. Insekten) übertragen, bei anderen stellt der Mensch eigentlich den falschen Wirt dar (Fuchsbandwurm Echinococcus).

Einer in der in den gemäßigten Breiten wichtigsten Parasiten ist Toxoplasma gondii. Gefährdet ist vor allem das ungeborene Kind, wenn sich eine Frau während der Schwangerschaft erstmalig mit diesem Erreger infiziert. Toxoplasma macht eine komplizierte Entwicklung in katzenartigen Tieren (Endwirt) und anderen Tieren, wie Schaf oder Schwein (Zwischenwirte) durch. Auch der Mensch kann Zwischenwirt sein. Die Übertragung auf den Menschen erfolgt oral durch Schmierinfektion mit Katzenkot, aber auch durch kontaminierte, nicht ausreichend erhitzte Fleischprodukte. Die möglichen Infektionsfolgen beim ungeborenen Kind sind Hydrocephalus (Wasserkopf) und andere Schädigungen des Zentralnervensystems und anderer Organe.

Ein anderer weit verbreiteter Parasit ist Trichomonas vaginalis, der oft hartnäckige entzündliche Erscheinungen in der Vagina mit typischem Ausfluss verursacht. Die Übertragung erfolgt fast ausschließlich durch Geschlechtsverkehr – stets ist der Partner mitzubehandeln.

Prionen

Prionen sind Erreger, die sich nicht nur in ihrer Struktur von Mikroorganismen oder Viren grundsätzlich unterscheiden, sondern die sich auch durch eine ungewöhnliche Widerstandsfähigkeit gegenüber chemischen und thermischen Entkeimungsverfahren auszeichnen. Nach heutigem Kenntnisstand bestehen Prionen überwiegend aus Eiweiß (Abb. 5). Deshalb wurde die Bezeichnung Prionen auch von «proteinaceous infectious particles» (proteinartige infektiöse Partikel) abgeleitet. Ein weiteres Charakteristikum besteht darin, dass Prioninfektionen bevorzugt das zentrale Nervensystem betreffen und sehr lange Inkubationszeiten (bis zu mehreren Jahrzehnten) aufweisen, weshalb man diese Erreger früher auch als unkonventionell oder slow (langsam) bezeichnet hat.

Krankmachende Prionen sind eigentlich die veränderte Form eines natürlichen Prionproteins, das auf der Oberfläche von Nervenzellen vorkommt. Über die Funktion dieser Proteine ist noch wenig bekannt, möglicherweise spielen sie eine Rolle bei der Steuerung des Schlaf-Wach-Rhythmus. Das in seiner Struktur veränderte krankhafte Prion veranlasst durch einen noch nicht bekannten Mechanismus natürliche Prionen, ihre Struktur zu verändern. Diese veränderten Prionen lagern sich in den Nervenzellen ab und führen letztlich zur Zerstörung der Zelle.

Prionerkrankungen kommen beim Menschen (Creutzfeldt-Jakob-Krankheit, CJK) und bei verschiedenen Tierarten vor, wobei, neben der Traberkrankheit der Schafe (Scrapie), der Rinderwahnsinn (bovine spongiforme Encephalopathie, BSE), die größte Bedeutung erlangt hat. Es gilt inzwischen als gesichert, dass BSE - im Gegensatz zu Scrapie - auf den Menschen übertragen werden kann und dort eine besondere Variante der Creutzfeldt-Jakob-Krankheit (vCJK) hervorruft. Die Mehrzahl der CJK-Erkrankungen (ca. 1 Fall auf 1 Million Menschen) tritt ohne erkennbare Ursache (spontan) auf. CJK kann auch von Mensch zu Mensch übertragen werden, so z. B. in der Vergangenheit durch kontaminierte Hormonpräparate und Hirnhauttransplantate, aber auch durch kontaminierte und unzureichend aufbereitete chirurgische Instrumente (Neurochirurgie) oder durch Hornhauttransplantate. Risikogewebe im Sinne einer nosokomialen Übertragung sind vor allem das zentrale Nervensystem und das Auge, sowie im Falle von vCJK das lymphatische Gewebe.

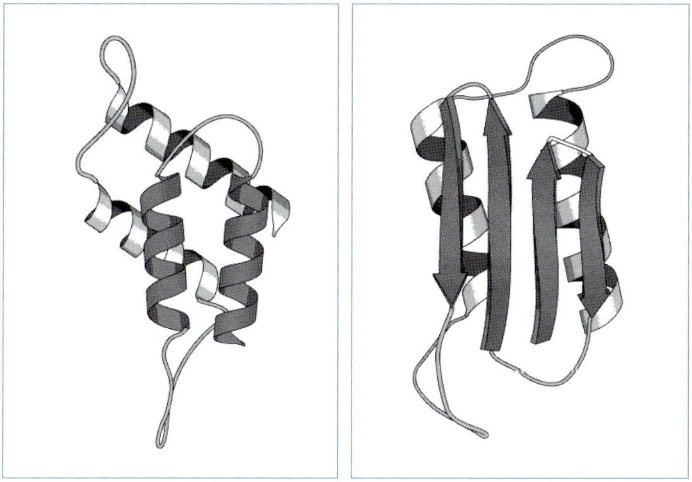

Abbildung 5

Pathologische Prionen. Veränderung eines gesunden Prions PRP^C (links) zu einem «infektiösen Prion» PRP^{Sc}; identische Aminosäurensequenz, aber veränderte Konformation.

Eine direkte Übertragung, etwa im Rahmen sozialer Kontakte oder bei pflegerischen Maßnahmen, wurde niemals beobachtet und gilt als ausgeschlossen.

Merkpunkt

Beim heutigen Stand des Wissens müssen Medizinprodukte, die an Risikogeweben von Patienten eingesetzt wurden, die an CJK erkrankt waren, unschädlich beseitigt (z.B. verbrannt) werden.

Gegenüber zahlreichen als Lösemittel oder Desinfektionsmittel eingesetzten chemischen Substanzen erwiesen sich Prionen als völlig oder weitgehend unempfindlich, so z. B. Aldehyde, Alkohole, Azeton, Ethylenoxid, Iod, Perchlorethylen, Phenole oder Wasserstoffperoxid. Als wirksame Desinfektionsmittel erwiesen sich Natronlauge (1-2 M oder 4-8 %), Natriumhypochlorit (2,5-7,5%) oder Guanidinium-Thiocyanat (35-70 %). Als sicherstes Inaktivierungsverfahren gilt allerdings die Sterilisation mit gespanntem, gesättigtem Wasserdampf bei 134°C und einer Haltezeit von mindestens 18 Minuten.

Niemand kann heute zuverlässige Vorhersagen darüber machen, welche Bedeutung Prioninfektionen und ihre Übertragung durch medizinische Maßnahmen haben werden. Angesichts des unheilbaren, tödlichen Verlaufs der CJK und der Tatsache, dass eine unbekannte Zahl von Menschen den Erreger möglicherweise aufgenommen hat und unerkannt infiziert ist, sind umfassende Vorsorgemaßnahmen nicht nur gerechtfertigt sondern geradezu eine Verpflichtung.

Merkpunkt

Bei Medizinprodukten, die an Risikogeweben verwendet wurden, muss durch validierte Reinigung (im alkalischen Bereich) und nachfolgende Dampfsterilisation das Risiko einer Prionenübertragung ausgeschaltet werden.

Die Rolle der Hygiene bei der Aufbereitung von Medizinprodukten

Sterilgut-Versorgungsabteilungen oder -einheiten spielen bei der Verhütung der Erregerübertragung durch Medizinprodukte eine entscheidende Rolle. Alle Anstrengungen sind auf die Verminderung und Abtötung von Mikroorganismen und Viren ausgerichtet mit dem Ziel, am Ende der Aufbereitungskette mit hoher Zuverlässigkeit ein steriles Produkt zu erhalten.

Merkpunkt

Hygiene bedeutet zu einem großen Teil angewandtes mikrobiologisches Wissen zur Verhütung von Infektionskrankheiten.

Dieses Ziel ist nur zu erreichen, wenn dafür gesorgt wird, dass das Sterilisiergut einwandfrei sauber und seine Keimbelastung (Bioburden) bereits vor dem Sterilisationsprozess möglichst gering ist. Darüber hinaus muss Sterilgut so bereitgestellt werden, dass es während der Lagerung und auf dem Transport bis zum Einsatz am Patienten steril bleibt. Um dies zu erreichen, stehen im Wesentlichen vier Arten von Maßnahmen zur Verfügung:

Die Hygienemaßnahmen orientieren sich unter Beachtung gesetzlicher und normativer Vorgaben nach den baulichen Gegebenheiten, den organisatorischen Abläufen und danach, welche Arten von Dienstleistungen erbracht werden. Abhängig von einschlägigen nationalen Vorschriften (z.B. in Deutschland Infektionsschutzgesetz) muss für jede Einrichtung ein Hygieneplan erstellt, eingeführt, überwacht und schließlich fortgeschrieben werden. Dabei ist zu berücksichtigen, dass Hygiene einen Teil des Qualitätsmanagements darstellt. Damit trägt die Sterilgutversorgung in erheblichem Umfang zur Sicherheit der Patienten und zur Qualität der medizinischen Versorgung insgesamt bei. Dies sicherzustellen ist nicht nur eine Leitungsaufgabe, sondern muss ebenso das Bestreben jedes einzelnen Mitarbeiters sein.

Hygienische Maßnahmen zur Bereitstellung von Sterilgut	
1. Distanzierung bzw. Errichtung von Barrieren	• Bereichskleidung, Handschuhe, Schutzkleidung und weitere persönliche Schutzausrüstung • Räumliche Gliederung des Arbeitsbereichs in unreine und reine Zonen
2. Reinigung	• Strukturierung von Funktionsabläufen von unrein nach rein • Entfernung von unerwünschten Substanzen und damit gleichzeitig physikalische «Abreicherung» von Mikroorganismen
3. Abtötung von Mikroorganismen durch chemische Wirkstoffe	• Chemische und chemisch-thermische Desinfektions- und Sterilisationsverfahren
4. Abtötung von Mikroorganismen durch Hitze	• Dampfsterilisation als bevorzugtes Entkeimungsverfahren

3. Kapitel

Krankenhaus-Praxishygiene

Silvia Schindler-Frei
Margrith Bühler Steiner

Das Personal der ZSVA ist zuständig für die Bereitstellung von desinfiziertem und sterilisiertem Material, dessen Verteilung auf die einzelnen Verbrauchsstellen sowie für Wartung, Reparatur, Lagerhaltung und Ersatzbeschaffung der Gegenstände. Eine gute wechselseitige Kooperation zwischen zentraler Aufbereitung und Verbrauchsstellen sowie klare Organisationsstrukturen sind wichtige Voraussetzungen für störungsfreie Abläufe.

Die nachfolgend aufgeführten Empfehlungen und Anleitungen gelten sowohl für die ZSVA als auch während der Sterilgutversorgung. Sie gelten ebenso in vergleichbaren medizinischen Einrichtungen wie z.B. Arzt- und Zahnarzt-Praxen, Ambulatorien, Spitex-Stützpunkten usw.

Rahmenbedingungen

Die Betreuung der Abteilung durch die Krankenhaushygiene kann sich auf die Beratung bei besonderen Fragen beschränken, weil das leitende Personal der zentralen Aufbereitung speziell ausgebildet und deshalb am besten in der Lage ist, die Ver- und Entsorgung in allen Einzelheiten zu organisieren.

Arbeitsschutzmittel wie Spritzschutz, Schutzkleidung (Schürzen, Handschuhe, Schutzbrillen, Masken) und Absaugvorrichtungen müssen zur Verfügung gestellt werden. Betriebsinterne Richtlinien, Vorschriften, Desinfektions- und Hygienepläne sowie festgelegte Organisationsstrukturen sind für das Aufbereitungspersonal bindend.

Bei der Aufbereitung der Materialien und von gebrauchten Sterilgütern sind die Herstellerangaben einzuhalten. Das heisst, die Anwendungs- und Betriebsanleitungen sind Erfüllungsvorschriften und können nur mit speziellen Vereinbarungen und gestützt auf Prüfungen übergangen werden.

Es gelten die nationalen und internationalen Normen und Gesetze für Medizinprodukte z.b MepV RL93/42, EWG EN 554, EN 556 inklusive neu erscheinenden Normen. Ebenso sind die Empfehlungen und Richtlinien von Behörden der jeweiligen Länder und Fachorganisationen mit zu berücksichtigen z.B. in Deutschland: DGKH, RKI; in der Schweiz: Swiss-Noso, BAG; in Oesterreich: ÖGHMP.

Grundsätze der Bereichshygiene und der persönlichen Arbeitshygiene

> **Hinweis**
>
> *Die Hygienebestimmungen beziehen sich immer sowohl auf die Verhältnisse in der ZSVA als auch auf Betriebe ohne zentrale Sterilgutversorgung, wie Zahnarzt-Praxen, Ambulatorien, Spitex-Stützpunkte etc.*
>
> *Wo für diese Betriebe spezielle Anforderungen gelten, sind sie im Text erwähnt.*

Fehlerhafte Maßnahmen bei der Aufbereitung von Gebrauchsgütern, für pflegerische, diagnostische und therapeutische Zwecke können eine Gefährdung für Patienten und Personal darstellen. Aus diesem Grunde sind neben der optimalen Bereichshygiene hohe Anforderungen an die persönliche Arbeitshygiene des Aufbereitungs-Personals unumgänglich.

Räumliche Trennung

Eine räumliche Aufteilung der ZSVA wird empfohlen. Sie muss so organisiert sein, dass keine sich überschneidenden oder gegenläufigen Arbeitsabläufe entstehen, um eine Rekontamination bereits dekontaminierter Materialien zu vermeiden.

> **Merkpunkt**
>
> *Für jeden Arbeitsbereich in der ZSVA ist ein abgestimmter Reinigungs- und Desinfektionsplan erforderlich.*

Der **Unreine Bereich** besteht aus der Anlieferungszone, der Beladungsseite der Waschautomaten und gegebenenfalls aus einem Arbeitsplatz für eine manuelle Aufbereitung z.B. für empfindliche Gegenstände.

Der **Reine Bereich** umfasst die Entladeseite der Waschmaschine, die Funktionsprüfung, Sortierung und Verpackung, die Durchlade-Sterilisatoren und die Sterilisation. Dazu kommen je nachdem noch das Sterilgutlager und die Versorgungszone.

In medizinischen Einrichtungen ohne ZSVA ist zumindest eine klare räumliche Auftrennung des Arbeitsplatzes in eine Schmutz- und eine Sauberseite erforderlich, um eine Rekontamination zu verhindern.

Verpflegung

Essen und Trinken sind nur in den dafür vorgesehenen Räumen gestattet, z.B. in einem separaten Aufenthaltsraum.

Reinigung

Eine tägliche Reinigung der Gebrauchs-Oberflächen (außer im Schmutzbereich) ist ausreichend, wobei darauf geachtet werden muss, dass die Reinigungsutensilien bereichsbezogen eingesetzt und gewechselt werden.

Flächendesinfektion

Die Arbeits- bzw. Ablageflächen und der Boden des Schmutzbereiches werden täglich mit Desinfektionsmitteln gereinigt. Eine gezielte Desinfektion hat unmittelbar nach der Kontamination mit Blut, Sekret, Exkret zu erfolgen.

Bei Desinfektionsvorgängen sind die vorgegebenen Produkte z.B. aus der DGHM-Liste in der richtigen Konzentration anzuwenden.

Personal-Bekleidung

Die Straßen- bzw. Privatkleidung muss nach betriebsinterner Vorschrift entweder in der Zentralgarderobe des Betriebs oder im Umkleideraum der ZSVA gegen spezielle Arbeitskleidung gewechselt werden. Besteht eine räumliche und personelle Trennung, so ist die entsprechende Bereichskleidung zu tragen.

Die feste Zuordnung des Personals zu bestimmten Arbeitsplätzen ist zu empfehlen, um damit einen fließenden Wechsel in die verschiedenen Bereiche zu unterbinden. Bei kurzfristigen Wechseln von einem Bereich zum andern, wie z.B. Hol- Bring- und Hilfsdienste, ist eine Überschürze zu tragen.

Vor dem Verlassen der ZSVA nach Tätigkeiten im unreinen Bereich ist die Arbeitsbekleidung bei optischer Verschmutzung zu wechseln.

Für Besucher der Abteilung und für Techniker ist eine entsprechende Bereichskleidung bereitzustellen.

In medizinischen Einrichtungen ohne ZSVA ist bei Arbeiten in der Schmutz-Seite mindestens das Tragen einer Überschürze erforderlich. Bei Reinigungsarbeiten von verschmutztem Material muss eine flüssigkeitsdichte Schürze getragen werden.

Bereichskleidung

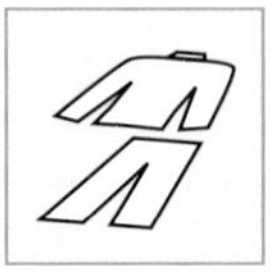

Um die unterschiedliche Kontamination in den verschiedenen Arbeitsbereichen voneinander optisch zu trennen, kann die Bereichskleidung in unterschiedlichen Farben gehalten sein.

Beispiel:

- Schmutzbereich – Blau
- Reiner Bereich – Weiß
- Sterilgutlager – Grün

Haar/Haarschutz

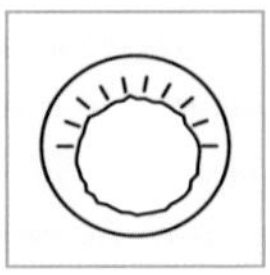

Um eine Kontamination der Haare im Schmutzbereich bzw. Kontamination von sauberem Material durch Haare im Reinbereich und im Sterilgutlager zu verhindern, trägt das Personal eine Haube, welche die Kopfhaare vollständig bedeckt.

In medizinischen Einrichtungen ohne ZSVA sind keine besonderen Maßnahmen notwendig.

Schmuck

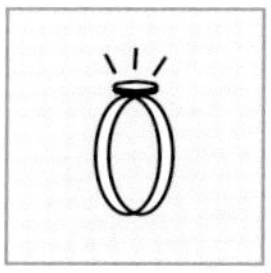

Das Tragen von Ringen an Händen und Vorderarmen ist sowohl aus hygienischer Sicht als auch wegen der möglichen Verletzungsgefahren während der Aufbereitung nicht erlaubt.

Bereichsschuhe

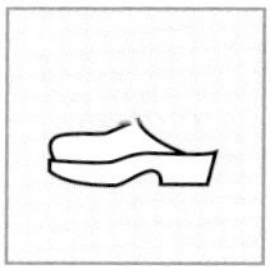

Grundsätzlich sind in der ZSVA keine Bereichsschuhe notwendig. Im Schmutzbereich ist jedoch darauf zu achten, dass die Arbeitsschuhe vorne geschlossen, wasch- und desinfizierbar sind. Unter Umständen sind andersfarbige OP-Schuhe zur Verfügung zu stellen.

In medizinischen Einrichtungen ohne ZSVA sind keine besonderen Massnahmen notwendig.

Händehygiene

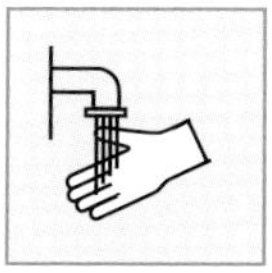

Für die Verhütung von berufsbedingten Infektionen hat die Händehygiene eine entscheidende Bedeutung.

Die hygienische Händedesinfektion mit Händealkohol wird dabei bevorzugt, weil sie schnell durchführbar, unabhängig von der Nähe eines Waschbeckens und auf lange Sicht für die Haut besser verträglich ist, als häufiges Händewaschen. Ob aber die Hände gewaschen oder desinfiziert werden, hängt ab von der Verschmutzung bzw. Kontamination.

Bei einer Kontamination mit organischem Material (Blut, Sekret) erfolgt entweder eine grobe Entfernung mit einem Papiertuch, oder man wäscht die Hände mit Wasser und Seife und trocknet sie gut. Anschließend wird mit Händealkohol desinfiziert. Aus Gründen des Hautschutzes sollten nur in diesen Fällen die Hände gewaschen und desinfiziert werden.

Hautpflege der Hände

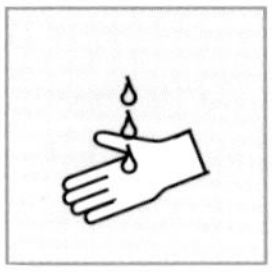

Damit die Haut nicht durch häufiges Waschen und/oder Desinfizieren geschädigt wird, muss auf eine regelmäßige Hautpflege geachtet werden. Die Hautpflegemittel sind entsprechend ihrer Verträglichkeit auszuwählen.

Handschuhe

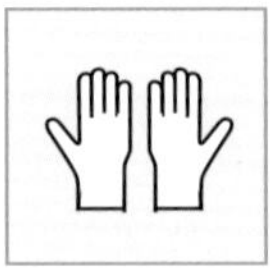

Handschuhe schützen das Personal vor Erregerkontakten bzw. vor einem Kontakt mit Blut oder anderen Körperflüssigkeiten. Ein vernünftiger, sicherheitsbewusster Umgang mit Handschuhen ist unbedingt erforderlich, damit die Handschuhe nicht zu einem Übertragungsrisiko werden.

Die Materialwahl hängt vom Verwendungszweck ab:

- Latex sollte aus Gründen des Umweltschutzes bevorzugt eingesetzt werden.
- PVC (Polyvinylchlorid) eignet sich besonders beim Auftreten einer Latexallergie.
- Für viele Tätigkeiten ohne starke mechanische Beanspruchung sind auch Handschuhe aus PE (Polyethylen) geeignet.

Im Schmutzbereich eignen sich Haushaltshandschuhe, weil das Material stabiler ist. Dadurch halten die Handschuhe einer größeren mechanischen und chemischen Belastung stand.

Nach einer Kontamination müssen Einmal-Handschuhe gewechselt werden. Haushaltshandschuhe sind mit einem Desinfektionsmittel abzuwischen.

Eine Händedesinfektion nach dem Ausziehen ist zwingend, da eine Kontamination der Hände trotzdem vorkommen kann, am ehesten beim Ausziehen der Handschuhe.

Standard-Hygienemaßnahmen und Vorsichtmaßnahmen

Der Personalschutz ist sowohl in der ZSVA als auch in Arztpraxen und Heimen, in Ambulatorien und in der spitalexternen Krankenpflege gleich wichtig. Es gelten die gleichen Hygiene- und Vorsichtsmaßnahmen.

In den reinen Arbeitsbereichen kann das Personal ohne zusätzliche Schutzausrüstung arbeiten, da auch im Falle einer Verletzung das Infektionsrisiko durch die vorherige Reinigung und Desinfektion der Artikel auf ein Minimum reduziert worden ist.

Händehygiene

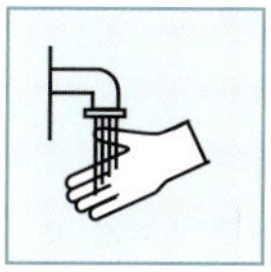

Bei sichtbarer Verschmutzung sind die Hände mit einer Seifenlösung zu waschen. Nach einer möglichen Kontamination müssen die Hände mit einer alkoholischen Lösung (Händealkohol 80 vol.%) desinfiziert werden.

Schutzhandschuhe

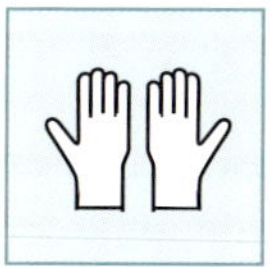

Die Anwendung von Schutzhandschuhen ist notwendig, wenn mit organischer Verschmutzung zu rechnen ist. Sie schützen die Haut vor chemischen Einflüssen.

Die Auswahl zwischen Handschuhen unterschiedlicher Qualität ist in Abhängigkeit von der Art der zu erwartenden Kontamination (mikrobiologisch und chemisch) zu treffen.

Schutzkittel, Überschürzen

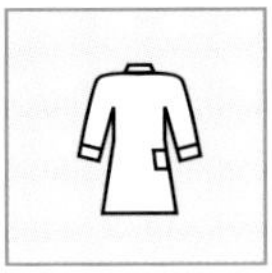

Flüssigkeitsdichte Schutzkittel werden in der ZSVA getragen

- bei möglichem Kontakt mit erregerhaltigem Material,
- bei der Nachreinigung kontaminierter Objekte,
- und um die Arbeitskleidung vor Verschmutzung und Nässe zu schützen.

Schutzkittel und Überschürzen sind nach jeder Verschmutzung zu wechseln, mindestens aber einmal täglich.

Bei kurzfristigem Wechseln von einem Bereich zum andern, z.B. bei Hol- Bring- und Hilfsdiensten, ist eine Rundum-Überschürze zu tragen. Auch hier erfolgt der Wechsel mindestens einmal täglich.

Mund-, Nasen- und Augenschutz

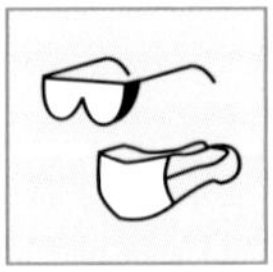

Das Tragen von Mund- und Nasenschutz/ Gesichtsschutz ist bei einer Gefahr der Aerosolbildung oder des Verspritzens von Blut oder Körpersekreten erforderlich.

Im Schmutzbereich sind Schutzbrillen und Masken griffbereit zur Verfügung zu stellen. Falls mit Spritzern (z.B. bei manueller Nachreinigung, Durchspülen von Lumina usw.) zu rechnen ist, wird das Tragen einer Maske und bei Bedarf einer Schutzbrille dringend empfohlen.

Flächendesinfektion

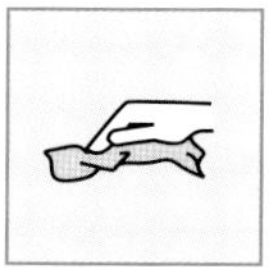

Eine tägliche Flächendesinfektion wird nur im Schmutzbereich empfohlen. Ansonsten wird der Arbeitsplatz (z.B. der Packtisch) gezielt (d.h. nach Verschmutzung und am Ende des Arbeitstages) durch den Mitarbeiter selbst gereinigt und mit einem Desinfektionsmittel (alkoholische oder aldehydische Lösung) abgewischt.

Sicheres Entsorgen verletzender Gegenstände

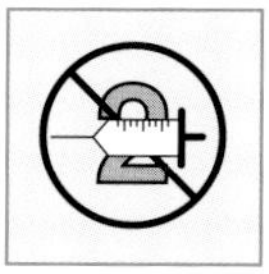

Die Entsorgung von Kanülen, Spritzen, Ampullen, Skalpellen und Klingen sowie von sonstigen spitzen Gegenständen muss in flüssigkeitsdichten, bruch-, stich- und verschlusssicheren Behältnissen vorgenommen werden.

Dabei ist ein Biegen, Abknicken oder zweihändiges Zurückstecken von verwendeten Kanülen in die Schutzhülle zu vermeiden. Scharfe und spitze Gegenstände dürfen nicht in Kitteltaschen aufbewahrt oder in Plastiksäcken entsorgt werden.

Beim Anreichen oder Greifen von Instrumentarium muss der Blick stets auf den betreffenden Gegenstand gerichtet sein.

Zusätzliche Schutzmaßnahmen

Im Schmutzbereich müssen spezielle Handschuhe (z.B. Haushaltshandschuhe), flüssigkeitsdichte Schutzkittel (Plasiküberschürzen) und Hilfsmittel für die Behandlung oder Entsorgung verletzender Gegenstände jederzeit verfügbar sein und entsprechend getragen werden.

Grundsätzlich sind keine Bereichsschuhe notwendig. Es ist aber darauf zu achten, dass die Arbeitsschuhe vorne geschlossen, sowie wasch- und desinfizierbar sind (evt. OP-Schuhe zur Verfügung stellen).

Im reinen Bereich und im Sterilgutlager sind keine speziellen bzw. zusätzlichen Schutzmaßnahmen notwendig.

Voraussetzungen für Sicherheitsvorkehrungen

In jedem medizinischen Arbeitsbereich sollten folgende Voraussetzungen und Sicherheitsvorkehrungen gegeben sein:

- Aktuelle Informationen über Maßnahmen nach Exposition;
- Rufnummern kompetenter Ansprechpartner vor allem für die Risikoabschätzung zur Chemoprophylaxe;
- Übersicht über Verfügbarkeit von Hepatitis-B-Impfstoffen, Immunglobulinen und Medikamenten zur kombinierten Chemoprophylaxe (HIV-Exposition);
- Desinfektionsmittel
  - zur Wunddesinfektion (z.B. Betaseptic®, Kodantinktur®),
  - zur Schleimhautdesinfektion (z.B. Octenisept®),
  - Augenspüllösung (NaCl, Aquadest. steril).

Sofortmaßnahmen nach akzidenteller Kontamination

Die nachfolgend beschriebenen Sofortmaßnahmen sollten unverzüglich, d.h. innerhalb weniger Minuten eingeleitet werden (ggf. schon telefonisch entsprechende Maßnahmen veranlassen).

Bei Stich- und Schnittverletzungen gilt der Grundsatz: Primär bluten lassen, sekundär antiseptisch spülen bzw. Antiseptika applizieren.

> **Hinweis**
>
> *Eine ausführlichere Darstellung der anzuwendenden Sofortmaßnahmen findet sich in den Empfehlungen: www.dgkh.de und auf www.rki.de/haendehygiene und landesspezifische Empfehlungen.*

Stichverletzung

Bei geringem Blutfluß sollte dieser durch Kompression und ein gleichzeitiges zentrifugales Auspressen der Gefäße oberhalb der Stichverletzung verstärkt werden (kein Quetschen und Ausdrücken direkt im Einstichbereich!).

Nach der Phase des Blutenlassens benetzt man Tupfer mit viruzidem Antiseptikum (z.B. Betaseptic®) satt und fixiert sie über der Stichverletzung. Anschließend ist die Verletzung während mehr als einer Stunde durch fortlaufende Applikation des Antiseptikums nass zu halten.

Schnittverletzung

Bei einer Schnittverletzung kann man zunächst den Blutfluss durch Spreizen der Wunde oder Inzision verstärken. Danach erfolgt eine antiseptische Spülung mit einem viruziden Antiseptikum (z.B alkoholische Lösung, PVP-Jod, Octenisept® usw.).

Hautkontamination

Bei einer Hautkontamination genügt das Entfernen des potentiell infektiösen Materials mit einem alkoholgetränkten Tuch.

Danach reibt man die Hautoberfläche unter großzügiger Einbeziehung des Umfeldes mit einem satt mit alkoholischem Hautantiseptikum getränkten Tupfer.

Kontamination des Auges

Zunächst soll man das Auge tränen lassen. Danach wird es mit Aqua dest. oder NaCl steril ausgespült. Falls beides fehlt, kann mit Leitungswasser gespült werden.

Aufnahme in die Mundhöhle

Die erste Reaktion ist ein sofortiges möglichst vollständiges Ausspeien des aufgenommenen Materials. Danach erfolgt mehrfaches kurzes Spülen (ca. 4- bis 5-mal) der Mundhöhle mit je ca. 20 ml z.B. Octenisept® oder PVP-Lösung. Jede Portion ist nach etwa 15 Sekunden intensiven Hin- und Herbewegens in der Mundhöhle auszuspeien. Ist kein Antiseptikum verfügbar, so kann die Mundhöhle zur Not ebenfalls mit reichlich Leitungswasser gespült werden.

Unfalldokumentation

Bei jeder Verletzung am Arbeitsplatz müssen folgende Punkte dokumentiert werden:

- Datum und Uhrzeit des Unfalls;
- bei welcher Tätigkeit geschah der Unfall;
- durch welchen Gegenstand geschah die Kontamination mit infektiösem Material;
- Anamnese des/der Betroffenen betr. Impf-, Sero- und Immunstatus;

- Liste der durchgeführten Sofortmaßnahmen und ggf. spätere Maßnahmen;
- Unterschrift des betroffenen Mitarbeiters und Bestätigung durch den Vorgesetzten.

Der Unfall ist dem direkten Vorgesetzten sowie dem für das Personal zuständigen Arzt zu melden.

Hygienepläne für die ZSVA

Die folgenden Tabellen zeigen einige Beispiele zum Erarbeiten von Hygieneplänen in der ZSVA für verschiedene Aufgabenbereiche.

Allgemeine Arbeits- und Hygienemaßnahmen

Bereich	**Wann? – Womit? – Wie?**
Bekleidung	• entsprechende Dienst- oder Bereichskleidung im Umkleideraum anziehen; • wechseln bei sichtbarer Verschmutzung mindestens aber täglich; • gebrauchte Bekleidungswäsche in bereitgestellten Wäschesack entsorgen.
Haare/Hauben	• lange Haare zusammenbinden und eventuell hochstecken; • Einmalhaube tragen, die das gesamte Kopfhaar bedeckt; • gebrauchte Haube beim Verlassen des Bereiches im Umkleideraum in Abfallsack entsorgen.
Schuhe	• im Umkleideraum Bereichsschuhe anziehen (antistatisch, vorne geschlossen, rutschhemmend, desinfizierbar); • Bereichsschuhe nur innerhalb des Betriebes im jeweiligen Bereich tragen und beim Verlassen des Bereichs wechseln;
Schutzhandschuhe	• bei Arbeiten mit Reinigungs- und Desinfektionslösungen gummierte Schutzhandschuhe tragen (keine Latexhandschuhe).

Händehygiene

Anwendung	Wann?	Womit? – Wie?
Hände waschen	• bei Arbeitsbeginn und -ende; • bei sichtbarer Verschmutzung; • nach Toilettenbesuch.	• mit Waschlotion / Flüssigseife Hände benetzen; • Seife direkt aus dem Spender auf eine Hand nehmen; • gleichmäßig verteilen; • kurz aufschäumen lassen • mit reichlich lauwarmem Wasser abspülen; • mit Einmalhandtuch abtrocknen.
Hygienische Händedesinfektion	• im Umkleideraum vor dem Betreten des Arbeitsraums; • nach Kontakt mit kontaminierten Flächen oder Gegenständen; • nach Kontakt mit Blut, Sekreten oder Exkrementen.	• mit alkoholischem Händedesinfektionsmittel; • Desinfektionsmittelspender mit dem Ellenbogen oder Unterarm bedienen; • mindestens 3 ml Händedesinfektionsmittel in die trockene Hand entnehmen und einreiben; • Hände während der erforderlichen Einwirkungszeit von 30 Sekunden feucht halten. Desinfektionsmittel direkt aus dem Spender auf die Hand entnehmen; • Fingerkuppen, Nagelfalze, Fingerzwischenräume besonders beachten.
Hautschutz	• vor grösseren Pausen • bei Dienstende	• Hautschutzlotion/-creme aus dem Spender oder aus Tube entnehmen und gut einreiben; • Überschüssige Creme gegebenenfalls mit Einmalhandtuch abtupfen.

Flächenreinigung und Desinfektion: Unreine Seite

Bereich	Wann?	Womit? – Wie?
Arbeitsflächen	• 1 x täglich und gezielte Desinfektion bei Verschmutzung	• mit Flächendesinfektionsmittel feucht abreiben und trocknen lassen
Fußboden	• 1 x täglich	• mit Flächendesinfektionsmittel feucht abreiben und trocknen lassen

Diese Liste kann beliebig verlängert werden.

Flächenreinigung und Desinfektion: Reine Seite inklusive Sterilgutlager

Bereich	Wann?	Womit? – Wie?
Arbeitsflächen	• 1 x täglich	• mit Allzweckreiniger feucht abreiben und trocknen lassen
Fußboden	• 1 x täglich	• mit Allzweckreiniger feucht abreiben und trocknen lassen
sämtliche Oberflächen: Mobiliar, Regale, Schränke, Fensterbänke, Heizkörper, Türen, Türgriffe	• 1 x wöchentlich	• mit Allzweckreiniger feucht abreiben und trocknen lassen

Diese Liste kann beliebig verlängert werden.

Flächenreinigung: Nebenräume

Bereich	Wann?	Womit? – Wie?
Arbeitsflächen, Mobiliar, Fensterbänke, Türen	• 1 x wöchentlich	• Mit Allzweckreiniger feucht abwischen und trocknen.
Aufenthalts- und Verpflegungsraum	• 1 x täglich	• Mit Allzweckreiniger feucht abwischen und trocknen.
Umkleideraum	• 1 x täglich	• Mit Allzweckreiniger feucht abwischen und trocknen.
Korridore	• 1 x täglich	• Mit Allzweckreiniger feucht abwischen und trocknen.

Liste kann beliebig verlängert werden

Gezielte Flächendesinfektion in der ZSVA

Die unmittelbare Dekontamination des Fußbodens und anderer Oberflächen bei Verschmutzung mit potentiell infektiösem Material (Blut und Sekrete), erfolgt mit Handschuhen und Papiertuch.

Zuerst wird die grobe Verschmutzung entfernt, anschließend wischt man die Fläche mit Desinfektionsmittel getränktem Lappen feucht auf und lässt sie trocknen.

Wenn möglich sollte der Schmutz bei großflächiger Verschmutzung, mit dem Schlauch abgespült und anschließend mit dem von Flächendesinfektionsmittel durchtränkten Mop nachgewischt werden. Der Mop gehört nach dem Gebrauch in die Wäscheentsorgung.

4. Kapitel

Reinigung und Desinfektion

Grundlagen
Sigrid Krüger

Prüfmethoden
Sigrid Krüger, Heike Martiny

Praktische Hinweise zur Aufbereitung
Cornelia Hugo

Reinigungs- und Desinfektionsanlagen
Egbert Pfeifer

Einleitung

Nur maschinelle Reinigungs- und Desinfektionsverfahren sind validierbar. Manuelle Reinigungs- und Desinfektionsverfahren und ggf. auch maschinelle Prozesse müssen stets nach dokumentierten Standardarbeitsanweisungen und mit auf Wirksamkeit geprüften Verfahren durchgeführt werden. Manuelle Prozesse sind im eigentlichen Sinn nicht validierbar.

Bei Reinigungs- und Desinfektionsgeräten (RDG), die nach den Anforderungen der internationalen Norm EN ISO 15883 entwickelt und typgeprüft wurden, kann verfahrenstechnisch weitestgehend sichergestellt werden, dass die zur Erzielung einer quantifizierbaren Reinigungs- und Desinfektionsleistung notwendigen Parameter wie z.B. Wasservolumina, Wasserdruck, Temperaturen, Einwirkzeiten, pH-Werte und Dosiermengen eingehalten werden. Überwachungs-, Kontroll- und Warnsysteme der RDG stellen die Voraussetzung für eine gesicherte Aufbereitung dar. Die Beladung der RDG ist aber zur Zeit in der Regel nicht standardisiert, ebenso sind unterschiedlichste Siebe und Einsätze in Gebrauch, die nie einer Typprüfung und nur selten einer Leistungsprüfung unterzogen worden sind.

Wegen des hohen Stellenwertes der Dekontaminationsleistung sind nur RDG zu empfehlen, die einer Typprüfung nach EN ISO 15883 mit Erfolg unterzogen wurden.

Es muss jedoch festgestellt werden, dass zur Zeit die in Betrieb befindlichen RDG weder die Anforderungen der Typprüfung nach EN ISO 15883 erfüllen noch über die erforderlichen Kontroll- und Warnsysteme verfügen. Es ist für die Anwender daher besonders wichtig, ausreichende Sachkenntnis über die Reinigungs- und Desinfektionsprozesse sowie geeignete Prüfmethoden für die Leistungsprüfung, für eine Optimierung, für periodische und Routineprüfungen zu besitzen. Sterilisationsverfahren sind nur unter der Voraussetzung, dass die Medizinprodukte (MP) auch sauber sind, validierbar.

Merkpunkt

Nur maschinelle Reinigungs- und Desinfektionsverfahren sind validierbar. Manuelle Verfahren und ggf. auch maschinelle Prozesse müssen stets nach dokumentierten Standardarbeitsanweisungen und mit auf Wirksamkeit geprüften Verfahren durchgeführt werden. Manuelle Prozesse sind im eigentlichen Sinn nicht validierbar.

Merkpunkt

Grundsätzlich müssen alle wiederaufbereitbaren Medizinprodukte nach der Entsorgung die Prozesse Reinigung, Desinfektion und Sterilisation durchlaufen.

Grundsätzlich müssen alle wiederaufbereitbaren Medizinprodukte nach der Entsorgung die Prozesse Reinigung, Desinfektion und Sterilisation durchlaufen. Das gilt auch für Instrumente, die für die OP nicht gebraucht wurden, es sei denn, eine Kontamination der Medizinprodukte nach Öffnung der Sterilverpackung ist ausgeschlossen.

In der Norm EN ISO 15883 «Reinigungs- und Desinfektionsgeräte» werden die allgemeinen Anforderungen, Definitionen und Prüfungen, die für die Typprüfungen, die Installationsprüfung, die Funktionsprüfung, die Leistungsprüfung sowie die periodischen und Routineprüfungen einzusetzen sind, beschrieben. Andere Testmethoden können in Abstimmung mit dem Anwender sowohl bei neuen RDG als insbesondere auch bei schon länger in Betrieb befindlichen RDG eingesetzt werden.

In den folgenden Kapiteln werden die Reinigung, die thermische Desinfektion und die Prüfmethoden unter Berücksichtigung der RKI-Richtlinien und der Norm EN ISO 15883 ausführlich behandelt.

Reinigung

Unter Reinigung versteht man die Entfernung unerwünschter Substanzen von Oberflächen. Die Aufgabenstellungen sind hierbei ungeheuer vielfältig. Es bedarf deshalb spezieller Informationen über die Reinigungsaufgabe, um die Anforderungen optimal zu erfüllen.

Merkpunkt

Eine sichere Desinfektion und Sterilisation kann nur bei vorangegangener gründlicher Reinigung gewährleistet werden.

Im Bereich der Aufbereitung von Medizinprodukten ist in besonderer Weise zu beachten, dass eine sichere Desinfektion und Sterilisation nur bei vorangegangener gründlicher Reinigung erreicht werden kann. Durch eine gründliche Reinigung erfolgt auch eine Abreicherung von Mikroorganismen und Prionen. Die Reduktion von Mikroorganismen durch Desinfektion auf ein gewünschtes Maß erfolgt umso schneller, je niedriger die Ausgangskoloniezahlen sind.

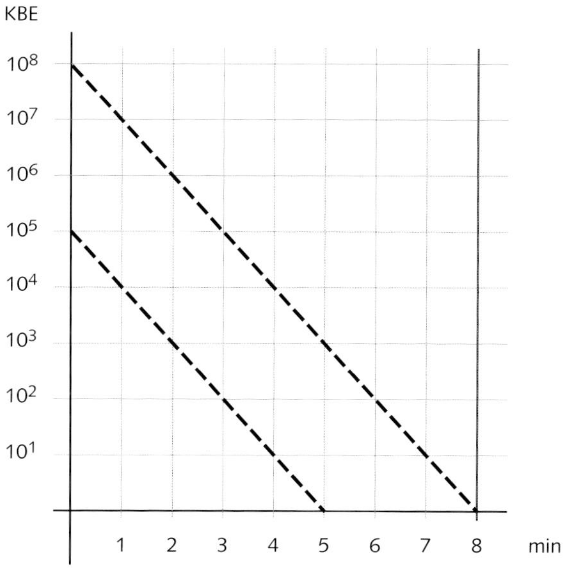

Abbildung 1

Reduktion von Mikroorganismen (gemessen in KBE, Kolonie bildende Einheiten) während eines Desinfektionsvorgangs in Abhängigkeit von der Zeit

Rückstände

Um geeignete Aufbereitungsverfahren und Reinigungsmittel auswählen zu können, müssen ausreichende Informationen über die Art der Rückstände, die wahrscheinlichen Mengen und den Antrocknungsgrad vorliegen:

- Welche Substanzen sind zu entfernen?
- Menge, Zusammensetzung, Antrocknungs- und Verhärtungsgrad sind zu ermitteln.
- Ist eine Aufquellung erforderlich, die längere Reinigungszeiten erfordert?
- Sind Vorbehandlungen / Vorreinigung erforderlich?

Oberflächen, Materialien und Design

Zunächst sind folgende Abklärungen zu treffen:

- Von welcher Art von Oberflächen sind die Rückstände zu entfernen?
- Um welches Material handelt es sich: Edelstahl, Eloxal, Kunststoff, Gummi, Latex etc.?
- Wie ist der Zustand der Oberflächen: glatt, zerklüftet, verschrammt, etc.?
- Welche Konstruktionsmerkmale haben die Gegenstände: Scheren mit Nieten, angelötete Hartmetalleinlagen, Pinzetten mit Riffelungen an den Griffflächen, Spalten etc.?
- Weisen die Instrumente ein Design auf, dass eine Durchströmung aller inneren und äußeren Oberflächen in einem RDG ermöglicht oder müssen sie manuell vorgereinigt werden?
- Liegen Angaben der Hersteller zur Aufbereitung (EN ISO 17664) vor und sind diese umzusetzen?

Erst nach Klärung dieser Fragen können die einzelnen Schritte der Aufbereitung festgelegt werden. Reste von Reinigungsmittellösungen müssen einfach und vollständig abspülbar sein. Eine Addition von Komponenten aus den Lösungen auf den Oberflächen, eine statische Aufladung sowie ein Eindringen in das Innere der Materialien muss vermieden werden.

Wasserqualitäten

! Merkpunkt

Die Qualität des Wasser hat eine große Bedeutung für jedes Reinigungsverfahren. Folgende Wasserqualitäten finden eine Anwendung:

- *enthärtetes Wasser*
- *destilliertes Wasser*
- *vollentsalztes Wasser (VE-Wasser) oder demineralisiertes Wasser*

Welche Wasserqualitäten sind erforderlich und stehen zur Verfügung? Eventuelle Vor- und Nachteile von Hartwasser, enthärtetem oder vollentsalztem Wasser als Betriebsmedium für die einzelnen Phasen des Reinigungsprozesses sind sorgsam abzuwägen. Für die Vor- und Hauptreinigung sowie für die Nachspülungen können unterschiedliche Wasserqualitäten erforderlich sein. Die Empfehlungen der Hersteller von RDG und Reinigungsmitteln sind zu beachten. Einige Materialien, z.B. Eloxal, werden bereits durch heißes enthärtetes Wasser verändert bzw. angegriffen. Bei Instrumenten aus Edelstahl kann durch einen höheren Gehalt an Chloridionen im Wasser eine Lochkorrosion hervorgerufen werden.

Reinigungsverfahren

Da maschinelle Aufbereitungsverfahren standardisiert werden können und eine mehr oder weniger umfangreiche verfahrenstechnische Überwachung ermöglichen, sollte vorzugsweise maschinell gereinigt und thermisch desinfiziert werden. Ist die Reinigungsleistung nicht befriedigend, muss eine Optimierung des Verfahrens versucht werden. Allerdings gibt es einige schwer zu reinigende filigrane Medizinprodukte oder schwer entfernbare Substanzen, die eine manuelle Vorbehandlung erfordern. Bei diesen Vorbehandlungen, (z.B. Durchspülen, Bürsten, Einlegen, Abwischen etc.) dürfen keine Mittel oder Verfahren angewendet werden, die zu einer Fixierung beispielsweise von Proteinen führen können.

Merkpunkt

Eine maschinelle Aufbereitung mit integrierter Reinigung und thermischer Desinfektion ist am besten standardisierbar und bietet deshalb die größte hygienische Sicherheit.

Häufig wird eine Ultraschallreinigung vorgeschaltet, insbesondere wenn die Reinigungsleistung des RDG nicht ausreichend ist. Diese und alle anderen manuellen Arbeitsschritte sind in Standardarbeitsanleitungen genau festzulegen.

Merkpunkt

Die Empfehlungen der MP-Hersteller (prEN ISO 17664) zur Aufbereitung sind zu beachten.

Optimierung der Reinigungsleistung

Das Zusammenwirken verschiedener Parameter bei einem Reinigungsprozess in seiner Gesamtheit ist von grundlegender Bedeutung. Häufig findet man die Hauptparameter grafisch in Form eines Kreises (Sinnerkreis) dargestellt, wobei ein geschlossener Kreis eine befriedigende, gründliche Reinigung symbolisiert. Ein nicht geschlossener Kreis bedeutet eine ungenügende Reinigung.

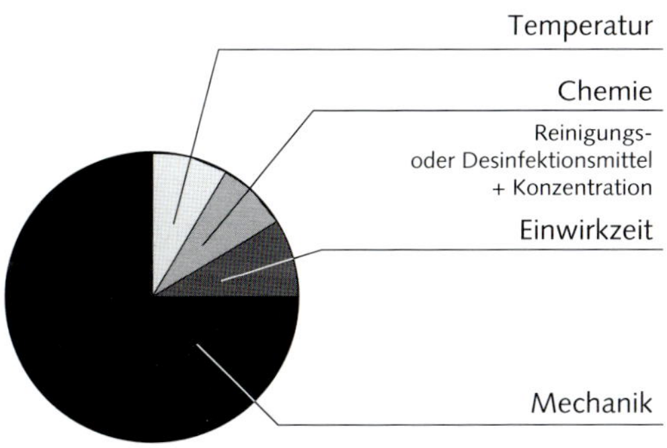

Abbildung 2

Manuelle Reinigung mit einer Bürste

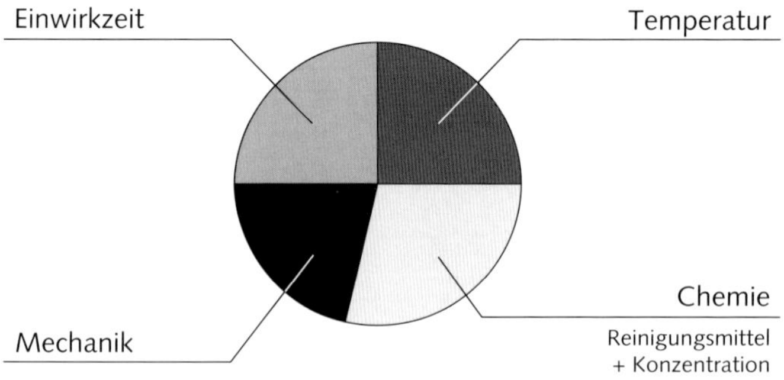

Abbildung 3

Reinigung mit einem Reinigungs- und Desinfektionsgerät (RDG) mit Kaltwasseranschluss

Die heute übliche Prozessführung in RDG mit Wasserwechselsystem ist auch als so genanntes Vario-Programm bekannt. In diesem Programm wird nach einer wahlweisen kalten Vorspülung ohne Reinigerzusatz die Reinigung durchgeführt. In der Vorspülung darf die Temperatur 45°C nicht überschreiten. Im alkalischen Reinigungsschritt ist eine Temperatur von 60-75°C und eine Einwirkzeit von 6-10 min optimal. Bei neutralen Reinigern mit Enzymen muss ein Temperaturbereich von 40-45°C sowie eine Einwirkzeit von mindestens 10 min eingehalten werden. Bei Einsatz von Reinigern ohne Enzyme mit einem pH-Wert < 10 sollte die Temperatur bei ca. 55°C liegen. Die thermische Desinfektion erfolgt in der letzten Nachspülung. Danach erfolgt ggf. eine Trocknung.

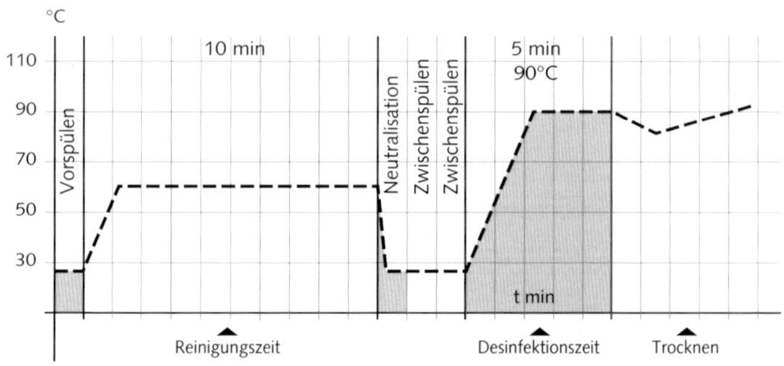

Abbildung 4

Programmablauf im Vario-Programm: Reinigung und thermische Desinfektion

Regel 1
Herstellerangaben beachten

Regel 2
Die Reinigungstemperaturen müssen auf die Art des Reinigers abgestimmt sein. Die Einwirkzeiten müssen ausreichend lang sein, sie richten sich nach dem Antrocknungsgrad und der Art der Rückstände.

Regel 3
Die Reinigungsparameter können in gewissen Grenzen kontrolliert variiert werden, ohne dass negative Folgen zu befürchten sind. Mindestwerte müssen jedoch eingehalten werden.

Regel 4
Die Aufbereitung ist wegen der Korrosionsgefahr so schnell wie möglich durchzuführen.

Merkpunkt

Diese Regeln sind jederzeit zu beachten und einzuhalten.

Bei thermisch labilen Medizinprodukten muss evtl. ein chemisch-thermisches Aufbereitungverfahren gewählt werden. In diesem Programm folgt dem Reinigungsschritt ein chemisch-thermischer Desinfektionsschritt. Im Reinigungsschritt muss eine Entfernung aller Rückstände, insbesondere aller Proteine, erreicht werden. Das eingesetzte Desinfektionsmittel muss über eine bakterizide, fungizide, tuberkulozide und virusinaktivierende (inkl. Hepatitisvirus B) Wirksamkeit verfügen. Das Aufbereitungsverfahren muss begutachtet sein. Es wird vorzugsweise zur Aufbereitung von flexiblen Endoskopen für flexible Endoskope (RDG-E) eingesetzt.

Oft wird der Reinigungsschritt zu kurz eingestellt. Wenn bei chemisch-thermischen Programmen die gewünschte Reinigungstemperatur von 60°C bereits in 2 min erreicht ist, darf nicht bereits nach Erreichen der Temperatur die Reinigungsmittellösung abgepumpt werden. Es muss noch eine zusätzliche Haltezeit programmiert werden, um den Reinigungsprozess zu Ende zu führen.

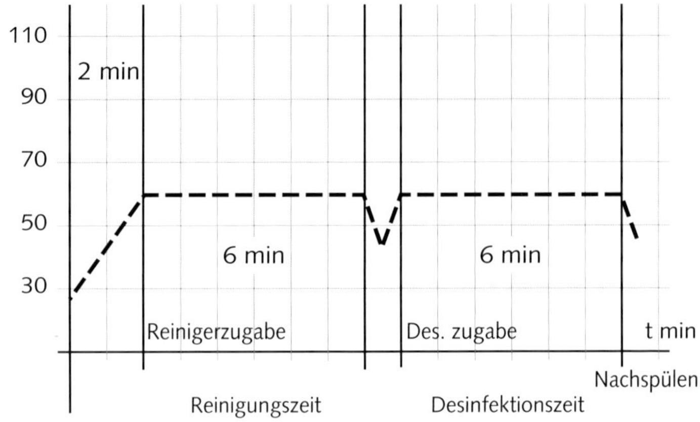

Abbildung 5

Programmablauf bei chemisch-thermischer Desinfektion

Im Seuchenfall bzw. auf Anordnung des Amtsarztes muss das «Seuchenprogramm» mit Reinigung und Desinfektion im ersten Behandlungsschritt ohne Vorspülung durchgeführt werden. In diesem Programm sollten prinzipiell alkalische Reinigungsmittel eingesetzt werden, um eine schnelle Zersetzung der Rückstände zu erreichen.

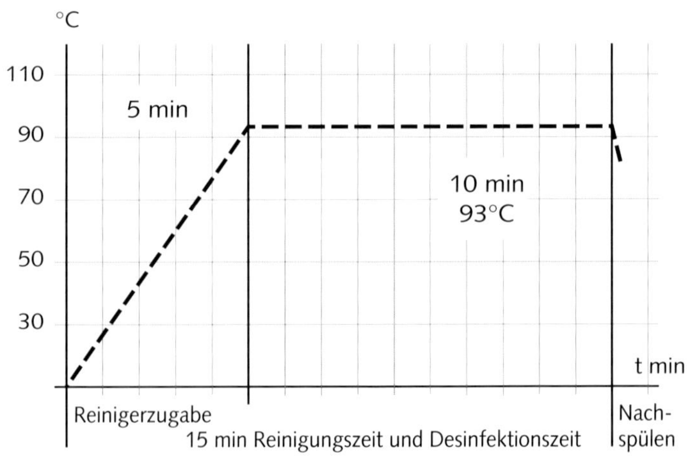

Abbildung 6

Grafische Darstellung des Programmablaufs im «Seuchenprogramm»

Um die Gefahr einer Übertragung von Erregern der vCJK (Variante der Creutzfeldt-Jakob-Krankheit) durch asymptomatische Träger zu minimieren, wurde im Robert Koch-Institut (RKI) eine Task Force vCJK zur Ausarbeitung von Empfehlungen zur Aufbereitung von möglicherweise kontaminierten Medizinprodukten gebildet. In der Empfehlung werden aus Sicherheitsgründen und wegen der noch ungesicherten Beweislage zwei aufeinander folgende wirksame Verfahren zur Aufbereitung empfohlen:

Vorzugsweise soll eine alkalische maschinelle Reinigung mit einem pH-Wert in der Lösung von mindestens 10 in der Lösung erfolgen, da dies eine bessere Reinigung und Entfernung (Abreicherung) erwarten lässt. Als anschließendes Sterilisationsverfahren reicht eine Dampfsterilisation mit 134 °C mit einer Einwirkzeit von 5 min aus.

Ist eine alkalische Reinigung aus materialtechnischen Gründen nicht möglich, soll nach einer optimierten maschinellen Reinigung eine Dampfsterilisation bei 134 °C mit einer Einwirkzeit von 18 min erfolgen.

Die Erreger der vCJK sind so genannte Prionen, die vorzugsweise in lymphatischen Geweben anzutreffen sind, z.B. in den Tonsillen und im Material des Augenhintergrunds. Da in der Praxis eine Trennung zwischen ggf. kontaminierten Medizinprodukten und anderen schwierig ist, sollte die maschinelle Reinigung vorzugsweise mit alkalischen Reinigern erfolgen.

Wenn am Wochenende nicht aufbereitet wird, sollten die Edelstahlinstrumente in die Lösung eines speziellen Reinigungs- und Desinfektionsmittels eingelegt werden, das eine Korrosion durch Chloride und Blutinhaltsstoffe verhindert und keinerlei Koagulation von Proteinen bewirkt. In jedem Fall ist es jedoch besser, wenn auch am Wochenende eine maschinelle Aufbereitung erfolgen kann.

Reinigung im Ultraschallbad

Filigrane Medizinprodukte und solche mit hartnäckigen Rückständen werden häufig in Ultraschallbädern vorgereinigt. Die Angaben des Herstellers zur sachgerechten Beladung sind unbedingt einzuhalten, weil sonst der Prozess unwirksam sein kann. Dem Bad wird ein tensidischer Reiniger zugegeben, um die Oberflächenspannung des Wassers zu erniedrigen und dadurch die sich durch die Kavitation bildenden Luftblasen zu entfernen. Vor Einlegen der Instrumente sollte das Ultraschallbad in der Regel mindestens 30 min. laufen. Bei sichtbarer Verschmutzung, mindestens aber täglich, ist die Lösung neu anzusetzen. Eine gleichzeitige desinfizierende Wirkung durch Zusatz von Desinfektionskomponenten ist nur dann zu akzeptieren, wenn nachgewiesenermaßen keine fixierende Wirkung auftritt und eine entsprechende Stabilität der Desinfektionswirkstoffe im Ultraschallbad bei ca. 40 °C sichergestellt sind. Ebenso muss ein Flüchtigwerden («Abdampfen») von Bestandteilen des Desinfektionsmittels ausgeschlossen sein. Anschließend kann nach gründlicher Abspülung eine maschinelle Reinigung und Desinfektion erfolgen.

Chemisch-physikalische Vorgänge bei der Reinigung

Unter dem Parameter Chemie im Sinnerkreis sind die chemisch-physikalischen Prozesse der Reinigung in Abhängigkeit von definierten Gegebenheiten zusammengefasst:

- Art des Reinigers
- Konzentration
- Wirkung:
  Zersetzung, Auflösung, Quellung, Emulgierung

Grundlegende Bedeutung hat dabei die Eignung des Reinigers und seine Einsatzkonzentration. Dabei ist das Wissen um die Beschleunigung chemischer Auflösungs-, Zersetzungs- und Quellungsvorgänge mit Ansteigen der Temperaturen wichtig, aber auch die Kenntnis reinigungshemmender Koagulationsprozesse (Verklumpung von Eiweißresten) bei sofortiger Anwendung zu hoher Temperaturen, z.B. in der ersten Vorspülung.

Zur Entwicklung wirksamer Reinigungsverfahren gehört viel Erfahrung. Chemische Rohstoffe allein, wie z.B. Natronlauge,

Soda oder ein Tensid, können komplexe Anforderungen nicht erfüllen. Zu beachten sind:

- Materialverhalten bei häufigem Reinigen, d.h. eine größtmögliche Schonung hochwertiger Medizinprodukte,
- Wirtschaftlichkeit, d.h. möglichst niedrige Kosten pro Aufbereitungsprozess oder Eignung des Reinigers für den Einsatz in einem Recycling-Verfahren,
- ökologische Verträglichkeit, d.h. schneller biologischer Totalabbau und ein Verzicht auf Stoffe, die in Klärstufen nicht eliminiert werden,
- Keine Toxizität, d.h. Schutz des Bedienungspersonals vor toxischen Einwirkungen.

Merkpunkt

Bei maschinellen Reinigungsprozessen werden Reinigungsmittel in geringerer Konzentration eingesetzt als in Tauchbädern.

Einige wichtige Vorgänge bei der Reinigung, die meist parallel ablaufen, sollen nachfolgend dargestellt werden. Bei dieser Betrachtung müssen insbesondere Rückstände, die als Kontamination von Instrumenten, Utensilien und Geräten anfallen, wie Nativblut, angetrocknetes oder koaguliertes Blut und andere Körperflüssigkeiten, Fibrin, Stuhl, Gewebeteile, Fette, Creme und Paraffin, berücksichtigt werden.

Aufquellung und Zersetzung durch Alkalien und Oxidantien

Angetrocknetes (Trockenentsorgung) und koaguliertes Blut (bei Nassentsorgung beispielsweise durch aldehydische und kationaktive Desinfektionsmittel) sowie Schleim, Sputum, Proteine, Urinreste und Faeces werden am besten von alkalischen Reinigern aufgequollen und zersetzt. Die pH-Werte der Lösungen sollten über 10,5 liegen. Im Allgemeinen wird mit 0,3 -1% igen Lösungen und pH-Bereichen von ca. 12 gereinigt. Oxidierende Zusätze verstärken die Wirkung deutlich.

Definition

Der pH-Wert zeigt den Säuregrad einer Lösung. Der Anzeigebereich reicht von 1 = maximal sauer bis 14 = maximal alkalisch, wobei der Mittelwert von 7 eine neutrale Lösung anzeigt.

Eine oxidierende Wirkung wird durch Abspaltung von Aktivchlor oder aktivem Sauerstoff erreicht. Oxidationskomponenten auf Basis von Aktivchlor können auch in flüssig eingestellten alkalischen Reinigern stabil integriert werden.

Merkpunkt

Als alkalische Reinigungskomponenten kommen Soda, Metasilikate und Disilikate, Phosphate und Polymerphosphate zur Anwendung.

Zersetzung durch sauer eingestellte Reiniger

Manche Rückstände lösen sich nur in sauren Reinigerlösungen auf. Dazu gehören Ablagerungen von Kalkseifen, die sich aus Seife und Hartwasser bilden, Urinstein, Kalk und Rost. Überwiegend werden in sauren Reinigern organische Säuren wie Zitronensäure oder anorganische Säuren wie Phosphorsäure eingesetzt. Eine Kombination mit Tensiden ist möglich. Oxidative Zusätze können in diese Produkte nicht integriert werden. Ein Vermischen mit alkalischen Komponenten führt zur Neutralisation und hebt die reinigende Wirkung auf.

Saure Reiniger werden auch in der ersten Waschzone von Taktanlagen eingesetzt, in denen eine Vielzahl verschiedener Güter, z.B. Waschschalen, aufbereitet werden. Werden auch säureempfindliche Teile in der Taktanlage aufbereitet, z.B. Entsorgungscontainer aus eloxiertem Aluminium, muss die saure Reinigungszone überfahren werden.

Bewertung der Reinigungsleistung im Vergleich
1. Mild und intensivalkalische Reiniger mit Aktivchlor
2. Intensivalkalische Reiniger (pH ~12)
3. Mildalkalische Reiniger (pH 10-11)
4. Neutrale Reiniger mit Enzymen (pH 6-8)
5. Neutrale Reiniger (pH 6-8)
6. Saure Reiniger (pH 3-4)

Abbildung 7

Übersicht über die Reinigungsleistung verschiedener Reiniger mit unterschiedlichen pH-Werten

Emulgierung, Verseifung und Dispergierung durch alkalische und tensidhaltige Reiniger

Die Bildung von Emulsionen ist in Reinigungsprozessen von großer Bedeutung. Fette in flüssiger Form können gut in eine Emulsion überführt werden. Dabei muss der Schmelzpunkt des Fettes erreicht bzw. überschritten werden. Dies ist besonders bei der Entfernung von Salben (HNO) und Pflegeölen zu beachten. Bei der Bildung von Emulsionen spielen Tenside und einige alkalische Reinigungskomponenten wie z.B. Polymerphosphate eine entscheidende Rolle. Nichtionogene Tenside auf Basis von nativen Fetten und Fettsäuren werden wegen der umweltschonenden Eigenschaften bevorzugt. Sie müssen in Bezug auf die biologische Abbaubarkeit den nationalen Gesetzen entsprechen, d.h. nach OECD 90% biologisch abbaubar sein. Anionaktive Tenside inaktivieren kationaktive Desinfektionskomponenten, es darf deshalb niemals eine Vermischung von anionaktiven und kationaktiven Komponenten, z.B. durch Verschleppung von Reinigungsmittelresten mit anionaktiven Tensiden in einen nachfolgenden chemisch-thermischen Desinfektionsschritt mit einem Desinfektionsmittel, das kationaktive Wirkstoffe enthält, stattfinden (Seifenfehler).

In alkalischen Lösungen tritt eine Verseifung von Ölen und Fetten ein und damit eine tensidische Wirkung. Tierische und pflanzliche Fette und Fettsäuren werden zu entsprechenden Natrium- oder Kaliumverbindungen verseift, z.B. wird Ölsäure zu Kaliumoleat (Kaliumseife) verseift. Diese Seifen können durch Schaumentwicklung in Maschinen stören, während die Ausgangsstoffe Fette und Fettsäuren schaumreduzierend wirken.

Merkpunkt

Zur Bildung von stabilen Emulsionen und Dispersionen sind die vorgesehenen Temperaturen und Konzentrationen des Reinigungsmittels einzuhalten.

Wasserunlösliche und nicht emulgierbare Substanzen können in eine Dispersion, d.h. in einen Schwebezustand, überführt werden. Auf diese Weise ist es möglich, auch unlösliche Rückstände zu entfernen.

Wenn Emulsionen oder Dispersionen «brechen», d.h. sich wieder in zwei Phasen aufteilen, können sich Fette oder Partikel im RDG ablagern. Es muss deshalb ein ausreichendes Schmutztragevermögen vorhanden sein, um Redepositionen und Kreuzkontaminationen zu verhindern

Proteasen in neutralen Reinigern

Zur Aufbereitung sensibler Spülgüter, z.B. für minimal invasive Instrumente und für flexible Endoskope, werden vorzugsweise neutral eingestellte Reiniger eingesetzt. Diese enthalten oft proteolytische Enzyme, um die Reinigungswirkung zu verbessern. Die Reinigungstemperaturen sind auf das Temperaturspektrum der Enzyme einzustellen. Es liegt zwischen 35°C und 45°C.

Der langsameren Wirkung der Enzyme ist Rechnung zu tragen. Erst bei Reinigungszeiten von mindestens 10 min wird die enzymatische Wirkung voll ausgenutzt. Enzymhaltige Reinigungsmittel haben nur eine begrenzte Haltbarkeit. Bei höheren Lagertemperaturen, z.B. 40°C, werden die Enzyme schnell abgebaut. Keinesfalls dürfen sich enzymhaltige Reiniger in den Vorratsbehältern durch die benachbarte thermische Desinfektion erhitzen.

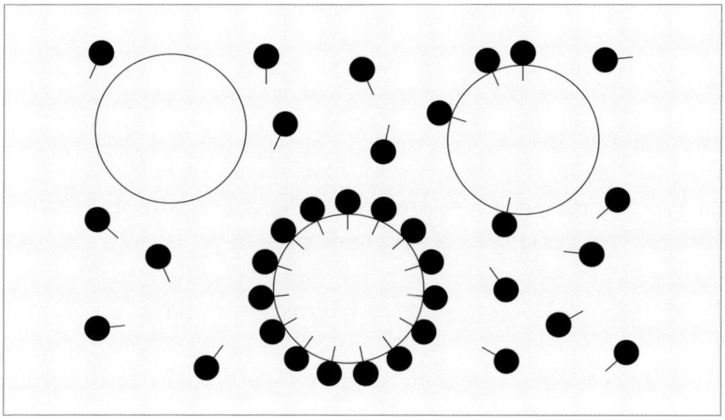

Abbildung 8

Bildung und Emulsion von Fettkügelchen in Wasser mit tensidischen Emulgatoren

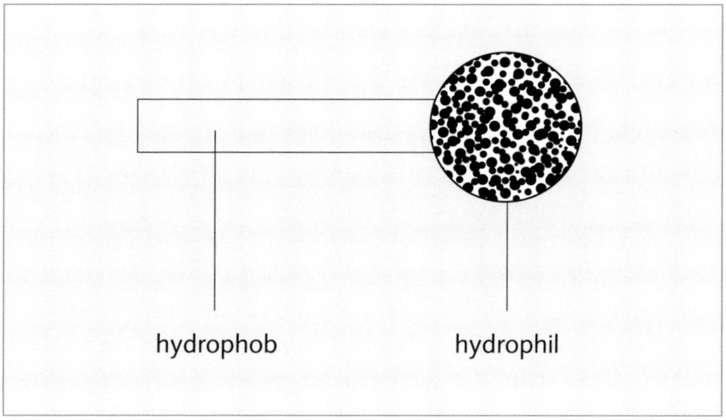

Abbildung 9

Schematische Darstellung eines Tensid-Moleküls mit einem hydrophilen (wasserfreundlichen) und einem hydrophoben (wasserabstossenden) Teil

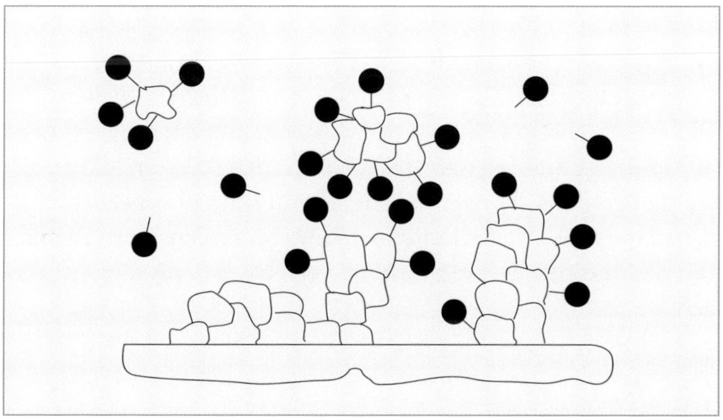

Abbildung 10

Bildung einer Dispersion von wasserunlöslichen Partikeln in Wasser mit tensidischen Dispergatoren

Abhebung von der Oberfläche

Um die Reinigungswirkstoffe mit den Verunreinigungen in Kontakt zu bringen, sind spezielle Tenside als Netzmittel hilfreich, denn sie bewirken eine Benetzung auch wasserabstoßender (hydrophober) Rückstände. Reste von Körpersubstanzen enthalten u.a. Hautfett, Blutfett, Cholesterin etc., die zur Hydrophobierung führen. Um eine Zersetzung zu ermöglichen, ist sowohl eine Benetzung der Rückstände als auch eine Unterwanderung bzw. ein Eindringen in Klumpen oder Schichten notwendig.

Es müssen wasserfreundliche (hydrophile) Verhältnisse geschaffen werden. Menge und Art der Rückstände und Menge bzw. Art der Netzmittel müssen aufeinander abgestimmt sein. Dabei ist gleichzeitig zu beachten, dass alle schäumenden Tenside, die zum Teil hervorragende Emulgatoren sind, für maschinell einzusetzende Reiniger verboten sind.

Merkpunkt

Schaum behindert die Reinigung sowie die chemische und die thermische Desinfektion und stellt damit ein erhebliches Hygienerisiko dar.

Bei manueller Reinigung im Tauchbad oder im separaten Ultraschallbad ist Schaum in geringen Mengen vertretbar, obwohl in engen Kanälen und bei Hohlkörpern durch Luftblasen Probleme auftreten können. Bei einer Vorreinigung mit schäumenden Tensiden oder einer Nassentsorgung mit anschließender maschineller Reinigung oder Desinfektion stören hingegen selbst Spuren dieser schäumenden Tenside erheblich. Die im Schaum enthaltenen Luftblasen bilden ein Schaumpolster und behindern so die Reinigung und thermische Desinfektion, weil Luft die Wärme weniger gut überträgt als Wasser. Schaum stellt deshalb ein erhebliches Hygienerisiko dar.

Schmutztragevermögen

Substanzen können entweder vollständig in Wasser gelöst werden (z.B. Kochsalz) oder in Emulsionen überführt werden (z.B. Fette) oder aber als unlösliche und nicht emulgierbare Partikel benetzt in einen Schwebezustand versetzt, d.h. dispergiert werden.

Um stabile Emulsionen zu bilden, müssen die zu emulgierenden Bestandteile und die Emulgatoren in einem bestimmten Verhältnis stehen. Werden über den Reiniger zu wenig emulgierende Komponenten zugegeben, wird entweder keine stabile Emulsion gebildet oder aber die Emulsion bricht wieder. Das heißt: es bilden sich wieder zwei Phasen, eine ölige und eine wässrige. Auch bei der Bildung von Dispersionen müssen ausreichend dispergierende Substanzen in einer Lösung sein, um eine bestimmte Menge Partikel in einen stabilen Schwebezustand zu bringen. Sind sie in zu geringer Menge vorhanden, setzen sich die Partikel ab.

Man spricht in diesem Zusammenhang von Schmutztragevermögen und unterscheidet Reinigungskomponenten mit ausgeprägtem und mit schlechtem Schmutztragevermögen. Viele Tenside und die Polymerphosphate haben ein gutes Schmutztragevermögen.

Das Schmutztragevermögen ist temperaturabhängig. Beim Abkühlen von Lösungen ist sowohl die Löslichkeit für wasserlösliche Substanzen als auch die Stabilität von Emulsionen und Dispersionen geringer. In bewegten Bädern wird eine Trennung von Emulsionen und Dispersionen eher verhindert als in stehenden Tauchbädern (siehe auch «Emulgierung, Dispergierung, Verseifung»).

Merkpunkt

Ein gutes Schmutztragevermögen hängt von der Qualität des Reinigers und der richtigen Dosierung ab. Ein Abkühlen der Reinigungslösung vor dem Ablassen kann zu Wiederablagerungen führen.

Komplexbindevermögen

Härtebildner des Wassers bilden bei Temperaturen > 60°C oder in alkalischen Lösungen unlösliche Verbindungen, die als so genannter Kalk zu Ablagerungen sowohl auf dem Spülgut als auch innerhalb von Geräten, RDG, Behältern und Abflüssen führen. Schwermetallsalze können mit Alkalien auch wasserunlösliche Verbindungen bilden. Beispiel: Eisen bildet Hydroxide, die durch Oxidation in Eisenoxide übergehen und als Rost bekannt sind:

$$2\,FeCl_3 \longrightarrow 2\,Fe(OH)_3 \longrightarrow \underset{\text{ROST}}{Fe_2O_3} + 3H_2O$$

Um diese Umsetzungen und Ausfällungen zu verhindern, werden den alkalischen Reinigern Komplexbildner zugesetzt. Polymerphosphate zeichnen sich durch ein hohes Komplexiervermögen gegenüber Schwermetallen und Härtebildnern aus und sind daher ein wichtiger Bestandteil von maschinellen Reinigern für chirurgische Instrumente und andere Medizinprodukte.

Die Ausfällungen werden durch Polymerphosphate weit über die rein stöchiometrische Menge verhindert. Dieser Effekt wird Treshold-Effekt genannt. Da der Einsatz von Phosphaten aus ökologischen Gründen begrenzt werden soll, die Problematik der Ausfällungen aber nach wie vor besteht, werden den Reinigern alternativ Phosphatersatzstoffe beigefügt, vorzugsweise werden Stickstoffverbindungen wie z.B. NTA (Nitrilo-tri-essigsäure) und EDTA (Ethylen-diamin-tetra-essigsäure) sowie Glukonsäure, Phosphonsäure oder Polyacrylate. Deren ökologische Eigenschaften werden in den europäischen Ländern unterschiedlich diskutiert.

Merkpunkt

Ablagerungen aller Art stellen ein Hygienerisiko dar, weil innerhalb dieser Schichten Mikroorganismen überleben und sich sogar vermehren können.

Eine andere Möglichkeit, die Ausfällungen zu vermeiden oder zu reduzieren bzw. den Einsatz von Komplexbildnern zu verringern, ist die Verwendung von enthärtetem, teilenthärtetem oder entmineralisiertem Wasser. Es ist darauf zu achten, dass eine rechtzeitige Regenerierung der Ionenaustauscher erfolgt. Bei Verwendung von Umkehr-Osmoseanlagen ist eine entsprechende Wartung nötig und insbesondere die mikrobiologische Qualität zu beachten.

Zur Eliminierung von Schwermetallen, z.B. aus defekten Leitungen, können Filter eingesetzt werden.

Materialverhalten

Reinigungsmittel zur Aufbereitung von chirurgischen Instrumenten, von Utensilien aus der Intensivmedizin und Anaesthesie etc. dürfen das Spülgut nicht angreifen. Sie sollten im Gegenteil durch entsprechende Zusammensetzung und materialschützende Zusätze vor einem möglichen Angriff durch Wasserinhaltsstoffe, z.B. Chloride, schützen. Dies ist besonders wichtig für maschinelle, thermische Reinigungs- und Desinfektionsverfahren bei Temperaturen über 55°C. Es ist darum anzuraten, dass die empfohlenen Einsatzkonzentrationen auch dann eingehalten werden, wenn das Spülgut relativ sauber aussieht oder ungebraucht ist.

Im Vario-Programm erfolgt die thermische Desinfektion in der Schlussspülung. Zur Vermeidung von Korrosionen muss hierfür unbedingt demineralisiertes Wasser (VE-Wasser) verwendet werden.

Eine bei der Aufbereitung chirurgischer Instrumente aus Edelstahl immer wieder auftretende Korrosionsart ist die chloridioneninduzierte Lochkorrosion. Die Chloridionen können aus dem Betriebswasser, von der Regeneriersalzlösung (Natriumchlorid: NaCl), von Resten physiologischer Kochsalzlösung (auch Ringerlösung) und aus Körperflüssigkeiten stammen.

Alkalische Reinigerlösungen mit einem pH-Wert über 10,5 verhindern eine chloridinduzierte Lochkorrosion.

Neutrale und neutrale enzymatische Reiniger mit einem pH-Wert < 10 werden bei alkaliempfindlichen optischen Instrumenten und Leicht-Instrumenten aus Aluminium eingesetzt. An die Wasserqualität sind hohe Anforderungen zu stellen, um Korrosion durch Chloride zu verhindern. In der Regel wird deshalb für neutrale Aufbereitungsverfahren vollentsalztes Wasser eingesetzt.

Passivschichten an der Oberfläche von Instrumentenstahl werden durch einen Neutralisationsschritt nach einer alkalischen Reinigung durch Einsatz eines Neutralisators auf Basis von Phosphorsäure verstärkt. Die Oberflächen sind bei neuen Instrumenten besonders korrosionsanfällig. Es wird deshalb empfohlen, neue Edelstahlinstrumente mindestens einmal oder auch mehrere Male durch den gesamten Aufbereitungskreislauf zu geben. Durch Verstärken der Passivschichten kann die Materialbeständigkeit verbessert werden. Dies kann auch durch Einlegen in eine Lösung auf Basis von Phosphorsäure erfolgen, ggf. ist der Hersteller zu befragen. Reste der Phosphorsäure enthaltenden Lösungen müssen unbedingt gründlich abgespült werden, da sonst eine dunkle Verfärbung bei der anschließenden Dampfsterilisation erfolgen kann.

Merkpunkt

Alkalische Reiniger mit ausgeprägten materialschützenden Eigenschaften können im Reinigungsprozess auch bei hohen Temperaturen durch Chloridionen ausgelöste Korrosion verhindern.

Eine ausreichende Dosierung ist auch bei sauberem Spülgut notwendig. Unterdosierungen bedeuten auch ungenügenden Korrosionsschutz.

Ein pH-Wert von > 10,5 schützt Instrumentenstahl vor Korrosion.

Thermische Desinfektion

Bei einem Desinfektionsverfahren mit feuchter Hitze kann erwartet werden, dass eine Temperatur über eine bestimmte Dauer eine voraussagbare Abtötung auf standardisiert kultivierte Mikroorganismen ausübt. Unter der Voraussetzung, dass besonders hitzeresistente Mikroorganismen und eine Menge, die die Menge auf den aufzubereitenden Medizinprodukten übersteigt, zugrundegelegt werden, können entsprechende Expositionstemperaturen und –zeiten ermittelt werden. In der Norm EN ISO 15883 wird für die Desinfektion mit feuchter Hitze (thermische Desinfektion) der Begriff A_0 eingeführt.

Merkpunkt

Alle Güter, die mit Dampf sterilisiert werden können, müssen mit Dampf sterilisiert werden.

Definition

A ist definiert als das Zeitäquivalent in Sekunden bei 80 °C, bei dem eine gegebene Desinfektionswirkung erreicht wird.

Wenn die festgelegte Temperatur 80 °C beträgt und der z-Wert = 10 ist, wird der Begriff A_0 verwendet.

Der A_0-Wert eines Desinfektionsverfahrens mit feuchter Hitze ist die Abtötung, angegeben als Zeitäquivalent in Sekunden, bei einer durch das Verfahren an das Medizinprodukt übertragenen Temperatur von 80 °C, bezogen auf Mikroorganismen, bei denen z = 10 ist.

Welcher A_0-Wert erreicht werden muss, hängt ab von der Art und Anzahl der Mikroorganismen auf den kontaminierten Medizinprodukten sowie von nachfolgenden weiteren Behandlungen oder der anschließenden Verwendung.

Die Anwendung eines A_0-Wertes von 600 wird bei unkritischen Medizinprodukten, also Medizinprodukten, die nur mit unverletzter Haut in Berührung kommen, als Minimum betrachtet. Voraussetzung ist auch, dass nur eine geringe mikrobielle Kontamination vorliegt und keine hitzeresistenten pathogenen Mikroorganismen vorhanden sind. Ein A_0-Wert von 600 kann bei einer Hitzeeinwirkung von 80°C über 10 min oder von 90°C über 1 min oder bei 70°C über 100 min erreicht werden.

Bei Medizinprodukten, die mit hitzeresistenten Viren, beispielsweise Hepatitis B-Viren, kontaminiert sind, ist ein A_0-Wert von 3000 anzusetzen. Dieser kann bei einer Hitzeeinwirkung von z. B. 90°C über 5 min erreicht werden. Das Robert Koch-Institut empfiehlt für alle kritischen Medizinprodukte eine thermische Desinfektion mit einem A_0-Wert von 3000 entsprechend z.B. 90°C über 5 min.

Um eine sichere Abtötung zu erzielen, müssen die erforderlichen Temperaturen und Zeiten auf den zu desinfizierenden Medizinprodukten selbst vorhanden sein. Das gilt vor allem für Medizinprodukte, die nicht aus Metall bestehen sondern aus Stoffen, die eine nur geringe Wärmeleitfähigkeit besitzen, z.B. Kunststoffe.

Es muss sichergestellt sein, dass das Sprühsystem in dem Reinigungs- und Desinfektionsgerät einwandfrei funktioniert und alle Medizinprodukte mit ausreichenden heißen Wassermengen erhitzt werden.

Die Überprüfung der Desinfektionstemperatur erfolgt mit Thermologgern, die zwischen das Spülgut gelegt werden. Die Daten von Inprozesskontrollen können für die tägliche Dokumentation verwendet werden, sofern sichergestellt worden ist, dass diese Daten mit den Daten der Thermologger übereinstimmen.

Es können ergänzend auch mikrobiologische Prüfungen mit Bioindikatoren vorgenommen werden, z.B. für halbjährliche periodische Prüfungen.

Merkpunkt

Die erforderlichen Temperaturen und Einwirkzeiten richten sich nach der Art und Anwendung der aufzubereitenden Medizinprodukte.

Merkpunkt

Die Überprüfung der Desinfektionswirksamkeit erfolgt mit maschinen-unabhängigen Thermologgern.

Prüfmethoden

Reinigungs- und Desinfektionsgeräte nach der Norm EN ISO 15883 und andere in Betrieb befindliche Geräte

Normgerechte Reinigungs- und Desinfektionsgeräte
Reinigungs- und Desinfektionsgeräte (RDG), die nach der Norm EN ISO 15883 «Reinigungs- und Desinfektionsgeräte, Allgemeine Anforderungen, Definitionen und Prüfmethoden» gebaut und ausgestattet wurden und entsprechende Typprüfungen besitzen, werden nach der Aufstellung einer Validierung in drei Schritten unterzogen:

- Installations-Qualifikation
- Betriebs-Qualifikation
- Leistungs-Qualifikation

Wenn die erforderlichen Ergebnisse erreicht wurden, kann die Konformität mit der Norm EN ISO 15883 bestätigt werden. Bei der Erstellung von Routineprüfkonzepten im Rahmen eines Qualitätsmanagementsystems sind die von der Norm vorgeschriebenen und vorhandenen Mess-, Warn- und Anzeigegeräte in die Dokumentation einzubeziehen und die Empfehlungen für die Prüfhäufigkeit zu berücksichtigen.

Es wurde erst vor relativ kurzer Zeit erkannt, dass nur für saubere Medizinprodukte eine sichere Dampfsterilisation gewährleistet werden kann. Auch im Rahmen einer möglichen Übertragung von vCJK-Erregern hat die Reinigung bzw. Abreicherung einen sehr hohen Stellenwert bekommen. So nimmt die Sicherstellung der Reinigungsleistung sowohl in der Norm EN ISO 15883 als auch in der Richtlinie des Robert Koch-Institutes «Anforderungen an die Hygiene bei der Aufbereitung von Medizinprodukten» einen breiten Raum ein.

Bei der Erarbeitung der Norm EN ISO 15883 als internationaler Norm konnten in der relativ kurzen zur Verfügung stehenden Zeit die existierenden (europäischen) Prüfmethoden nicht miteinander verglichen und bewertet oder gar neue Methoden erarbeitet werden. Um die Herausgabe der Norm nicht erheblich zu verzögern, haben die Projektleiter sich entschlossen, die in einzelnen Ländern etablierten Prüfmethoden, die z.T. in nationalen Normen oder Richtlinien festgelegt sind, in den normativen Anhang (Annex B) zu übernehmen. Die Prüfanschmutzungen und Methoden und dadurch auch die Ergebnisse sind unterschiedlich und nicht miteinander vergleichbar. Sie stellen Modelle dar, um die Reinigungsleistung eines RDG zu messen und zu bewerten.

Es wurde und wird intensiv daran gearbeitet, insbesondere für die Leistungsbeurteilung und Routineprüfung praxisgeeignete, einfach anzuwendende, preiswerte Prüfmethoden und -indikatoren zu entwickeln, um Leistungsabfälle der RDG vor Ort schnell zu erkennen. Wichtig erscheint insbesondere die Reproduzierbarkeit der Ergebnisse. So können die in der Norm aufgeführten Methoden jederzeit durch neue ergänzt oder sogar ersetzt werden.

Nachfolgend wird ein Überblick über Prüfungen aus der Norm EN ISO 15883 gegeben, die bei der Leistungsprüfung und für die Routine eine Rolle spielen. Einige Prüfungen, die sich besonders für die Anwendung vor Ort eignen, sind genauer beschrieben.

Ältere Reinigungs- und Desinfektionsgeräte

RDG, die bereits vor der Erstellung dieser Norm hergestellt wurden und weiter in Betrieb bleiben müssen, besitzen in der Regel eine Typprüfung für das «Seuchenprogramm» (BGA- oder RKI-Programm) und wurden in die Liste des Robert Koch-Institutes (RKI) aufgenommen. Schwerpunktsmäßig wird vom RKI die desinfizierende Wirkung mit mikrobiologischen Methoden geprüft. Es wird der vom Hersteller empfohlene Reiniger eingesetzt. Dieser wird jedoch in der Listung nicht erwähnt. Es wird auch keine Aussage über die Reinigungsleistung allein getroffen. Allerdings werden für die Prüfung Bioindikatoren (siehe Bioindikatoren nach RKI) eingesetzt, die drei verschieden hartnäckige Testanschmutzungen mit Prüfmikroorganismen aufweisen. Auf abweichende Beladungen oder Einsätze zur Beschickung der RDG wird kein Bezug genommen.

Die älteren RDG besitzen keine Typprüfungen für die so genannten Vario-Programme. Sie werden in vielen Krankenhäusern bei der so genannten «hygienischen Abnahme» nach Aufstellung und den halbjährlichen periodischen Prüfungen mit den Bioindikatoren nach RKI geprüft. Dies ist eine Empfehlung der Kommission für Krankenhaushygiene und Infektionsprävention beim Robert Koch-Institut. In der täglichen Routine wird der Reinheitsgrad der aufbereiteten Medizinprodukte soweit möglich durch Sichtkontrolle überprüft. Eine parametrische Sicherstellung der Reinigungsleistung ist nicht möglich, da die meisten RDG nicht über die erforderlichen Kontroll- und Warnanzeigen sowie Störmeldungen verfügen.

Merkpunkt

Bei der Leistungsprüfung von RDG ist zwischen normkonformen und älteren Geräten zu unterscheiden.

Vorhandene Inprozesskontrollen erfassen meist nur das Erreichen eines Temperaturwertes an einer bestimmten Stelle, z.B. im Abfluss. Die vorhandenen Messgeräte und Anzeigen müssen aber mit unabhängigen Messgeräten überprüft und die Daten verglichen werden, damit der Betreiber weiß, auf welche Kontrolle er sich tatsächlich verlassen kann. Unter Umständen erfolgen die Messungen an unterschiedlichen Messpunkten. RDG ohne oder mit nur wenigen Fehleranzeigen müssen deshalb einer besonders sorgfältigen Leistungsprüfung unterzogen werden. Das entsprechende Routinekontrollkonzept muss engmaschiger sein.

Sowohl für die Leistungsprüfung (Leistungs-Qualifikation) als auch für die Erstellung des Routinekontrollkonzeptes ist der Betreiber verantwortlich.

Übersicht über die Prüfungen nach EN ISO 15883

Temperaturverlauf und thermische Desinfektion
Mit zwei oder ggf. mehreren kalibrierten Thermologgern ist der Temperaturablauf in Positionen, die aus den vorausgegangenen Typprüfungen oder dem Probelauf als die Stellen ermittelt wurden, an denen die Solltemperatur am spätesten erreicht wird, z.B. in den Ecken der oberen Einsätze, zwischen dem Spülgut, zu messen. Die Temperaturkurven sind mit den ggf. vorhandenen Inprozessanzeigen zu vergleichen und zu bewerten. Die festgelegten A_0-Werte sowie die erforderlichen optimalen Temperaturen im Reinigungsschritt müssen eingehalten werden.

Türen und Verriegelungen, Wasservolumina und Fehleranzeigen
Eine Entnahme des Spülgutes darf erst nach gesichertem Prozessablauf erfolgen. Während des Prozessablaufs dürfen die Türen nicht zu öffnen sein. Die Verriegelung ist zu überprüfen. Die Wasservolumina pro Prozessschritt sind zu überprüfen und müssen den Vorgaben entsprechen. Die Flüssigkeit eines jeden Prozessschrittes muss abgelaufen bzw. abgepumpt sein, bevor frisches Wasser einläuft.

Das Totvolumen bzw. die Verschleppung von einem Prozessschritt zum nachfolgenden muss so gering wie möglich sein. Welche Anzeigen sind vorhanden bzw. welche Störungen werden angezeigt? Die einwandfreie Funktion der Kontroll- und Warnanzeigen sowie die Ablesbarkeit müssen überprüft sein. Welche Daten sind den vorangegangenen Prüfungen zu entnehmen?

Qualität der Betriebswässer
Das Nachspülwasser sollte demineralisiert sein, um Korrosionen und Fleckenbildung zu vermeiden. Es erfolgt eine Messung des Leitwertes, der <15 μS^{-1} sein sollte. Bei Wässern in anderen Prozessschritten erfolgt ggf. die Bestimmung der Härte und des Gehaltes an P, SiO_2 und Cl. Bei verschiedenen Reinigern ist auch im Reinigungsschritt nur demineralisiertes Wasser (VE-Wasser) zu verwenden.

Merkpunkt

Die Wasserqualitäten sind in der Routine nachzuprüfen.

Das Nachspülwasser muss in mikrobiologischer Sicht Trinkwasserqualität besitzen. Leitungswasser kann evtl. eine schlechtere Qualität als Trinkwasser besitzen! Bei einer Bestimmung der Gesamtzahl der aeroben mesophilen Mikroorganismen darf eine Anzahl von 100 KBE/ml nicht überschritten werden. Bei RDG für flexible Endoskope sind weitere mikrobiologische Prüfungen für das letzte Nachspülwasser sowie ggf. die Bestimmung der Endotoxine erforderlich.

Dosierung und Dosiermenge

Die Zugabe des Reinigers und ggf. weiterer Behandlungsmittel zu dem vorgesehenen Prozessschritt in einem RDG muss messtechnisch überprüft und abgelesen werden können. Die Messung kann volumetrisch oder ggf. über Leitfähigkeit erfolgen.

Die Menge muss den Vorgaben entsprechen. Es muss jeweils die Menge, die einem RDG zugesetzt wird, messtechnisch erfasst werden. Diese muss für jede Charge gleich sein. Die Schwankungsgrenzen werden vom Hersteller des RDG angegeben. Es muss eine Störanzeige vorhanden sein, z.B. wenn keine oder eine zu geringe Dosierung erfolgt.

Reinigungsleistung

Die Reinigungsleistung bedarf besonders sorgfältiger Überprüfung. Rückstandsfrei gereinigte Medizinprodukte sind Voraussetzung für ein sicheres Sterilisationsergebnis.

- Sichtkontrolle bzw. Inaugenscheinnahme:
  Alle aufbereiteten Medizinprodukte müssen vor der Verpackung zur Sterilisation oder Lagerung visuell so gründlich wie möglich überprüft werden.
  Zur Überprüfung der Reinigungsleistung werden verschiedene Methoden im Annex B und Annex E der Norm aufgeführt. Ergänzende oder andere Methoden sind ggf. in Abstimmung mit dem Anwender oder dem/der zuständigen Krankenhaushygieniker/-in zu wählen. Die bei der Leistungsprüfung gewählten Methoden und die Prüfergebnisse stellen Sollwerte der Leistung dar, mit denen in nachfolgenden Routineprüfungen verglichen wird.

- Prüfanschmutzungen:
  Als Prüfanschmutzungen können in Deutschland z.B. Grießbrei, Eigelb und defibriniertes Hammelblut (aber nicht nur eine davon)eingesetzt werden, während in Österreich KMNE-Brei verwendet wird.
  Die Prüfanschmutzungen müssen genau nach Vorschrift zubereitet und eingesetzt werden. In der Regel erfolgt der Auftrag auf Spülgut sowie den Wandungen der Kammer und Einsätze mit einem Pinsel.
  Die Auswertung erfolgt visuell. Es darf nach Prozessablauf bzw. nach dem Reinigungsschritt auf dem Spülgut, auf den Wandungen des RDG und den Einsätzen keine Prüfanschmutzung mehr erkennbar sein (Annex B).

- Prozessindikatoren:
  Als Prozessindikatoren und für chemisch-thermische Verfahren können Bioindikatoren nach RKI eingesetzt werden. Es muss eine Reduktion des Testorganismus von mindestens 5 $\log_{10}$ – Stufen erreicht werden (Annex B).

- Überprüfung des Sprühsystems:
  Zur Überprüfung des Sprühsystems, das keiner Inprozess-Funktionskontrolle unterliegt (z.B. freie Düsen, sich drehende Dreharme etc.) können Prüfanschmutzungen aus dem Annex B eingesetzt werden, siehe oben. Nach Prozessablauf darf kein Restschmutz auf dem Spülgut, den Wandungen des RDG oder den Einsätzen erkennbar sein (Annex B). Durch den manuellen Auftrag ist eine Reproduzierbarkeit der Ergebnisse allerdings schwierig.

Semiquantitative reproduzierbare Ergebnisse können dagegen mit definierten validierten Reinigungsindikatoren erzielt werden. Dabei haben sich besonders die TOSI Spaltprüfkörper und TOSI Lumcheck bewährt, bei denen komplizierte Testkörper mit einer Prüfanschmutzung aus löslichen und unlöslichen Proteinen kontaminiert werden, die mit der Zusammensetzung von Nativblut korreliert. Die Auswertung erfolgt visuell nach speziellem Leitfaden.

Endproduktkontrollen auf Proteinreste

Zur Endproduktkontrolle können Protein-Nachweismethoden eingesetzt werden. Die in der Norm aufgeführte OPA-Methode (Annex E) ist nur für Studien bzw. Typprüfungen geeignet. Proteinreste werden über die Erfassung der freien alpha-und epsilon-terminalen NH_2-Gruppen bestimmt. Diese sind nur nach dem Reinigungsschritt, also vor einer thermischen oder chemischen Desinfektion zu erfassen, da sie in einem anschließenden chemischen oder thermischen Desinfektionsschritt ihren terminalen Charakter verlieren und nicht mehr quantitativ erfasst werden können. Diese Methode erfordert also die Unterbrechung des Programmablaufs nach der Reinigung. Sie setzt eine photometrische Auswertung und erfahrene Laborkräfte voraus. Die Erfassungsgrenze liegt bei 0,003 OPA-sensitiven NH_2 Gruppen.

Der qualitative Nachweis von Proteinresten mit Ninhydrin ist sehr empfindlich, aber oft nicht reproduzierbar.

Am besten hat sich die semiquantitative Bestimmung von Protein nach der Biuret-Methode bewährt. Eine Restmenge von $<50\,\mu g$ Protein wird hierbei als tolerierbar angesehen.

Trocknung des Spülgutes

Besitzt das Programm einen abschließenden Trocknungsschritt, so ist der Trocknungsgrad visuell zu beurteilen. Er ist abhängig von der Konstruktion des RDG und des Medizinproduktes sowie vom Material des Medizinproduktes.

Rückstände von Behandlungsmitteln

Für die Bestimmung von Rückständen von Behandlungsmitteln auf den Medizinprodukten sind die von den jeweiligen Herstellern angegebenen Methoden anzuwenden. Es ist sicherzustellen, dass die verbliebenen Reste keine gesundheitliche Schädigung bei Personal oder Patienten verursachen können. Die Erfassungsgrenzen der Methoden sind anzugeben.

! Merkpunkt

Bei einer Leistungsprüfung (Leistungs-Qualifikation) von RDG, die nicht die Forderungen der Norm erfüllen und keine oder nur einen Teil der Mess- und Anzeigegeräte besitzen, werden so weit möglich die gleichen Prüfmethoden angewendet und die gleichen Beurteilungskriterien zugrunde gelegt.

Dokumentation

Im Rahmen einer Qualitätssicherung müssen alle manuellen und maschinellen Prozessschritte, Beladungen, Prüfmethoden schriftlich festgelegt sein. Die Ergebnisse müssen dokumentiert werden.

Merkpunkt

Die jeweiligen Betriebsanweisungen der Hersteller sind zu beachten!

Informationen, die vom Hersteller des RDG zu stellen sind
Folgende Informationen werden in der Regel in Form einer Betriebsanweisung zur Verfügung gestellt:

- Einsatzmöglichkeiten, ggf. Einschränkungen
- Typprüfung
- Notweniges Zubehör, z.B. Einsätze
- Prozesschemikalien
- Betriebsdaten
- Erforderliche Wasserqualitäten
- Kundendienst- und Service-Modalitäten

Nach Installation und Probelauf legen einige Hersteller entsprechende Handbücher mit Daten vor.

Tabelle 1

Überblick über Prüfmethoden. Es wurden auch Prüfmethoden aufgenommen, die nicht in der Norm EN ISO 15883 stehen.
MP - Medizinprodukt
Q - vierteljährlich
HJ - halbjährlich

Die Festlegung von Prüfmethoden und -rhythmus erfolgt durch den Betreiber.

Prüfung		Wie oft	Performance Qualification	Routine	Methoden
Reinigungsleistung		jedes MP Q W Q	ja ja	ja ja	Sichtkontrolle Testschmutz TOSI Biuret
Desinfektionsleistung thermisch		HJ	ja (Ladung)	 optional	Bioindikatoren Thermologger
Desinfektionsleistung chemisch-thermisch		Q	ja	optional	Bioindikatoren
Trocknungsgrad			ja	optional	visuell
Türen / Kontakte		Q		ja	Test
Rückstände von chemischen Behandlungsmitteln					nach Herstellerangaben
Dosiergenauigkeit		Q		ja	volumetrisch
Wasserqualität	Nachspülung andere Prozeßschritte		ja optional	optional optional	Leitwert z.B. Härte
Dosiergenauigkeit		W	ja	ja	Testschmutz

Überblick über die Prüfmethoden

Überprüfung mit Thermologgern
Kalibrierte Thermologger dienen der Überprüfung der thermischen Desinfektion. Sie werden zwischen das Spülgut gelegt. Gleichzeitig wird der Temperatur-Zeit-Verlauf während des gesamten Prozesses aufgenommen, so dass Abweichungen von den Sollwerten z.B. auch im Reinigungsschritt erkannt werden können. Die Verläufe können für die Dokumentation ausgedruckt oder anderweitig gespeichert werden.

Merkpunkt

Thermologger sind für die Überprüfung von Desinfektionstemperatur und -dauer wichtig. Die aufgezeichneten Kurven stellen ein wichtiges Dokument dar.

Überprüfung mit Bioindikatoren
Mit Bioindikatoren wird ein Gesamtprozess, also Reinigung und Desinfektion, überprüft. Unter Bioindikatoren sind definierte Prüfkörper zu verstehen, die mit einer Prüfanschmutzung und Testorganismen kontaminiert sind. Es handelt sich um Modelle, die Mängel bei der Reinigung und / oder Desinfektion aufzeigen sollen. Für verschiedene Arten von Instrumenten und Utensilien gibt es unterschiedliche Bioindikatoren. Sie unterscheiden sich in der Art des Testkörpers und der Anschmutzung.

Als Testorganismus wird der thermoresistente Enterococcus faecium ATCC 6057, ein apathogener Labor-Teststamm, eingesetzt. Eine Zersetzung und Entfernung der Prüfanschmutzung sowie eine Entfernung der Testorganismen erfolgt in der Reinigungsphase, die Abtötung der verbliebenen Testorganismen in der Desinfektionsphase.

Die Bioindikatoren müssen an genau festgelegte Positionen eingelegt werden. Es empfiehlt sich, bei der Prüfung des Programms zur Aufbereitung chirurgischer Instrumente die Schrauben in die Ecken der Siebschalen zu legen. Die Siebschalen sind normal zu beschicken, so dass die üblichen Spülschatten vorhanden sind. Im Zweifelsfalle können Grundsiebe (auch nicht benutzt) für die Prüfung verwendet werden. Die Positionen der Bioindikatoren und die Beladung der Siebschalen gehören mit in die Dokumentation!

Merkpunkt

Mikrobiologische Prüfungen mit Bioindikatoren können nur durch entsprechende Labors ausgewertet werden. Sie werden deshalb nur für die mikrobiologische Leistungsprüfung und für periodische Prüfungen eingesetzt.

Die Bioindikatoren durchlaufen den gesamten Prozess. Je nach Anforderung werden 5 log_{10}- oder >7 log_{10}-Stufen Reduktion des Testorganismus verlangt. Bei mangelnder Reinigung und zu geringer Wärmeeinwirkung wird diese Reduktion in der Regel nicht erreicht.

Semiquantitativer colorimetrischer Test auf Proteinreste
Bei einer visuellen Überprüfung ist das Erkennen von Rückständen auf gefärbte Substanzen, z.B. Blutreste, begrenzt. Ein Einblick in Ventile, Spalten etc. ist zudem nicht möglich. Deshalb werden Methoden gefordert, die vor Ort einen Test auf Proteinreste ohne Labor oder aufwendige Technik ermöglichen. Hierfür bietet sich eine colorimetrische Methode, die sogenannte Biuret-Methode an. Sie wird zusätzlich in die Norm aufgenommen.

Merkpunkt

Die Proteinrest-Bestimmung nach der Biuret-Methode ist einfach vor Ort durchzuführen und gibt wertvolle Informationen über die Sauberkeit.

Mit der Biuret-Reaktion werden nur Proteine erfasst, andere Rückstände werden nicht detektiert, wie z.B. Fett, Wasserinhaltsstoffe, Rost etc. Die Methode beruht auf der Reaktion von Proteinen mit mindestens zwei CO-NH-Gruppen in alkalischer Lösung mit Kupferionen zu gefärbten Komplexen. Der Test lässt sich einfach vor Ort durchführen. Mit einem proteinfreien Tupfer wird die zu untersuchende Fläche, z.B. 3 x 3 cm^2 oder das Innere eines Gelenkes abgestrichen. Ist die Oberfläche trocken, wird der Tupfer mit einem geeigneten proteinfreien Lösungsmittel angefeuchtet, der Abstrich durchgeführt und dann der Tupfer in das vorbereitete Reagenziengemisch gegeben. Nach 15 min wird die Verfärbung abgelesen. Längere Zeiten verändern die Empfindlichkeit des Nachweises, so dass nach 30 min bereits kleinere Mengen von Protein eine Verfärbung zeigen. Die Verfärbungen können mit einer Farbskala verglichen werden. Die Empfindlichkeit der Methode wird in Tabelle 2 aufgezeigt.

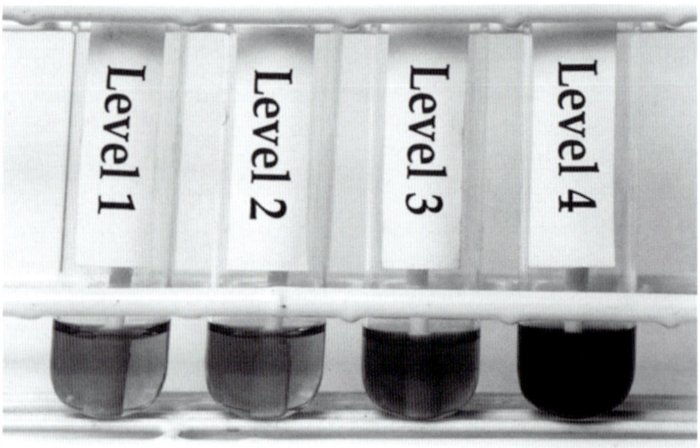

Abbildung 11

Bei der Biuret-Methode werden Proteine mittels einer vierstufigen Verfärbung von grün (links) über grau und graulila nach lila (rechts) sichtbar gemacht.

Ab Level 3 ist die abgetupferte Fläche als nicht sauber zu bezeichnen. Es empfiehlt sich, selbst Erfahrungen zu sammeln, bevor man diese Methode in das Qualitätssicherungssystem aufnimmt und entsprechende Arbeitsanleitungen und Dokumentationsunterlagen erstellt. Mehrere Firmen bieten diese Methode mit allen benötigten Reagenzien und Utensilien im Set an.

gemessene Menge an Rinderalbumin	visuell erkennbar	Detektion durch Swab-'N'-Test
0 mg / m2	nicht sichtbar	Level 1
15 mg / m2	nicht sichtbar	Level 2
40 mg / m2	nicht sichtbar	Level 3
100 mg / m2	schwach sichtbar	Level 3
1500 mg / m2	sichtbar	Level 4

Tabelle 2

Korrelationen zwischen Proteingehalt, Testergebnis und Sichtbarkeit des Rückstandes.

Reinigungsindikatoren

Als validierte Reinigungsindikatoren werden zur Zeit TOSI Spaltprüfkörper und TOSI Lumcheck angeboten. Es handelt sich um gebrauchsfertige Prüfkörper zur Überprüfung insbesondere der mechanischen Reinigungsleistung sowie des Sprühsystems. Sie sind gut geeignet, Schwachpunkte im Gerät oder im Reinigungsprozess zu erkennen und sind häufig die Basis für die Optimierung des Verfahrens. Ein Leitfaden gibt Hilfestellung bei der Auswertung.

Im Gegensatz zu denjenigen Prüfanschmutzungen, die selbst hergestellt und aufgetragen werden müssen, sind die genannten Reinigungsindikatoren einfach bei der Leistungsprüfung auch vorhandener Geräte einzusetzen sowie in der Routine, um rechtzeitig einen Leistungsabfall zu erkennen.

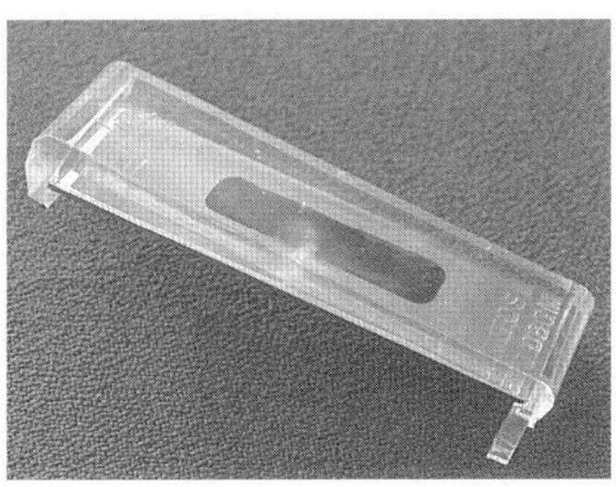

Abbildung 12

Reinigungsindikator TOSI Spaltprüfkörper

Programm für die Aufbereitung allgemein chirurgischer Instrumente

Pro Maschinenebene werden sechs TOSI-Spaltprüfkörper per Clip auf der Siebschale zwischen dem Spülgut befestigt. Die Testpositionen (evtl. auch die Prüfkörper selbst) werden nummeriert und in die Checkliste übertragen. Die Beladung der Siebschalen erfolgt wie üblich bzw. wie sie für die verschiedenen Arten von Instrumenten festgelegt ist. Hilfreich ist eine fotografische Erfassung der Beladungen, sofern keine codierten Siebe benutzt werden.

Die Auswertung der Ergebnisse (Sauberkeitsgrad) erfolgt optisch nach dem vorliegenden Bewertungsschema. Sind die Ergebnisse unbefriedigend, muss eine Optimierung des Gerätes erfolgen und der Test wiederholt werden. In der Routine kann die Anzahl der Reinigungsindikatoren reduziert werden.

Programm für die Aufbereitung minimal chirurgischer Instrumente

Auf dem MIC Spezialeinsatz werden sechs TOSI Lumcheck an die verschiedenen Arten von Anschlüssen auf der rechten und linken Seite angekoppelt, z.B. Noppe, Schlauch und Luerlock. Zusätzlich werden sechs TOSI-Spaltprüfkörper auf bzw. in den zusätzlich eingesetzten Siebschalen für Kleinteile, Optiken etc. zwischen dem Spülgut per Clip befestigt.

Die Testpositionen werden nummeriert (evtl. auch die Prüfkörper selbst) und in die Checkliste übertragen. Die Beladung des MIC-Einsatzes erfolgt wie üblich bzw. wie für die verschiedenen Arten von Instrumenten festgelegt. Hilfreich ist eine fotografische Erfassung der Beladungen sofern keine Codierung vorliegt.

Die Auswertung der Ergebnisse (Sauberkeitsgrad) erfolgt optisch nach dem vorliegenden Bewertungsschema. Sind die Ergebnisse unbefriedigend, muss eine Optimierung des Gerätes erfolgen und der Test wiederholt werden. In der Routine kann die Anzahl der Reinigungsindikatoren reduziert werden.

In der Praxis wird häufig festgestellt, dass die Medizinprodukte nach Durchlaufen des maschinellen Aufbereitungsprozesses optisch sauber sind, die Ergebnisse mit den TOSI Prüfkörpern aber unbefriedigend. Dies ist in der Regel darauf zurückzuführen, dass Instrumente mit schwieriger zu entfernenden Rückständen vorgereinigt werden, die Prüfanschmutzung der TOSI Prüfkörper aber einer möglichen Blutanschmutzung entspricht. Bei einer Optimierung des RDG (Druck, Sprühsystem, Wassermenge, Programmführung etc.) könnte ggf. ein Teil der manuellen Vorbehandlungen entfallen.

Praktische Hinweise für die maschinelle und manuelle Aufbereitung

Entsorgung / Transport

Unter Entsorgung ist die Bearbeitung und Behandlung von gebrauchten, kontaminierten Gegenständen bis zur Dekontamination zu verstehen.

Man unterscheidet zwischen Nass-, Feucht- und Trockenentsorgung. Über die jeweilige Entsorgungsart entscheidet die Hygienekommission bzw. die Klinikhygiene in Zusammenarbeit mit der ZSVA und dem OP.

Prinzipiell sind bei der Entsorgung folgende Faktoren zu berüksichtigen:

- Gesundheitsschutz des Personals
- Kontaminationsschutz der Umgebung
- Werterhaltung der zu behandelnden Gegenstände
- günstige Vorbedingungen für die anschließende Dekontamination

Merkpunkt

Es ist dringend notwendig, das Gut so schnell wie möglich der Aufbereitung zuzuführen, um die Antrocknung und eine mögliche Korrosionsgefahr zu vermeiden. Für Wochenendlagerungen müssen in Absprache mit dem OP besondere Vorkehrungen getroffen werden.

Eine optimale Entsorgung und Aufbereitung beginnt bereits im OP. Idealerweise ist diese Arbeit im Zuständigkeits- und Kompetenzbereich der ZSVA, das heißt, geschultes Personal aus dem Bereich ZSVA übernimmt sämtliche Tätigkeiten der Entsorgung. (Eine Regelung, aus welcher die Verantwortlichkeiten klar hervorgehen, ist auf jeden Fall wichtig, egal ob die Entsorgung im Verantwortungsbereich der ZSVA oder des OPS liegt).

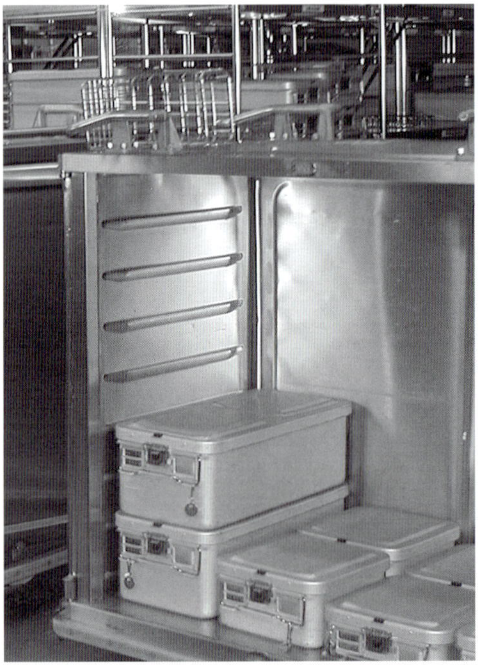

Abbildung 13

Entsorgung in Containern

Folgende Auflistung kann als Grundlage für die **Regelung von Verantwortlichkeiten** verwendet werden:

- Nach der Operation legt das instrumentierende Personal das kontaminierte Instrumentarium geöffnet in geeignete Ablagebehältnisse (Siebkörbe) ab.
- Gegenstände, die nicht auf die Siebkörbe passen, werden getrennt in den für sie vorgesehenen Behältern entsorgt
- Behandlungsgut für Sonderaufbereitung (thermolabiles Gut) wird gesondert abgelegt.
- Das ZSVA-Personal versieht die Ablagebehältnisse (Siebkörbe) mit Identifikationsmitteln (Nummern, Barcode etc.) und verpackt sie in entsprechende Transportbehältnisse.
- Da das ZSVA-Personal den gesamten Betriebsablauf kennt (Personalrotationssystem), können schon bei der Entsorgung Vorbereitungen für den weiteren Ablauf getätigt werden (Entfernen von nicht aufbereitbaren Artikeln wie Saugschläuchen, Verbandmaterial, Nahtmaterial etc.).
- Transportvorbereitung und Transport wird von ZSVA-Personal getätigt und koordiniert.
- Der Transport kontaminierter Güter muss so organisiert sein, dass eine Kontamination der Transportwege und der Umgebung ausgeschlossen ist.
- Die Regeln des Personenschutzes sind einzuhalten.

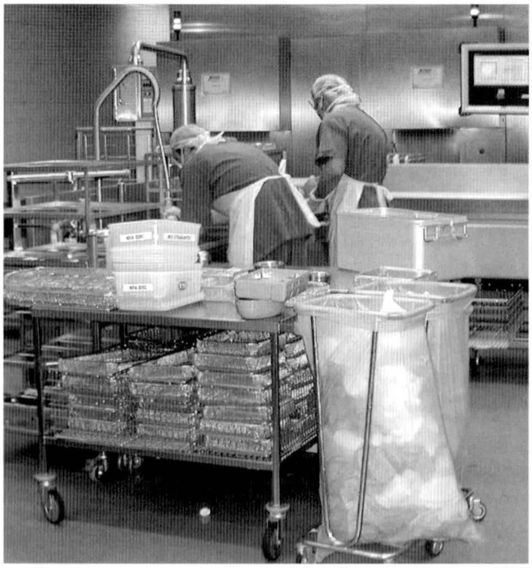

Abbildung 14

Unreine Seite einer ZSVA

Das OP-Personal wird durch diese Organisationsform von fachfremder Arbeit entbunden und der Personalschutz ist durch die fachspezifische Schulung des ZSVA-Personals gewährt. Durch qualitätskontrollierte, festgeschriebene Arbeitsschritte werden der Kontaminationsschutz der Umgebung, die Werterhaltung der zu behandelnden Gegenstände und günstige Vorbedingungen für die anschließende Dekontamination sichergestellt. Diese sollte nach Möglichkeit maschinell erfolgen, da nur die maschinelle Dekontamination als validierbar angesehen werden kann. Wenn das OP Personal für die Entsorgung zuständig ist, gelten dafür dieselben Regeln.

Arbeitsplatzgestaltung

Um eine korrekte Reinigung und Desinfektion durchführen zu können, muss die Ausstattung, welche zur Erbringung dieser Leistung notwendig ist, bereitgestellt werden. Es müssen sowohl Reinigungs- und Desinfektionsgeräte (RDG) in genügender Anzahl vorhanden sein, wie auch genügend Platz, um eine korrekte manuelle Dekontamination – z.B. Ultraschallbäder – durchführen zu können.

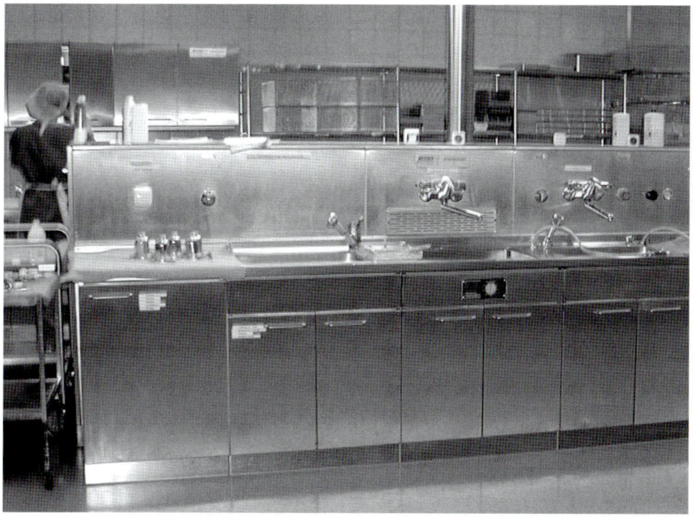

Abbildung 15

Unreine Seite einer ZSVA

Die Ausstattung kann grob in folgende Punkte unterteilt werden (siehe Kapitel QM, Ausbildung, Bauliche Voraussetzungen):

- Tätigkeitsbeschreibung
- Arbeitsmittel
- Arbeitsplatz mit Arbeitsplatzbeschreibungen
- Entsprechende Kleiderordnung und Schutzkleidung
- Ausbildung und Schulung des Personals
- Ausreichend Personal

Außerdem müssen eine gute Beleuchtung, Absauganlagen bei den Ultraschall- und/oder Reinigungs-/Desinfektionsbecken so selbstverständlich sein wie eine angemessene Raumluftanlage.

Es müssen ausreichend große Ablageflächen sowohl für kontaminierte als auch für dekontaminierte Artikel zur Verfügung stehen, damit der Arbeitsplatz so gestaltet werden kann, dass eine Rekontamination ausgeschlossen ist. Es versteht sich von selbst, dass die erforderlichen Medien, welche dem aktuellen Stand der Wissenschaft und Technik entsprechen, zur Verfügung stehen müssen.

! Merkpunkt

Für die gesamte ZSVA gilt, dass Hinweise und Warnschilder zur Gefahrstoff- und Biostoffverordnung gut sichtbar angebracht sein müssen. Die Abteilungsleiter sind verpflichtet, ihre Mitarbeiter vor Aufnahme der Beschäftigung und anschließend mindestens einmal jährlich mündlich und arbeitsplatzbezogen anhand der Betriebsanweisungen zu unterweisen.

Abbildung 16

Richtiges Ablegen von Gelenkinstrumenten

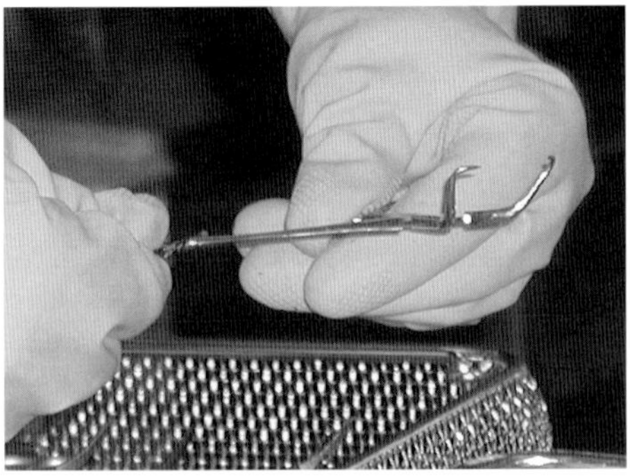

Dekontamination – maschinelle Aufbereitung

Die Dekontamination (Reinigung und Desinfektion) der Gebrauchsgüter ist ein wesentlicher Aspekt der Qualitätssicherung im Aufbereitungskreislauf. Nur durch die korrekte Reinigung und Desinfektion kann eine hohe Sicherheit bei der Sterilisation gewährleistet werden.

Die Industrie stellt Reinigungs- und Desinfektionsgeräte in unterschiedlichster Größe und Ausführung zur Wahl, so dass auch kleinere Abteilungen nicht auf die maschinelle Aufbereitung verzichten müssen. Um das jeweils geeignete Reinigungs- und Desinfektionsverfahren auswählen zu können, müssen entsprechende Informationen über Artikelspektrum, Menge des anfallenden Waschgutes, Kontaminationsgrad, Transport- und Lagerzeit der kontaminierten Güter etc. in die Planung mit einfließen.

Hygienische Anforderungen an die maschinelle Aufbereitung sind:

- wirksame Reinigung unter Vermeidung von Rekontamination
- Bakterizide, fungizide und viruzide Desinfektion
- Ausschluß von Gesundheitsbeeinträchtigung durch Reaktionsprodukte und sonstige Rückstände
- Wasserqualität mikrobiologisch mindestens Trinkwasserqualität
- Trocknung unter partikel- und mikroorganismen-armen Bedingungen

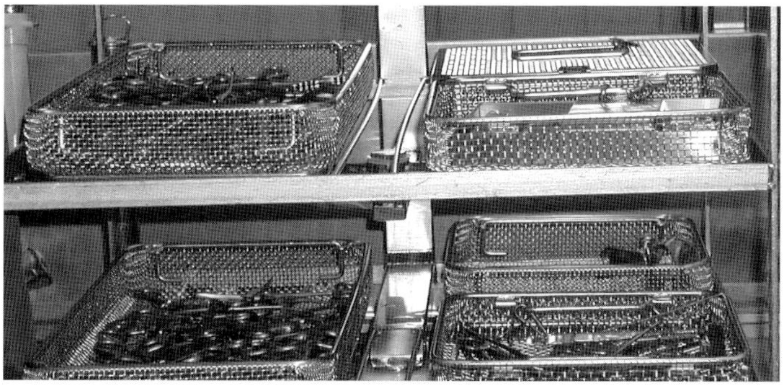

Abbildung 17

Einsatz für ein RDG mit Siebschalen

Allgemeines Vorgehen bei der maschinellen Aufbereitung von Instrumenten:

- Noch auf dem Ablagebehältnis (Siebkorb) liegende Einmal-Materialien und Einmal-Instrumente entsorgen
- Instrumente sind möglichst unmittelbar nach Annahme der Aufbereitung zuzuführen;
- Ablagebehältnis (Siebkorb) wenn nötig mit zusätzlichen Identifikationsnummern versehen;
- Instrumente sachgemäß ablegen;
- Klemmen, Scheren, Zangen öffnen (45° Winkel), wenn nötig im Gelenk mit Plombe fixieren;
- Alle gebogenen Instrumente mit Spitze nach oben ablegen;
- Alle zerlegbaren Materialien zerlegen (siehe Herstellerangaben);
- Gefäße immer mit der Öffnung nach unten auf den dafür vorgesehenen Korb geben (z.B. Schalen, Absauggläser u.s.w.);
- Artikel mit Lumen am Handaufbereitungsplatz evt. durchspülen und «Ultraschallbehandlung» durchführen (mit Identifikationsnummer dem zugehörenden Instrumentensieb zuordnen);
- Kleinteile (z.B. Schrauben, Stanze Neuro, Schrauben, Ortho, Pfannen) in kleine verschließbare Racks (Siebkörbe mit Deckel) geben und diese auf der Siebschale ablegen, mit Identifikationsnummer versehen;

- Ablagebehältnis (Siebkorb) nie überladen, nur bis zur Kante der Siebschale beladen, Spülschatten unbedingt vermeiden;
- Siebschalen auf den dafür vorgesehenen RDG-Korb ablegen (nach Arbeitsanweisung);
- Kennzeichnung von defekten Instrumenten mit Kompressen oder Plomben (muss schon im OP erfolgen, wenn nicht in ZSVA entstanden);
- NaCL Schüsseln und Schalen vorreinigen, spülen und vorzugsweise, falls kein spezieller Korb vorhanden ist, auf die unterste Ablage des Instrumentenkorbes legen (Spülschatten vermeiden);
- Knopfkanülen und Sauger aussortieren, am Handaufbereitungsplatz mit Wasserpistole spülen und evt. manuell aufbereiten;
- Lichtkabel und Kabel sortieren und in großem Bogen ablegen ca. 20-25 cm, Verletzungen durch andere Instrumente vermeiden;
- Autoklavierbare Optiken in dafür vorgesehene Trays mit Deckel legen;
- Beim Beladen des MIC-Wagens alle Hohlkörperinstrumente auf die entsprechenden Spülschäfte aufstecken, Dichtungen und Kleinteile in den dafür vorgesehenen Kleinteilkorb mit Deckel ablegen, Schläuche an die entsprechenden Anschlüsse anschließen, Arbeitseinsätze der MIC-Instrumente in die entsprechenden Spülröhren stecken;
- Motorensysteme mit entsprechenden Adaptern versehen und auf den dafür vorgesehenen Korb ablegen.

Abbildung 18

Falsche Ablage von Motorsystemen und Kabeln

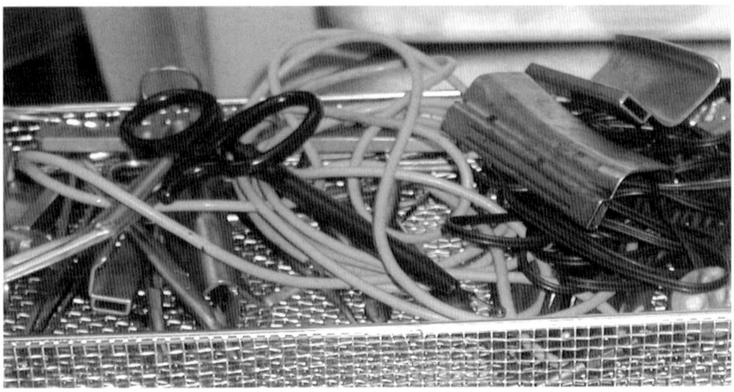

Bei jeder **Schlusskontrolle** sollten die nachstehenden Fragen gestellt und überprüft werden:

- Sind die Instrumente für eine maschinelle Aufbereitung geeignet?
- Liegen Kabel und Lichtleitträger so, dass sie sich nicht um die Sprüharme wickeln können?
- Liegen die Instrumente so, dass sie nicht überstehen und sich beim Einfahren in das RDG verbiegen oder festhaken können?
- Sind die Siebschalen korrekt befüllt (Befüllung bis Kante Siebschale)?
- Ist der richtige Korb gewählt?
- Sind keine Spülschatten vorhanden?
- Ist das RDG betriebsbereit (genügend Reinigungs-Desinfektionsmittel)?
- Sind die richtigen Wassereinlaufklappen geöffnet oder geschlossen für den entsprechenden Einschubwagen?

Dann muss der Wagen vorsichtig in die Maschine eingefahren und die Türe geschlossen werden. Nun kann das entsprechende Programm gewählt und die Maschine gestartet werden.

Die Bedienung der Maschinen, sowie die kritischen Parameter der Programmabläufe wie Konzentration der Reinigungs- und Desinfektionsmittel, Desinfektionszeiten und -temperatur, sind schriftlich zu fixieren und dem Bedienpersonal als Arbeitshilfe bzw. Arbeitsanweisung zur Verfügung zu stellen. Diese Anweisungen sind Bestandteil des QM- Handbuch.

Die Reinigungs- und Desinfektionsgeräte müssen wie die Sterilisatoren auch, in regelmäßigen, festgeschriebenen Abständen überprüft, gewartet und validiert werden. (siehe Kapitel QM). Die Norm EN ISO 15883 enthält die Anforderungen nach denen Reinigungs- und Desinfektionsprozesse entwickelt und geprüft werden.

Merkpunkt

Reinigungs- und Desinfektionsmittel für Instrumente dürfen nicht über Raumtemperatur erwärmt und nur bis zum Verbrauchsdatum genutzt werden.

Dekontamination – manuelle Aufbereitung

Auch bei der manuellen Aufbereitung muss die Reinigung vor der Desinfektion erfolgen. Sofern Verletzungs- bzw. Infektionsgefahr für das Aufbereitungspersonal besteht, kann eine Kombination von Reinigungs- und Desinfektionsmittel zum Einsatz kommen, wenn fixierende Eigenschaften ausgeschlossen werden können. Es dürfen nur nicht fixierende Produkte eingesetzt werden, die mindestens über mehrere Stunden haltbar sind. Die Aufbereitungsschritte von der Reinigung über die Desinfektion bis zur Trocknung müssen in einer Arbeitsplatzbeschreibung schriftlich fixiert sein, um möglichst nahe an ein validierbares, standardisiertes Verfahren heranzureichen.

Merkpunkt

Die Vorbereitung (Ablegen, Kontrolle und Öffnen der Instrumente) erfolgt bei jeder Art der Aufbereitung.

Die Behandlung mit Ultraschall ist als Vorreinigung, vor allem für metallische Gegenstände, Glas und Keramik anzusehen. Die Ultraschallbehandlung kann die Desinfektion beinhalten, entsprechend sind Einwirkzeiten zu definieren und einzuhalten. Es dürfen nur Desinfektionsmittel zugesetzt werden, die für Ultraschallbäder (> 40°C) geeignet sind und über entsprechende Standzeiten auch bei höheren Temperaturen verfügen. Im Anschluss an die manuelle Reinigung muss die Klarspülung mit vollentsalztem Wasser erfolgen, um eine Gesundheitsbeeinträchtigung durch Reaktionsprodukte und sonstige Rückstände auf den aufbereiteten Artikeln auszuschließen. Intensität und Dauer der Nachspülung sowie die Methodik müssen in der Arbeitsplatzbeschreibung (QM-Handbuch) enthalten sein.

Die Trocknung der manuell aufbereiteten Artikel erfolgt meist mittels Druckluft, Trocknungsschränke sind eher die Ausnahme.

Arbeitsschutzmittel wie Spritzschutz, Schutzkleidung (Schürzen, Handschuhe, Schutzbrillen), Absaugvorrichtungen müssen zur Verfügung gestellt werden.

Welche Artikel manuell aufbereitet werden müssen, kann man den jeweiligen Produktinformationsblättern der Hersteller entnehmen, in welchen beschrieben ist, wie sie zerlegt, dekontaminiert, geprüft und sterilisiert werden.

Ansetzen der Reinigungs- und Desinfektionslösung
Beim Ansetzen von Desinfektionslösungen, muss eine genaue Angabe zu Wassermenge und Desinfektionsmittelmenge gemacht werden, damit eine korrekte Dosierung der Lösung erreicht wird.

Um Schaumbildung zu vermeiden, empfiehlt es sich, zuerst Becken mit VE-Wasser zu befüllen, bevor das Reinigungs- und/oder Desinfektionsmittel dazugegeben wird. Die Reinigungs- und/oder Desinfektionslösung wird zweimal täglich gewechselt, bei sichtbarer Verschmutzung jedoch früher.

Merkpunkt

Bei der Dosierung müssen die Angaben der Reinigungs- und/oder Desinfektionsmittelhersteller unbedingt befolgt werden. Schaumbildung sollte vermieden werden, da in Hohlräumen und Kanälen durch Luftblasen Probleme auftreten könnten.

Behandlung im Ultraschallbecken

- Instrumente und sonstige zu reinigende Artikel auf einen Siebkorb geben und ins Ultraschallbecken legen,
- Instrumente müssen vollständig mit Reinigungs- und/oder Desinfektionsmittellösung bedeckt sein,
- Uhr am Ultraschallbecken für die Beschallung einschalten,
- Kurzzeitwecker einstellen (Konzentration und Zeit nach Angaben der Reinigungs- und/oder Desinfektionsmittelhersteller für Einsatz im Ultraschallbad einhalten),
- während der Reinigungs- und/oder Desinfektionszeit keine zusätzlichen Artikel in das Becken legen,
- anschließend Artikel unter fließendem VE Wasser sehr gründlich spülen,
- mit Druckluft oder flusenfreiem Tuch gründlich trocknen,
- Artikel in entsprechenden Behältnissen durch Schleuse auf die reine Seite geben.

Ablauf 1:

- Artikel im Becken (1) mit Reinigungsmittel reinigen,
- Artikel ins Becken (2) mit Desinfektionslösung einlegen,
- Kurzzeitwecker stellen,
- Handschuhwechsel vornehmen,
- Artikel ins Nachspülbecken (3) legen, mit VE-Wasser gründlich spülen,
- mit Druckluft/ flusenfreiem Tuch gründlich trocknen,
- Artikel in dafür vorgesehene Ablagebehältnisse geben und durch die Schleuse auf die reine Seite durchreichen.

Hinweis

Nach Ablauf 1 werden nur Artikel aufbereitet die komplett in eine Reinigungs- und Desinfektionslösung getaucht werden können.

Hinweis

Nach Ablauf 2 müssen solche Artikel aufbereitet werden, die man ***nicht*** *komplett in eine Reinigungs- und/oder Desinfektionslösung eintauchen kann.*

Ablauf 2:

- Artikel mit Reinigungslösung im Reinigungsbecken reinigen,
- Artikel unter fließendem Wasser spülen und mit flusenfreiem Tuch trocknen,
- Sprühdesinfektion durchführen (Artikel mit Desinfektionsmittel besprühen, liegen lassen, wieder besprühen, Gesamtdauer 30 Minuten, Artikel müssen immer feucht sein),
- Handschuhwechsel vornehmen,
- Artikel zum Nachspülbecken bringen,
- Artikel mit VE-Wasser gründlich spülen,
- Artikel mit Druckluft/flusenfreiem Tuch trocknen,
- Artikel in dafür vorgesehene Ablagebehältnisse legen und durch die Schleuse auf die reine Seite durchreichen.

Neben den in der Praxis schon gängigen RDG-Protokollen und Aufzeichnungen über physikalische und biologische Routinekontrollen müssen auch die manuellen Tätigkeiten dokumentiert werden, um

- den Nachweis einer kontrollierten, reproduzierbaren Produktionsqualität führen zu können,
- die Einhaltung gültiger Bestimmungen nachweisen zu können,
- Qualitätsprobleme und Produktionsstörungen frühzeitig erkennen und korrigieren zu können.

Diese Unterlagen dienen dem Nachweis, dass die festgelegten Aufbereitungsschritte und Prozesse reproduzierbar eingehalten und in regelmäßigen Abständen kontrolliert werden.

Routinemäßige Tätigkeiten

Täglich:
- Reinigungs- und Desinfektionsgeräte einschalten
- Kontrolle der Behälter mit Reinigungs- und Desinfektionsmittel (ist noch genügend vorhanden?)
- Sauberkeit der Drehdüsen und Filtersiebe, Maschinenkammer
- unabhängige Kontrolle des Reinigungsergebnisses mittels Reinigungsindikatoren
- Kontrolle der Maschinendaten (Temperatur und Zeit) mit Thermologgern
- Visuelle Kontrolle sämtlicher Artikel auf Beschädigungen und Verschmutzungen nach der Dekontamination

Wöchentlich:
- Reinigung der Maschine ohne Beigabe von Waschgut (integriertes Reinigungsprogramm)
- Ansaugschläuche und Filter der Dosierpumpen auf Beschädigung und Verstopfungen prüfen (Verkrustungen entfernen)

Jährlich nach Wartungen:
- Validierung nach EN ISO 15883 mit «Worst Case»-Beladungen
- Biologische Kontrollen

Zusammenfassung

Merkpunkt

Nach der Reinigung und Desinfektion werden die Instrumente und sonstigen Artikel auf Restverschmutzung und Funktion geprüft. Artikel mit Restschmutz (z.B. im Gelenkbereich von Instrumenten) werden über die Schleuse zurück in den unreinen Bereich gegeben.

Bei der Reinigung kommen unterschiedliche chemische und physikalische Vorgänge zum Tragen. Diese können sich gegenseitig negativ oder positiv beeinflussen.

Eine gründliche Reinigung ist die Voraussetzung für eine wirkungsvolle Desinfektion und eine sichere Sterilisation. Es ist deshalb notwendig, die speziellen Einsatzbedingungen für einen Reinigungsprozess zu kennen, um ein Verfahren optimieren zu können. Neben den Forderungen nach sicherer Hygiene und hohem Materialschutz ist den ökonomischen und ökologischen Aspekten Rechnung zu tragen. Es wird nicht möglich sein, alle Anforderungen mit einem Universalreiniger und einem Universalverfahren abzudecken.

Die richtige Platzierung der aufzubereitenden Teile in den Einsätzen hat Einfluss auf den Reinigungseffekt; es müssen deshalb die passenden Einsätze zur Verfügung stehen und die Beladungen festgelegt werden. Auch können Wunschträume nach ultrakurzen Programmen nicht ohne Risiken erfüllt werden.

Merkpunkt

Alle Ergebnisse sind zu dokumentieren, da sie Bestandteil einer Qualitätssicherung in einer ZSVA sind.

Die Ausführungen werden ergänzt durch wichtige praktische Hinweise zur Durchführung manueller und maschineller Aufbereitungsprozesse.

Es dürfen nur Reiniger eingesetzt werden, die für die Aufbereitung der hochwertigen Medizinprodukte geeignet sind und entsprechend geprüft wurden. Sie tragen seit 1998 das CE-Zeichen. Die gesetzlichen Vorschriften und die Empfehlungen der nationalen Behörden, z.B. in Hinblick auf die Vermeidung einer Übertragung von vCJK, sind zu beachten.

Bei der Verfahrensvalidierung nach Aufstellung eines Gerätes oder zur Leistungsprüfung sind sowohl der Reinigungsprozess als auch der Desinfektionsprozess zu validieren. Im laufenden Betrieb erfolgt in regelmäßigen Abständen eine Revalidierung und dazwischen Routine- und periodische Prüfungen. Wege zur Qualitätssicherung und wichtige Prüfverfahren für den Betreiber werden beschrieben. Für die Erstellung und Einhaltung des Prüfkonzeptes ist der Betreiber verantwortlich.

Reingungs- und Desinfektionsanlagen im Krankenhaus

In den letzten Jahrzehnten hat sich ein Wandel von der manuellen zur maschinellen Aufbereitung vollzogen. Inzwischen ist durch validierbare Verfahren bei Reinigung und Desinfektion ein hoher Standard erreicht, der ganz wesentlich zu erhöhter Sicherheit und zur Vermeidung von Infektionsrisiken beiträgt.

Auf internationaler Ebene erarbeitet eine CEN-Gruppe (TC 102, WG 8) in Zusammenarbeit mit Spezialisten aus den ISO-Ländern Normen für Reinigungs-/Desinfektionsgeräte (RDG).

Merkpunkt

Für den Betrieb von Reinigungs- und Desinfektionsautomaten sind die zukünftigen Normen der CEN-Gruppe zu beachten.

Dabei werden im Teil 1 allgemeine Anforderungen definiert, im Teil 2 sind Anlagen zur Behandlung von chirurgischen Instrumenten spezifisch beschrieben, im Teil 3 RDGs für Steckbecken und Urinflaschen, im Teil 4 RDGs für flexible Endoskope und im Teil 5 RDGs mit niedrigeren Anforderungen und mehr für den dezentralen Einsatz ausgelegt. Im Sommer 2002 ist der Stand der Dinge so, dass die Teile 1 bis incl. 3 weitgehend ausgearbeitet sind und eine breite Übereinstimmung herrscht, Teil 4 noch mit strittigen Punkten behaftet und der Teil 5 in Vorbereitung ist.

Bei Anschaffungen im Bereich der beschriebenen Geräte ist darauf zu achten, dass der Hersteller diese Vorgaben der CEN-Gruppe respektiert.

Es gibt einen weiteren Bereich von Reinigungs-/Desinfektionsgeräten, in denen z.B. Bettgestelle und Transporttrolleys aufbereitet werden. Dafür gibt es keine Ausarbeitungen der CEN-Gruppe und die Anforderungen sind auch sicher nicht vergleichbar.

Wichtige Maschineneigenschaften

Bis die Vorgaben der CEN-Gruppe umgesetzt sind, sollte überprüft werden, ob eine Reihe von zukunftsweisenden technischen Ausstattungen als Standards oder Optionen eingebaut werden können.

Merkpunkt

Beständigkeit der Waschgüter beachten und wann immer möglich thermisch desinfizieren!

Die Anlagen müssen prinzipiell mit Schritten zum Reinigen, Desinfizieren und Trocknen ausgestattet sein. Dabei müssen mechanische Wirkung, Temperatur und der Einsatz von Chemikalien hinsichtlich ihrer Art und ihrer Konzentration so ausgewählt und begrenzt sein, dass die zu behandelnden Güter nicht angegriffen oder gar zerstört werden.

Die Desinfektion ist vorzugsweise, wo immer dies möglich ist, als thermische Desinfektion durchzuführen. Dabei muss eine Keimreduzierung von 5 log- Stufen erreicht werden. Bei der thermischen Desinfektion ist das Zeit-/Temperaturverhältnis, bei einer chemischen Desinfektion das Zeit-/Temperatur-/Konzentrationsverhältnis nach Vorgabe genau einzuhalten, zu kontrollieren und zu dokumentieren.

Dabei ist es wichtig, dass die Trockenphase mit Heißluft nicht in die thermische Desinfektionsphase integriert ist, bzw. bei Taktwaschanlagen die Trockenkammer nicht für Desinfektionszwecke genützt wird.

Merkpunkt

Angaben des Herstellers bezüglich Wasserqualität, Reiniger und Temperaturen beachten! Die Vorspültemperatur darf nicht über 45°C betragen!

Bei einem automatischen Programmablauf sind die verwendeten Chemikalien aufzulisten. Die einzelnen Schritte (Reinigen, Spülen, Desinfizieren und Trocknen) müssen voll automatisch über eine eingebaute Steuerung ablaufen.

Der Hersteller hat Wasserqualitäten sowie Reinigungs- und chemische Desinfektionsmittel und Temperaturen, die bei der Prüfung der Anlage verwendet wurden, aufzulisten.

Beim Waschen sind die Vorschriften des Herstellers hinsichtlich Temperatur und Konzentration zu beachten, was besonders für den Wechsel von Reinigungsmitteln gilt. Einer Kontrolle der Reinigung ist besondere Beachtung zu schenken, da sonst die nachfolgende Desinfektion nicht gewährleistet ist.

Bei der Desinfektion von Waschgut und Kammer ist zu beachten, dass nicht nur die gesamte Ladung, sondern auch die Innenseiten der Kammer desinfiziert werden. Für die thermische Desinfektion muss deshalb die festgesetzte Temperaturtoleranz genau eingehalten und registriert werden. Man muss davon ausgehen, dass die festgesetzte Desinfektionstemperatur keinesfalls unterschritten werden darf, wobei ein Überschreitung von 5°C möglich ist.

Bei einer chemischen Desinfektion muss zusätzlich die Konzentration des Desinfektionsmittels gewährleistet sein, und es müssen generell die Vorschriften des Herstellers des Desinfektionsmittels Anwendung finden.

Bei der Nachspülung ist darauf zu achten, dass Reste von Reinigungs- und Desinfektionschemikalien so abgespült werden, dass eine Beeinträchtigung der Ladung bei der weiteren Anwendung nicht möglich ist. Die Werte der Hersteller sind dabei zu beachten.

Bei der abschließenden Trocknung ist darauf zu achten, dass durch Filter gewährleistet ist, dass weder Partikel noch Keime die gereinigte Ladung wieder kontaminieren.

Der Hersteller hat seine Materialauswahl so zu treffen und dies zu bestätigen, dass die Anlage durch die Verwendung von sauren, alkalischen oder oxydierend wirkenden Chemikalien nicht angegriffen wird

Die Anlagen müssen mit einstellbaren Füßen ausgestattet sein, um Bodenunebenheiten auszugleichen und sind vorzugsweise mit einer Bodenwanne auszustatten, die bei auftretenden Undichtigkeiten den Boden schützt. Es dürfen an und in den Anlagen keine scharfen Kanten oder Grate sein, die zu Verletzungen und damit zu Infektionen führen könnten. Für Servicezwecke sollen alle diesbezüglichen Teile leicht zugänglich sein, d.h., dass auch Verkleidungen leicht abnehmbar sein müssen. Zur Überprüfung der Temperatur in den Kammern sind diese mit einem dafür geeigneten Zugangsstutzen auszustatten.

Merkpunkt

Eine gute Zugänglichkeit für den Service ist wichtig !

Der gesamte Reinigungs-, Desinfektions- sowie Trocknungsprozess muss so ablaufen, dass eine Rekontamination in der Anlage unmöglich ist.

Alle Teile der Anlage, die mit Medien in Verbindung kommen, müssen deshalb entweder automatisch mitdesinfiziert werden oder aber in einem getrennten Prozess behandelt werden.

Alle Tanks inner- oder außerhalb der Kammer müssen so konstruiert sein, dass bei Leerlaufen keine Restwassermengen stehen bleiben, dass sie gut zugängig und leicht reinigbar und mit einer Vorrichtung gegen Überlaufen ausgestattet sind. Sie sind mit Filtern gegen das Eindringen von Partikeln zu schützen und müssen so ausgelegt sein, dass von ihnen keine mikrobakterielle Kontamination ausgehen kann.

Die Türen müssen so abgedichtet sein, dass keine Flüssigkeit austreten kann. Bei Doppeltürmaschinen sind die beiden Türen automatisch so gegeneinander zu verriegeln, dass die Schleusenfunktion immer gegeben ist. Die Türen müssen während des gesamten Prozesses verriegelt bleiben und dürfen sich erst nach Programmende öffnen lassen.

Falls während des Prozesses Probleme auftreten, die ein Öffnen der Türen notwendig machen, darf dies nur über ein spezielles Serviceprogramm möglich sein, und der gesamte Prozess ist danach wieder von Anfang an zu starten. Bei nicht ordnungsgemäß verschlossenen Türen darf der Prozess nicht gestartet werden können. Bei Doppeltürmaschinen darf sich im Problemfall nur die Tür auf der unreinen Seite öffnen lassen.

Bei Taktwaschanlagen ist sicherzustellen, dass durch gegenseitig verriegelte Türen der Schleuseneffekt gegeben ist.

Alle medienführenden Leitungen sind an der Anlage so zu verlegen, dass sie in Richtung Ablauf leer laufen.

Alle Düsen und Sprüharme sind so anzuordnen, dass bei ordnungsgemäßer Beladung die gesamte Beladung richtig behandelt wird und auch die Innenseiten der Kammer erfasst werden. Alle Düsen und Sprüharme müssen leicht auswechselbar sein.

Die Anzahl der Dosierpumpen für Chemikalien muß den in den Programmen festgeschriebenen Dosierschritten entsprechen. Dosierveränderungen dürfen nur von autorisierten Personen vorgenommen werden. Eine Dosierkontrolle ist vorzusehen, die sicherstellt, dass auch die vorgesehene Menge dosiert wurde. Die einzelnen Dosiervorgänge müssen in den Programmen festgelegt sein und müssen automatisch erfolgen.

Bei thermolabilen Waschgütern ist die entsprechende höchstmögliche Temperatur in das Programm einzugeben, wobei von Herstellerseite sicher gestellt werden muss, dass diese Temperatur um max. 5° C überschritten werden darf. Ansonsten müssen sich alle anderen Temperaturen außerhalb der Desinfektionstemperatur in einer Toleranz von ± 5° C bewegen.

Diese Temperaturwerte müssen im gesamten Innenraum der Waschkammer, sowohl am Waschgut als auch an den Wänden eingehalten werden.

Die Programme müssen sich durch die Betätigung eines einzigen Schalters starten lassen. Alle Schalter, Messgeräte und Anzeigen, die vom Bedienungspersonal benutzt werden, müssen entsprechend gekennzeichnet und aus einer Entfernung von 1m lesbar sein.

Eine Prozessüberprüfung muß möglich sein; und die Maschine ist dazu entsprechend auszurüsten. Eine dokumentierte Risikoanalyse ist beizufügen. Grundlage für die Prozessüberprüfung muss eine Temperaturkontrolleinheit sein, die unabhängig von der Steuerung arbeitet.

Alle Instrumente und Kontrolleinheiten müssen bei Temperaturen von 5°C bis 40°C und bis zu einer relativen Luftfeuchte von 80% arbeiten. Für das Kalibrieren, Einstellen und Testen sind entsprechende Vorschriften zu beachten.

! Merkpunkt

RD-Automaten müssen über eine Dosierkontrolle für Chemikalien verfügen!

Folgende Anzeigen müssen auf der Beladeseite eines RDGs vorhanden sein:

- Betriebsanzeige
- Fehler
- Betriebsstundenzähler oder Chargenzähler
- Prozess beendet (entfällt bei Taktwaschanlagen)
- Leerstandswarnung von Chemikalien
- Temperaturanzeigen für Reinigen, Desinfizieren und Trocknen mit der Anzeige der vorgewählten Temperatur.

Bei zweitürigen Durchschub-RDGs müssen folgende Anzeigen auf der Entladeseite vorhanden sein:

- Betriebsanzeige
- Prozess beendet (entfällt bei Taktwaschanlagen)
- Fehler

Die Temperaturanzeigesysteme müssen einer ganzen Reihe von Ansprüchen genügen, wobei die wichtigsten sind, dass der Anzeigebereich von 5°C bis 99°C reicht und dass sich die Genauigkeit im Bereich ±1°C bewegt. Die Zeitkontrolleinrichtungen müssen eine Genauigkeit von ± 2,5% für einen Zeitbereich von bis zu 5 Minuten haben und für den Bereich von über 5 min eine Genauigkeit von ±1%.

Die RDGs müssen mit einer automatischen, programmierbaren Steuerung ausgerüstet sein. Die eingestellten Programme dürfen nur durch Fachpersonal mit Hilfe eines speziellen Codes veränderbar sein.

Der Wasserablauf muss über ein Siphon erfolgen, das den örtlichen Auflagen entspricht und auch bauseits zur Verfügung gestellt werden kann.

Die Filterausstattung für die Trocknung muß mikrobakterielle Kontamination unterbinden und entsprechend getestet sein.

Prüfung

Die Prüfung auf Übereinstimmung aller Parameter enthält eine Fülle von Vorschriften, die es zu beachten gilt, sprengt aber den Rahmen dieser Veröffentlichung und kann bei den entsprechenden Stellen angefordert werden.

Chargendokumentation

Um den Nachweis einer ordnungsgemäßen Aufbereitung führen zu können, ist eine Chargendokumentation nötig.Dazu müssen die Maschinen mit einem Drucker ausgerüstet sein, bzw. kann die einzelne Ladung mittels eines Barcodesystems registriert werden.

Darüber hinaus ist die Möglichkeit einer zentralen Erfassung über ein entsprechendes Netzwerk möglich, bis hin zu einem zentralen Prozessleitsystem. Diese Technik ist mit den Herstellern zu klären, bzw. ist sicherzustellen, dass die Auslegung der Maschinensteuerungen und entsprechende Schnittstellen eine spätere Vernetzung möglich machen.

Reinigungs-/Desinfektionsanlagen für chirurgische Instrumente und Anästhesiematerial

Kleingeräte für den dezentralen Einsatz

Diese Geräte lassen sich entweder unter Tisch einbauen oder mit oder ohne Sockel frei aufstellen. Bei Untertischgeräten ist dem Wrasenproblem die nötige Beachtung zu schenken, da ansonsten Tischanlagen, die nicht aus Edelstahl gefertigt sind, aufquellen können. Ein Wrasenkondensator oder eine Absaugung sind unbedingt erforderlich. Selbstverständlich sollte es sein, dass eine gut funktionierende Trocknung eingebaut ist.

Definition

Mit Wrasen wird ein Dampf- oder Dunstaustritt am Gerät bezeichnet.

Zur Dokumentation der Daten sollte ein Drucker eingebaut sein.

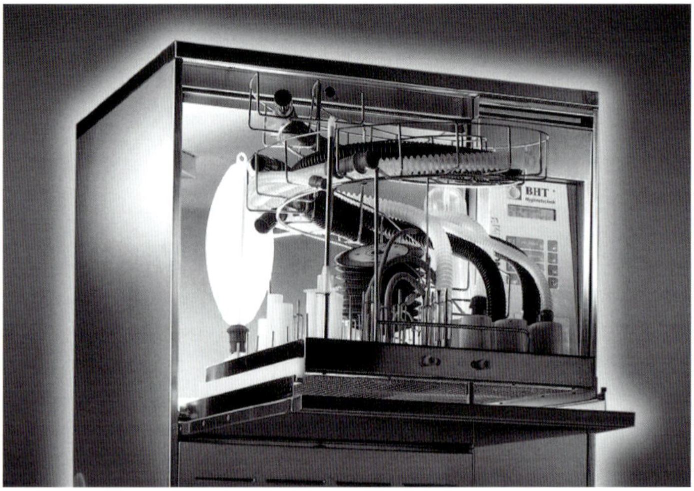

Abbildung 1

Beispiel eines Kleingerätes

Mittlere Anlagen für die freie Aufstellung und für den zentralen Einsatz

Es handelt sich dabei um Geräte mit Unterbau, die frei als eintürige RDGs aufgestellt oder als doppeltürige RDGs in die Trennwand «unrein-rein» eingebaut werden.

Die Geräte sind je nach Modell und Hersteller entweder mit Klapptüren oder mit nach unten oder oben bewegten Schiebetüren lieferbar. Je nach Aufstellungsort und Platzangebot ist vom Betreiber die jeweils günstigste Lösung auszuwählen. Geräte in Doppeltürausführung sind z.T. auch mit automatischen Be- und Entladeeinrichtungen optional ausstattbar.

Die Beheizung der Geräte erfolgt normalerweise elektrisch, einige Geräte sind aber auch dampfbeheizt lieferbar.

Neben den nötigen Anschlüssen für die verschiedenen Wasserqualitäten, Abfluss, Strom und ev. Dampf ist bauseits auch für eine Abzugsmöglichkeit des Wrasens zu sorgen bzw. sind die Geräte mit einem Ventilator auszustatten.

! Merkpunkt

Die Verhinderung der Ausbreitung von vielfach resistenten Bakterien, wie z.B. MRSA stellt eine der wichtigen Aufgaben der Krankenhaushygiene dar.

Zweckmäßigerweise sind die Geräte mit einer Bodenwanne aufzustellen, die bei eventuell auftretenden Undichtigkeiten Sicherheit gibt.

Etliche Hersteller liefern die Geräte mit einer Kodierung der Einschubwagen, die automatisch das für den eingeschobenen Beschickungswagen zugeordnete Programm auswählt und mögliche Fehlbedienungen in dieser Hinsicht vermeidet.

Bei den Schiebetürmaschinen setzen mehrere Hersteller auf Glastüren, die einerseits einen hygienischen Vorteil bieten und andererseits eine Beobachtung des Prozesses erlauben.

Die Geräte sind in verschiedenen Kammergrößen lieferbar, die Kapazitäten bzw. DIN- oder ISO-Siebschalen berücksichtigen. Bei Aufstellung mehrerer Geräte nebeneinander ist eine zentrale Dosierstation mit der Aufstellung größerer Reinigungsmittelgebinde zu überlegen. Diese Einheit kann z.B. auch in einer Etage unterhalb der Maschineninstallation erfolgen.

Merkpunkt

Bei der Auswahl der Kammergrösse sind die DIN- oder ISO-Standards zu berüksichtigen.

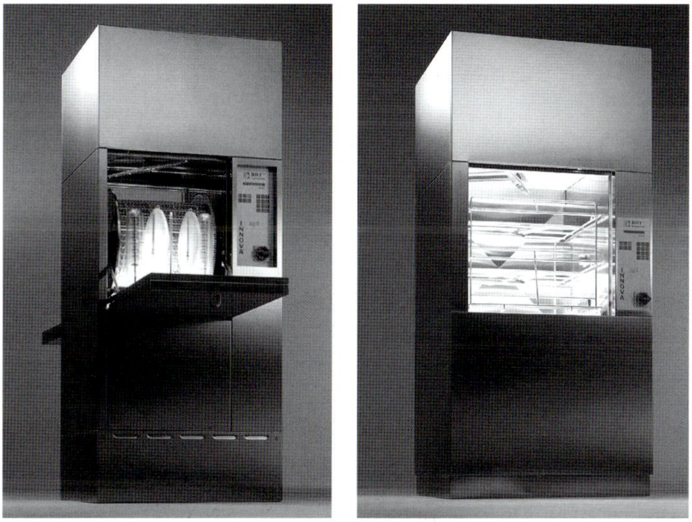

Abbildung 2

Beispiel einer Klapp- (links) und einer Schiebetürmaschine (rechts).

Taktband-Reinigungs- und Desinfektionsanlagen

Für größere Kapazitäten ist die Aufstellung einer oder mehrerer derartiger RDGs sicher die zeitgemäße Lösung. Je nach Hersteller sind hier Einzelkabinen aneinander gefügt oder ein Tunnel ist in verschiedene Zonen aufgeteilt. Dabei werden die Einzelkabinen oder die einzelnen Zonen untereinander durch Türen oder Hauben abgetrennt.

Den Ein- und Auslaufzonen können automatische Be- und Entladevorrichtungen und Hubeinheiten zugeordnet werden. Korbrücklaufrollenbahnen mit Schleusen ergänzen die Anlagen.

Zur Steigerung der Reinigungsleistung, vor allem im Gelenkbereich von chirurgischen Instrumenten, sind die RDGs mit einer Ultraschalleinheit ausstattbar, in die die Siebschalen abgesenkt und mit Ultraschall behandelt werden. Dabei ist zu beachten, dass die Siebschalen im Ultraschallbad auf und ab bewegt werden und dass sie nicht überladen sind, da sonst durch «Schallschatten» die Kavitation nicht überall wirken kann.

Bei Aufstellung mehrerer Anlagen nebeneinander gibt es vollautomatische Beschickungssysteme, die im Zusammenhang mit einer Kodierung der Einschubwagen die Anlagen von einem zentralen Beschickungsplatz aus vollautomatisch «füttern».

Die Anlagen gibt es in DIN- und ISO-Ausführung, und sie sind je nach Anforderung und Kapazität mit einer verschieden großen Anzahl von Zonen ausgestattet.

In den einzelnen Zonen laufen dann z.B. die Schritte Vorreinigen, Reinigen, Neutralisieren, Ultraschall, Zwischenspülen, Schlussspülen, Desinfektion thermisch, Desinfektion chemisch, Trocknen und eventuell Abkühlen ab. Moderne Anlagen sind mit Touch Screen ausgestattet, die Dokumentation erfolgt üblicherweise nicht mehr über Drucker, sondern über eine Anbindung an das zentrale Computersystem.

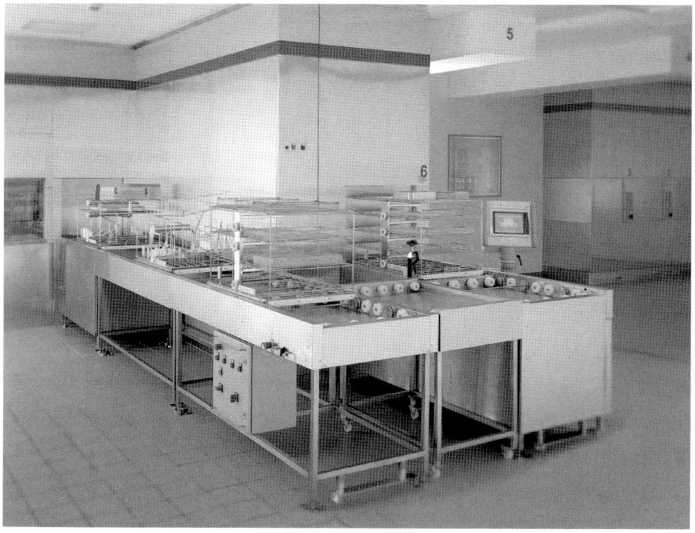

Abbildung 3

Beispiel einer Taktband-Reinigungsanlage mit Rücklaufrollenbahn für Körbe ausgestattet und mit Schleusenfunktion.

Reinigungs- / Desinfektionsgeräte für flexible Endoskope

Hier unterscheidet man zwischen Einplatz- und Zweiplatzgeräten, wobei erstere meist in Arztpraxen aufgestellt sind. Eine weitere Unterscheidung ergibt sich dadurch, dass teurere Geräte eine automatische Kontrolle des Durchflusses durch alle Kanäle integriert haben, während bei einfacheren und billigeren Geräten diese Kontrolle manuell erfolgen muss.

Manche der Geräte sind multifunktional einsetzbar, d.h. sie können mit verschiedenen Einschubwagen ausgestattet werden, in denen sich dann auch z.B. starre Endoskope, chirurgische Instrumente, Anästhesiematerial oder Laborgläser behandeln lassen.

Wichtig bei dem Ablauf des Reinigungs-Desinfektionsprozesses ist die Überprüfung der Dichtigkeit vor und während des Prozesses um eine Beschädigung des Endoskopes zu vermeiden. Im weiteren müssen Druck (ca. 0,3 bar Überdruck) und Temperatur (ca. 55°C) gemäß den Angaben der Endoskophersteller beachtet werden.

Zur Dokumentation ist die Ausstattung mit einem Barcode-Scanner sinnvoll.

Wegen der Temperaturbegrenzung bei Endoskopen ist eine chemothermische Desinfektion in einem Temperaturbereich bis 55°C programmiert. Dabei ist es wichtig, ein entsprechend geprüftes und zugelassenes Desinfektionsmittel einzusetzen.

Die Schlussspülung hat mit desinfiziertem Reinstwasser zu erfolgen, wobei der thermischen Desinfektion dieses Spülwassers gegenüber anderen Verfahren der Vorzug zu geben ist.

Eine Aufstellung der Geräte in der Nähe des Untersuchungsraumes ist zu empfehlen, um den Transportweg der Endoskope so kurz wie möglich zu halten.

5. Kapitel

Desinfektionsmittel

Urs Rosenberg

Grundsätzliches

Definitionen und Begriffe

Der Begriff Desinfizieren ist seit dem Cholerajahr 1831 gebräuchlich. Eine fachgerechte Desinfektion gibt es aber erst, seit dem man die Krankheitserreger kennt, und das sind bei den ersten identifizierten Keimen nicht viel mehr als 100 Jahre.

Im Deutschen Arzneimittelbuch DAB 6 von 1926 findet sich die folgende Definition: «Desinfizieren heißt, einen Gegenstand in einen Zustand versetzen, in dem er nicht mehr infizieren kann.»

Die Desinfektion ist demnach eine selektive Maßnahme, die sich gezielt auf die Ausschaltung der Krankheitserreger beschränkt. Wie so vieles werden auch Definitionen im Verlaufe der Zeit nicht kürzer und einfacher. In den Empfehlungen des BGA (Bundesgesundheitsamts, jetzt Robert-Koch-Institut, RKI) von 1990 zur Durchführung der Desinfektion wird der Begriff Desinfektion wie folgt definiert: «Desinfektionsmaßnahmen bezwecken die Abtötung bzw. irreversible Inaktivierung von krankheitserregenden Keimen an und in kontaminierten Objekten sowie die Unterbrechung von Infektionsketten.»

In beiden Definitionen ist von Gegenständen bzw. Objekten die Rede, die von Krankheitskeimen befreit werden müssen. Zählen Hände und Haut zu diesen Gegenständen oder Objekten? Im deutschen Sprachraum ja. In Frankreich wird von der Association Française de Normalisation (AFNOR) ein Unterschied gemacht zwischen Antisepsis und Desinfektion.

Antisepsis ist demnach eine: « … von den gegebenen Toleranzgrenzen beeinflusste Maßnahme zur momentanen Eliminierung oder Abtötung von Mikroorganismen und/oder Inaktivierung von Viren, die lebendem Gewebe anhaften.» Desinfektion hingegen ist im französischen Verständnis eine: « … Maßnahme zur momentanen Eliminierung oder Abtötung von unerwünschten Mikroorganismen und/oder Inaktivierung unerwünschter Viren, die an Gegenständen haften.»

Es ist anzunehmen, dass mit den «unerwünschten» Mikroorganismen wiederum die krankheitserregenden Keime gemeint sind. Der Begriff der «momentanen» Eliminierung trägt wohl dem Umstand Rechnung, dass unmittelbar nach Abschluss einer Desinfektion die Rekontamination wieder beginnt (keine komplette Elimination der Keime und keine Verpackung wie bei der Sterilisation). Der Begriff der Antisepsis findet im deutschen Sprachgebrauch eine andere Verwendung. Antiseptika sind da nämlich Wundbehandlungsmittel.

Die neueste Definition der Desinfektion findet sich in der europäischen Norm prEN 15883, Reinigungs- und Desinfektionsgeräte, Teil 1: «Reduktion der Anzahl lebender Mikroorganismen auf einem Produkt auf ein zuvor spezifiziertes Niveau, welches für die folgende Handhabung oder Verwendung des Produkts angemessen ist.»

Merkpunkt

Mit einer Desinfektion wird die Anzahl bestimmter Keime, entsprechend den jeweiligen Anforderungen, mindestens um einen Faktor von 10'000 (=10^4) oder von 100'000 (=10^5) reduziert.

Dies ist eine sehr technische Definition, zu erkennen vor allem am Fehlen der Krankheitserreger. Natürlich trifft es zu, dass ein Desinfektionsmittel sich nicht selektiv krankheitserregende Keime aussucht und harmlose Keime dabei unbehelligt lässt. In dieser Definition ist auch zum ersten Mal die Rede davon, dass die Höhe der Keimreduktion definiert werden muss und zwischen den Zeilen, dass diese nicht für alle Mikroorganismen und jede Anwendung gleich sein muss.

In der Praxis werden je nach Testorganismus und Anwendung meistens Titerreduktionsfaktoren von 10^5 oder 10^4 verlangt. Alternativ spricht man auch von einer Titerreduktion um 5 oder 4 log-Stufen, was das Gleiche bedeutet.

Abgrenzung gegenüber der Sterilisation

Gemäss DAB 6 von 1926 heißt Sterilisieren «einen Gegenstand vollkommen keimfrei machen».

Neuere Definitionen sind wiederum länger und ausgefeilter und schließen explizit auch Viren, infektiöse Nukleinsäuren (Erbmaterial) und Prionen (infektiöse Eiweiße) ein, alles biologische Einheiten, die 1926 noch nicht bekannt waren. Es ist heute allerdings (noch) nicht realistisch, von jedem Sterilisationsprozess eine Wirksamkeit gegen Prionen zu verlangen.

Von der Sterilisation wird also deutlich mehr verlangt, als die Reduktion der Anzahl lebender Mikroorganismen auf ein zuvor spezifiziertes Niveau, wie dies bei der Desinfektion der Fall ist.

Bei dieser Vorgabe stellt sich die Frage, ob man eine vollkommene Keimfreiheit überhaupt nachweisen kann. Bei einem einzelnen Gegenstand ist dies, abhängig von seiner Größe, experimentell möglich. Man kontaminiert den Gegenstand mit einer großen Menge der widerstandsfähigsten Mikroorganismen, nämlich bakteriellen Endosporen. Danach führt man eine Sterilisation durch und inkubiert den Gegenstand anschließend in einem geeigneten Wachstumsmedium für die Bakterien. Wenn kein Bakterienwachstum eintritt, war der Gegenstand steril.

Kann man jedoch sicher sein, dass dieses gleiche Sterilisationsverfahren die nächsten tausend Gegenstände oder viel größere Gegenstände ebenso vollkommen keimfrei macht, wie es der eine Versuch gezeigt hat? Nein, wenn wir sicher sein wollen, müssen wir die Absterbekinetik (Abtötungskurve) des Verfahrens für den Testorganismus kennen und gleichzeitig, über das experimentell Mögliche hinaus, eine Wahrscheinlichkeit definieren, mit welcher ein Testorganismus überleben darf. Sind diese zwei Voraussetzungen erfüllt, kann die für den Sterilisationsprozess benötigte Einwirkzeit bestimmt werden.

Die Wahrscheinlichkeit des Überlebens eines Testorganismus wird als SAL (Sterility Assurance Level) bezeichnet. Für ein Sterilisationsverfahren wird international einheitlich ein SAL von 10^{-6} verlangt. Ein SAL von 10^{-6} bedeutet nichts anderes als die Wahrscheinlichkeit, dass ein einzelner, funktionsfähiger Keim auf einem von 1 Million sterilisierter Gegenstände (Einheiten) zurückbleibt.

Merkpunkt

Mit einer Sterilisation wird die Anzahl aller Keime (ausser Prionen) mindestens um einen theoretischen Faktor von 1'000'000'000'000 (=10^{12}) reduziert.

Die Ermittlung der benötigten Einwirkzeit eines Verfahrens kann am besten anhand der Absterbekinetik in Abbildung 1 veranschaulicht werden. Die Werte oberhalb der x-Achse sind dabei experimentell ermittelt, jene unterhalb sind extrapoliert, d.h. theoretische Werte. Die Summe der Zeit der gemessenen Wirkung und der extrapolierten Wirkung ergeben die benötigte Einwirkzeit des Sterilisationsverfahrens. Da man im Experiment mit ca. 10^6 Testorganismen (Sporen) startet, ergibt sich theoretisch eine gesamthafte Titerreduktion um den Faktor 10^{12} oder um 12 log-Stufen, also 7 log-Stufen mehr als für eine sporizide Desinfektionswirkung verlangt werden.

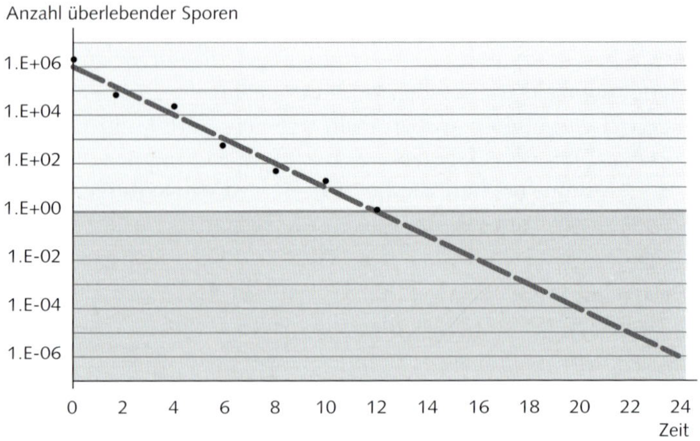

Abbildung 1

Die modellhafte Absterbekinetik zeigt, dass der Sterilisationsprozess im Experiment (Punkte) alle Sporen binnen 12 Zeiteinheiten abgetötet hat (6 log-Stufen Reduktion). Wird die Kinetik darüber hinaus extrapoliert, so ist nach knapp 24 Zeiteinheiten der verlangte SAL von 10^{-6} erreicht.

Physikalische Desinfektionsverfahren

Ein früher häufig verwendetes physikalisches Desinfektionsverfahren war das Auskochen von chirurgischen Instrumenten in Wasser. Heisses Wasser kommt heute immer noch zum Einsatz, jedoch fast ausschließlich als «Desinfektionsmittel» in Reinigungs- und

Desinfektionsgeräten (RDG). Diese Art der Desinfektion ist neu auf europäischer Ebene in der Norm prEN 15883 standardisiert worden.

Ein weiteres, in der gleichen Norm standardisiertes, physikalisches Verfahren ist die Desinfektion mit Wasserdampf, wie sie in Steckbecken-Dekontaminationsgeräten zum Einsatz kommt. Auch die UV-Bestrahlung hat im medizinischen Bereich eine gewisse Bedeutung. UV-Strahlen werden zur Raumdesinfektion, z.B. in Laboratorien verwendet, finden aber auch ihren Einsatz bei der Desinfektion des letzten Spülwassers einiger Endoskop-Reinigungs- und Desinfektionsgeräte (E-RDG). Im weiteren gibt es zur Desinfektion von Warmwassersystemen (Legionellen) ein Kupfer-Silber-Ionisierungsverfahren (Tarn-Pure) und schließlich kann Wasser oder andere Flüssigkeiten und Gase auch durch Membranfiltration entkeimt werden.

Chemische Desinfektion

Wenn wir von Desinfektionsmitteln sprechen, meinen wir in der Regel chemische Desinfektionsmittel, also Mittel, die aufgrund ihrer chemischen Eigenschaften und Zusammensetzung wirken. Chemische Desinfektionsmittel sind meistens flüssig oder werden als wässrige Lösungen eingesetzt. Es gibt jedoch auch chemische Desinfektionsmittel, die gasförmig zum Einsatz kommen. Beispiele dafür sind Formaldehyd, Ethylenoxid und Wasserstoffperoxid, alles Desinfektionsmittel, die vor allem für spezielle Sterilisationsverfahren verwendet werden.

Chemische Desinfektionsmittel können aus einem einzigen Wirkstoff bestehen oder aber aus verschiedenen Wirkstoffen zusammengesetzt sein. Es gibt chemische Desinfektionsmittel, die als anwendungsfertige Lösung gekauft werden (z.B. Händedesinfektionsmittel), Konzentrate, die vor der Verwendung mit Wasser verdünnt werden und Mittel, die erst nach der Zugabe eines Aktivators (kann bei pulverförmigen Mitteln Wasser sein) ihre Wirkung entfalten, wie z.B. Peressigsäure-bildende Mittel.

Desinfektionsmittelwirkung und -prüfung

Mikroorganismen, die Ziele der Desinfektion

Die Mikroorganismen, die Ziele jeder Desinfektionsmaßnahme, sind äußerst vielfältig. Neben den Bakterien haben wir es auch mit Viren, Pilzen und Protozoen zu tun. Die Widerstandskraft verschiedener Mikroorganismen gegenüber chemischen Desinfektionsmitteln kann sehr unterschiedlich sein und ist vor allem von ihrer Struktur oder Bauweise abhängig. Es gibt keine allgemein gültige Rangliste dieser Widerstandsfähigkeit oder umgekehrt, der Empfindlichkeit der Mikroorganismen gegenüber Desinfektionsmitteln. Man kann jedoch ohne weiteres eine grobe Einteilung vornehmen, die für viele Desinfektionsmittel tatsächlich zutrifft (Tabelle 1).

Tabelle 1:

Grobe Einteilung von Mikroorganismen entsprechend ihrer Widerstandskraft gegenüber Desinfektionsmitteln. (Die Prionen sind keine Mikroorganismen und fehlen in dieser Tabelle. Ihre Zerstörung ist jedoch noch schwieriger als die Abtötung bakterieller Sporen).

Widerstandskraft von Mikroorganismen

hoch	Bakterielle Endosporen	Bacillus subtilis, Clostridium difficile
	Oozysten von Protozoen	Cryptosporidium parvum
	Kleine unbehüllte Viren	Poliovirus, HAV, Adenovirus
	Mykobakterien	Mycobacterium tuberculosis, Mycobacterium terrae, Mycobacterium avium
niedrig	Pilze	Candida albicans, Aspergillus niger Trichophyton mentagrophytes
	Vegetative Bakterien	Escherichia coli, Proteus mirabilis, Pseudomonas aeruginosa, Staphylococcus aureus, Enterococcus faecium
	Große und mittelgroße behüllte Viren	Influenzavirus, HIV, HBV, HCV

Hinweis

Cryptosporidien zählen zu den infektiösen Mikroorganismen mit zunehmender Bedeutung. Übertragen auf der fäkal-oralen Route verursachen sie Infektionen der Epithelzellen im Verdauungs- und Atmungstrakt.

Desinfektionswirkstoffe und Desinfektionsmittelformulierungen

In der aktuellen Desinfektionsmittelliste der Deutschen Gesellschaft für Hygiene und Mikrobiologie (DGHM) sind 20 Wirkstoffgruppen mit insgesamt 84 Wirkstoffen aufgeführt. Jeder dieser Wirkstoffe ist in mindestens einem der 830 gelisteten Mittel zu finden.

Tabelle 2 zeigt eine Übersicht über die Häufigkeit der 5 insgesamt am meisten verwendeten Wirkstoffgruppen, unterteilt nach der Anwendung der Desinfektionsmittel (exkl. Mittel zur Händedekontamination und zur Wäschedesinfektion).

Wirkstoffgruppen in Desinfektionsmitteln

	Hände	Haut	Fläche	Instrum.	Total
Total Anzahl Mittel	**87**	**36**	**476**	**150**	**749**
Mittel mit Quaternären Ammoniumverbindungen (QAV)	16	6	345	81	**448**
Mittel mit Alkohol(en)	85	33	152	21	**291**
Mittel mit Aldehyd(en)	0	0	133	44	**177**
Mittel mit Guanidinderivat(en)	4	2	68	44	**118**
Mittel mit Alkylaminderivat(en)	0	0	51	38	**89**

Tabelle 2:

Häufigkeit der wichtigsten Wirkstoffgruppen in Desinfektionsmitteln der aktuellen DGHM-Liste. (Stand: 4. Feb. 2002)

Flüssige Desinfektionswirkstoffe mit einer umfassenden Wirksamkeit, also ohne Wirksamkeitslücke, gibt es nur wenige. Im wesentlichen sind dies die oxidativ wirkenden Stoffe (Natrium)hypochlorit, Chlordioxid, Peressigsäure und Wasserstoffperoxid sowie die Aldehyde Formaldehyd, Glutaraldehyd und Ortho-Phthalaldehyd (OPA). Gerade diese Wirkstoffe sind aber auch am problematischsten in ihrer Anwendung, sei es wegen ihrer korrosiven

Eigenschaften, ihrer erschwerten Lagerhaltung oder ihres potentiellen Gesundheitsrisikos.

Vor allem die zentraleuropäischen Desinfektionsmittelhersteller haben einigermaßen erfolgreich versucht, durch die Kombination möglichst geringer Mengen eines umfassend wirkenden Stoffes, in der Regel Formaldehyd oder Glutaraldehyd, mit anderen Wirkstoffen, umfassend wirkende Desinfektionsmittel zu erzeugen.

Um von den Aldehyden loszukommen (wegen des potentiellen Gesundheitsrisikos und auch wegen ihrer Protein-fixierenden Eigenschaften), wurde und wird noch immer versucht, durch das Kombinieren verschiedener, mit individuellen Wirksamkeitslücken behafteter Wirkstoffe, möglichst breit wirkende Formulierungen herzustellen. Bei diesen Forschungs- und Entwicklungsarbeiten hat sich auch herausgestellt, dass Hilfsstoffe, die selbst keine antimikrobielle Wirkung aufweisen, die Wirkung aktiver Substanzen stark beeinflussen können. So wurde etwa gezeigt, dass ein Desinfektionsmittel basierend auf zwei verschiedenen Alkylaminen, abhängig von der Wahl zusätzlicher Hilfsstoffe in der Formulierung, eine unterschiedliche Titerreduktion bezüglich Mycobacterium terrae bis zu 4 log-Stufen aufweisen kann (Abbildung 2).

Merkpunkt

Die Wirkung einer Desinfektionsmittelformulierung ist das Resultat des Zusammenspiels aller Inhaltsstoffe, sowohl von Wirkstoffen als auch von Hilfsstoffen. Die Zumischung eines anderen Mittels ist ohne die ausdrückliche Empfehlung des Herstellers nicht gestattet.

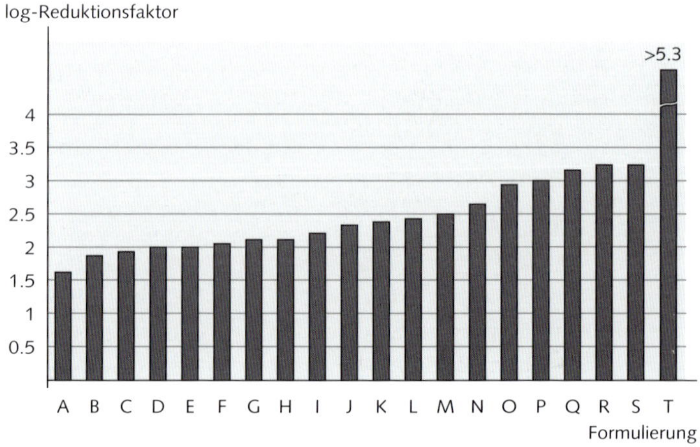

Abbildung 2:

Einfluss von Hilfsstoffen auf die Wirksamkeit eines Desinfektionsmittels. Dargestellt ist die Titerreduktion (log-Stufen) im quantitativen Suspensionsversuch mit Mycobakterium terrae. Alle Rezepturen enthalten als Wirkstoffe Laurylpropylendiamin (15,6%) und Dodecylpropylen-triamin (5,1%). Die Hilfsstoffe sind variabel. (Abb. von Dr. R. Knieler, Bode Chemie)

Dem Autor ist momentan jedoch kein Desinfektionsmittel mit sporizider Wirkung bekannt, welches ausschliesslich mit nicht sporiziden Wirkstoffen formuliert worden wäre.

Desinfektionsmittelresistenz – eine Verwechslung?

Die Befürchtung wird immer wieder laut, dass das Problem der Antibiotikaresistenz in ähnlicher Weise auch Desinfektionsmittel betreffen könnte. Diese Befürchtung ist unbegründet. Tatsache ist, dass Antibiotika und Desinfektionsmittel ihre Wirkung so unterschiedlich entfalten, wie es das Öffnen einer Türe mit dem Schlüssel im Vergleich zur Öffnung derselben mit dem Vorschlaghammer ist.

Antibiotika sind Substanzen, die von Organismen produziert werden, um das Wachstum anderer Organismen zu unterbinden. Sie wirken sehr spezifisch und müssen vergleichsweise wie ein Schlüssel in ein Schloss passen, um ihre Funktion ausüben zu können. Weil mit Antibiotika Lebewesen behandelt werden, können überdies nicht beliebig hohe Konzentrationen eingesetzt werden. Die therapeutische Dosis ist deshalb nahe der minimal inhibierenden Konzentration (MIC), also der geringsten Konzentration, die noch eine Wirkung auf den Mikroorganismus zeigt. Die hohe Spezifität der Wirkung sowie auch die Dosierung nahe der MIC sind beides Voraussetzungen, welche die beobachtete genetische Adaption oder Resistenzentwicklung gegen Antibiotika ermöglichen. Im Falle von Penicillin geschah dies bereits im ersten Jahrzehnt nach der Einführung.

Im Gegensatz zu Antibiotika sind Desinfektionsmittel bzw. Desinfektionswirkstoffe nicht spezifisch was ihr Angriffsziel betrifft. Desinfektionsmittel, fixieren, denaturieren, oxidieren, d.h. zerstören sozusagen wahllos alle erreichbaren Strukturen eines Mikroorganismus. Darüber hinaus werden sie in Konzentrationen bis zu 10'000-fach über der MIC eingesetzt. Dies macht eine Resistenzentwicklung wie bei Antibiotika fast unmöglich.

Es wurde allerdings gezeigt, dass unter experimentellen Bedingungen im Labor Staphylokokken durch Behandlung über mehrere Generationen mit sublethalen Dosen (<MIC) von Benzalkoniumchlorid, einer QAV, eine Resistenz gegen diesen Desinfektionswirkstoff erlangt haben. Dieser Umstand muss jedoch nicht erschrecken, er zeigt lediglich, dass es wichtig ist, Desinfektionsmittel richtig, d.h. so zu verwenden, wie es der Hersteller anhand der Prüfungsresultate vorschreibt.

Merkpunkt

Antibiotika-resistente Keime sind ebenso empfindlich oder ebenso widerstandsfähig gegenüber Desinfektionsmitteln wie ihre nicht genetisch veränderten Schwestern und Brüder.

Die meisten Desinfektionswirkstoffe werden schon seit vielen Jahrzehnten verwendet, ohne dass auch nur einer wegen Resistenzentwicklung hätte aufgegeben werden müssen. Die Angst, dass multiresistente Keime wie MRSA oder VRE auch gegenüber Desinfektionsmitteln resistent sein könnten, ist völlig unbegründet. Ein Desinfektionsmittel, das die Prüfungen mit den standardmäßig eingesetzten Testbakterien bestanden hat, ist auch wirksam gegen antibiotikaresistente Keime. Die Vorweisung einer speziellen Prüfung eines Desinfektionsmittels gegen solche Keime ist den Marketingmaßnahmen zuzuordnen.

Im Gegensatz zur genetischen Resistenzentwicklung ist die Desinfektionsmittel-Unempfindlichkeit von Mikroorganismen im Biofilmverband ein echtes und ernst zu nehmendes Problem, das insbesondere bei der Endoskopaufbereitung zunehmend als solches wahrgenommen wird. Das Potential zur Schleimbildung, und damit der Mechanismus der Unempfindlichkeit, ist bei vielen Mikroorganismen genetisch vorhanden, aber die Ausprägung dieser Eigenschaft ist umweltabhängig. Es handelt sich also um eine Adaption an ein bestimmtes Biotop. Wenn die unempfindlichen Keime zur Isolierung auf künstlichen Kulturmedien gezüchtet werden, verlieren sie in der Regel schon nach wenigen Passagen ihre Schleimhülle und mit ihr die Unempfindlichkeit gegen Desinfektionsmittel.

Wirksamkeitsansprüche eines Desinfektionsmittels

Die Wirksamkeitsansprüche eines Desinfektionsmittels müssen nachvollziehbar, mit möglichst validierten Testmethoden (d.h. Methoden, die unabhängig von testender Person und Labor vergleich- und reproduzierbare Resultate liefern) geprüft sein. Diesen Ansprüchen liegt immer eine definierte Titerreduktion des Testorganismus / der Testorganismen zu Grunde. Wirksamkeitsansprüche die geltend gemacht werden sind bakterizid, fungizid, tuberkulozid, mykobakterizid, viruswirksam, virusinaktivierend/viruzid und sporizid. Sie haben im Einzelnen die folgende Bedeutung:

Bakterizid bedeutet eine Wirksamkeit gegen vegetative Bakterien. Verwendete Testorganismen sind Staphylococcus aureus, Pseudomonas aeruginosa, Enterococcus hirae, Enterococcus faecium, Proteus vulgaris und Escherichia coli K12.

Fungizid bedeutet eine Wirksamkeit gegen Pilze. Testorganismus ist der Sprosspilz Candida albicans und der Schimmelpilz Aspergillus niger. Die Prüfung auf Wirksamkeit gegen A.niger ist für die DGHM-Listung nicht obligatorisch. Der aktuelle Stand der Terminologie auf europäischer Ebene (CEN TC 216) sieht den Begriff „yeasticidal" für Produkte vor, die gegen C.albicans wirksam sind, jedoch nicht auf ihre Wirksamkeit gegen A.niger geprüft worden sind. Für spezielle Ansprüche wird auch die Wirksamkeit gegen Fadenpilze geprüft, z.B. gegen Trichophyton mentagrophytes im Falle von Flächendesinfektionsmitteln, die auf rohem Holz zum Einsatz kommen sollen.

Tuberkulozid bedeutet eine Wirksamkeit gegen den Erreger der Tuberkulose, Mycobacterium tuberculosis. Aus Sicherheits- und experimentaltechnischen Gründen wird heutzutage der Surrogat-Testorganismus Mycobacterium terrae eingesetzt.

Mykobakterizid ist ein Wirksamkeitsanspruch, der immer auch die tuberkulozide Wirkung eines Produkts beinhaltet. Darüber hinaus ist ein mykobakterizides Desinfektionsmittel aber auch wirksam gegen die sogenannten atypischen oder nicht-tuberkulösen Mykobakterien, das sind Wasserkeime, die z.B. schon in Endoskop-Reinigungs- und Desinfektionsgeräten(E-RDG) gefunden worden sind. Testorganismus für diesen Anspruch ist Mycobacterium avium. Tuberkuloseerreger und atypische Mykobakterien sind zwar auch vegetative Bakterien, werden aber wegen ihrer besonderen Widerstandskraft (wachsartige Zellwand) gegenüber Desinfektionsmitteln als separates Desinfektionsziel behandelt.

Virusinaktivierend bedeutet gemäss prEN 14476: «Verminderung der Infektiosität eines Virus durch ein Produkt». Viruzid wird im gleichen Dokument definiert als «Produkt, das Viren unter festgelegten Bedingungen inaktiviert». Die beiden Termini sind also quasi Synonyme und können dann verwendet werden, wenn in einem Infektionstest die Wirksamkeit des Produkts nachgewiesen wurde. Häufig wird aber im deutschen Sprachraum der Begriff virusinaktivierend für die Beschreibung der Wirksamkeit gegen HBV herangezogen. Korrekt wäre in diesem Fall jedoch die Verwendung des Begriffs «viruswirksam» , da es sich bei den angewandten HBV-Tests (MADT, Polymerase- und Antigentest) nicht um Infektionstests sondern um indirekte Methoden handelt.

Ein bestandener HBV-Antigentest führt heute automatisch auch zum Prädikat «wirksam gegen HIV». Die Gutachter stützen sich dabei auf eine Stellungnahme der DVV (Deutsche Vereinigung zur Bekämpfung der Viruskrankheiten) und des BGA (heute RKI = Robert-Koch-Institut) von 1987, wonach bei nachgewiesener Wirksamkeit gegen HBV auch eine Wirksamkeit gegen HIV gegeben ist.

Man kann heute ein Desinfektionsmittel auch auf seine Wirksamkeit gegen BVDV (Bovine Viral Diarrhea Virus), einem Surrogatvirus für HCV, prüfen lassen. Ob dieser Test allerdings mehr als ein Marketingargument ist, kann schon rein wegen der, wie bei HBV, behüllten Struktur von HCV bezweifelt werden. Hingegen ist momentan eine wichtige Entwicklung im Gange, nämlich der Ersatz der indirekten HBV-Tests durch einen Infektionstest mit dem Enten Hepatitis B Virus (DHBV) als Surrogatvirus.

Der Begriff viruzid, ohne weitere Spezifizierung, sollte nur dann verwendet werden, wenn die umfassende Viruswirksamkeit eines Mittels nachgewiesen ist. In vielen Ländern reicht dazu der Nachweis der Wirksamkeit gegen das Poliovirus. Die europäische Norm zur Viruzidie-Prüfung (prEN 14476) wird, falls der heutige Entwurf verabschiedet wird, eine Wirksamkeit gegen Polio- und Adenovirus verlangen. In Deutschland müssen gemäss Richtlinie des BGA und der DVV von 1981 zur Erfüllung des Anspruchs viruzid vier Viren für die Prüfung verwendet werden, nämlich das Poliovirus, das Adenovirus, das Papovavirus (SV-40) und das Vakziniavirus (letzteres wurde für die RKI-Liste durch das Rinder Parvovirus (BPV) ersetzt). Für ein Zertifikat der DGHM reicht allerdings auch hier der Nachweis der Polio-Wirksamkeit. Ein Blick in die aktuelle DGHM-Liste zeigt jedoch, dass lediglich zwei der 150 gelisteten Instrumentendesinfektionsmittel (nur diese können zertifiziert werden) tatsächlich ein solches Zertifikat besitzen. Die aktuelle RKI-Liste (Stand: 31.5.2002), die für den Seuchenfall gilt, sieht nicht besser aus. Hier sind für die Instrumentendesinfektion zwei viruzide Wirkstoffe (Formaldehyd (6%) und Peressigsäure (0.35%)) und ein viruzides Produkt zu finden.

Sporizid bedeutet eine Wirksamkeit gegen bakterielle Endosporen, einer äußerst widerstandsfähigen Überlebensform bestimmter Bakterien. Eine sporizide Wirkung eines Desinfektionsmittels, z.B. eine 5 log Titerreduktion, wie sie in der französischen Norm (AFNOR NF T 72-230) verlangt wird, bedeutet aber nicht etwa eine Sterilisationswirkung. In den deutschsprachigen Ländern gibt es bis jetzt keine offiziellen, validierten Testmethoden zur Prüfung der sporiziden Wirksamkeit eines Desinfektionsmittels.

Die Desinfektionsmittelprüfung

Im Januar 2000 hat die OECD eine Liste von Desinfektionsmittel-Testmethoden ins Internet gestellt. Diese Liste, in der nur die in westeuropäischen Ländern und den USA verwendeten Tests aufgeführt sind, umfasst 17 Seiten. Fast jedes Land hat dabei eigene Testmethoden, unnötig zu erwähnen, dass daneben auch andere Länder wie Russland, die Tschechische Republik, Polen und China ihre eigenen Prüfmethoden haben. In Europa ist man erfreulicherweise daran (schon seit einigen Jahren), die Testmethoden für Desinfektionsmittel in Europäischen Normen zu harmonisieren. Im deutschen Sprachraum haben nach wie vor die Prüfmethoden und die Liste der Deutschen Gesellschaft für Hygiene und Mikrobiologie (DGHM) die grösste Bedeutung. In die vor

> Hinweis

Während dem die Anforderungen an die Wirksamkeit von Desinfektionsmitteln gegen Bakterien und Pilze durch die DGHM klar definiert und allgemein akzeptiert sind, gibt es im deutschsprachigen Raum bis jetzt leider keine vergleichbare, einheitliche «Politik» bezüglich Anforderungen an die Wirksamkeit gegen Viren. Trotzdem geben die Desinfektionsmittelhersteller viel Geld für die Wirksamkeitsprüfung auf unterschiedlichste Viren aus. Viele dieser Prüfungen sind sinnvoll und deren Resultate durchaus aussagekräftig und hilfreich. Andere aber dienen eher als Vermarktungshilfen. Die Wahl eines Desinfektionsmittels durch den Anwender wird durch diese Situation nicht gerade vereinfacht.

kurzem neu zusammengefasste Methodensammlung sind jedoch die Resultate der europäischen Normungsarbeit bereits eingeflossen. Mit dem Fortschreiten dieser Arbeit wird es einen allmählichen Übergang von DGHM-spezifischen zu EN-Methoden geben.

Eine Desinfektionsmittelprüfung fängt mit Vorversuchen an, mit der Bestimmung des Neutralisationsmittels und mit einem qualitativen Suspensionsversuch. Ein nicht toxisches Mittel zur Neutralisation des zu prüfenden Desinfektionsmittels ist Voraussetzung für alle weiteren Versuche. Der qualitative Suspensionsversuch dient zur Darstellung eventueller höherer Unterschiede in der Widerstandskraft Gram-negativer und Gram-positiver Bakterien und erleichtert auch die Ermittlung des wirksamen Konzentrationsbereichs.

Die eigentliche Prüfung besteht jedoch aus quantitativen Suspensionsversuchen, auch als «in-vitro-Tests» bezeichnet und aus praxisnahen Versuchen. Die «in-vitro-Tests» sollen Auskunft über die antimikrobiellen Eigenschaften bei unterschiedlichen Konzentrationen, Einwirkzeiten und wenn notwendig Expositionstemperaturen geben. Zusätzlich wird die Veränderung der Absterbekinetik unter den Belastungen erfasst, die für das Anwendungsverfahren von Belang sind (z.B. Eiweiß bzw. Blut). Die Ergebnisse der «in-vitro-Tests» allein lassen aber noch keinen endgültigen Schluss bezüglich der Wirksamkeit eines Produkts in der praktischen Anwendung zu. Deshalb muss abschließend auch noch eine Prüfung unter praxisnahen Bedingungen durchgeführt werden.

Die praxisnahe Prüfung erlaubt die Schlussfolgerung, ob die Wirksamkeit eines Produkts unter den Bedingungen seiner Anwendung nach dem Stand des Wissens als geeignet einzustufen ist. Wegen der vielen Einflussfaktoren bei solchen Prüfungen sind größere Streubreiten zu erwarten. Eine größere Anzahl Einzeltests oder der Vergleich mit einem Referenzverfahren (z.B. bei der Prüfung von Händedesinfektionsmitteln) erhöhen die Sicherheit der Aussage. Die Ergebnisse der Prüfung unter praxisnahen Bedingungen bestimmen die Auslobung von Konzentration und Einwirkzeit der Arbeitslösung eines Desinfektionsmittels.

Die Europäischen Normen unterscheiden zwischen Phase 1, Phase 2 / Stufe 1 und Phase 2 / Stufe 2 -Tests. Die ersten beiden Tests sind den hier beschriebenen «in-vitro-Tests» gleichzusetzen, der letztere den praxisnahen Prüfungen. Der Vollständigkeit halber soll hier erwähnt werden, dass Angaben zur Viruswirksamkeit von Produkten bis jetzt ausschließlich auf «in-vitro-Tests» bzw. Suspensionsversuchen basieren und streng genommen nicht als Grundlage für eine Einsatzempfehlung (Konzentration/Zeit) dienen können.

Die folgende Tabelle fasst den gegenwärtigen Stand der europäischen Normung für die Prüfung von Desinfektionsmitteln zur Verwendung im Bereich der Humanmedizin zusammen.

Norm	**Wirksamkeit**	**Anwendung**			**Phase/Stufe**
		Instr.	Fläche	Hände	
EN 1040	bakterizid	X	X	X	1
EN 1275	fungizid	X	X	X	1
prEN 14347	sporizid	X	X		1
EN 13727	bakterizid	X			2 / 1
prEN 13713	bakterizid		X		2 / 1
prEN 12054	bakterizid			X	2 / 1
EN 13624	fungizid	X			2 / 1
prEN WI 39	fungizid			X	2 / 1
prEN WI 18	sporizid	X			2 / 1
prEN 14348	mykobakterizid	X	X	X	2 / 1
prEN 14476	viruzid	X	X	X	2 / 1
prEN 14561	bakterizid	X			2 / 2
prEN WI 19	bakterizid		X		2 / 2
prEN 14562	fungizid	X			2 / 2
prEN 14563	mykobakterizid	X			2 / 2
prEN WI 36	sporizid	X			2 / 2
prEN WI 37	viruzid	X			2 / 2
EN 1499	Hyg.Händewaschung			X	2 / 2
EN 1500	Hyg.Händedesinfektion			X	2 / 2
EN 12791	Chirurg. Händedesinfektion			X	2 / 2

Hinweis

Die CE-Kennzeichnung eines Instrumentendesinfektionsmittels erlaubt dessen europaweite Vermarktung. Die europaweite Akzeptanz und damit der Einsatz eines Mittels wird jedoch erst mit den harmonisierten Prüfungen möglich.

Tabelle 3:

Europäische Normen zur Desinfektionsmittelprüfung in der Übersicht. Der Status ist wie folgt:

EN = verabschiedete Norm;
prEN = veröffentlicht zur Vernehmlassung;
prEN WI = unveröffentlichte Arbeitspapiere der Arbeitsgruppen.

Desinfektion – Anwendungen im medizinischen Umfeld

Händedesinfektion

Die Händedesinfektion ist wohl die bedeutendste Desinfektionsmaßnahme eines erfolgreichen Hygiene-Regimes, sind doch bei einem großen Teil exogener nosokomialer Infektionen die Hände des Ärzte- und Pflegepersonals involviert. Im deutschen Sprachraum haben sich schon seit einiger Zeit Einreibepräparate auf Alkohol-Basis auf Grund ihrer überlegenen und schnellen Wirksamkeit, sowie ihrer einfachen Anwendung zur hygienischen Händedesinfektion durchgesetzt.

Merkpunkt

Auf der reinen Seite am Ort der Wiederaufbereitung von Instrumenten sollte die hygienische Händedesinfektion zur Vermeidung der Rekontamination der Instrumente eine Selbstverständlichkeit sein. Auf der unreinen Seite sind Handschuhe eine Pflicht zum Selbstschutz.

Bei der chirurgischen Händedesinfektion dauert die Ablösung der antiseptischen Seifen durch die alkoholischen Desinfektionsmittel noch an. Häufig werden hier beide Präparat-Typen sequentiell eingesetzt, d.h. auf eine Waschung mit z.B. einer Jodseife folgt eine alkoholische Desinfektion. Dieses Vorgehen ist nicht unbedingt empfehlenswert, da es Hautschädigungen begünstigt. Saubere Hände brauchen nicht gewaschen zu werden, eine korrekt durchgeführte alkoholische Desinfektion ist ausreichend.

Alkoholische Desinfektionsmittel, die für die chirurgische Händedesinfektion eingesetzt werden, enthalten neben dem Alkohol oder den Alkoholen in der Regel eine Komponente, welche dem Mittel die benötigte Langzeit- oder Remanenzwirkung verleiht.

Ein Diskussionsthema unter Fachleuten ist heutzutage die Viruswirksamkeit von Mitteln für die hygienische Händedesinfektion, insbesondere deren Wirkung gegen kleine, unbehüllte Viren. Es gibt heute nur ein paar wenige Spezialpräparate auf dem Markt, alle mit einem Äthanol-Gehalt über 90 %, die diese viruzide Wirkung aufweisen. Diese Mittel bergen jedoch Risiken wie erhöhte Feuergefährlichkeit und verminderte Hautverträglichkeit, was deren Einsatz bis jetzt stark begrenzt hat, meistens auf Bereiche der Kindermedizin, wo unbehüllte Viren wie das Rotavirus, das Adenovirus und verschiedene Enteroviren eine besondere Gefahr darstellen. Anstrengungen zur Entwicklung routinefähiger, viruzider Händedesinfektionsmittel werden unternommen.

Eine sporizide Wirkung wird von einem Händedesinfektionsmittel nicht verlangt, obwohl etwa Clostridien auf der fäkal-oralen Route via Hände übertragen werden können. Alkohole können nämlich bakteriellen Endosporen nichts anhaben, im Gegenteil, Alkohol dient sogar als Konservierungsmedium für Sporen. Eine sogenannte Sporenfiltration (0.2 mm Filterfeinheit) beim Hersteller garantiert, dass nicht unbeabsichtigt Sporen mit dem Desinfektionsmittel verteilt werden. In der DDR war bis zur Wende 0.2 % Peressigsäure in 80 Volumenprozent Ethanol als sporizides und viruzides Händedesinfektionsmittel zugelassen. Diese Lösung zerfällt jedoch rasch und muss daher wöchentlich frisch hergestellt werden.

Hautdesinfektion

Die präoperative Hautdesinfektion, deren Ziel das gleiche ist wie jenes der chirurgischen Händedesinfektion, nämlich Vermeidung von Infektionen der Operationswunde, wird meistens mit Präparaten auf Jod-Basis durchgeführt. Die alkoholischen Präparate haben bei dieser Anwendung trotz ihrer besseren und schnelleren Wirksamkeit einen schwereren Stand, da Hautdesinfektionsmittel häufig nicht nur an intakter Haut sondern auch in Wunden und an Schleimhäuten eingesetzt werden (müssen). Ein Mittel auf Alkohol-Basis kann weder für das eine noch das andere verwendet werden.

Flächendesinfektion

Dass ein kontaminierter Fußboden oder eine kontaminierte Wand direkt an einer nosokomialen Infektion beteiligt gewesen wäre, konnte noch niemand nachweisen. Dass kontaminierte Fußböden, Wände und andere Flächen Glieder einer Infektionskette sein können und dabei indirekt zu einer Infektion beitragen, erscheint jedoch plausibel, insbesondere wenn man daran denkt, dass die Compliance bei der hygienischen Händedesinfektion im Durchschnitt vieler Krankenhäuser und Länder nicht mehr als 20-50 % beträgt. Möglicherweise braucht es die prophylaktische Desinfektion von Böden und Wänden tatsächlich nur, weil die hygienische Händedesinfektion immer noch nicht genügend konsequent durchgeführt wird.

Eine andere Bedeutung hat die Flächendesinfektion natürlich im Seuchenfall und beim Auftreten von multiresistenten Keimen. Eine systematische Flächendesinfektion mit Mitteln, deren Wirkungsspektrum die zu adressierenden Keime besonders berücksichtigt, ist dann selbstverständlich. Ebenso selbstverständlich ist eine gezielte Desinfektion sichtbar oder wahrscheinlich kontaminierter, in der Regel eng begrenzter Flächen. Zu diesem Zweck kommen heute meistens gebrauchsfertige Schnelldesinfektionsmittel auf Alkohol-Basis mit verstärkenden Zusätzen wie QAV oder Aldehyden zum Einsatz.

! Merkpunkt

Am Ort der Wiederaufbereitung von Instrumenten sollten die Arbeitsflächen regelmäßig desinfiziert werden. Dies gilt auch für den Boden auf der unreinen Seite.

Eine regelmässige, umfassende Desinfektion von Fußböden und eventuell Wänden beschränkt sich heutzutage häufig auf den OP-Bereich und die Intensivpflegeabteilung. Dabei besteht eine Tendenz zur Abkehr von aldehydhaltigen Desinfektionsmittelkonzentraten, um die Belastung von Personal und Patienten mit Aldehyddämpfen zu vermeiden.

Moderne Formulierungen enthalten in der Regel zwei oder mehr Wirkstoffe der Gruppen QAV, Guanidinderivate und Alkylaminderivate. Während diese Mittel immer eine gute bakterizide und fungizide Wirkung sowie eine virusinaktivierende Wirkung (HIV/HBV) aufweisen, ist deren Wirksamkeit gegenüber Mykobakterien und v.a. gegenüber kleinen, unbehüllten Viren oft relativ gering (unrealistisch hohe Konzentrationen und/oder lange Einwirkzeiten für eine Wirksamkeit erforderlich) oder gar nicht geprüft. Ein Grund dafür ist nicht zuletzt das Fehlen klarer, einheitlicher Vorgaben für die Leistung eines Flächendesinfektionsmittels.

Instrumentendesinfektion

Unter dem Begriff «Instrumentendesinfektion» wird die Desinfektion von chirurgischen Instrumenten, Stationsinstrumenten, Anästhesie- und Beatmungsutensilien, Endoskopen, zahnmedizinischen Instrumenten usw. zusammengefasst. Die Instrumentendesinfektion wird im folgenden Abschnitt separat behandelt.

Die Desinfektion als Teil der Wiederaufbereitung von medizinischen Instrumenten

Der Instrumentenkreislauf

Der Kreislauf wieder verwendbarer Instrumente, schematisch in Abbildung 3 dargestellt, sieht zusammengefasst folgendermaßen aus: Nach dem Einsatz erfolgt unter Umständen eine Vorbehandlung mit einem Desinfektionsmittel (von Organisation und «Philosophie» der Aufbereitung und von der Art der Instrumente abhängig). Anschließend werden die Instrumente möglichst in einem RDG gereinigt und desinfiziert. Für die meisten Instrumente folgt nach der Desinfektion die Prüfung, Pflege, Sortierung und Verpackung gefolgt von einer Sterilisation. Nach der Sterilisation gelangen die Instrumente entweder sofort oder nach einer gewissen Lagerzeit wieder zum Einsatz, womit der Kreis wieder geschlossen ist.

Abbildung 3:
Der Instrumentenkreislauf

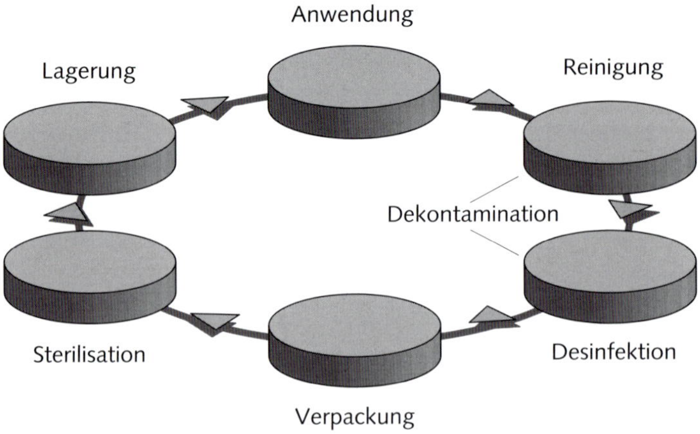

Zeitlich zu Buche schlagen in diesem Kreislauf auch «Wartestellung» und Transport. Diese können ebenfalls einen erheblichen Einfluss auf die Qualität der Wiederaufbereitung haben.

Merkpunkt

Sterilisierte Instrumente in ihrer keimundurchlässigen Verpackung laufen nicht Gefahr rekontaminiert zu werden. Instrumente jedoch, die vor der Wiederverwendung einer desinfizierenden Abschlussbehandlung unterzogen wurden, können bei unsachgemäßem Umgang rekontaminiert werden.

Instrumente, die aus Gründen der Materialverträglichkeit (Dampf) oder des Zeitbedarfs (Ethylenoxid) des Sterilisationsprozesses nicht sterilisiert werden können, bzw. nicht zwingend sterilisiert werden müssen, gelangen nach der Desinfektion, genauer nach Abspülung des Desinfektionsmittels mit Wasser und nach eventueller Trocknung, wieder zum Einsatz. Es ist dabei äußerst wichtig, dass bei den Schritten nach der eigentlichen Desinfektion die Instrumente nicht rekontaminiert werden.

Die Klassifizierung von Instrumenten und von Instrumentendesinfektionsmitteln

In den USA schlug Dr. Earl Spaulding im Jahr 1968 vor, medizinische Instrumente in drei Klassen einzuteilen, entsprechend dem Infektionsrisiko, das bei der Verwendung eines Instruments von demselben ausgeht. Den drei Klassen ordnete er die Art der abschließenden antimikrobiellen Behandlung zu, die vor einer Verwendung am Patienten zu erfolgen hat. Gleichzeitig unterteilte Spaulding Desinfektionsmittel, die für die Behandlung nicht sterilisierbarer Instrumente eingesetzt werden, in verschiedene Kategorien entsprechend ihrer antimikrobiellen Potenz.

Spaulding's Klassifizierungs-Schemata sind in den Tabellen 4 und 5 zusammengefasst.

Spaulding-Klassifizierung von medizinischen Instrumenten

Instrumentenklasse	Kontakt bei Anwendung des Instruments	Beispiele von Instrumenten	Abschließende Behandlung
Kritisch	Gefäßsystem oder steriles Körpergewebe	Injektionsnadeln, Skalpelle und andere chirurgische Instrumente, Biopsiezangen	Sterilisation
Semikritisch	intakte Schleimhaut	Vaginale Specula, anästhetisches Material, flexible Endoskope	«High-level» Desinfektion
Unkritisch	intakte Haut	Blutdruckmanschette, Babywaage, Untersuchungsliege	«Intermediate-» oder «low-level» Desinfektion

Tabelle 4:
Spaulding-Klassifizierung von medizinischen Instrumenten

Desinfektionsmittel-Kategorien

Desinfektions-Kategorie	sporizid	tuberku0lozid	viruzid **	fungizid	bakterizid	virus-inaktivierend ***
High-Level	+*	+	+	+	+	+
Intermediate-Level	–	+	+/–	+	+	+
Low-Level	–	–	+/–	+/–	+	+

Tabelle 5:
Kategorien von Desinfektionsmitteln nach Spaulding

Anmerkungen:
** «high-level»-Desinfektionsmittel sind nicht unbedingt in der Lage, große Mengen von Sporen abzutöten, wie dies für eine Sterilisation notwendig ist.*

*** Def. gemäß Spaulding: Wirksamkeit gegen «non-lipid and small viruses»*

**** Def. gemäß Spaulding: Wirksamkeit gegen «lipid and medium size viruses»*

Im Herbst 2001 veröffentlichte das RKI die Empfehlungen «Anforderungen an die Hygiene bei der Aufbereitung von Medizinprodukten». Darin wird ebenfalls eine Klassifizierung medizinischer Instrumente, ähnlich der Spaulding-Klassifizierung vorgenommen. Der Fokus wird dabei jedoch ausgeweitet und schließt neben der antimikrobiellen Abschlussbehandlung auch Anforderungen an die Reinigung, an die Schulung des Personals und an das Qualitätsmanagementsystem ein.

Gemäß der RKI-Klassifizierung müssen semikritische Instrumente, zu denen die flexiblen Endoskope gehören, mindestens einer bakteriziden, fungiziden, tuberkuloziden und viruziden Abschlussbehandlung unterzogen werden. Wir haben bereits gesehen, dass es laut DGHM-Liste nur 2 Instrumentendesinfektionsmittel gibt (von 150 gelisteten), die diesem Wirksamkeitsanspruch Genüge tun. Streng genommen heißt dies, dass nur diese zwei Mittel für die manuelle Desinfektion von flexiblen Endoskopen in Frage kommen.

Die Desinfektionsmittel-Kommission der DGHM hat nun die Initiative ergriffen und in Zusammenarbeit mit dem RKI und der DVV Empfehlungen für den Einsatz viruzider Desinfektionsverfahren erarbeitet. Diese Empfehlungen befinden sich in der Phase der Endabstimmung und werden voraussichtlich im Frühjahr 2003 veröffentlicht.

Unter Einbeziehung der Desinfektionsmittel-Kommission der DGHM wird von einer Expertengruppe am RKI eine praxisgerechte Unterteilung der Anforderungen an virusinaktivierende Desinfektionsverfahren erarbeitet. Derzeit sieht diese Expertengruppe eine Unterteilung in eine eingeschränkte Viruzidie mit einem Wirkspektrum gegen behüllte Viren und einer umfassenden Viruzidie mit einem Wirkspektrum gegen unbehüllte Viren vor. Bis zur entgültigen Abstimmung gelten jedoch weiterhin die Empfehlungen entsprechend der RKI/DVV-Richtlinie.

Die Wahl des richtigen Instrumentendesinfektionsmittels

Wir stellen zunächst fest, dass die Instrumentendesinfektion je nach Anwendung eine grundsätzlich unterschiedliche Bedeutung haben kann. Eine Desinfektion als Vorbehandlung sowie die (thermische) Desinfektion nach der Reinigung, aber vor der Sterilisation kritischer Instrumente, haben eine andere Bedeutung als die Desinfektion unmittelbar vor der Wiederverwendung eines semikritischen Instruments. Während bei den zwei erstgenannten Anwendungen der Schutz des Personals und der Umgebung im Vordergrund steht, ist es bei der letztgenannten Anwendung, z.B. der Desinfektion flexibler Endoskope, der Patient, der durch die Desinfektion in erster Linie geschützt werden muss. Dass diese Anwendung eines Desinfektionsmittels in Bezug auf seine antimikrobielle Wirkung kritischer ist, als jene für die Vorbehandlung von Instrumenten vor der Reinigung, ist für jedermann nachvollziehbar. In der Desinfektionsmittelliste der «Société Française d'Hygiène Hospitalière» (SFHH) wird zwischen diesen zwei Kategorien von Instrumentendesinfektionsmitteln unterschieden. Die Mittel für die Vorbehandlung sind unter der Rubrik C: «Reinigungs-Desinfektionsmittel für die Vordesinfektion von Material und Instrumenten» zu finden. Die Mittel für die Desinfektion unmittelbar vor der Wiederverwendung von Instrumenten finden sich unter der Rubrik D: «Desinfektionsmittel für thermosensibles Material». Die Wirksamkeitsanforderungen sind dabei rubrikspezifisch aufgeführt und in C wesentlich niedriger als in D, wo ausschließlich Mittel auf Basis von Glutaraldehyd oder Peressigsäure zu finden sind. Es wäre begrüßenswert und hilfreich für die Anwender, wenn auch die DGHM eine solche anwendungsorientierte Unterscheidung von Instrumentendesinfektionsmitteln vornehmen würde.

Wenn für die Vorbehandlung Desinfektionsmittel eingesetzt werden, ist es von größter Wichtigkeit, darauf zu achten, dass diese Behandlung nicht die darauf folgende Reinigung erschwert oder gar unmöglich macht. Konkret heißt dies, dass für die Vorbehandlung all jene Mittel nicht geeignet sind, die Eiweiße (Proteine) fixieren. Zu diesen Mitteln zählen insbesondere solche auf Aldehyd- und Alkohol-Basis. Die proteinfixierende Eigenschaft kann dabei je nach Formulierung sehr unterschiedlich ausgeprägt sein. Die Zugabe eines sogenannten Reinigungsverstärkers reduziert in der Regel die proteinfixierende Eigenschaft eines Mittels kaum. Dies wissend, darf man jedoch nicht automatisch davon ausgehen, dass ein aldehydfreies Desinfektionsmittel als Reiniger wirkt und Proteine nicht fixiert. Der Anwender sollte deshalb den Vertreiber eines Mittels nach Daten zu dessen Wirkung auf Proteine, z.B. die Ab-/Auflösungsfähigkeit angetrockneten Blutes fragen. Die Wirkung von Desinfektions- und Reinigungsmitteln auf Prionen, die infektiösen Proteine, die für übertragbare spongiforme Enzephalopathien wie die Variante der Creutzfeldt-Jakob-

Krankheit (vCJK) verantwortlich sind, ist ein Thema zukünftiger Untersuchungen.

Merkpunkt

Ein Instrumentendesinfektionsmittel, das zur Vorbehandlung eingesetzt wird, darf keine proteinfixierende Wirkung haben. Ein Desinfektionsmittel, das zur Abschlussbehandlung semikritischer Instrumente eingesetzt wird, muss in erster Linie eine umfassende antimikrobielle Wirkung haben.

Welche Wirksamkeitsansprüche sollen an ein Desinfektionsmittel zur Vorbehandlung von Instrumenten gestellt werden? Man darf davon ausgehen, dass bei der Instrumentenaufbereitung das Infektionsrisiko für das Personal relativ gering ist, insbesondere, wenn die entsprechenden Verhaltensregeln beachtet werden. Unter diesem Gesichtspunkt erscheint es als vollkommen ausreichend, wenn ein Desinfektionsmittel zur Vorbehandlung von Instrumenten eine bakterizide, fungizide, tuberkulozide und virusinaktivierende (HBV/HIV) Wirkung aufweist. Ein Anspruch auf eine viruzide oder gar sporizide Wirkung wäre übertrieben und würde die Auswahl der Mittel nur unnötig einschränken.

Personalschutz und die korrekte Anwendung von Instrumentendesinfektionsmitteln

Der Personalschutz bei der Instrumentendesinfektion hat zwei unterschiedliche Aspekte, einerseits Schutz vor Infektionen und andererseits Schutz vor dem Desinfektionsmittel. In Zentraleuropa scheint die Angst des Personals vor Infektionen bei der Aufbereitung von Instrumenten deutlich größer zu sein als in anderen Teilen der Welt. Desinfektion vor Reinigung war ein Grundsatz, der bis vor kurzem im deutschsprachigen Raum offiziell hochgehalten wurde. Natürlich war der Grund dafür nicht allein die Angst des Personals, sondern insbesondere die berufsgenossenschaftlichen Vorgaben bezüglich Arbeits- und Gesundheitsschutz. Spätestens seit der Veröffentlichung der RKI-Empfehlungen zu den Anforderungen an die Hygiene bei der Aufbereitung von Medizinprodukten im Herbst 2001 sowie der Mitteilung des RKI betreffend vCJK im Frühjahr 2002, ist dieser alte Zopf endgültig abgeschnitten worden. Das heißt jedoch nicht, dass die Vorbehandlung von Instrumenten mit Desinfektionsmitteln jetzt grundsätzlich verboten wäre. Die Mittel sind aber ausdrücklich auf jene beschränkt, die keine Protein fixierende Wirkung aufweisen. Auch in der Schweiz ist dies in einer Veröffentlichung der Swiss-NOSO CJD Task Force im Sommer 2001 festgehalten worden, indem spezifisch der Ersatz aldehydhaltiger Desinfektionsmittel durch aldehydfreie Mittel gefordert wurde.

In extremis stellt sich die Frage, ob für die Vorbehandlung von Instrumenten, zu Gunsten von echten Reinigungsmitteln nicht sogar ganz auf Desinfektionsmittel verzichtet werden kann (ausgenommen Seuchenfall und septische Eingriffe). Diese Frage ist vermutlich mit ja zu beantworten, denn in den USA ist es beispielsweise absolut zwingend, jede Endoskopaufbereitung mit einer manuellen Reinigung mit Enzymreiniger zu beginnen. Über eine höhere Infektionsrate beim aufbereitenden Personal ist dabei nichts bekannt. Allerdings wird dort auch grosser Wert auf persönliche Schutzmaßnahmen gelegt. Das Tragen von Handschuhen und einer wasserdichten Schürze über dem Kittel ist selbstverständlich, so wie es das Tragen eines transparenten Gesichtsschutzschildes zur Vermeidung von Spritzern ins Gesicht ist. Dass Lebensmittel nichts am Arbeitsplatz zu suchen haben, ist auch bei uns jedermann klar.

Die gleichen persönlichen Schutzmaßnahmen sind jedoch ebenso bei der Verwendung von Desinfektionsmitteln zu empfehlen, sind Desinfektionsmittel doch per Definition keine harmlosen Substanzen. Eine gute und gesicherte Raumlüftung verhindert des weiteren die Akkumulation von schädlichen Desinfektionsmittel-Dämpfen.

Merkpunkt

Bei korrekter Arbeitsweise und Treffen der persönlichen Schutzmassnahmen ist die Gefährdung sowohl durch infektiöse Keime als auch durch Desinfektions- und Reinigungsmittel äußerst gering.

Badstandzeiten von Instrumentendesinfektionsmitteln

Weil Instrumentendesinfektionsmittel auch ein Kostenfaktor sind, möchte man eine Gebrauchslösung mehr als nur einmal verwenden können. Desinfektionsmittel sind, wenn auch in unterschiedlichem Maße, empfindlich gegenüber organischer Belastung, d.h. die Wirksubstanzen werden gewissermaßen inhibiert oder verbraucht. Dies ist vor allem dann der Fall, wenn ein Desinfektionsmittel zur Vorbehandlung von blutigen und anderweit verschmutzten Instrumenten eingesetzt wird. Oft geben die Hersteller eines Desinfektionsmittels deshalb eine Badstandzeit an, z.B. 7 Tage, die meistens anhand einer zunehmenden Blutbelastung in mikrobiologischen Tests ermittelt worden ist. Diese Tests sind jedoch in der Regel nur orientierende Untersuchungen, die nicht alle geltend gemachten Wirksamkeitsansprüche abdecken. Für die Praxis gilt deshalb die Empfehlung, eine Desinfektionsmittellösung zu ersetzen, sobald eine sichtbare Verschmutzung festgestellt wird, unabhängig davon, ob die angegebene Badstandzeit abgelaufen ist oder nicht.

Merkpunkt

Die Wirksamkeit einer gebrauchten Desinfektionsmittellösung kennt man nie genau und sie kann nur in seltenen Fällen vor Ort geprüft werden.

Für Desinfektionsmittellösungen, die zur abschließenden Desinfektion semikritischer Instrumente eingesetzt werden, müsste eigentlich, als Voraussetzung für eine Mehrfachverwendung, ein Aktivitätstest gefordert werden, wie dies in den USA der Fall ist. Dort überprüft der Anwender regelmäßig mit Hilfe von Indikatorteststreifen, ob die minimal effektive Konzentration (MEC) des «high level»-Desinfektionsmittels noch über- oder aber unterschritten ist. Lösungen von Desinfektionsmitteln, die mehr als einen Wirkstoff enthalten und/oder deren Aktivität zusätzlich von Hilfsstoffen abhängig ist, sind mit solchen Indikatoren allerdings kaum zu prüfen.

Desinfektionsmittel im Reinigungs- und Desinfektionsgerät (RDG)

Merkpunkt

Die chemisch-thermische Desinfektion ermöglicht im Vergleich zur rein chemischen Desinfektion die Verwendung geringerer Desinfektionsmittelkonzentrationen.

Desinfektionsmittel werden heute in RDG für drei Anwendungen eingesetzt, nämlich zur Aufbereitung von OP-Schuhen, zur Dekontamination von Bettgestellen und zur Aufbereitung von flexiblen Endoskopen. Anästhesie-und Beatmungsutensilien sind heute durchwegs rein thermisch desinfizierbar. Bei allen drei genannten Anwendungen erfolgt die Desinfektion chemisch-thermisch, d.h. die Wirkung der Desinfektionsmittel wird durch die erhöhte Temperatur verstärkt.

Die Verfahren für OP-Schuhe enthalten in der Regel eine Desinfektionsphase von 5 Minuten bei 60 °C. Eine bakterizide und fungizide (bzw. «yeasticidal») Wirkung ist dabei ausreichend und wird mit Mitteln auf Basis von Hexahydrotriazin, einer aldehydabspaltenden Verbindung oder mit aldehydfreien Mitteln, z.B. QAV oder Alkylaminderivat, erreicht. Bei letzteren kann das Schaumverhalten und die Rückstandsbildung ein kritischer Faktor sein.

Bettgestelle, wie die OP-Schuhe unkritische Medizinprodukte (keine invasive Verwendung, kein Kontakt mit Schleimhäuten), werden während ca. 90 Sekunden bei Temperaturen zwischen 60 und 80 °C desinfiziert. Auch hier ist eine bakterizide und fungizide Wirkung ausreichend, die mit ähnlichen Mitteln wie bei den OP-Schuhen erreicht wird. Über den Sinn der Verwendung von Desinfektionsmitteln für diese Anwendung lässt sich allerdings streiten, wird doch in den meisten Systemen die heiß (!) gelagerte Desinfektionsmittelverdünnung mehrfach wieder verwendet und manchmal auch mit gebrauchter Klarspüllösung vermischt. In diese undefinierbare Flüssigkeit wird zwar immer wieder frisches Desinfektionsmittel nachdosiert, faktisch besteht aber eine permanente Unklarheit über Zusammensetzung und Aktivität der Desinfektionsmittellösung. Bettgestelle werden überdies in speziellen Dekontaminationsanlagen aufbereitet, die nicht durch die neue europäische Norm prEN 15883 reguliert werden.

Eine ganz andere Bedeutung hat die Desinfektion bei der Aufbereitung flexibler Endoskope in den speziellen Endoskop-Reinigungs und Desinfektionsgeräten (E-RDG). Flexible Endoskope sind semikritische Instrumente. Das angewandte Desinfektionsverfahren muss also eine gesicherte bakterizide, fungizide, tuberkulozide und viruzide Wirkung haben. Die in Arbeit befindliche vertikale, spezifisch E-RDG betreffende Norm prEN 15883, Teil 4 wird höchstwahrscheinlich auch eine sporizide Wirkung verlangen. Die Auswahl von Desinfektionsmitteln bzw. Desinfektionswirkstoffen ist dadurch stark eingeschränkt. Zusätzlich kann die verstärkende Wirkung der Temperatur nicht in dem Maße genutzt werden, wie dies bei OP-Schuhen und Bettgestellen der Fall ist. Die Desinfektionstemperaturen für Endoskope liegen in der Praxis zwischen 50 und 58 °C. Im deutschsprachigen Raum sind bis anhin Produkte auf der Basis von Glutaraldehyd de facto Standard für diese Anwendung, insbesondere wegen ihrer guten Materialverträglichkeit. Eine Glutaraldehyd-Konzentration von ca. 0.2 % in der verdünnten Lösung ergibt dabei, zusammen mit der erhöhten Temperatur, die gewünschte antimikrobielle Wirkung innerhalb einer Desinfektionszeit von 5-10 Minuten.

Die Problematik der Proteinfixierung im Zusammenhang mit vCJK hat die Desinfektionsmittelhersteller dazu veranlasst, nach neuen Mitteln und Verfahren zu suchen, die bei gleicher antimikrobieller Wirksamkeit den Makel der Proteinfixierung nicht aufweisen. Diese Suche erweist sich als äußerst schwierig, in erster Linie aus Gründen der Materialveträglichkeit. Auch bei Peressigsäure-Produkten, wie sie etwa in Frankreich offiziell propagiert werden, sind noch nicht alle Probleme gelöst. Der Vollständigkeit halber und um jede Unklarheit auszuschließen, muss hier festgehalten werden, dass weder das RKI noch die Swiss-NOSO CJD Task Force den Ersatz aldhydhaltiger Instrumentendesinfektionsmittel für die hier diskutierte Anwendung verlangen. Dafür wird der Reinigung ein stark erhöhter Stellenwert beigemessen.

Hinweis

Die maschinelle Endoskopaufbereitung ist dem manuellen Verfahren aus Gründen der Reproduzierbarkeit vorzuziehen. Auf eine vorausgehende Durchbürstung der Kanäle kann jedoch nicht verzichtet werden.

Desinfektionsmittel im Ultraschallbad

Ultraschall wird als mechanischer Faktor (Kavitation, Mikrojets) eines Reinigungsprozesses auch für medizinische Instrumente eingesetzt. In einem Ultraschallbad kann aber in der Regel nicht wie in einem RDG eine thermische Desinfektion durchgeführt werden. Dies wiederum hat ein weiteres Problem zur Folge, dass nämlich bei der Verwendung eines Reinigers ohne antimikrobielle Wirkung, das Ultraschallbad verkeimt und letztlich zur Keimschleuder wird (Aerosole), sofern die Lösung nicht nach jedem Gebrauch verworfen und das Bad gereinigt wird. Letzteres wäre jedoch unrealistisch. Es besteht deshalb das Bedürfnis, Instrumentendesinfektionsmittel als desinfizierende Reiniger auch im Ultraschallbad einzusetzen. Voraussetzung dafür ist allerdings die ausdrückliche Auslobung eines (Proteine nicht fixierenden) Mittels für diese Anwendung durch den Desinfektionsmittelhersteller, denn nicht jedes Mittel (auch nicht jeder Reiniger) ist für die Anwendung im Ultraschallbad geeignet.

Ultraschall per se hat keine antimikrobielle Wirkung, kann jedoch unter Umständen die Wirkung eines Desinfektionsmittels verstärken. Diese Wirkungsverstärkung tritt jedoch nicht für alle Mikroorganismen in gleichem Maße ein. Es kann z.B. durchaus sein, dass mit einer einprozentigen Lösung eines Desinfektionsmittels im Ultraschallbad eine bakterizide, fungizide und tuberkulozide Wirkung bereits innert 10 Minuten erreicht wird, anstatt erst nach 60 Minuten im Tauchbad, dass aber gleichzeitig die Wirkung gegenüber HBV nicht oder nur marginal beschleunigt wird.

Noch wichtiger ist die Kenntnis eines grundsätzlichen Problems, aufgrund dessen man sich nicht auf einen, die Desinfektionswirkung verstärkenden Effekt im Ultraschallbad verlassen kann. Die Kavitation in einem Ultraschallbad ist nämlich aufgrund der Wellennatur des Ultraschalls nicht homogen verteilt, d.h. es gibt in gleichem Maße Punkte mit einer hohen Kavitation und solche mit einer geringen oder praktisch fehlenden Kavitation. Bei Ultraschallbädern für industrielle Reinigungsprozesse hat man dieser Tatsache Rechnung getragen, indem man die Bäder mit automatischer Korbbewegung (auf/ab) ausgestattet hat. Über die Gründe, warum dies für Ultraschallbäder im medizinischen Einsatz bislang nicht der Fall ist, lässt sich höchstens spekulieren.

Für den Einsatz eines Desinfektionsmittels im Ultraschallbad ohne Korbbewegung empfiehlt sich folgendes Vorgehen: Füllen des Bades mit der Desinfektionsmittelverdünnung für den 15 Minuten-Wert. Beschallen der Instrumente während 5 Minuten. Nach weiteren 10 Minuten die Instrumente entnehmen und mit Wasser abspülen. Ein Ultraschallbad mit einer Desinfektionsmittellösung sollte nicht aufgeheizt werden (Dämpfe, Stabilität der Lösung).

Merkpunkt

Ultraschall unterstützt in erster Linie die Reinigung. Bei der Desinfektion kann man sich nicht auf eine reproduzierbare Verstärkung durch Ultraschall verlassen.

Instrumentendesinfektionsmittel und das Medizinproduktegesetz

Instrumentendesinfektionsmittel sind als Medizinprodukte der Klasse IIa definiert und fallen damit unter das Medizinproduktegesetz (MPG, Deutschland und Österreich) bzw. die Medizinprodukteverordnung (MepV, Schweiz). Diese nationalen Gesetze bzw. die Verordnung basieren ihrerseits auf der Richtlinie 93/42/EWG des Rates vom 14. Juni 1993 über Medizinprodukte, im internationalen Sprachgebrauch «Medical Device Directive» genannt.

Dass Instrumentendesinfektionsmittel als Medizinprodukte dieser Direktive entsprechen, ist äusserlich (Etikette) am CE-Zeichen mit einer begleitenden vierstelligen Kennnummer zu sehen. Diese Kennzeichnung eines Mittels bedeutet, dass der Hersteller von einer sog. «benannten Stelle» (englisch: notified body) auditiert worden ist. Die vierstellige Nummer ist die von der EU-Kommission vergebene Akkreditierungsnummer der benannten Stelle. CE-gekennzeichnete Produkte können im gesamten Europäischen Wirtschaftsraum (EWR) einschließlich der Schweiz in den Verkehr gebracht werden.

Merkpunkt

Leistungsansprüche irgendwelcher Art, die für ein CE-Produkt geltend gemacht werden, müssen dokumentiert sein.

Die benannte Stelle prüft die technische Dokumentation für die CE-Kennzeichnung eines Produkts und entscheidet über dessen Kennzeichnung. Die Einhaltung international harmonisierter Normen, Richtlinien und Empfehlungen wie z. B. die Normen zur Desinfektionsmittelprüfung, zur Etikettierung und zur Risikoanalyse erleichtern dem Hersteller dabei den Nachweis über die Erfüllung der grundlegenden Anforderungen der «Medical Device Directive».

6. Kapitel

Instrumentenkunde

Lukas Giovanettoni
Ulrich Fink

Grundlagen

Vermeidbare Infektionen sind diejenigen, die der Patient im Krankenhaus erwerben könnte. Diese Infektionen werden als nosokomiale Infektionen bezeichnet. Das Bundesgesundheitsamt definiert den Begriff wie folgt: «Eine im Krankenhaus erworbene (nosokomiale) Infektion ist jede durch Mikroorganismen hervorgerufene Infektion, die im kausalen Zusammenhang mit einem Krankenhausaufenthalt steht.» Die Rate der nosokomialen Infektionen ist in den letzten Jahren deutlich angestiegen.

Diese Tatsache gibt der Aufbereitung und Pflege von chirurgischem Instrumentarium einen noch höheren Stellenwert. Eine zentrale Rolle spielt dabei die Sterilgutversorgung in den Kliniken.

In der Fachkompetenz der Sterilgutversorgung liegt die Instandhaltung, Dekontamination und das Sterilisationsverfahren für die einzelnen Instrumente und Optiken. Um dieser Aufgabe gerecht zu werden, ist es unabdingbar, das Fachpersonal entsprechend auszubilden um sich das nötige Know-how anzueignen.

Ein sachgemäßer Einsatz sowie eine richtige Pflege und Behandlung der Instrumente sind die Voraussetzungen für die Werterhaltung eines hohen Investitionsgutes.

Zur Werterhaltung tragen weiter bei:

- fachgerecht ausgeführte Reparaturen durch eigens dafür zertifizierte Fachbetriebe
- sporadische Siebrevisionen

! Merkpunkt

Chirurgische Instrumente sind langlebige Gebrauchsgüter. Sie stellen einen bedeutenden Wert dar, den es zu erhalten gilt. Die Erfahrung zeigt, dass dies bei fachgerechter und laufender Pflege, richtiger Behandlung und sachgemäßem Einsatz über viele Jahre möglich ist.

Materialien

Moderne Instrumente stellen hohe Qualitätsanforderungen an das Material. Für stumpfe Instrumente wie Klemmen, Pinzetten, Nadelhalter und Wundhaken sind die folgenden Eigenschaften wichtig:

- Korrosionsbeständigkeit
- Gute Elastizität, Spannkraft
- Zähigkeit
- Federhärte

Für schneidende Instrumente wie Scheren, Meißel, Knochenlöffel und Skalpelle werden zusätzlich noch gefordert:

- hohe Härte
- hohe Verschleißbeständigkeit und
- Schnitthaltigkeit

Merkpunkt

Man unterscheidet im wesentlichen drei Klassen von rostbeständigen Edelstählen:

- *ferritische Stähle,*
- *martensitische Stähle,*
- *austenitische Stähle.*

Die chirurgischen Instrumente unterliegen ständig hohen physikalischen und chemischen Angriffen (Desinfektionsmittel, Säuren, Wasser, salzhaltige Lösungen, Dampf, trockene Hitze). Um diesen Anforderungen zu entsprechen, sind moderne Stahllegierungen gefordert. Man unterscheidet im Wesentlichen drei Klassen von rostbeständigen Edelstählen, nämlich ferritische Stähle, martensitische Stähle und austenitische Stähle.

Ferritische Stähle haben in der Instrumentenherstellung eine untergeordnete Bedeutung eingenommen (bedingt härtbarer Stahl).

Martensitische Stähle: Bei den hochfesten, verschleißbeständigen, martensitischen Edelstählen ist eine Korrosionsbeständigkeit nur in sauerstoffhaltigen, milden Angriffsmedien wie Luft und Wasser gegeben. Aufgrund ihres niedrigen Chromgehaltes sind sie aber härtbar, was eine höhere Festigkeit ergibt.

Da die Instrumente aufgrund ihrer meist geringen Dimensionen in vielen Fällen hohen mechanischen Belastungen und weniger harten Korrosionsanforderungen unterliegen, nimmt man einen geringeren Widerstand gegen den chemischen Angriff in Kauf. Die wichtigste Art der Formgebung bei der Herstellung von martensitischen Chromstählen geschieht spanlos, durch Schmieden mit Fallhämmern oder Pressen in Gesenken.

Austenitische Stähle: Sie sind aufgrund ihres Chrom- und Nickelanteils nicht härtbar (geringe Schneidehaltigkeit).

Durch Kaltverformung kann man aber hervorragende, mechanische Eigenschaften durch Verfestigung erzielen, wenn die Formgebung nicht zu kompliziert ist.

Da die austenitischen Edelstähle beständiger gegen Korrosion sind als die martensitischen, werden sie dort verwendet, wo nicht die Härte oder Elastizität im Vordergrund steht, sondern wo der chemische Angriff höher und länger ist als normal.

Bei besonders hohen Anforderungen hat sich eine zusätzliche Legierung mit Molybdän bewährt. Hochwertige Chrom-Nickel-Molybdän Stähle werden z.B. für Implantate und zum Teil für Implantationsinstrumente verwendet.

Werkstoffnummer und -kurzname

Die Benennung der Eisenwerkstoffe wurde 1940 eingeführt. 1951 wurden die Werkstoffnummern für Eisen und Stahl im Norm-Entwurf DIN 17007 bekannt gegeben. Die Werkstoffe wurden in einer Grundnorm zusammengestellt:

- Instrumente (DIN 17442)
- Implantate (DIN 17443)

Der Werkstoffkurzname setzt sich aus Buchstaben und Zahlen zusammen. Die spezifische Zusammensetzung ist aus der Reihenfolge der Buchstaben und Zahlen ersichtlich.

Tabelle 1

Bedeutung der Elemente von Werkstoffkurznamen.

Beispiel:

Austenitischer Stahl	X 2 Cr Ni Mo 18 14 5

Bedeutung der Namenselemente:

X	Hochlegierter Stahl, enthält mehr als 5% Legierungsanteile	
2	Kohlenstoffkennzahl 2/100 = 0,02%	
Cr	Chrom	*Legierungs-elemente*
Ni	Nickel	
Mo	Molybdän	
18	18% Chrom	*Gehalt der Legierungs-elemente*
14	14% Nickel	
5	5% Molybdän	

Oberflächenbeschaffenheit und -bearbeitung von chirurgischen Instrumenten

Bei heutigen Instrumenten sind drei verschiedene Oberflächenbeschaffenheiten zu unterscheiden:

- Sandgestrahlte Oberflächen (mittels Glasperlen)
  Sandgestrahlte Oberflächen sind anfälliger für Schmutzablagerungen
  Anwendung bei nicht lösbaren mechanischen Verbindungen.
- Matt gebürstete Oberflächen bilden heute die Standardoberflächenbehandlung. Sie bewirken eine geringere Lichtreflexion als glanzpolierte Oberflächen.
- Hochglanzpolierte Oberflächen
  Die Feinheit der Oberfläche ist abhängig von der Art der Polierscheibe und dem verwendeten Hilfsmittel.
  Hochglanz war früher der Standard um eine höhere Korrosionsbeständigkeit zu erzielen.

Vergoldete Ringe bei den Instrumenten sind die Kennzeichnung für Hartmetalleinlagen.

In Bezug auf die Oberflächenbearbeitung von chirurgischen Instrumenten sind drei verschiedene Möglichkeiten zu unterscheiden:

- mechanisch = schleifen, polieren der Oberfläche
  Entfernen von Gräten und Bearbeitungsrückständen
  Unterstützung der Passivschicht
- chemisch/mechanisch = gleitschleifen
  (mit chemischen Mitteln/Polierpasten)
- elektrochemisch = elektropolieren

Bei der Beschriftung von chirurgischen Instrumenten werden folgende Methoden angewandt:

- ätzen (elektrochemisch)
- prägen
- Laserbeschriftung

Merkpunkt

Rostfreier Stahl ist keine Garantie für Rostfreiheit!

Die äußeren Einflüsse auf chirurgische Instrumente erfordern eine hohe Korrosionsbeständigkeit. An der Oberfläche verbinden sich Chrom-Atome mit dem Sauerstoff und bilden eine Oxydschicht. Diese wird Passivschicht genannt und bildet einen Schutz gegen äußere, aggressive Medien (Korrosionsschutz). Die Passivschicht wird z.B. durch Säure oder mechanische Einflüsse zerstört.

Zusammenfassung

Die Wahl des Materials wird durch die Funktion des Instruments bestimmt. Wichtige Kriterien sind:

- resistent gegenüber Desinfektions- und Waschmitteln
- leicht zu reinigen und sichere Aufbereitung
- autoklavierbar
- korrosionsbeständig
- keine scharfen Kanten
- hohe Funktionalität

Scheren

Scheren dienen zum Durchtrennen von Gewebe und Gefässen sowie zum Schneiden von bei der Operation benötigten Hilfsmitteln. Um einen sauberen Schnitt zu ermöglichen, müssen die Schneideblätter unter Spannung stehen, damit sie sich beim Schneidvorgang leicht kreuzen. Ausserdem müssen die Kanten selbstverständlich absolut eben und symmetrisch sein.

Außer in besonderen Fällen werden in der Chirurgie keine spitzen Scheren verwendet. Für den allgemeinen Gebrauch und das Präparieren sind die Enden abgeschrägt. Für das Abschneiden von Fäden sind die Enden ganz abgerundet.

Funktionsstörungen und deren Behebung

Stumpfe Scheren entstehen durch eine normale Abnutzung der Schneidekanten. Diese werden mit der Zeit abgerundet und müssen deshalb nachgeschliffen werden, dabei ist auf den richtigen Winkel des Biseaus zu achten. Dieser muss nach dem Schleifen der Schere dem Modell im ungebrauchten Zustand entsprechen. Scheren können deshalb nur von einem erfahrenen Fachmann geschliffen werden.

Scheren mit Scharten in den Schneideblättern zeugen stets von unsachgemäßem Einsatz. Scharten entstehen z.B. beim Schneiden von Draht oder bei der Verwendung als Hebel- oder Fassinstrument. Wenn die Scharten nicht zu tief sind, können die Scheren nachgeschliffen werden.

Die Scheren zeigen einen ungleichmäßigen Gang: die Scheren «springen». Teilweise entsteht dieser Effekt durch normale Abnützung nach langem Gebrauch oder unsachgemäßer Behandlung.

Scheren können auch im Schluss wackeln. Diese Erscheinung tritt bei sehr oft gebrauchten Scheren (alte Modelle), oder nach unsachgemäßer Behandlung auf. Der Fehler kann durch Nachziehen der Schraube, am besten mit gleichzeitigem Schleifen der Schneideblätter, durch einen Fachmann behoben werden.

! Merkpunkt

Stumpfe Scheren entstehen durch normale Abnutzung. Sie sollten immer durch erfahrenes Fachpersonal geschliffen werden. Der Schliff muss dem Modell in ungebrauchtem Zustand entsprechen.

Scheren mit Verformungen an den Schneideblättern oder an den Branchen weisen ebenfalls auf einen unsachgemäßen Einsatz hin, z.B. wurde die Schere als Bohr-, Hebel- oder Fassinstrument verwendet, oder die Schere wurde bei Operationen für nicht vorbestimmte Operationstätigkeiten eingesetzt (z.B. ein ständiges Schneiden von Kunststoff-Nahtmaterial mit einer schlanken Präparierschere). Solcherart verformte Scheren können meist nicht mehr repariert werden.

Man unterscheidet folgende Typen

- gerade
- gebogen
- abgewinkelt

Ein guter Kontakt der ganzen Schneidefläche ist wichtig. Wenn die Scheren-Blätter den Kontakt verlieren, wird das Gewebe zerrissen und nicht geschnitten. Scheren immer in Proportion zur Belastung einsetzen – nicht zu feine Scheren verwenden!

Folgende Grundtypen werden unterschieden:

- Fadenschere: meistens Mayo, Mayo-Stille
  grob und kräftig
  geeignet zum Schneiden von dicken Materialien
  ungeeignet für Drähte und andere Metalle!

- Präparierschere: stumpf und spitz
  geeignet für feine Arbeiten am Gewebe

- Verbandschere: gerade Schere
  auch im Haushalt einsetzbar

Aufbau einer Schere

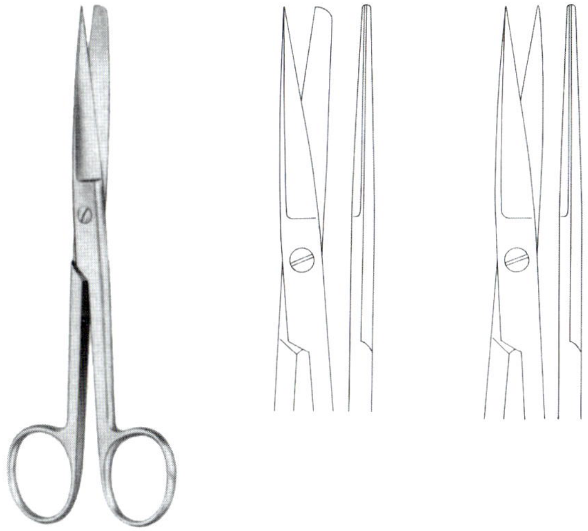

Abbildung 1

Standard-Schere stumpf und spitz

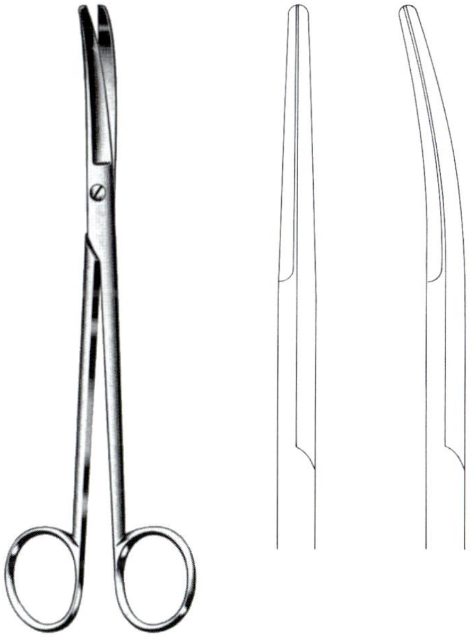

Abbildung 2

Wertheim-Schere gerade und gebogen

Hinweis

Die Instrumentenabbildungen auf dieser und auf den folgenden Seiten sind in der Regel nicht massstabgetreu wiedergegeben.

Pinzetten

Pinzetten werden als Greif- oder Fasswerkzeuge verwendet. Sie sind praktisch der verlängerte Finger des Operateurs und ermöglichen Eingriffe auch in tiefen Operationsfeldern und engen Körperhöhlen. Gute Pinzetten müssen absolut exakt und parallel schließen. Schlanke Pinzetten mit feinen Maulflächen verfügen häufig über einen sogenannten Führungsstift, der das exakte Schließen gewährleistet.

Abbildung 3

Standard-Pinzetten mit Zähnen und ohne

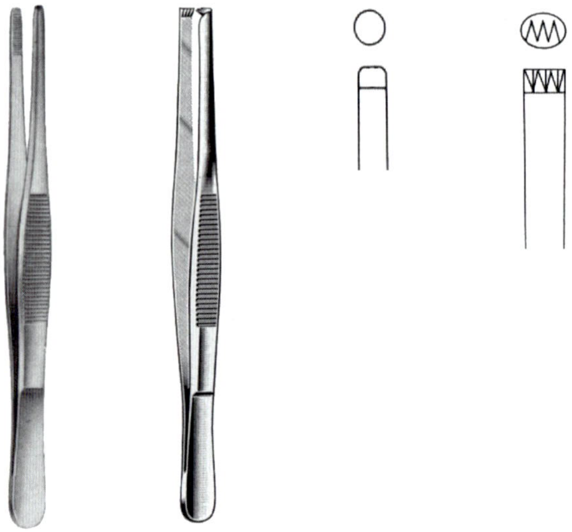

Funktionsstörungen und deren Behebung

Wenn Pinzetten nicht mehr exakt an der Maulspitze schließen, so rührt das von unsachgemäßem Einsatz her. Operationshilfsmittel wurden beispielsweise mit zu feinen Pinzetten gefasst. Geringfügige Verformungen können zurecht gebogen werden.

Falls Pinzetten nicht mehr parallel schließen, d.h. eine oder beide Maulflächen sind durch unsachgemäßen Gebrauch oder durch

Fallenlassen an der Spitze seitlich aus der Grundlinie verbogen worden, so kann man sie ebenfalls sorgfältig gerade biegen.

Pinzetten mit teilweise ausgebrochenen Hartmetalleinsätzen können nur durch die Herstellerfirma repariert werden. Die Beschädigung entsteht meist durch Fallenlassen.

Ein abgebrochener Zahn bei chirurgischen Pinzetten beruht sehr oft auf einem Materialfehler oder einem Fehler beim Härten, teilweise kann sie jedoch auch durch unsachgemäßen Gebrauch verursacht sein. Eine Reparatur ist nicht möglich.

Wenn die Federkraft der Pinzette nachlässt, so ist dies entweder eine normale Ermüdungserscheinung aufgrund eines sehr häufigen Einsatzes oder ein Material- bzw. Härtefehler.

Merkpunkt

Auf eine gute Reinigung der Riefen ist zu achten. Besonders wichtig sind bei chirurgischen Pinzetten einwandfreie Zähne. Pinzetten sind für jede Sterilisationsart geeignet.

Arterienklemmen

Klemmen werden in verschiedenen Formen und zu unterschiedlichen Zwecken eingesetzt. Größe und Form der Klemmen sind dem jeweiligen Einsatzzweck angepasst. Das Maulprofil darf jedoch in keinem Fall scharfe Kanten oder Grate aufweisen, welche Verletzungen hervorrufen könnten. Je nach Einsatzzweck sind die Maulinnenseiten mit breiten, schmalen oder speziell profilierten Rillen ausgestattet. Eine grobe Einteilung unterscheidet zwei Arten von Arterienklemmen: Péanklemmen und Kocherklemmen.

Péanklemmen, sogenannte «anatomische» Klemmen, haben geriefte Maulflächen und besitzen im Gegensatz zu Kocherklemmen keinen Zahn an der Spitze. Eine weitere Unterteilung wird in der Regel über die Form der Klemmen – gebogen oder gerade – vorgenommen. Fast alle Arterienklemmen weisen eine Rastersperre auf. Sie gewährleistet einerseits, dass das Instrument sicher sitzt und das einmal erfasste Gewebe nicht wegrutschen kann, andererseits wird ein versehentliches Öffnen verhindert.

Definition

Péanklemmen («anatomische» Klemmen) haben geriefte Maulflächen und besitzen im Gegensatz zu Kocherklemmen keinen Zahn an der Spitze.

Abbildung 4

Péan-Klemme, gerade oder gebogen

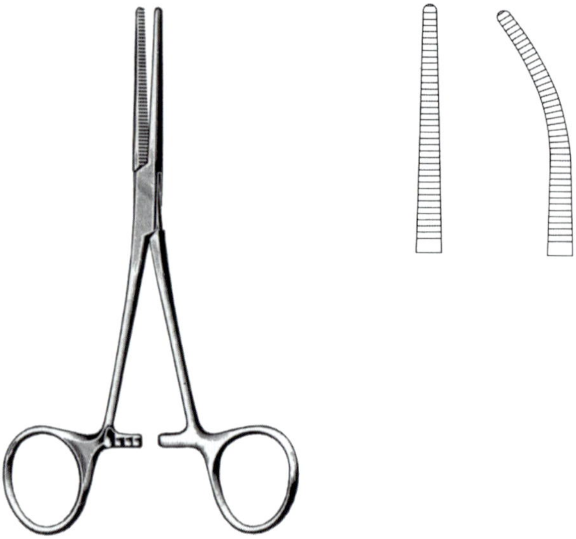

Merkpunkt

Die gebräuchlichsten Klemmen sind anatomische Péan-Klemmen zur Blutstillung oder zum Klemmen und Halten von Fäden sowie die chirurgische Kocherklemme zum groben Fassen von Gewebe.

Funktionsstörungen und deren Behebung

Arterienklemmen – meist handelt es sich um feine Modelle – schließen manchmal nicht mehr exakt an der Maulspitze. Dies rührt in der Regel von unsachgemäßem Einsatz her, z.B. durch Verwendung von feinen Klemmen als Schlauchklemme oder bei der Verwendung von Arterienklemmen als Halteinstrument oder Haltezange. Nur geringfügige Verformungen können teilweise vom Fachmann zurechtgebogen werden.

Arterienklemmen, welche nicht mehr parallel schließen, das heißt eine oder beide Maulflächen sind durch unsachgemäßen Gebrauch an der Spitze aus der Grundlinie verbogen worden, können ebenfalls teilweise vom Fachmann zurechtgebogen werden.

Sollten Risse im Schluss auftreten, so kann es sich um einen Materialfehler oder um einen Fertigungsfehler handeln, meist durch falsches Härten. Risse im Schluss können auch durch Lochkorrosion verursacht werden. Ein weiterer Grund ist das unsachgemäße Anwenden der Klemme. Risse im Schluss kön-

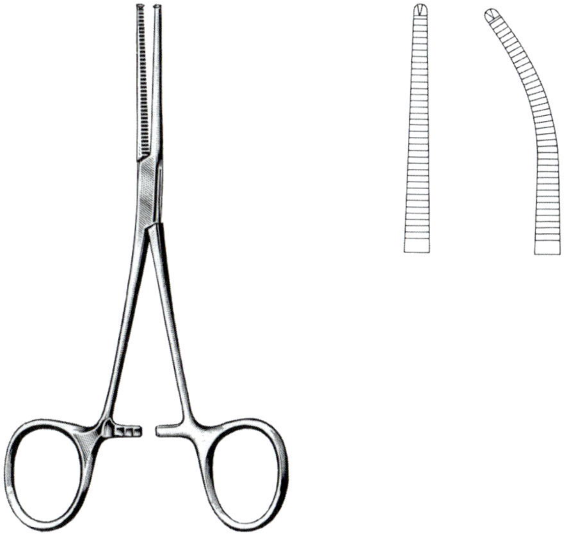

Abbildung 5

Kocher-Klemme, gerade oder gebogen

nen nicht repariert werden. Diese Instrumente sind als defekt auszusondern.

Wenn die Klemmen aufspringen, sind entweder die Rastersperren oder die Stangen des Instrumentes verbogen. Bei übergroßer Belastung, meist bei falschem Einsatz oder bei unqualifiziertem, gewaltsamem Öffnen der Klemme können solche Verformungen auftreten. Eine weitere Ursache für das Verbiegen der Rastersperre, bzw. der Stangen kann im unsachgemäßen Abwerfen der Instrumente oder bei großer Belastung durch sehr schwere Instrumente beim Transport liegen.

Arterienklemmen müssen im geöffneten Zustand gereinigt werden. Vor der Sterilisation, also beim Zusammenstellen und Packen des Operationssiebes kann die Rastersperre um einen Zahn geschlossen werden. Damit wird vermieden, dass die Instrumente während der Sterilisation (Erhöhung der Temperatur auf 134°C) unter Spannung stehen und Spannungsrisse im Schluss auftreten. Empfehlenswert ist es aber, die Instrumente zur Sterilisation im geöffneten Zustand zu belassen.

! Merkpunkt

Arterienklemmen müssen immer in offenem Zustand gereinigt und sterilisiert werden.

Präparierklemmen

Definition

Präparierklemmen sind den Arterienklemmen sehr ähnlich und dienen dem Operateur zum Abklemmen, zum Präparieren von Gewebe beim Vordringen in tiefere Operationsschichten und zum Unterbinden von noch nicht durchtrennten Gefäßen im tiefen Operationsfeld.

Für Präperierklemmen ist ausschlaggebend, dass weder im geöffneten noch im geschlossenen Zustand irgendwelche scharfe Kanten am Maul vorhanden sind, die zu Verletzungen an den empfindlichen Gefässen führen könnten. Sie weisen im Gegensatz zu Arterienklemmen nie Zähne an der Maulspitze auf und sind immer aufgebogen.

In Bezug auf Funktionsstörungen und deren Behebung verhalten sich Präparier- und Ligaturklemmen nicht anders als die vorher beschriebenen Arterienklemmen.

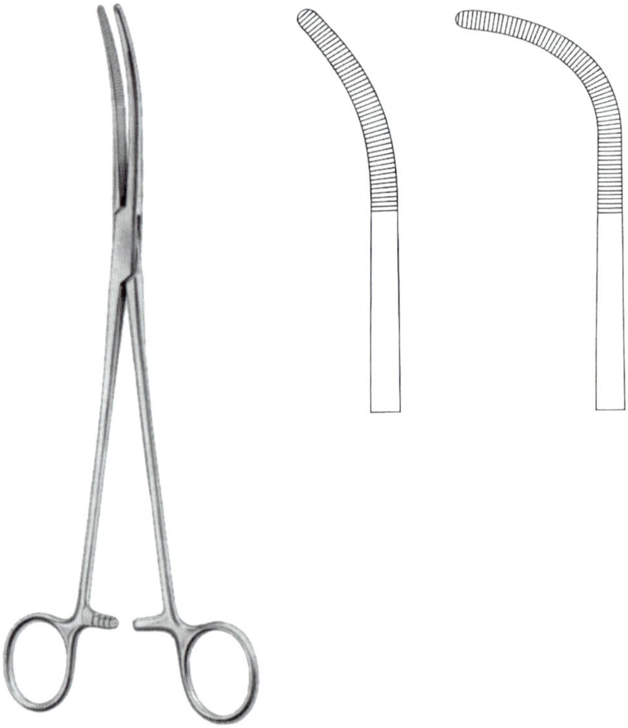

Abbildung 6

Präparier- und Ligaturklemme nach Overholt-Geissendörfer: Rumel mit leichter und starker Rundung.

Nadelhalter

Zum Wundverschluss und zum Zusammenfügen durchtrennter Organe und Gewebe werden auf den jeweiligen Einsatzzweck abgestimmte Nahtmaterialien verwendet. Im Gegensatz zur Naht im Haushalt kann jedoch im chirurgischen Umfeld nicht direkt mit dem Finger gearbeitet werden. Somit ersetzt bzw. verlängert der Nadelhalter Daumen und Zeigefinger des Operateurs. Dabei müssen fünf Funktionen gewährleistet sein: Fassen der Nadel im Nadelhaltermaul, Durchführen der Nadel durch das Gewebe, Loslassen der Nadel, erneutes Fassen auf der Nadel auf der gegenüberliegenden Gewebeseite und schließlich das Durchziehen der Nadel mit dem Nahtmaterial. Unter Umständen wird der Nadelhalter anschließend noch zum Knüpfen der Naht verwendet.

Bis auf wenige Ausnahmen weisen Nadelhalter eine Rastersperre auf, die besonders beim Anreichen und Nachfassen des bestückten Nadelhalters eine wichtige Rolle spielt. Im Wesentlichen gibt es zwei Formen von Nadelhaltern: sogenannte Hegar-Modelle mit Griff-Ringen ähnlich wie Scheren und Nadelhalter mit Branchen, die sogenannten Mathieu-Modelle.

Merkpunkt

Die Kennzeichnung der Instrumente mit Hartmetalleinlagen sind die vergoldeten Branchenenden und Ringe.

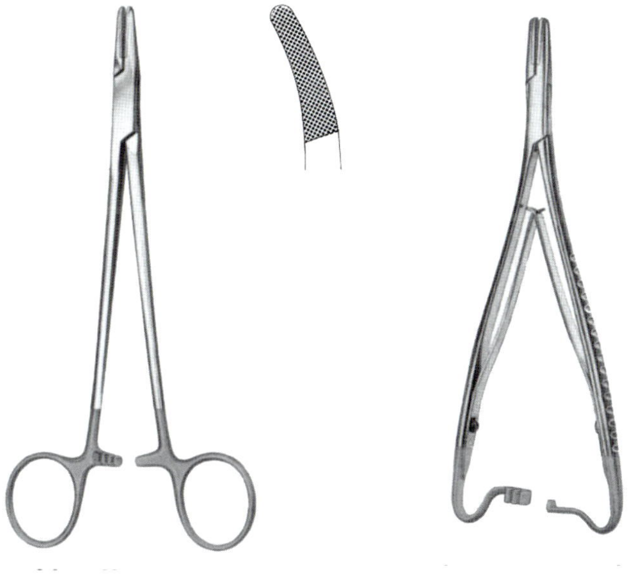

Abbildung 7

Mayo-Hegar Nadelhalter (links), gerade oder gebogen

Mathieu Nadelhalter (rechts)

Funktionsstörungen und deren Behebung

Die Maulbacken der Nadelhalter unterliegen durch das feste Fassen der scharfkantigen chirurgischen Nadeln einer großen Belastung. Dadurch wird das Profil abgenutzt und der Nadelhalter fasst nicht mehr exakt. Hierbei handelt es sich um normalen Verschleiß.

Durch den Fachmann können die alten und abgenützten Hartmetallbacken entfernt und durch neue Hartmetallbacken ersetzt werden. Dadurch ist der Nadelhalter wieder funktionsfähig.

Risse im Schluss können auch durch Lochkorrosion verursacht werden, oder es kann sich um einen Materialfehler oder um einen Fertigungsfehler – meist durch falsches Härten – handeln. Ein weiterer Grund für diesen Defekt ist das unsachgemäße Anwenden der Nadelhalter z.B. durch Einsetzen von zu dicken Nadeln in einen zarten Nadelhalter.

Nadelhalter mit Rissen im Schluss sind als defekte Instrumente auszusondern.

> **Hinweis**
>
> *Es ist darauf zu achten, dass die Größe des Nadelhalters auf die Größe der chirurgischen Nadel abgestimmt ist. Feine Nadelhalter werden beim Fassen von großen und groben Nadeln Schaden leiden.*

Wenn die Nadelhalter aufspringen sind entweder die Rastersperren oder die Stangen bzw. Branchen des Instrumentes verbogen. Bei übermäßiger Belastung, meist bei falschem Einsatz, oder bei unqualifiziertem, gewaltsamen Öffnen des Nadelhalters können diese Verformungen auftreten. Eine weitere Ursache für das Verbiegen des Instrumentes kann speziell bei zarten Modellen im unsachgemäßen Abwerfen der Instrumente oder bei großer Belastung durch sehr schwere Instrumente beim Transport liegen.

Geringfügige Verformungen können vom Fachmann behoben werden. Auf keinen Fall aber darf die Elastizität der Stangen unter der Aufarbeitung leiden. Ebenfalls muss auf das absolut sichere Schließen der Nadelhalter geachtet werden. Bei der Kontrolle des reparierten Instrumentes ist zu beachten, dass die Nadelhalter nicht nur exakt und sicher im theoretischen Zustand schließen, sondern dass das Instrument auch bei gefasster Nadel diese absolut sicher und verrückungsfrei hält und führt.

Nadelhalter müssen in geöffnetem Zustand gereinigt werden. Vor der Sterilisation, also beim Zusammenstellen und Packen des Operationssiebs darf die Rastersperre nur einen Zahn geschlossen werden. Damit kann vermieden werden, dass die Instrumente während der Sterilisation (Erhöhung der Temperatur auf 134°C) unter Spannung stehen und Spannungsrisse im Schluss auftreten.

Merkpunkt

Nadelhalter müssen in geöffnetem Zustand gereinigt werden. Vor der Sterilisation, also beim Zusammenstellen und Packen des Operationssiebs darf die Rastersperre nur einen Zahn geschlossen werden.

Der Schluss muss immer mit einem Gleitmittel (Spray ohne Silicon) oder mit Pflegemilch im Reinigungs- und Desinfektionsautomaten gepflegt werden. Dies gilt für alle mehrteiligen Instrumente sowie für solche mit Gelenken.

Wundhaken und ähnliche Instrumente

Diese Art von Instrumenten dient zum Offenhalten von Wunden während der Operation, so dass der Operateur ohne Beeinträchtigung eine freie Sicht auf das eigentliche Operationsfeld hat. Sie sind in Design und Grösse auf die jeweiligen anatomischen Verhältnisse abgestimmt, was wiederum bedeutet, dass sie unter Umständen während des Eingriffs ausgetauscht werden müssen.

Definition

Wundhaken sind einteilige Instrumente, die während des Eingriffes von einem Assistenten gehalten werden und dem Zurückhalten der Wundränder oder Organe dienen. Sie können sowohl Zinken haben als auch in glatter Blattform ausgeführt sein.

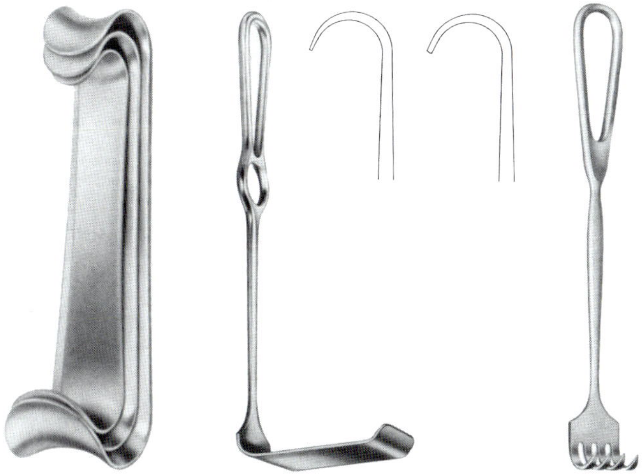

Abbildung 8

Roux-Hakensatz (links), Kocher-Haken (mitte) und Martin-Haken (rechts), in scharfer und stumpfer Ausführung.

Wundspreizer sind mehrteilige Instrumente, bei denen das Spreizen der Zähne meist durch Zusammendrücken der Griff-Ringe erfolgt. Das Offenhalten wird während der Operation durch Einrasten der Sperre erreicht. Somit sind Wundspreizer selbsthaltende Instrumente, die häufig im flachen Operationsfeld eingesetzt werden. Entsprechend der Größe des Operationsgebietes werden auch die Wundspreizer in verschiedenen Größen (ca. 12-20 cm) angefertigt, sie können mit stumpfen oder scharfen Zinken ausgestattet sein.

Abbildung 9

Mollison Wundsperrer scharf und stumpf

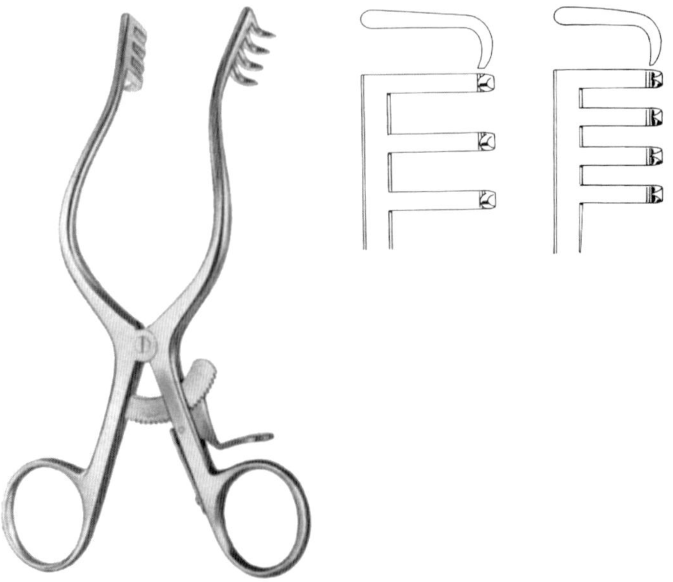

Bauchdeckenhalter sind ebenfalls mehrteilige Instrumente, die jedoch in ihren Dimensionen erheblich größer sind als Wundspreizer. Außerdem weisen sie anstelle der Zinken glatte Blätter (Valven) auf.

In ihrer einfachsten Bauform sind sie ebenfalls mit Rastersperren ausgestattet. Sie können jedoch ebenso als Halter mit Rahmen oder mit Stangenführung gearbeitet sein.

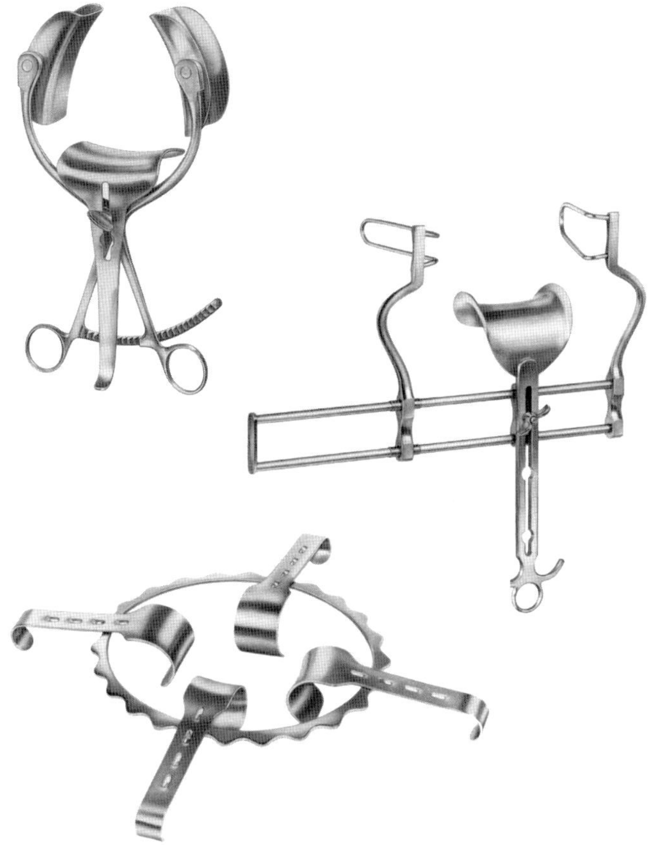

Abbildung 10

Collin Wechselhaken (oben)

Balfour Bauchdeckenhalter (mitte)

Denis-Browne Bauchdeckenhalter (unten)

Funktionsstörungen / -behebung und Pflege

Wundhaken und -spreizer sowie Bauchdeckenhaken, -spreizer und -halter sind in der Regel robuste Instrumente, die beim normalen Gebrauch relativ selten Defekte erleiden. Die nachfolgend beschriebenen Funktionsbeeinträchtigungen können allerdings vorkommen und auch behoben werden.

Wundhaken weisen verbogene Zähne (Zinken) auf: Bei schlanken und zarten Modellen entsteht dieser Defekt meist dadurch, dass bei der Lagerung oder beim Transport zu schwere Instrumente auf den feinen Wundhaken abgelegt oder während der Operation

Merkpunkt

Auf sorgfältige Reinigung der Gelenkteile und vor allen Dingen der Zwischenräume zwischen den Zähnen ist zu achten.

Wund- und Bauchdeckenspreizer sind für jede Sterilisationsart geeignet.

abgeworfen werden. Verformungen können oft durch den Fachmann gerichtet, d.h. in die ursprüngliche Form gebogen werden.

Wundhaken mit verbogenem Schaft entstehen bei schlanken und feinen Modellen manchmal durch die Verwendung dieser Instrumente als Hebelinstrumente oder durch Druck von schweren Instrumenten auf diese Haken. Verformungen können oft durch den Fachmann gerichtet, d.h. in die ursprüngliche Form gebogen werden. Vorsicht: Stark gebogene Wundhakenschäfte können beim Geradebiegen brechen!

Wundspreizer und Bauchdeckenspreizer weisen hin und wieder abgenützte Zähne an der Sperre auf. Dies sind Verschleißerscheinungen bei sehr häufig und über lange Jahre hinweg eingesetzten Instrumenten. Rasterzähne können bis zu einem gewissen Grad der Abnutzung durch den Fachmann repariert, d.h. neu eingefeilt werden.

Hin und wieder sind die Einhängehaken der Bauchdeckenhalter verbogen. Dieser Defekt entsteht meist dadurch, dass bei der Lagerung oder beim Transport zu schwere Instrumente auf den feinen Wundhaken abgelegt oder während der Operation abgeworfen werden. Manchmal werden die Haken auch unsachgemäß vom Rahmen abgenommen. Verformungen können oft durch den Fachmann gerichtet, d.h. in die ursprüngliche Form gebogen werden.

Wund- und Bauchdeckenspreizer-Gelenke sind manchmal zu schwergängig. Hier ist auf eine ausreichende Benetzung der Gelenke mit Instrumentenpflegemilch (in der Spülmaschine) oder durch das Aufsprayen von bewährtem Pflegespray per Hand (kein Silikon!) zu achten. Eine weitere Verschleißerscheinung bei häufig gebrauchten Instrumenten besteht darin, dass die Gelenkteile zuviel Spiel haben. Die Schrauben der Gelenkteile können dann vom Fachmann nachgezogen und vernietet werden

Für die meisten Zwecke genügt eine begrenzte Zahl von Standardinstrumenten. Die korrekte Handhabung ist hierbei von großer Wichtigkeit.

Wichtig bei der Behandlung von fabrikneuem Instrumentarium ist, dass neue Instrumente auf eventuelle Schäden überprüft und vor dem Ersteinsatz gereinigt werden. Die Reinigung erfolgt maschinell / mechanisch.

Instrumentenkreislauf

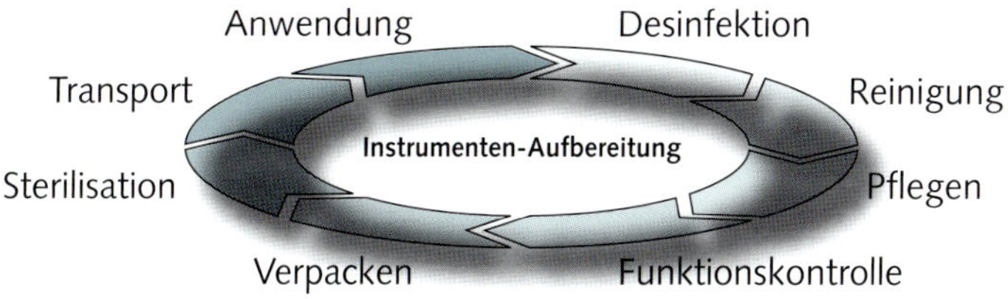

Abbildung 11

Aufbereitungskreislauf für Instrumente

Bei unsachgemäßem Einsatz der Instrumente entstehen zahlreiche Gefahren. Nur durch das Verständnis für die Besonderheiten des Materials und den richtigen Umgang wird eine langfristige, problemlose Anwendung von Edelstahlinstrumenten ermöglicht.

Die Fähigkeit der Passivschicht, sich nach einer chemisch oder mechanisch bedingten Zerstörung selbst zu regenerieren, macht die Korrosionsbeständigkeit des Instrumentes aus.

Zu einer Zerstörung der Passivschicht im Klinikeinsatz kann es unter folgenden Bedingungen kommen:

- Kontakt mit Säuren (Salzsäure, Essigsäure)
- zu langer Kontakt mit chlorhaltiger Lösung (Kochsalzlösung, Ringerlösung)
- Kontakt mit artfremden metallischen Werkstoffen
- lokale Zerstörung durch zu hohe mechanische Beanspruchungen (Spannungen)
- zu starke lokale Reibung

! Merkpunkt

Instrumente darf man wegen der Korrosionsgefahr durch Dämpfe nicht in Schränken aufbewahren, in denen Chemikalien gelagert werden.

Merkpunkt

Instrumente sollen ausschließlich für den Zweck verwendet werden, für den sie hergestellt wurden.

Sperren sind während des Reinigungsvorganges zu öffnen und zum Sterilisieren nur im ersten Raster zu schließen.

Ablegen der Instrumente in NaCl oder Ringerlösung führt zu Lochfraß.

Dazu kommen im Sterilisationsbetrieb noch weitere Korrosionsursachen:

- Verwendung aggressiver Reinigungsmittel
- zu hohe Dosierung des Instrumentendesinfektionsmittels
- zu lange auf dem Instrument bleibende Verschmutzungen
- verunreinigter Sterilisationsdampf
- Kontakt mit rostigem Instrumentarium während der Sterilisation

Als Vorsichtsmaßnahme müssen Rückstände auf den Instrumenten während des OP entfernt werden, um ein Eintrocknen zu verhindern (Blut, Desinfektionsmittel).

Im Anschluss an die Operation sollen Instrumente möglichst unmittelbar nach dem Gebrauch desinfiziert und gereinigt werden. Die Verunreinigungen dürfen nicht an den Instrumenten antrocknen. Sie müssen soweit wie möglich in ihre Einzelteile zerlegt werden, damit alle Oberflächen gereinigt und desinfiziert werden können.

Durch eine hohe Schmutzbelastung steigt die Korrosionsgefahr und es kann eine Abnahme der Desinfektionswirkung eintreten. Genauso steigt die Korrosionsgefahr bei einer Konzentrationserhöhung der Desinfektionslösung durch Verdunsten.

Funktionsgerechter Einsatz der Instrumente im OP

Chirurgische Instrumente werden häufig nicht dem vorgesehenen Verwendungszweck entsprechend eingesetzt. Dadurch kann es zur Zerstörung eines hochwertigen Produkts kommen, das daraufhin für einen funktionsgerechten Einsatz nicht mehr verwendbar ist.

Ebenso können Instrumente durch einen unsachgemäßen Abwurf beschädigt werden. Davon betroffen sind vor allem Hartmetallspitzen von Nadelhaltern, Pinzetten und Scheren sowie feine, kleine Klemmen, Mikroinstrumente und MIC-Instrumente.

Entsorgung der Instrumente

Bei einer Trockenentsorgung sind die Instrumente unverzüglich maschinell aufzubereiten, um Inkrustierungen zu vermeiden. Gelenkinstrumente müssen geöffnet sein, um eine effektive Reinigung zu gewährleisten.

Bei der Nassentsorgung werden die Instrumente in eine kombinierte Desinfektions- und Reinigungslösung eingelegt.

Merkpunkt

Lange Wartezeiten sind wegen der Korrosionsgefahr bei beiden Entsorgungs-Methoden unbedingt zu vermeiden.

Reinigung und Desinfektion

Es ist darauf zu achten, dass täglich frisch angesetzte Desinfektions- und Reinigungslösungen eingesetzt werden. Bei längerer Verwendung der Lösungen können folgende Probleme entstehen:

- Korrosionsgefahr durch Schmutzbelastung
- Korrosionsgefahr bei Konzentrationserhöhung durch Verdunsten
- Abnahme der Desinfektionswirkung durch die Schmutzbelastung

Beim Verwenden von pulverförmigen Reinigungs- und Desinfektionsmitteln ist darauf zu achten, dass das Pulver vollständig aufgelöst ist.

Nach der Desinfektion und Reinigung muss man ausreichend mit frischem Wasser nachspülen. Um Wasserflecken zu vermeiden, sollte mit voll entsalztem Wasser nachgespült werden.

Die Instrumente müssen sofort getrocknet werden. Wird zum Trocknen Druckluft verwendet, muss diese filtriert sein.

Merkpunkt

Mikroinstrumente sind empfindlich gegen mechanische Beschädigungen. Hauptsächliche Ursachen dafür sind:

- *Metallbürsten*
- *Scheuermittel*
- *Kraftanwendung*
- *Abwerfen*

Maschinelle Reinigung

Die maschinelle Reinigung erfolgt vorzugsweise thermisch durch eine Zeiteinwirkung von 10 min. bei 93°C. Bei der maschinellen Reinigung sind folgende Punkte besonders zu beachten:

- Die Beladung von Sieben und Maschine muss spülgerecht erfolgen;
- Sortieren der Instrumente:
    - stumpfe Instrumente
    - verletzende Instrumente
    - Hohlkörper
    - Schalen
    - HF Kabel (nicht zu eng rollen)
- Siebschalen dürfen nicht überladen sein.
- Gelenkinstrumente müssen geöffnet sein.
- Instrumente mit Hohlräumen (Schäfte etc.) müssen auch innen vollständig gespült werden.
- Instrumente müssen entsprechend ihrer mechanischen Empfindlichkeit abgelegt bzw. gelagert werden.
- Spülschäden vermeiden. Es ist darauf zu achten, dass nicht zu viele Instrumente übereinander liegen.

Farbeloxierte Aluminiumteile können beim Einsatz maschineller Reinigung ihre Farbe verlieren.

! Merkpunkt

Wegen der Gefahr einer Rostübertragung auf andere Instrumente, dürfen keine nicht spülmaschinenfeste Instrumente und Skalpellklingen in die Spülmaschine gegeben werden.

Ultraschall

Ultraschall ist speziell zur Reinigung von Instrumenten aus Edelstahl geeignet. Mechanisch empfindliche Instrumente aus der Mikrochirurgie können mit Ultraschall-Unterstützung schonend und gründlich gereinigt werden.

Die Ultraschallbehandlung wird eingesetzt als effektive mechanische Unterstützung bei manuellen Reinigungsprozessen und zur Vorbehandlung von Instrumenten mit angetrockneten Verschmutzungen vor der maschinellen Reinigung und Desinfektion

Die Wirkung des Ultraschalls wird optimal genutzt, wenn dem Wasser ein geeignetes Reinigungsmittel zugesetzt wird. Beim Einsatz von Desinfektions- und Reinigungsmittel müssen Konzentration, Temperatur und Beschallungszeit aufeinander abgestimmt sein. Das Becken soll mit Warmwasser bei Temperaturen über 40°C gefüllt sein.

Bei ordnungsgemäßer Anwendung eines geeigneten Mittels tritt auch bei höheren Temperaturen keine Eiweißkoagulation ein.

Dabei ist unbedingt zu beachten:

- Gelenkinstrumente, Scheren sollten im geöffneten Zustand behandelt werden.
- Eine zu hohe Schmutzbelastung im Ultraschallbecken beeinträchtigt die Wirkung und die Korrosionsgefahr wird gefördert.
- Die Instrumente müssen vollständig in die Reinigungslösung eingetaucht werden.
- Instrumente in Drahtsiebschalen sind in das Ultraschallbad einzutauchen.
- Achtung: Siebschalen nicht überladen!
- Die Beschallungszeit beträgt ca. 3 Min. bei einer von Frequenz 35 kHz.

Pflege und Funktionskontrolle der Instrumente

Zunächst muss man die Instrumente auf Raumtemperatur abkühlen lassen. Um eine Reibkorrosion zu vermeiden, sollten Instrumente am Gelenk oder Schluss (Klemmen, Scheren, etc.) mit dampfsterilisierbarem Pflegemittel auf Basis von Paraffinöl behandelt werden. Durch mehrmaliges Öffnen und Schließen kann man dabei das Öl regelmäßig verteilen.

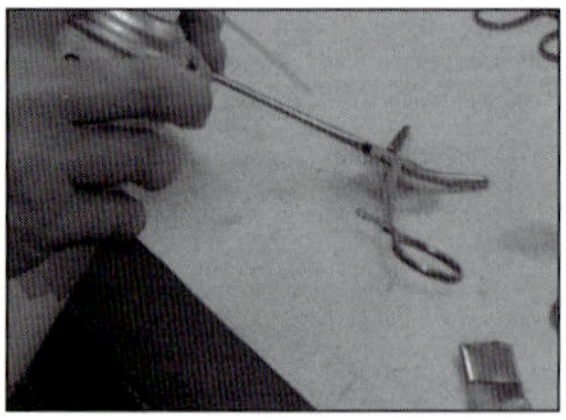

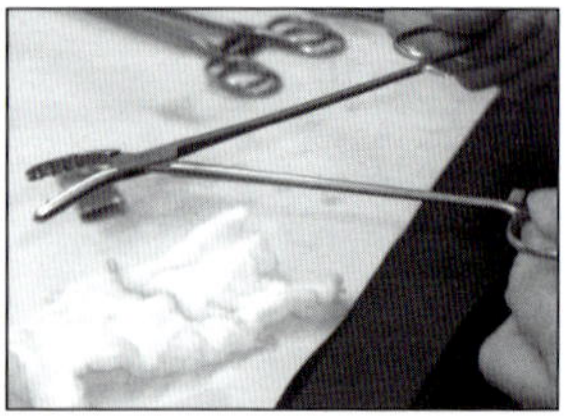

Abbildungen 12 und 13

Behandlung der Instrumente mit sterilisierbarem Pflegemittel und gleichmäßiges Verteilen durch mehrmaliges Öffnen und Schließen.

Anschließend werden die Instrumente kontrolliert. Dabei achtet man speziell auf Verunreinigungen der Riefungen bei Klemmen und im Schlussteil, auf Abnutzungserscheinungen bei Nadelhaltern und Scheren sowie auf Beschädigungen, wie abgebrochene Spitzen bei Klemmen oder verbogene Maulteile und generell auf Spannungsrisse in den Instrumenten.

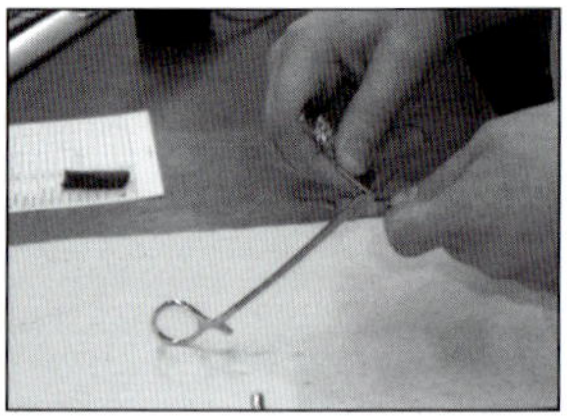

Abbildung 14

Kontrollieren der Instrumente auf Verunreinigung, Abnutzung, Beschädigung und Spannungsrisse.

Außerdem werden die Instrumente auf ihre Funktionsfähigkeit hin überprüft. Bei Scheren wird die Schneidfähigkeit untersucht. Zwei Drittel der Schneidelänge müssen einen ununterbrochenen Schnitt ergeben. Das Material muss glatt durchgeschnitten werden und darf nicht ausreißen.

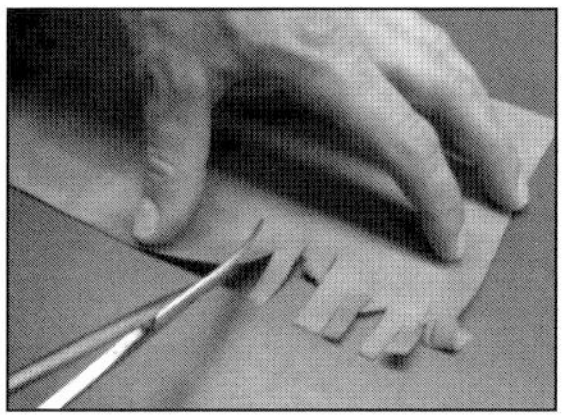

Abbildung 15

Prüfen der Scheren auf Schneidfähigkeit; ⅔ der Schneidenlänge müssen glatt durchschnitten werden.

Als Prüfmedium verwendet man für

Standardscheren:	rotes Theraband oder mittleren Stoff
Feine Scheren:	gelbes Theraband oder feinen Stoff
Mikroscheren:	gelbes Theraband, angefeuchtetes Seidenpapier oder Watte

Knochensplitterzangen, Hohlmeißelzangen und Laminektomiestanzen werden an Karton mit Stärke 0.4 mm oder 0.8 mm geprüft.

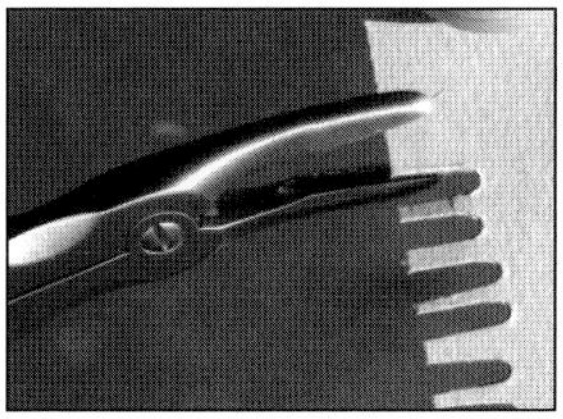

Abbildung 16

Überprüfen von Knochensplitterzangen, Hohlmeißelzangen und Laminektomiestanzen.

Bei Pinzetten erfolgt zunächst eine Sichtkontrolle. Maulteile schließen sich federnd, beginnend an der Maulspitze. Pinzetten mit Zähnen dürfen nicht haken; es dürfen keine Zähne fehlen. Pinzetten mit Führungsstift dürfen nicht klemmen.

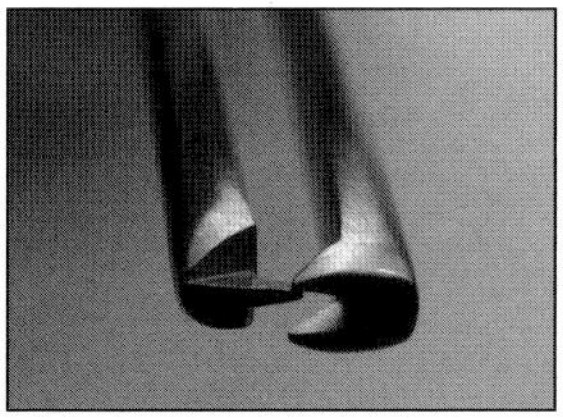

Abbildung 17

Sichtkontrolle bei Pinzetten

Atraumatische Klemmen werden mit Seidenpapier auf ihre Funktionsfähigkeit geprüft. Das Papier darf in geschlossenem Zustand nicht perforiert werden.

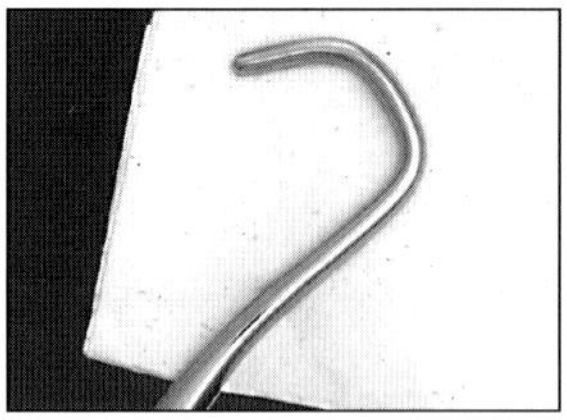

Abbildung 18

Funktionskontrolle bei atraumatischen Klemmen

Bohrmaschinen sind nach jedem Gebrauch in gereinigtem Zustand zu ölen. Sie dürfen nicht in der Waschmaschine gereinigt und nicht in Flüssigkeiten eingetaucht werden. Vor dem Reinigen sind alle Aufsätze und Instrumente zu entfernen. Man wischt die Bohrmaschine mit Desinfektionsmittel ab und reinigt nach vorgeschriebener Einwirkzeit die desinfizierte Maschine unter fließendem Wasser:

- Schnellverschlüsse mehrmals hin- und herbewegen und reinigen,
- Bohrfutter zum Reinigen aufdrehen,
- darauf achten, dass kein Wasser in den Lufteinlass der Bohrmaschine gelangt,
- Maschine und Zubehör mit einem Tuch trocknen.

Bohrmaschinen müssen nach jedem Gebrauch nach dem folgenden Vorgehen geölt werden.

- ca. 5 Tropfen Öl (Spezialöl für Bohrmaschinen) in den Luftanschluss der Maschine geben;
- Maschine an einen Einfachluftschlauch anschließen;
- Schlauchkupplung mit einem Tuch umwickeln, um das austretende Öl aufzufangen;
- Maschine ca. 20 Sek. laufen lassen, bis kein Öl mehr austritt. Bei sichtbarer Verschmutzung des Öls Vorgang wiederholen.

Schnellkupplungen von Bohrmaschinen und Aufsätzen sollten einmal pro Woche leicht geölt werden. Einmal im Monat sollten die Maschinen mit 15 Tropfen Öl geölt werden.

Materialprüfung

Chirurgische Instrumente in einwandfreiem Zustand dürfen nicht mit Instrumenten mit beschädigter Oberfläche zusammengepackt werden. Speziell Instrumente aus Altbeständen mit abgeplatzter Chorm- oder Nickelschicht können zu Verfärbungen oder Korrosion von Edelstahlinstrumentarium führen. Es ist daher zu empfehlen, derartige Instrumente auszusondern oder getrennt zu verpacken.

Instrumente, die zur Reparatur gegeben werden, müssen aus hygienischen Gründen komplett aufbereitet werden (Dekontamination, Waschen, Sterilisieren).

Fleckige Instrumente sind die Folge von Mängeln in der Aufbereitung. Da Verfleckungen üblicherweise bei der Prüfung erkannt werden, ist die Ursache an dieser Stelle behandelt. Ursachen dieser Verfleckungen können u.a. sein:

- unzureichende maschinelle oder manuelle Reinigung,
- ungeeignete Reinigungs-, Desinfektions- und Pflegemittel,
- Nichteinhalten der Dosiervorschriften von Reinigungs-, Desinfektions- und Pflegemitteln,
- Rückstände von Reinigungs-, Desinfektions- und Pflegemitteln (Verschleppung),
- Einflüsse aus dem Wasser, z.B. durch Fremdionen wie Eisen oder Silikat,
- wasserlösliche Rückstände,
- Rückstände im Sterilisierdampf,
- Rückstände von Arzneimitteln,
- Verfahrensfehler (z.B. die unterlassene Reinigung fabrikneuer chirurgischer Instrumente vor der Sterilisation).

Zur Vermeidung von bleibenden Schäden müssen Instrumente mit Oberflächenrückständen einer Sonderbehandlung unterzogen werden.

Liste von möglichen Instrumentenfehlern

- nur teilweise poliert, Rohwarenoberfläche sichtbar
- Krater, Brauen, scharfe Kanten, Riefen ungleichmäßig poliert oder geglänzt
- Teilstriche Hammerschläge, Schleifstriche
- Nieten stark sichtbar
- Niete nicht komplett vernietet / Niete nicht mittig
- Schluss zu schwer, klemmt, kratzt
- Schluss muss entgrätet sein, aber nicht zu stark
- Schluss nicht gleichmäßig stark
- Schluss klemmt
- ungleiche Maulteile
- Kanten am Maul nicht oder mangelhaft abgerundet
- Maul nicht gerichtet
- Spitze nicht korrekt gerundet
- Zähne passen nicht
- beschädigte Zähne
- ungleiche Zähne
- falsch gerichtet, Stellung Maul und Sperre liegen gleichzeitig an
- Sperren nicht gerichtet
- Instrument schließt nicht in der letzten Sperre
- Sperren zu scharf
- Sperren schliessen nicht glatt
- Sperren öffnen nicht glatt
- ungleiche Branchen und Maulteile
- ungleiche Ringe
- Flächen auf den Ringen müssen feinkörnig poliert sein
- Schneiden weisen Scharten oder Brauen auf

Chirurgische Instrumente sind langlebige Gebrauchsgüter. Sie stellen einen bedeutenden Wert dar, den es zu erhalten gilt. Die Erfahrung zeigt, dass dies bei fachgerechter und laufender Pflege, richtiger Behandlung und sachgemäßem Einsatz über viele Jahre möglich ist.

Instrumentenpflege: Das Wichtigste in Kürze

1. Fabrikneue Instrumente vor der ersten Sterilisation reinigen.
2. Bedienungsanweisungen genau einhalten.
3. Dosierung, Einwirkzeit und -temperatur sind bei der Desinfektion und Reinigung unbedingt einzuhalten.
4. Gebrauchte Instrumente so schnell als möglich aufbereiten.
5. Gelenkinstrumente vor dem Aufbereiten öffnen.
6. Instrumente zur Aufbereitung soweit wie möglich zerlegen.
7. Reinigungsgerechtes Zubehör verwenden.
8. Spülmaschinen und Ultraschallanlagen nicht überladen. Spül- oder Schallschatten vermeiden.
9. Für die manuelle Reinigung nie Metallbürsten oder Metallschwämme verwenden.
10. Nach der Reinigung sorgfältig spülen. Möglichst vollentsalztes Wasser verwenden.
11. Nach dem Spülen ausreichend trocknen.
12. Abgenutzte, korrodierte, deformierte, poröse oder anderweitig beschädigte Instrumente aussortieren.
13. Aus hygienischen Gründen muss man Instrumente, die zur Reparatur eingesandt werden, komplett aufbereiten.
14. Gelenkinstrumente bei jeder Aufbereitung mit einem Pflegemittel auf Basis von Paraffinöl behandeln (gilt nicht für flexible Endoskope und Zubehör).
15. Funktionsprüfung in zusammengebautem Zustand durchführen.
16. Instrumente mit Rastensperre vor der Sterilisation nur im ersten Zahn schliessen.

Merkpunkt

Sterilisation ist niemals ein Ersatz für Sauberkeit!

Fachgerechte Pflege, korrekte Behandlung und sachgemäßer Einsatz garantieren dagegen eine lange Einsatzzeit und senken damit die Betriebskosten.

7. Kapitel

Verpackung

Dagmar Pera
Christian Wolf

Allgemeine Gedanken zur Verpackung

Einpacken, Verpacken nimmt einen sehr großen Teil der Arbeitszeit in einer ZSVA ein. Es lohnt deshalb, sich einige allgemeingültige Gedanken zur Verpackung zu machen. Verpackung schützt und kennzeichnet ihren Inhalt oder lässt dessen weitere Verarbeitung zu. Nicht von ungefähr hat die industrielle Produktion bereits vor ein paar tausend Jahren mit der Fertigung von Verpackungen begonnen. Die ersten Verpackungsprodukte waren Tontöpfe mit dem Zweck, darin Dinge zu transportieren oder zu lagern.

Zweck einer Verpackung

Eine Verpackung ist etwas ganz Alltägliches, und wir werden sehr häufig mit Verpackungen aller Art konfrontiert. Eine unserer ersten Handlungen am Morgen, noch bevor wir das Haus verlassen: Wir verpacken uns, d.h. wir kleiden uns an. Gerade die Mode ist ein sehr eindrückliches Beispiel dafür, wie viele Bedingungen eine Verpackung erfüllen muss, und wie verschieden die Ansprüche sind, die an sie gestellt werden können. Der Inhalt bestimmt also die Art der Verpackung, aber die Verpackung kann auch den Inhalt beeinflussen.

Der Künstler Christo hat große Objekte, ja ganze Landschaften eingepackt und damit Kunstwerke geschaffen. Bei vielen Produkten ist die Verpackung ebenso wichtig oder gar noch wichtiger als der Inhalt, und sie werden hauptsächlich wegen der Verpackung gekauft. Beispiele dafür sind Parfümflaschen und Kaffeerahmbehälter.

Gerade in der Lebensmittelverpackung werden die Prozesse laufend kontrolliert und professionalisiert, um die Hygiene des verpackten Produktes zu gewährleisten, das Produkt darin zu schützen und den Kunden zum Kauf zu animieren. Verglichen mit den hohen Standards in der Lebensmittelindustrie steht die Sterilgutverpackung immer noch am Anfang.

Bestimmte Produkte können nur mit einer Verpackung vernünftig transportiert werden, wie Flüssigkeiten oder Gase. Sie benötigen unbedingt eine Verpackung; ein Goldbarren hingegen kann ohne weiteres ohne Hülle mitgenommen werden.

Und schließlich gibt es auch das Abfallproblem: Verpackungen bilden einen großen Anteil unserer Müllberge. Wir ersticken fast an unseren Wegwerfverpackungen.

Anforderungsprofil für Verpackungen

Allgemeine Anforderungen an eine Verpackung sind:

- Schutz des Inhalts und der Produktqualität,
- Erleichterung des Transports und der Handhabung,
- Information über Inhalt (Zustand, Behandlung, Verfall).

Im Alltag werden die Art und die Form einer Verpackung meist sehr stark mit dem Inhalt verbunden. Jedermann erkennt eine Tafel Schokolade, auch wenn diese nicht gekennzeichnet ist. Dieses Wissen ist in den Erfahrungen begründet, die wir gemacht haben. Was befindet sich aber in einem neutralen Papiersack? Das wäre dann eine Wundertüte.

Aus diesen allgemeinen Überlegungen können die speziellen Anforderungen an die Qualität des Verpackungmaterials für Sterilgut abgeleitet werden. Diese sind ebenfalls in den EN-Normen festgelegt.

Einzelne dieser Punkte sind unbedingt erforderlich, andere sind erwünscht, wieder andere können für bestimmte Produkte ganz vernachlässigt werden.

Muss-Kriterien	Wunsch-Kriterien
• hält eine Sterilisation aus • Wasserdampf, Temperatur, Druck, giftige Gase, Strahlen verändern das Material nicht • Durchlässigkeit gegenüber Sterilisationsmedium (Gas, Dampf, Strahlen) • gibt Information über Inhalt • ermöglicht eine Lagerung • stellt nach der Sterilisation eine Barriere gegen Mikroorganismen dar • Öffnen unter sterilen Bedingungen möglich	• ist wiederverwendbar • weist eine Siegelfunktion auf (d.h. geöffnete Verpackungen sind als solche erkennbar) • gewährleistet eine einfache Handhabung • Material ist unschädlich zu vernichten • Verpackung und Handling sind kostengünstig

Tabelle 1
Anforderungskriterien an Verpackungen für Sterilisiergut im Überblick

Hinweis

Die Eigenschaften, welche korrekte Verpackungen und Verpackungsmaterialien aufweisen sollten, sind in den Vorschriften der EN-Norm (EN 868, Teil 1 bis Teil 10) festgelegt. Die meisten Hersteller folgen diesen EN-Normen sowie der DIN-Norm für Verpackungen. (DIN 58953, Teil 7) (Teil 1-6 werden entfallen und durch die EN ersetzt).

Das Design der Endpackung muss berücksichtigen, dass dieses sich nicht nachteilig auf das Medizinprodukt auswirkt und umgekehrt, und es muss mit dem vorgesehenen Sterilisationsverfahren kompatibel sein.

Das Verpackungsmaterial und/oder -system muss den Schutz des Inhalts gewährleisten bis zum Gebrauchszeitpunkt durch den Anwender. Der Anwender des Verpackungsmaterials und /oder -systems ist verantwortlich für die ordnungsgemäße Anwendung der Verpackung.

Verpackung von Sterilisiergut

Medizinisch angewandte Produkte (Medical Devices), die steril sein müssen, werden nach Gebrauch dekontaminiert (desinfiziert und gereinigt), sortiert, kontrolliert, verpackt und sterilisiert. Danach werden die Produkte entweder zwischengelagert oder wieder dem direkten Verbrauch beim Patienten zugeführt.

Alle einzelnen Arbeitsschritte von der Reinigung bis zur Verpackung sind für sich gesehen sehr wichtig und sind Teil einer Sterilgutkette, die insgesamt nur so gut ist wie das schwächste Glied der Kette. Die Verpackung ist demnach als ein wichtiges Glied dieser Kette anzusehen.

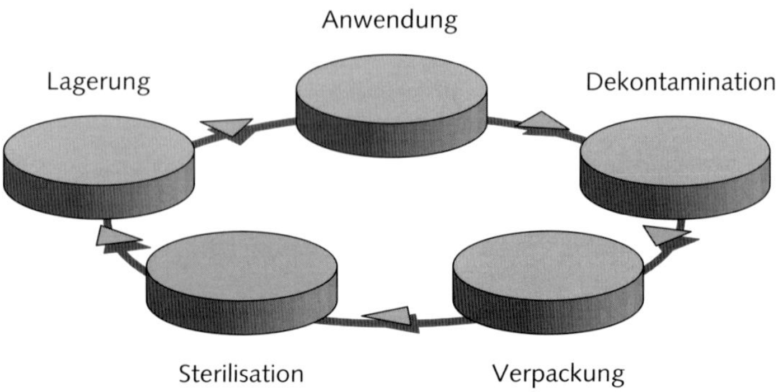

Abbildung 1
Die Verpackung ist einer der arbeitsintensivsten Vorgänge im Aufbereitungskreislauf.

Arten von Sterilgutverpackungen

Verpackungen lassen sich generell in starre Sterilisations-Behälter (Container) aus Chromstahl, Aluminium oder Kunststoff und in weiche Verpackungen aus Papierbeutel, Papier/Folienbeutel, Glatt- und Krepppapiere und Vliesstoffe (Non-woven) aufteilen. Zwischen weichen und starren Verpackungen sind aber auch Kombinationen möglich, womit eine doppelte oder dreifache Verpackung erzeugt werden kann.

Jede Verpackung von Sterilisiergut muss einen ungehinderten Ein- und Austritt von Gas, Dampf und Luft gewährleisten. Der Dampfzutritt bzw. Luftaustritt erfolgt bei Sterilisations-Behältern durch Filter oder einen Ventilmechanismus. Es wird empfohlen Filter aus Papier zu verwenden. Der Gebrauch von Textilfiltern entspricht nicht mehr den Anforderungen.

Merkpunkt

Jede Verpackung von Sterilisiergut muss einen ungehinderten Ein- und Austritt von Gas, Dampf und Luft gewährleisten.

Starre Verpackungen	Weiche Verpackungen
• Container • Trommeln • Büchsen	• Papier - glatt - semi-krepp - krepp • Klarsichtfolien • Non-woven Textilien (Textilersatz) • Textilien (nicht mehr empfohlen)

Tabelle 2

Übersicht über die verschiedenen Arten von starren und weichen Verpackungen

Bei den weichen Verpackungen, z.B. den Klarsichtverpackungen erfolgt der Luft-/Dampf-/Gasaustausch über die Papierseite.

Sterilisations-Kreppapiere und Vliesstoffe bieten aufgrund ihrer besonderen Faserstruktur eine Filterwirkung und gewährleisten gleichzeitig den Austausch von Luft, Dampf und Gas.

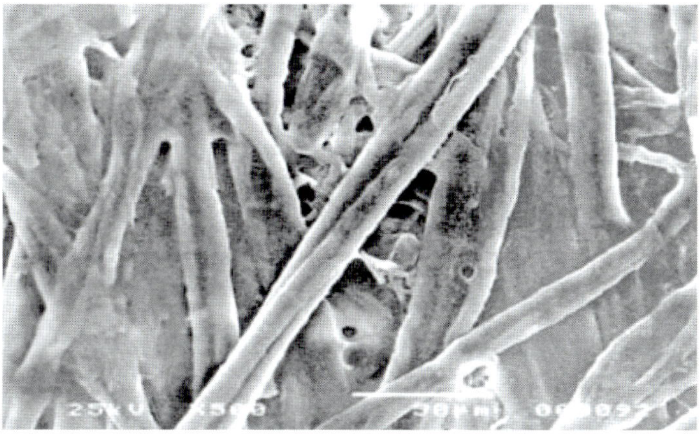

Abbildung 2

Das nebenstehende Bild zeigt eine 500fache Vergrösserung eines Krepppapiers. Sehr gut sind die in sich verwobenen Zellstofffasern erkennbar.

Keinesfalls gehen hier Poren «auf und zu». Während der Sterilisation, insbesondere der Dampfsterilisation, wird die Verleimung und die Faserstruktur des Papiers stark belastet. Sterilisationspapiere und -vliese sind nach einmaliger Sterilisation sicher und zuverlässig keimdicht. Aus diesem Grund ist weiches Verpackungsmaterial nur zum einmaligen Gebrauch vorgesehen. Abgelaufenes Sterilgut muss neu verpackt werden.

! Merkpunkt

Weiche Verpackungsmaterialien sind nur zum einmaligen Gebrauch bestimmt.

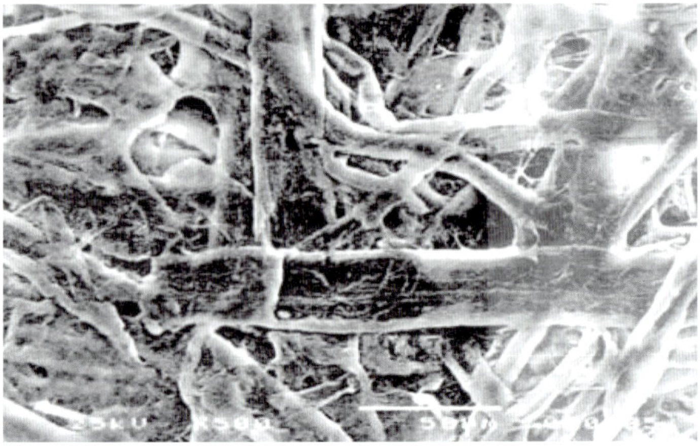

Abbildung 3

Das nebenstehende Bild zeigt eine 500fache Vergrösserung eines Vliesstoffes. Sehr gut ist die homogene Fläche des Zellstoff-/Kunststofffaserverbundes erkennbar.

Eine Änderung des Verpackungsmaterials muss gemeinsam mit der OP-Leitung, der Hygiene und evtl. mit dem kaufmännischen Dienst getroffen werden. Zertifizierte ZSVA`s müssen Veränderungen im QM-Handbuch festhalten.

Verpackungstechnik / Verpackungsarten

Die verschiedenen Verpackungstechniken sind in der EN-Norm beschrieben. Entscheidend für Sterilgutverpackungen ist die leichte Handhabung in jeder Situation.

In den EN-Normen Teil 1 sind die verschiedenen Verpackungsarten definiert.

Wichtig ist, dass die Verpackung so geöffnet werden kann, dass der sterile Inhalt bei der Entnahme nicht kontaminiert wird. Die Verpackungsart beeinflusst also die Arbeitstechnik im OP und umgekehrt.

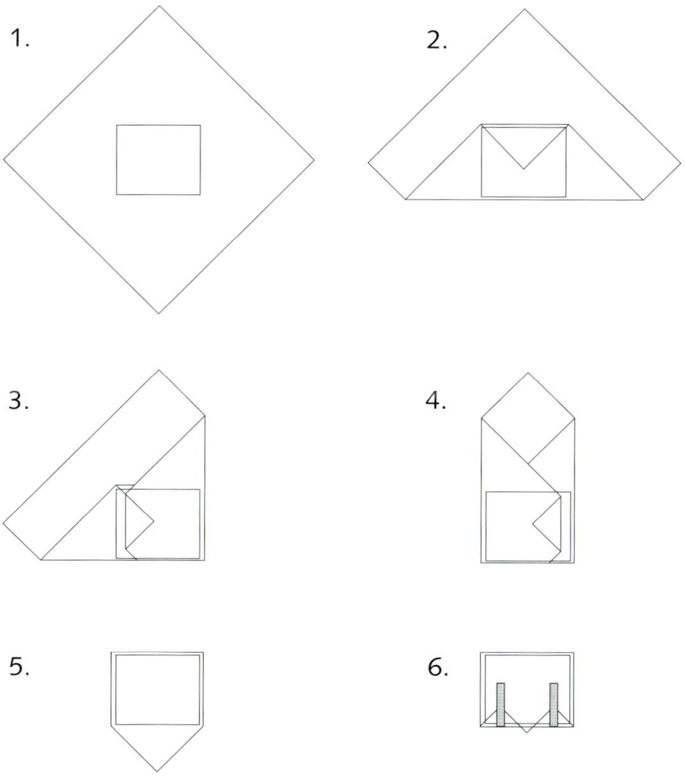

Definition

Primärpackung

Das versiegelte oder verschlossene Verpackungssystem, welches das Medizinprodukt keimdicht umschließt.

Sekundärpackung

Eine Packung, die ein oder mehrere Medizinprodukte enthält, jedes davon in seiner Primärpackung. (Die Sekundärpackung ist so auszuführen, dass die Außenfläche der inneren Primärpackung steril bleibt.)

Endpackung

Die Packung, in welcher ein Medizinprodukt sterilisiert wird.

Lagerverpackung

Packung, die ein oder mehrere Primär- und/oder Sekundärpackungen enthält und den notwendigen Schutz während langfristiger Lagerung bieten soll (Details siehe unter Lagerung von Sterilgut).

Abbildung 4

Eine Verpackung mit einem Sterilisationsbogen in der Ausführung als Diagonalverpackung nach DIN 58953.

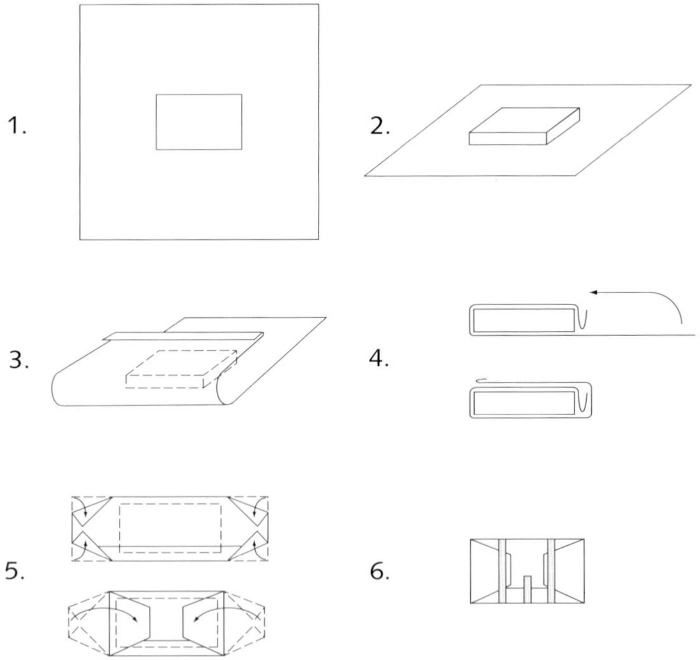

Abbildung 5

Eine Verpackung mit einem Sterilisationsbogen in der Ausführung als Parallel-Verpackung.

Die Frage, ob eine einfache Verpackung ausreichend ist, ob doppelt oder dreifach oder mit einer zusätzlichen Transportverpackung gearbeitet werden soll, hängt im wesentlichen von den vorhandenen Lagerbedingungen und den Transportwegen ab. Aber auch die Arbeitstechnik im OP sollte berücksichtigt werden.

Generell muss vor Anwendung einer Verpackung geprüft werden ob diese für das vorgesehene Sterilisationsverfahren geeignet ist (für NTP-Verfahren ist spezielles Material erforderlich).

Die nachfolgende Tabelle gibt eine kurze Übersicht über die wesentlichen Vor- und Nachteile verschiedener Verpackungsarten:

Starre Verpackungen	
Vorteile	**Nachteile**
• immer wieder verwendbar • guter Schutz • arbeitssparend	• hohes Gewicht • fixe Größe • hoher Anschaffungspreis • Folgekosten

Weiche Verpackungen	
Vorteile	**Nachteile**
• leicht • flexibel; passen sich dem Gegenstand an	• sehr empfindlich gegenüber Perforationen • arbeitsintensiv • hohe laufende Kosten

Tabellen 3a und 3b

Starre und weiche Verpackungen haben sowohl spezifische Vorteile als auch Nachteile, die es gegeneinander abzuwägen gilt.

Anwendung von Weichverpackungen

Der Vorteil einer Klarsichtverpackung liegt darin, dass eine sofortige Idendifikation des Sterilguts möglich ist, und eine zusätzliche Beschriftung entfallen kann. Dieser Verpackungsprozess ist wenig zeitintensiv und sehr flexibel. Beim Heißsiegeln erfolgt der Verschluss automatisch durch das Siegelgerät, wodurch eindeutig reproduzierbare Ergebnisse garantiert werden können (Voraussetzung ist ein Siegelgerät nach DIN 58953-7).

Evtl. doch notwendige Beschriftungen müssen immer außerhalb des Füllraums erfolgen um eine Kontamination des Inhalts durch Lösungsmittel haltige Farben zu vermeiden. Dies gilt für alle Weichverpackungen. Am einfachsten erfolgt die direkte Kennzeichnung durch einen integrierten Drucker eines Siegelgerätes oder mittels Etiketten eines externen Druckers.

Sterilgutverpackungen dürfen niemals mit spitzen harten Schreibern (Kugelschreiber, Bleistift) beschriftet werden. Es gibt speziell geeignete sterilisationsfeste Faserschreiber, mit denen die Folienseite der Beutel beschriftet werden kann.

Um die Sterilisationssicherheit zu gewährleisten sollte bei Verwendung von doppelten Klarsichtbeuteln der innere Beutel nicht umgeknickt werden.

Beutel mit einer Seitenfalte erleichtern das Verpacken unhandlicher Gegenstände, jedoch muss hier das Versiegeln besonders sorgfältig durchgeführt werden.

Bei Verwendung von Klarsicht-Rollenware sollte die Öffnungsrichtung beachtet werden. Durch fachgerechtes Verpacken ist der Anwender gezwungen, auf der «richtigen» Seite die Verpackung zu öffnen. Dadurch wird ein Einreißen des Papiers oder der Folie vermieden.

Die Verwendung von «fertigen» Beuteln ist kostengünstiger, erspart Zeit und Material und das Öffnen und die aseptische Entnahme sind ohne Hilfsmittel möglich – Öffnen durch Peelen.

Merkpunkt

Vor Gebrauch des Sterilgutes muss der korrekte Farbumschlag der Verpackung kontrolliert werden.

Behandlungsindikatoren für die Sterilisation mit Dampf, Ethylenoxid oder Formaldehyd sind auf den Verpackungen aufgedruck mit der Erklärung über den Farbumschlag nach der Sterilisation. Der erfolgte Farbumschlag muss vom Anwender vor Ingebrauchnahme kontrolliert werden.

Sterilgutverpackungen sind mit dem Sterilisationsdatum, gegebenenfalls dem Verfallsdatum sowie mit dem Namen bzw. der Personalnummer der packenden Person zu kennzeichnen. Entsprechende Informationen wie z.B. die Chargennummer sind für eine Chargendokumentation zur Rückverfolgbarkeit notwendig.

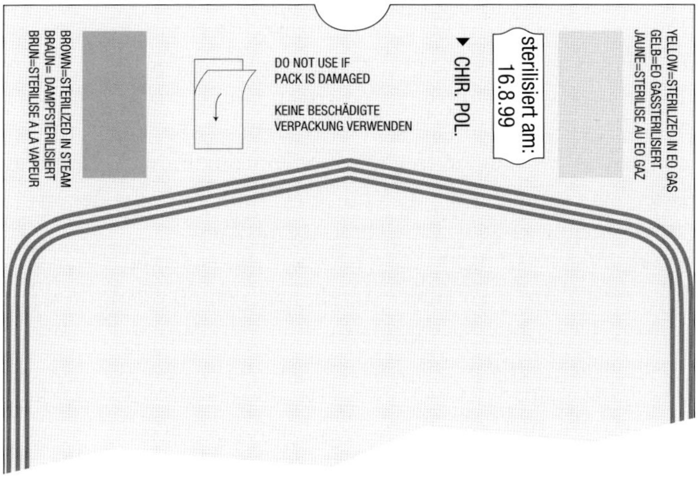

Abbildung 6

Beispiel einer Verpackung, bei der alle notwendigen Informationen auf einen Blick erfassbar sind.

Beutel sollten nur bis zu 75 % ihres Volumens befüllt werden. Zwischen Füllgut und dem Siegelrand sollte mindestens ein Abstand von 4 cm bleiben, um das Aufplatzen während der Sterilisation zu vermeiden.

Sterilisationsbogenpapier, üblicherweise Krepppapier genannt, ist die neben Klarsichtmaterial am häufigsten verwendete Sterilgutverpackung. Es gibt sie in glatter und gekreppter Ausführung, wobei das gekreppte Material einfacher im Handling ist.

Die Vorteile von Krepppapier liegen in den relativ niedrigen Kosten, der großen Auswahl an Formaten, Farben und Qualitäten. Ebenso haben sie einen geringen Platzbedarf und sind relativ einfach und sicher in der Entsorgung. Der Nachteil von Kreppapier liegt in der komplizierten Falttechnik. Aus diesem Grund kann bei diesem Prozess die Reproduzierbarkeit nicht gewährleistet werden, da bedingt durch das manuelle Verpacken jede Verpackung unterschiedlich ist (alles ist validierbar, nur nicht der Mensch).Bei richtiger Packtechnik ist die sterile Entnahme sicher und einfach möglich.

Textiles Tuch ist aufgrund seiner Struktur und der oft vorhandenen Probleme durch Fusseln und Löcher nicht als Sterilgut-Verpackungsmaterial geeignet. Es wird empfohlen, in einer Kostenanalyse die Aufbereitungskosten von Textil gegenüber Einmal-

Verpackungsmaterial wie z.B. Vliesstoff (Non-woven) zu rechnen. Die Vorteile liegen eindeutig beim Einmalmaterial.

Mit Vliesstoffen, auch Non-wovens genannt, hat man eine sehr gute bakteriendichte und reißfeste Sterilgutverpackung. Vliesstoffe sind Dank ihrer Drapierfähigkeit (wie Textiles Tuch) hervorragend geeignet als Container-Innenverpackung.

Eine große Auswahl an Formaten, Farben und Qualitäten für jeden Einsatzzweck ist erhältlich. Vliesstoffe mit einer Alkohol abweisenden Seite können gleichzeitig als sterile Unterlage verwendet werden.

Zum Verschließen von Sterilgutverpackungen aus Bogenware empfiehlt es sich, Klebebänder zu verwenden, die in neutraler Ausführung oder mit aufgedrucktem Dampf oder Gas-Indikator lieferbar sind. Neutrales Band ist ausreichend für den eigentlichen Verschluss. Zur Behandlungskontrolle des Sterilisationsprozesses genügt ein kleines Stück des Indikator-Bandes.

Für die Niedertemperatur-Plasma-Sterilisation (NTP) ist die Verwendung eines speziellen Verpackungsmaterials zwingend vorgeschrieben. Tyvek®-Verpackungsmaterial besteht aus gesponnenen Polyethylenfasern und wird bei Klarsichtverpackungen anstelle der Papierseite verwendet.

- Tyvek®-Verpackungsmaterial hat hervorragende Barriereeigenschaften, eine sehr hohe mechanische Stabilität und ein ausgezeichnetes Peelverhalten.
- Tyvek®-Verpackungsmaterial desorbiert wesentlich schneller als normales Sterilisationspapier und ist deshalb ebenfalls hervorragend geeignet für die Ethylenoxid-Sterilisation.
- Tyvek®-Verpackungen dürfen nur mit einer Temperatur von ca. 130° versiegelt werden.
- Tyvek®-Verpackungsmaterial ist nicht geeignet für die Dampfsterilisation!

Merkpunkt

Tyvek®-Verpackungsmaterial ist nicht geeignet für die Dampfsterilisation!

Validierung von Verpackungsprozessen

Das Verpacken von Sterilgut ist wie das Desinfizieren und das Sterilisieren, einer der wichtigsten Bausteine im Prozess der täglichen Sterilgutaufbereitung in Krankenhäusern und Kliniken. Aus diesem Grund muss auch dieser Prozess regelmäßig kontrolliert, validiert und mit einem guten Überwachungskonzept fortgesetzt werden.

Entsprechend der übergeordneten Norm ISO 11607 ist Validierung die Bereitstellung eines objektiven Nachweises, dass alle an das Verfahren gestellte Qualitätsanforderungen erfüllt sind und dass das Verfahren beständig Produkte liefert, die den vorgegebenen Spezifikationen entsprechen.

Für den Verpackungsprozess bedeutet dies, dass das Verfahren reproduzierbar sein muss. Prozesse, die jedes Mal anders ablaufen, sind nicht validierbar. Weiterhin muss die Verschlusssicherheit durch einen externen Test nachgewiesen werden, um einen objektiven Nachweis zu erbringen, dass die vorgegebenen Spezifikationen erfüllt wurden. Verpackungsprozesse sind also nur dann validierbar, wenn der Anwender keinen Einfluss auf das Resultat hat, denn «alles ist validierbar, nur nicht der Mensch».

Im Klartext bedeutet dies, dass momentan nur maschinelle Verpackungsprozesse (wie z.B. heißversiegelte Weichverpackungen) validierbar sind. Selbstsiegelbare Verpackungen (selfseal pouches) sind nicht validierbar, da sie manuell vom Anwender verschlossen werden müssen und deshalb Fehler nicht auszuschließen sind.

Das heißt, die Verpackung und somit auch die Validierung des Verpackungsvorgangs ist ausschlaggebend für die Gewährleistung eines sterilen Produkts.

Korrektes Versiegeln

Ein weiteres wesentliches Glied in der "Sterilgutkette" ist die einwandfreie Versiegelung der Sterilgutverpackungen. Deshalb ist auch die Verwendung von Siegelgeräten die der Norm DIN 58953, Teil 7 entsprechen unbedingt Voraussetzung.

Ebenso wie beim Sterilisator ist die Qualität des Ergebnisses bei Verpackungen abhängig von den Prozessparametern. Eine optimale Siegelnaht zeichnet sich aus durch die idealen Einstellungen der Siegelparameter:

- Anpressdruck und
- Siegeltemperatur

Um den Vorgaben der Validierung gerecht zu werden, müssen Siegelgeräte in der Lage sein, diese kritischen Parameter konstant zu liefern. Einfache Siegelgeräte, bei denen einer der Parameter manuell ausgeführt wird, sind demnach in der täglichen Praxis undenkbar (z.B. Haushaltsgeräte).

Dies bedeutet, dass zunächst all diese Parameter, die ausschlaggebend für die Qualität der Siegelnaht sind, identifiziert und fix eingestellt werden müssen. Die Einstellung dieser Parameter ist größtenteils von dem zu siegelnden Material abhängig. Die sorgfältige Analyse der Materialspezifikation wie z.B. Beschaffenheit, Dicke, Seitenfalte usw. ist von größter Wichtigkeit für die richtige Einstellung der Siegelparameter durch den Anwender.

Das Verwenden von Folie verschiedener Hersteller auf einer Maschine, erschwert die Qualitätsgewährleistung und ist nicht effizient. Selbst verschiedene Folien vom gleichen Produzenten erfordern oft die Anpassung der Parametereinstellungen.

Nach der Einstellung der Parameter muss sichergestellt werden, dass nur autorisiertes Fachpersonal Änderungen vornimmt.

Moderne Siegelgeräte sind heutzutage in der Lage, die kritischen Parameter konstant zu überwachen und das Gerät bei einer Abweichung der Parameter gegebenenfalls abzuschalten. Eine so genannte «Seal Check» Funktion erleichtert die tägliche Überwachung und gibt dem Anwender die Möglichkeit, mittels eines Indikatorbogens die Funktion seines Gerätes täglich zu überprüfen.

Über integrierte Schnittstellen lassen sich Siegelgeräte auch in eine vorhandene Chargendokumentationssoftware integrieren, die dann in der Lage ist, die kritischen Parameter kontinuierlich zu überwachen und aufzuzeichnen. Solche Überwachungen können mittels PC oder seit neustem auch mittels Pocket PC (PDA) erfolgen.

Verfügt das Siegelgerät über einen integrierten Drucker, können die geforderten Kennzeichnungen auch direkt während des Siegelns auf die Verpackung gedruckt werden.

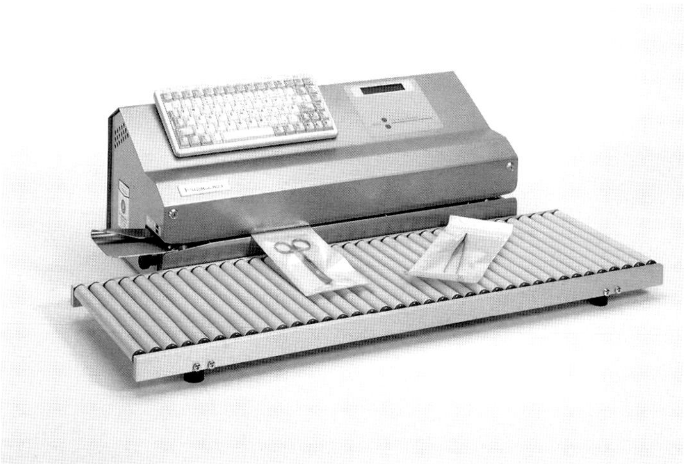

Abbildung 7

Modernes Siegelgerät nach DIN 58953-7 mit integriertem Drucker und «Seal Check» Funktion.

Die Validierung des Siegelprozesses besteht ebenso wie bei der Sterilisation aus den Elementen Abnahme-, Funktions- und Leistungsbeurteilung, wobei erst die Leistungsbeurteilung (Performance Qualification) den objektiven Beweis für die Verschlusssicherheit gibt. Diese Leistungsbeurteilung erfolgt beim Heißsiegelprozess durch die Siegelnahtprüfung gemäß EN 868-5.

Merkpunkt

Die Verpackung und somit auch die Validierung des Verpackungsvorgangs ist ausschlaggebend für die Gewährleistung eines sterilen Produkts.

Hierbei erfolgt die Beurteilung durch die Bestimmung der Festigkeit der Siegelnaht bei Klarsichtbeuteln und Schlauchmaterialien. Gemäß Europäischer Norm muss bei der Siegelnaht eine Festigkeit von 1,5 N vor und nach der Sterilisation nachgewiesen werden. Es ist deshalb für die Produktqualität unabdingbar, dass routinemäßig die erzeugten Siegelnähte überprüft werden. Eine «Momentaufnahme» gibt keine verlässliche Aussage. Hersteller von Siegelgeräten bieten Testgeräte an, mit denen eine eindeutige Aussage über die Bruchkraft der Siegelnaht gemäß den Richtlinien der EN 868 Teil 5 möglich ist und schließt dadurch eine subjektive Interpretation aus.

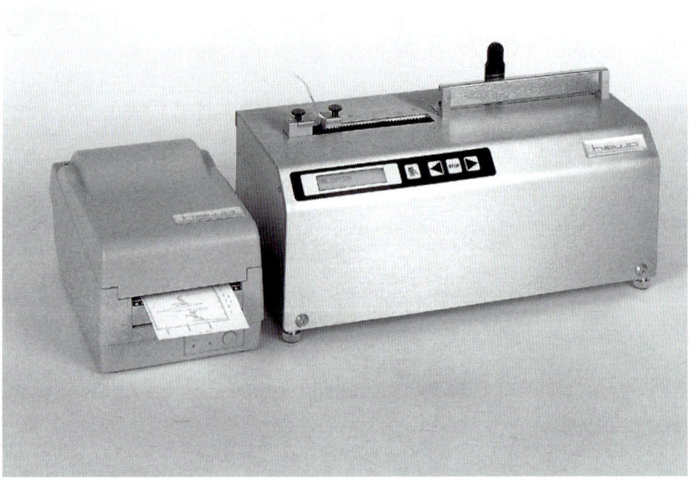

Verpackungshandling

Um eine sichere Sterilisation zu erreichen, ist die Packweise von entscheidender Bedeutung.

OP-Wäsche

Die nach ihrer Zweckmäßigkeit gefaltete OP-Wäsche wird senkrecht in den Sterilisierbehälter gestellt. Dadurch ist gewährleistet, dass der Dampf gleichmäßig von oben in die Wäsche eindringen kann. Die Wäsche darf nicht fest gepresst in die Container gepack werden, sondern eine Hand sollte noch bequem in die senkrecht stehende Wäsche passen.

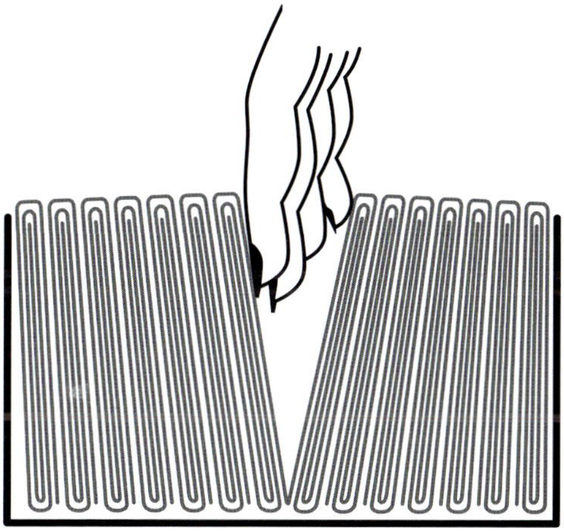

Abbildung 9

Wäsche darf nicht fest gepresst in die Container gepackt werden, eine Hand sollte noch bequem in die senkrecht stehende Wäsche passen.

Instrumente

Instrumente werden überwiegend als komplettes Set in einer Sterilisiersiebschale oder einzeln in Krepppapier/ Vliesstoff oder in Klarsichtfolie verpackt. Die mit Instrumenten gefüllten Siebschalen sind in einem ausreichend großen Bogen oder einer großen Klarsichtverpackung einzupacken (am besten ist Vliesstoff geeignet), bevor sie in den Sterilisierbehälter gelegt werden.

Das Beladegewicht einer mit Instrumenten gepackten Sterilisiersiebschale soll 10 kg nicht überschreiten. Dadurch wird die Menge des Kondensatanfalls begrenzt.

Zum Schutz der Instrumente ist es hilfreich, auf den Boden der Sterilisiersiebschale einen Tray-Liner Bogen zu legen, der eine bessere Übersicht über die Instrumente erlaubt und anfallendes Kondensat aufnimmt.

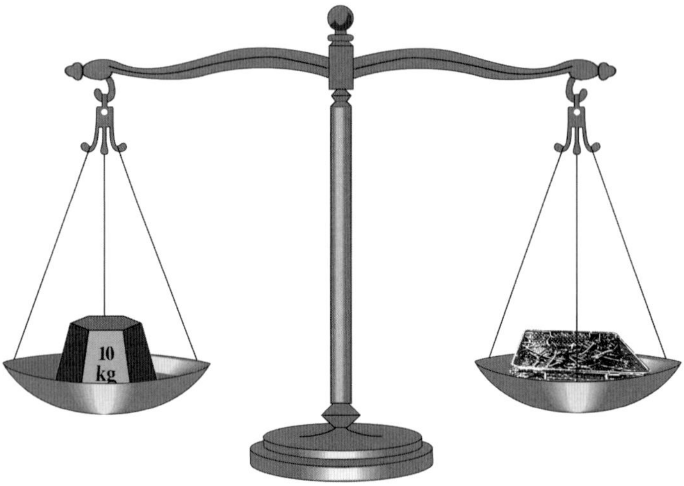

Abbildung 10

Das Beladegewicht einer Sterilisiersiebschale sollte 10 kg nicht überschreiten.

Das richtige Beladen von Sterilisierkörben und der Sterilisator-Beschickungswagen sind ebenfalls Glieder in der Sterilgutkette, denen eine wichtige Bedeutung zugemessen werden kann.

Verpacken von Sets

Instrumentensets werden am zweckmäßigsten auf Setschalen aus Pappe, auf Kunststofftrays oder Sterilisierkörben gepackt. Kleinere Sets (z.B. Nierenschalen) können in Klarsichtbeutel verpackt werden. Grössere Sets werden in Sterilissationsbögen aus Krepp oder Vlies verpackt, können aber ebenfalls in Klarsichtbeutel eingeschweißt werden.

Damit eine sichere Sterilisation gewährleistet ist, ist die Lagerung der Sets im Sterilisierkorb zu beachten.

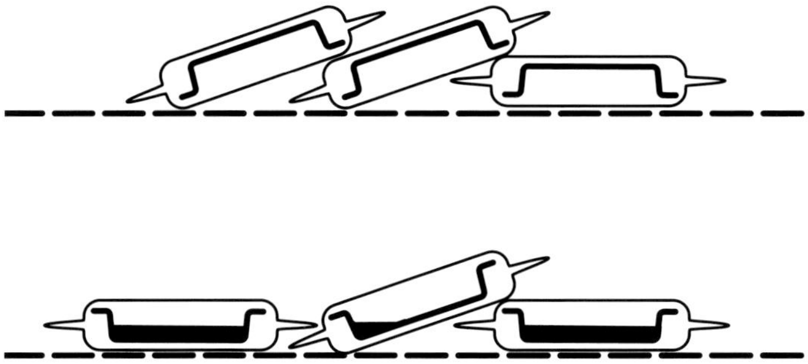

Abbildung 11

Oben ist die richtige Lagerung von Pappschalen und unten die falsche Lagerung von Metallschalen im Sterilisierkorb dargestellt.

Kochsalzschüsseln und Tupferwannen werden am zweckmäßigsten in einen Sterilisationsbogen aus Krepp oder Vlies verpakkt. Sie sind mit der Öffnung nach unten auf den Beschickungswagen zu platzieren. Dadurch kann sich in den Gefäßen kein Kondensat bilden, welches ansonsten bei der Entnahme aus dem Sterilisator die Sterilgutverpackung durchfeuchten würde.

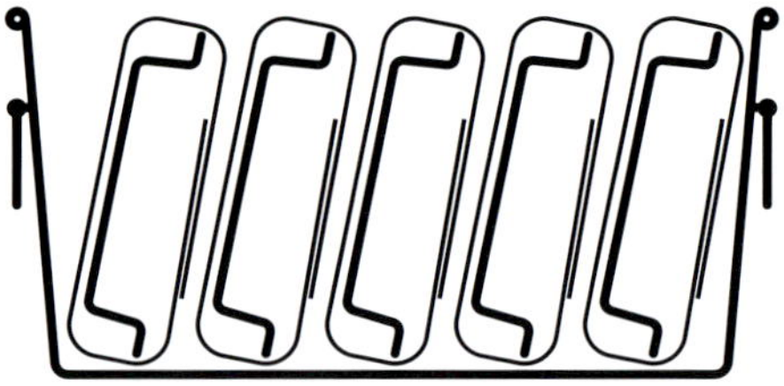

Abbildung 12

Richtige Lagerung! Schalen liegen mit der Öffnung nach unten, Kondensat kann ablaufen.

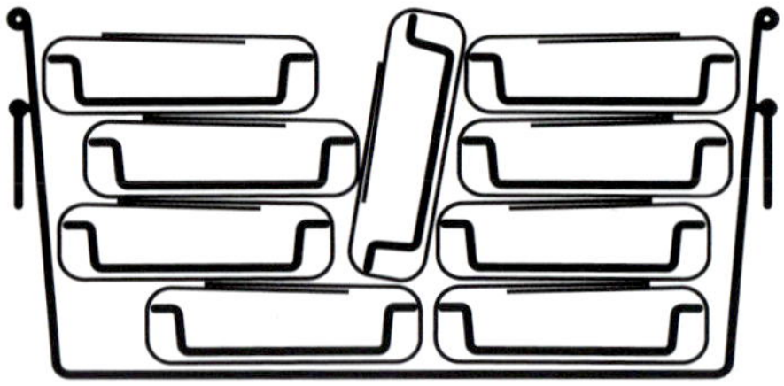

Abbildung 13

Falsche Lagerung! Schalen liegen mit der Öffnung nach oben, Kondensat kann nicht ablaufen.

Glaswaren sind wie Schüsseln im Sterilisierkorb zu lagern. Öffnung nach unten, Kondensat kann ablaufen und eine aseptische Entnahme aus der Klarsichtpackung ist gewährleistet.

Lagerung von Sterilgut

Merkpunkt

Der Verlust der Unverletztheit der Sterilverpackung gilt üblicherweise als ereignisbezogen und nicht als zeitbezogen.

Der Verlust der Unverletztheit der Sterilverpackung gilt üblicherweise als ereignisbezogen (Event Related) und nicht als zeitbezogen (Time Related).

Mit zunehmender Lagerdauer und bei ungeschützter Lagerung, wird die Außenseite der Verpackung zunehmend durch Staub und äußere Einflüsse kontaminiert. Die Innenverpackung (Primärpackung) bleibt jedoch steril, auch an ihrer Außenseite.

Die Mehrfachverpackung steht nicht im Zusammenhang damit, dass eine Primärpackung mit der Zeit «durchlässig» wird. Die Mehrfachverpackung wird empfohlen, damit sich beim Entfernen der einzelnen Verpackungsschichten die Gefahr der Kontamination mit jeder Schicht entsprechend verringert.

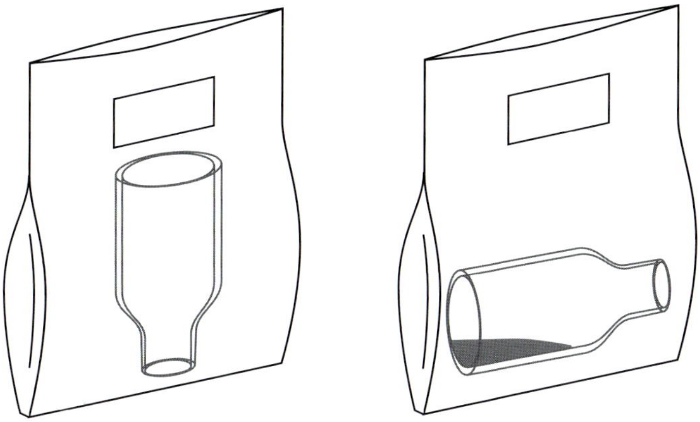

Abbildung 14

Links ist die korrekte Lagerung von Glaswaren und rechts die falsche Lagerung von Glaswaren im Sterilisierkorb dargestellt.

Die Haltbarkeitsdauer von Sterilprodukten ergibt sich aus:

- der Stabilität der Materialien, aus denen die Sterilprodukte hergestellt sind (z.B. Gummi- oder Kunststoffmaterialien),
- der Stabilität der Materialien, aus denen die unmittelbare Verpackung hergestellt ist,
- der Wahrscheinlichkeit einer Penetration der unmittelbaren Verpackung durch Mikroorganismen während der Lagerzeit.

Für jedes dieser Kriterien kann eine Punktzahl vergeben werden. Die Anzahl der Punkte ergibt die geeignete Lagerfrist und kann somit individuell für jedes Sterilgut festgelegt werden.

Generell gilt für Sterilgut, dass dieses trocken, vor Zugluft und UV-Strahlung geschützt, gelagert werden muss. Die Temperatur soll 20-25°C betragen. Die Bewegungen im Lagerraum sollten auf ein Minimum beschränkt werden. Extreme Temperaturschwankungen müssen vermieden werden. Sterilgut ist getrennt von unsterilen Produkten zu lagern.

Die Haltbarkeit ist sehr stark eine Folge der Lagerbedingungen und kann daher nicht generell festgelegt werden. Der Verbrauch sollte auch unter betriebswirtschaftlichen und organisatorischen Gesichtspunkten in einem Zeitraum von 3-6 Monaten erfolgen. Ein schneller Umlauf der Sterilgüter ist anzustreben.

! Merkpunkt

Die Haltbarkeit ist sehr stark eine Folge der Lagerbedingungen und kann daher nicht generell festgelegt werden.

Es ist darauf zu achten, dass ältere Lagerbestände zuerst aufgebraucht werden (First In-First Out).

Die Art der Lagerung muss der Art der Verpackung angeglichen werden. Starre Behältnisse, wie zum Beispiel Container, können problemlos gestapelt werden. Weichverpackungen verlangen wegen der Gefahr einer Beschädigung eine schonende Behandlung.

Für Sterilgut, das nicht regelmäßig gebraucht wird, jedoch für Notfälle steril zur Verfügung stehen muss, empfiehlt sich eine Lagerverpackung. Dies kann ein einfacher Kunststoffbeutel sein. Wichtig ist hierbei, dass sich der Kunststoffbeutel nicht öffnen und wieder verschließen lässt (siehe DIN 58953-7). Voraussetzung dafür ist die Verwendung eines Schweißgerätes, denn nur eine Schweißnaht gewährleistet, dass aus einer Sterilgutlagerverpackung Primärverpackungen entnommen werden und der Beutel wieder verschlossen wird (Manipulation). Sterilgut muss abgekühlt und absolut trocken sein vor dem Einpacken in Kunststoffbeutel. Die Lagerdauer verlängert sich dadurch bis zu 5 Jahre.

Zusammenfassung

Merkpunkt

Schlecht oder unkorrekt verpacktes Sterilgut verursacht erhebliche Mehrarbeit in der ZSVA, verbunden mit höheren Kosten sowohl für den Verbraucher wie für den Hersteller.

Die fachgerechte Verpackung ist ein gleich- und vollwertiges Glied der ganzen Sterilgutkette. Ein großer Teil der Arbeit in einer ZSVA besteht aus Verpacken. Es lohnt sich, diese Arbeiten regelmäßig zu überprüfen und zu hinterfragen. Stimmen die Verpackungstechniken und das verwendete Material noch mit den neuesten Erkenntnissen überein oder muss etwas angepasst werden?

Es ist durchaus möglich, dass bei Änderungen und Anpassungen viel Geld und Zeit gespart werden kann, ohne dass die Qualität des Produkts darunter leidet, im Gegenteil kann die Produktqualität oftmals erhöht werden.

Im übrigen sind unter Beachtung der oben genannten Kriterien der Phantasie keine Grenzen gesetzt. Es gibt keine allgemein gültige Verpackungsvorschrift. Jedes Haus muss für sich entscheiden, mit welchen Methoden, Techniken und welchem Material sich für den eigenen Bedarf das optimale Ergebnis erzielen lässt unter Berücksichtigung der vorhandenen Voraussetzungen. Zu beachten ist hierbei jedoch die Validierbarkeit der Prozesse, um stets reproduzierbare Ergebnisse zu gewährleisten. Denn erst, wenn garantiert werden kann, dass jede Verpackung gleich der anderen ist, sind wir in der Lage, den Anforderungen der ISO 9001:2000 gerecht zu werden.

Dies bedeutet jedoch nicht, dass nicht permanent über neue und auch originelle Lösungen nachgedacht werden sollte. Vielleicht entsteht dabei gelegentlich auch ein Stück Verpackungskunst.

8. Kapitel

Dampfsterilisation

Kurt Dennhöfer

Steril bedeutet einen Grad von Sicherheit (SAL = Sterility Assurance Level) 10^{-6}, d.h. eine Wahrscheinlichkeit von nicht mehr als einem lebensfähigen Mikroorganismus in 1 Million Stücken des Endproduktes. Dieses sehr hohe Niveau muß bei der Sterilisation erreicht und durch die Sterilverpackung erhalten werden und darf beim Umgang mit Sterilgut nicht gefährdet werden.

Der Sterilisationsprozess muss so sicher gemacht werden, dass vorhergesagt werden kann, dass ein Produkt steril wird, wenn es diesem Prozess ausgesetzt wird.

Wirkungsweise

Bei der Sterilisation schädigt ein sterilisierendes Mittel Mikroorganismen irreversibel so sehr, dass sie nicht mehr lebensfähig sind. Die Dampfsterilisation ist eine Form der Sterilisation mit feuchter Hitze, sie koaguliert das Eiweiß der Mikroorganismen. Die Wirkung beruht auf der Aktivität freier Wassermoleküle.

Die einwandfreie Befeuchtung des Gutes ist für die Dampfsterilisation unabdingbar. Eine nicht ausreichende, geringe Befeuchtung ist nicht nur unwirksam, sondern sie steigert die Hitzeresistenz trockener Sporen sogar noch.

Im Gesundheitswesen untersucht man nicht, welche Keimarten und Keimzahlen auf dem Sterilisiergut sind, sondern geht von einer großen Anzahl Sporen mit besonders hoher Hitzeresistenz aus. Angewandt werden Standard-Verfahren mit folgenden Mindest-Haltezeiten:

121 °C .... 15 Minuten
126 °C .... 10 Minuten
134 °C .... 3 Minuten

Sterilisationsprozesse bei 134 °C sind zu bevorzugen, denn sie bieten eine besonders große Sicherheit, und sie sind weniger anfällig gegen Störungen.

Merkpunkt

Die Dampfsterilisation ist allen anderen Verfahren vorzuziehen.

Wasser ist das sterilisierende Mittel bei der Dampfsterilisation.

Merkpunkt

Die Dampfsterilisation eignet sich zur vCJK-Prophylaxe.

Hinweis

In der Schweiz gilt ab 2003 die CJK-Verordnung. Sie verlangt, dass im Spital zur Sterilisation ausschließlich Verfahren bei 134°C über 18 Minuten verwendet werden dürfen.

Die Dampfsterilisation dient auch zum Schutz vor einer Infektion mit vCJK-Erregern. Instrumente, die bei einem erkrankten Patienten in Berührung mit eröffnetem Lymph- oder dem zentralen Nervengewebe gekommen sind, müssen verbrannt werden. Wenn die Krankheit noch nicht nachweisbar ist, stellt die Sterilisation mit feuchter Hitze bei 134-137 °C und 5 Minuten Haltezeit zusammen mit einer maschinellen Reinigung mit einem alkalischen Reiniger eine geeignete Prophylaxe dar. Eine Verlängerung der Haltezeit auf 18 Minuten bei 134 °C ist notwendig, wenn bei einem Teil der Beladung eine maschinelle und alkalische Reinigung nicht möglich ist.

Anforderungen an den Dampf

Der reine Dampf ist aus folgenden Gründen ein nahezu ideales Sterilisiermittel:

- ungiftig, harmoniert mit der Umwelt;
- Wirkstoff in stabilem Gleichgewicht;
- gleichmäßig in der Kammer verteilt;
- keine Wirkstoffzehrung;
- Temperatur einfach über den Kammerdruck zu steuern;
- Wirksamkeit gut zu prüfen und zu dokumentieren.

Die Reinheit und die physikalische Beschaffenheit von Sterilisierdampf müssen sichergestellt sein. Das Kondensat des Sterilisierdampfes soll keine Stoffe enthalten, die auf dem Sterilgut Beläge bilden oder die gefährlich werden können, wenn sie in die Blutbahn eines Patienten geraten. Einen ersten Eindruck von der Qualität des Kondensates liefern einfache Messungen der Leitfähigkeit (< 5 µS/cm) und des pH-Wertes (etwa 7). Eine chemische Analyse kann nötig werden, um mögliche Quellen von Verunreinigungen zu finden, die Entnahme der Kondensatproben und die Analyse sollten vom Fachmann vorgenommen werden.

Merkpunkt

Eine regelmäßige Kontrolle des Kesselwassers und des Kondensates schützt die Instrumente.

Dampf ist ein unsichtbares Gas. Gesättigter Dampf ist Wasserdampf in einem Zustand des Gleichgewichtes zwischen Kondensation und Verdampfung. Sattdampf kann also nur in Gegenwart von Wasser existieren, denn ohne Wasser ist keine Verdampfung möglich, und ohne Verdampfung ist kein Gleichgewicht zwischen Kondensation und Verdampfung möglich.

Der Sterilisierdampf darf nicht überhitzt sein. Konrich schrieb 1938: «Überhitzter Dampf ist daher bei der Desinfektion und Sterilisation durch Dampf unter allen Umständen zu vermeiden.»

Überhitzter Dampf ist trocken, er enthält mehr Energie als Sattdampf. Er gibt seine Energie im Gegensatz zum Sattdampf nur sehr langsam ab. Überhitzter Dampf entsteht, wenn Sattdampf aufgeheizt wird, z.B. an heißen Kammerwänden oder heißem Sterilisiergut, oder auch bei einer Druckreduzierung. Auch wenn trockener Dampf komprimiert wird, steigt seine Temperatur kräftig an. Diese thermodynamische Überhitzung geschieht bei jedem Öffnen des Dampfventiles, je größer der Druckanstieg, desto größer die Überhitzung. Während der Plateauzeit darf sie 2°C (kurzfristig max. 5°C) nicht übersteigen. Bei großen Kammern muß im allgemeinen der Prozeßablauf verzögert werden, um eine übermäßige Überhitzung des Dampfes beim Druckanstieg zu vermeiden.

Die Art der Dampfversorgung (Fremddampf oder Eigendampf) kann großen Einfluss auf die Produktqualität haben. Dampf in einem Dampfkessel ist nicht trocken, denn siedendes Wasser spritzt. Diese Tröpfchen können bei starker Dampfentnahme mitgerissen werden. Zusätzlich bildet sich in den Dampfleitungen Kondensat, weil Wärmeverluste auftreten. Durch Entwässerung der Dampfleitungen kann erreicht werden, dass der Dampf nicht mehr als etwa 1 bis 2% Wasser enthält, sehr fein im Dampf verteiltes Kondensat kann allerdings nicht mehr abgeschieden werden. Eine Versorgung mit einem eigenem Dampferzeuger direkt beim Sterilisator bietet oft eine höhere Sicherheit der Dampfqualität (sofern die Wasserqualität stimmt!) als eine Fremdversorgung aus einer Dampfzentrale.

Merkpunkt

Sterilisierdampf enthält etwa 1% Wasser, ein Teil davon ist mitgerissenes Kesselwasser.

Sichtbare «Dampfwolken» bestehen aus kleinen Wassertröpfchen. Solche Tröpfchen entstehen, wenn der Dampf abkühlt. Ein solches Gemisch aus Wasser und Sattdampf heißt «Naßdampf». Naßdampf enthält bei gleicher Temperatur weniger Energie als Sattdampf. Nassdampf verursacht feuchtes Sterilgut.

Sterilisierdampf darf nur geringe Spuren von Luft und anderen nicht kondensierbaren Gasen enthalten, denn diese Gase sind

Merkpunkt

Speisung mit nicht entgastem Wasser kann Luftinseln verursachen.

maßgeblich an der Bildung von Luftinseln beteiligt. Diese Gase gelangen überwiegend mit dem Speisewasser in den Dampfkessel.

Verfahrenstechnik

Bei der Dampfsterilisation kondensiert Sattdampf am Sterilisiergut. Dadurch wird das Gut sehr schnell von etwa 23 °C exakt auf die Sterilisationstemperatur erwärmt, denn die Temperatur des Kondensats entspricht dem Kammerdruck. Wenn also der Druck auf 3130 mbar ansteigt, dann steigt damit auch die Temperatur auf 135,0 °C. Die Kondensatmenge auf dem Gut entspricht der Temperaturänderung.

Abb. 1:

Druckverlauf bei der Dampfsterilisation

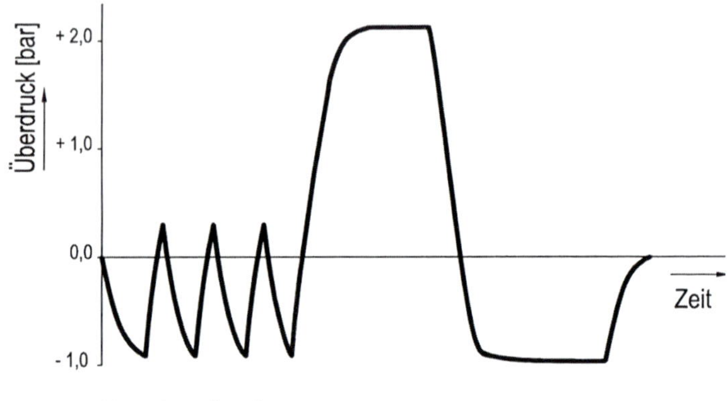

Merkpunkt

Der Druck bestimmt die Siedetemperatur.

Das Kondensat verdunstet wieder, wenn der Kammerdruck sinkt. Um das Kondensat vollständig zu verdampfen, muß der Kammerdruck theoretisch unter 28 mbar Absolutdruck gesenkt werden, denn die Siedetemperatur von Wasser bei 28 mbar ist 23 °C.

Nach EN 285 darf der Gehalt an Restfeuchtigkeit nach der Trocknung bei Textilien nicht mehr als 1,2%, bei einer Metallbeladung nicht mehr als 0,2% des ursprünglichen Gewichtes sein. Mangelhafte

Trocknung ist oft auf nicht ausreichendes Vakuum, zu schwere Siebe, ungünstige Packweise, die verwendete Verpackung, Abtropfen von Kondensat und auf nassen Dampf zurückzuführen. Feuchtigkeit im Dampf ist meist nicht gleichmäßig verteilt und verursacht Pfützen, Pfützen sind schwieriger auszutrocknen als gleichmäßig verteilte Feuchtigkeit.

Eine pulsierende Trocknung, bei der Luft mehrmals in die Kammer eingelassen und wieder abgepumpt wird, ist bei Vliesverpackungen sinnvoll. Luft kann etwa 5 bis 10 Gramm Feuchtigkeit pro StE aufnehmen, die Trocknung des betreffenden Paketes kann entsprechend verbessert werden. Der Erfolg wird jedoch mit jedem Luftwechsel geringer. Die Chargenzeit verlängert sich entsprechend.

An der Oberfläche eines festen oder flüssigen Stoffes werden die beweglichen Moleküle eines Gases festgehalten, man nennt diesen Vorgang Adsorption. Die zwischen den Molekülen wirkenden Kräfte verdichten den adsorbierten Dampf, dabei wird dessen Taupunkt unterschritten und der Wasserdampf geht in den flüssigen Zustand über. Auf diese Weise werden mit Dampf auch kleinste Partikel zuverlässig benetzt, was mit Wasser nicht möglich ist.

Merkpunkt

Dampf befeuchtet auch kleinste Partikel.

Luftmoleküle stören diesen Vorgang. Wenn sich Moleküle nicht kondensierbarer Gase auf einer Kondensatschicht sammeln, dann stören sie die Adsorption weiterer Dampfmoleküle, und die weitere Erwärmung des Gegenstandes wird so stark verzögert, dass an dieser Stelle keine Sterilisation stattfinden kann. Maßgeblich dafür ist nicht die Konzentration der Gase in der Kammer, sondern die Konzentration der Gase an der speziellen Stelle.

Der Dampf aus einem Dampf-, Luftgemisch friert an kaltem Material aus, er wird zu Kondensat. Die Luft kondensiert nicht und wird über dem Kondensat abgeschieden. Weiterer Dampf kann das kalte Material nur erreichen, wenn die Luft abströmt. Wenn sich durch ein Paket im Sterilisator hindurch keine Strömung einstellt, z.B. bei Containern mit geschlossenem Boden, dann strömt die Luft nur in die Tiefe der Ladung und sammelt sich dort. Bei einem Paket, in das der Dampf von allen Seiten gleichzeitig eintritt, kondensiert der Dampf außen im Paket, die Luft strömt

Merkpunkt

Wo Dampf kondensiert, wird Luft abgeschieden.

Wo Luft ist, ist die Sattdampftemperatur niedriger.

zum Zentrum des Paketes und staut sich dort zu einer sog. «Luftinsel» auf. Vor allem bei Verfahren mit Vorvakuum muss mit einer solchen Konzentration der Luft an einer Stelle mitten in einem Paket oder in einem Hohlraum gerechnet werden Beim Bowie-Dick-Test macht der Indikatorbogen eine solche Luftinsel sichtbar.

In einem Gemisch aus Dampf und Luft besteht der Gesamtdruck aus Dampfdruck und Luftdruck, das Manometer zeigt den Gesamtdruck. Bei gleichbleibendem Gesamtdruck ist der Teildruck des Dampfes niedriger als der am Manometer angezeigte Gesamtdruck, der Dampf in einem Dampf-Luft-Gemisch hat eine entsprechend niedrigere Temperatur.

Ein modernes Dampfsterilisations-Verfahren muß daher erreichen, dass die Luft bis auf einen unschädlichen Rest aus der Kammer und dem Sterilisiergut entfernt wird, und dass der Dampf an den schlecht zugänglichen Stellen in porösem Gut sowie in Spalten und Hohlräumen bei Instrumenten und Utensilien kondensiert, wenn diese Produkte in ihrer Sterilverpackung sterilisiert werden.

Textilien stellen andere Anforderungen an das Verfahren als Hohlkörper. Bei Textilien wird die Entlüftung durch das Volumen, die Dichte und die Struktur des einzelnen Paketes beeinflußt. Bei Hohlkörpern sind die Geometrie und der Werkstoff des einzelnen Produktes sowie die Ausrichtung im Sterilisator wichtig, tiefe Hohlkörper sind besonders schwierig zu entlüften. Hohlkörper sind z.B. Schläuche sowie Instrumente und Utensilien mit Spalten, Überzügen, Schrauben oder Bohrungen, verfahrenstechnisch sind auch Container Hohlkörper.

Bei allen verpackten Produkten hat die Geschwindigkeit des Druckanstieges großen Einfluß auf die Dampfdurchdringung, und für die Entlüftung von Hohlkörpern ist die Tiefe des erreichten Vakuums besonders wichtig.

Ein normaler Zyklus gliedert sich in folgende Abschnitte:

- Entlüftung, um eine gleichmäßige Dampfdurchdringung zu erreichen, alle bei der Entlüftung gesteuerten Drücke und Zeiten sind wichtige prozessparameter;
- Steigezeit, sie dauert, bis an der Referenzmessstelle die Sterilisationstemperatur erreicht ist;
- Plateau- oder Sterilisationszeit, in dieser Zeit bewegt sich die Kammertemperatur im Sterilisationstemperaturband, Prozessparameter sind Druck, Temperatur und Einwirkzeit; die Plateauzeit besteht aus der Ausgleichszeit und der Haltezeit, während der Haltezeit ist die Sterilisationstemperatur überall in der Beladung erreicht oder überschritten;
- Trocknung, Prozessparameter sind das erreichte Vakuum und die Trocknungszeit;
- Belüftung von Kammer und Gut.

Merkpunkt

Nur der vollständige Zyklus liefert sterile Produkte.

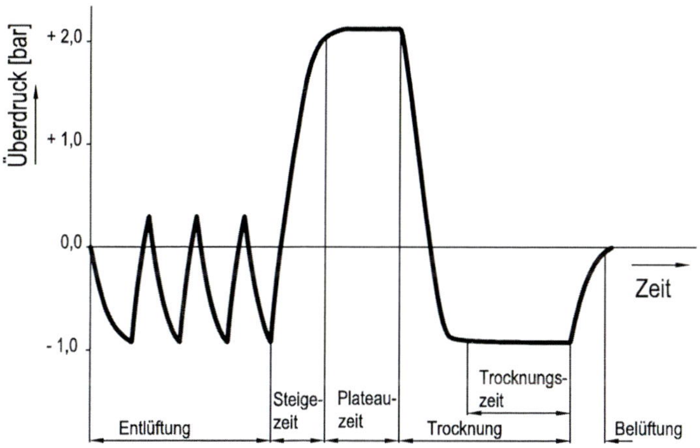

Abb. 2:

Der Dampfsterilisationsprozess besteht aus fünf Phasen.

Das übliche Verfahren ist das fraktionierte Vakuumverfahren. Es zeichnet sich durch eine gute Spülwirkung aus.

Bei diesem Verfahren wird in die zunächst evakuierte Kammer Dampf eingelassen («Dampfstoß»). An dem sich bildenden Gemisch aus Dampf und Restluft hat die Luft nur noch einen kleinen Anteil. Durch nochmaliges Absaugen des Gemisches werden gleichermaßen Dampf und Luft aus der Kammer entfernt.

Mehrmaliges Dampf-Einlassen und Absaugen von Gemisch verdünnt die Luft in der Kammer sehr rasch. Oft werden Prozesse angewandt, bei denen die Entlüftung im Unterdruck beginnt und später nur im Überdruck abläuft, sie sind weniger empfindlich gegen nicht kondensierbare Gase als reine Vakuumverfahren. Bei diesen Verfahren ist außerdem die thermodynamisch bedingte Überhitzung des Dampfes bei Beginn der Plateauzeit geringer.

Merkpunkt

Teilbeladung ist unwirtschaftlich und erschwert die Sterilisation.

Bei Verfahren mit Vorvakuum wird eine Wechselwirkung zwischen dem Volumen der Ladung und dem freien Raum der Kammer beobachtet. Diese Wirkung wird als «small load effect», d.h. die Auswirkung der Teilbeladung bezeichnet. Dabei konzentriert sich die in der Kammer verteilte Luft in einem einzigen Paket. Es wird angenommen, dass das Volumen der kritischen Teilbeladung bei Textilien etwa 20% des Kammervolumens beträgt.

Einfluß des Sterilisiergutes auf das Ergebnis der Sterilisation

Grundsätzlich sollten im Gesundheitswesen nur Produkte aufbereitet werden, die eine Temperatur von 137 °C, Feuchtigkeit, tiefes Vakuum und rasche Druck- und Temperaturänderungen ertragen können.

Merkpunkt

Alle Produkte, die nicht mit dem Normalprogramm 134°C sterilisiert werden können, sind eindeutig zu kennzeichnen.

Erfahrungsgemäß sind viele Betreiber nicht in der Lage, bei der Validierung Sterilisiergut für die Leistungsbeurteilung eines Prozesses mit 121°C Sterilisationstemperatur bereitzustellen, das nicht auch bei 134°C sterilisiert werden kann. Es ist nicht wirtschaftlich, einen Prozess zu validieren und regelmäßig zu prüfen, wenn man ihn gar nicht braucht.

Mikroorganismen halten sich vor allem an schlecht zugänglichen Stellen auf, an denen sie auch Nährstoffe finden, d.h. in Spalten und Poren. Dampfmoleküle sind wesentlich kleiner als Mikroorganismen, sie können ihr Ziel auch in porösem Sterilisiergut und in Mikrokapillaren erreichen, sie dringen aber nicht durch feste Wände oder Dichtungen.

Ventile, Klappen, Steckverbindungen oder Stopfen müssen geöffnet oder entfernt werden, die Öffnungen dürfen nicht von der Verpackung oder anderen Teilen verdeckt werden. Auch Klemmen, Scheren und andere zusammengesetzte Instrumente müssen geöffnet oder demontiert werden. Wenn dies nicht möglich ist, z.B. bei Chirurgiemotoren, dann muß der Hersteller den Beweis dafür vorlegen, dass dieses spezielle Gerät so konstruiert ist, dass keine besonderen Verfahren oder verlängerten Einwirkzeiten zur Sterilisation nötig sind.

Merkpunkt

Der Dampf muß freien Zutritt haben. Glatte Flächen sind bei der Beladung durch poröse Zwischenablagen zu trennen.

Einige Instrumente müssen in der Verpackung gesichert oder geschützt werden. Schutzkappen sollten porös sein, Kappen, Halter und Matten aus Silikon oder anderen Kunststoffen sind schwierig zu sterilisieren.

Nicht nur bei Dichtungen aus Silikon oder Teflon, sondern auch bei glatt aufeinander liegenden Metallflächen können schon geringe Kräfte, z.B. an federnden Teilen oder das Eigengewicht schwerer Gegenstände eine Abdichtung herstellen und können die Ursache einer Fehlsterilisation sein. Die Abdichtung wird verhindert z.B. durch Tücher oder andere poröse Gegenstände zwischen bzw. unter den Metall- oder Kunststoff-Flächen.

Sterilisiergut muss einwandfrei sauber sein. «Steriler Dreck» enthält Endotoxine, die für Patienten sehr gefährlich sein können. Schmiermittel dürfen nur wenn unvermeidlich und nur gezielt in geringen Mengen aufgetragen werden. Instrumentenöl erschwert im allgemeinen auch die Trocknung von Instrumenten. Mit Recht wird «Instrumentenmilch» kaum noch verwendet. Koller und Stanek wiesen nach, dass Instrumentenmilch stark verkeimt sein kann, sie kann dann Endotoxine enthalten.

Merkpunkt

Bei Pflegemitteln Gebrauchsanweisung beachten.

Schmier- und Pflegemittel befinden sich bei der Sterilisation zwischen dem Dampf und dem Instrument. Die keimtötende Wirkung geht also vom Pflegemittel aus. Weil die Abtötungskinetik unter einem Pflegemittel völlig anders sein kann als auf sauberen Flächen, muss der Hersteller des Pflegemittels umfassend über die sterilisierende Wirkung des Pflegemittels informieren.

Merkpunkt

Kondensat sollte ablaufen können.

Obwohl Kondensat bei der Dampfsterilisation unverzichtbar ist, kann es auch ein Problem darstellen, insbesondere bei Vliesverpackungen, die Kondensat nicht oder nur schlecht ablaufen lassen. Wenn sich nämlich Kondensat auf dem Sterilisiergut, unter schweren Teilen oder in Spalten ansammelt, dann wird das Produkt dort nicht mit kondensierendem Dampf, sondern mit dem Wasser erwärmt, das sich zwischen dem Dampf und dem Produkt gebildet hat. Ruhendes Kondensat isoliert; auf der Oberfläche des Produktes, wo sich die Mikroorganismen befinden, wird die Sterilisationstemperatur erst erreicht, wenn das Produkt vollständig und gleichmäßig heiß ist. Die Folge sind oft erhebliche Ausgleichszeiten, die bei schweren Teilen aus Kunststoff weit über 10 Minuten betragen können.

Das Sterilisiergut muss vor dem Verpacken trocken sein. Tücher, auf denen das Gut zum Trocknen abgelegt worden ist, dürfen nicht als Sterilgut-Umhüllung verwendet werden. Sterilisiergut sollte vor der Sterilisation eine Temperatur zwischen 22 und 35°C haben.

Merkpunkt

Raumluft mit weniger als 25% rel. Luftfeuchtigkeit gefährdet die Sterilisation.

Produkte aus Zellulose oder Kunststoffen, die unter normalen Bedingungen Wasser enthalten, können in einem zu trockenen Raum oder durch eine extreme Trocknung, z.B. beim Bügeln oder bei der Trocknung in einem Sterilisator, Feuchtigkeit verlieren. Beim Kontakt mit Dampf binden sie erneut Feuchtigkeit, dabei wird Energie frei. Ein sehr trockenes Produkt kann bei Kontakt mit Dampf wesentlich heißer als der Dampf werden. Man nennt diesen Vorgang Rehydration, d.h. Wiederbefeuchtung. Die Erwärmung ist besonders groß bei Körpern, die im Verhältnis zur Masse eine große Oberfläche haben und Mikrokapillaren aufweisen. Solche Teile werden bei der Sterilisation nicht ausreichend befeuchtet, wenn eine Rehydration auftritt. Nach Henry erreicht völlig trockene Baumwolle, wenn sie mit Sattdampf von 126 °C in Kontakt kommt, eine Temperatur von 160 °C, Baumwolle mit der natürlichen Feuchtigkeit von mindestens 5 % wird dagegen nur 126 °C warm und zeigt keine Überhitzung.

Übrigens kennt jeder diesen Effekt: Sehr trockene Wäsche fühlt sich warm an, denn sie nimmt Feuchtigkeit von der Haut auf und erhitzt sich dabei.

Einfluss der Verpackung auf das Ergebnis der Sterilisation

Nur verpacktes Gut kann «steril» im Sinne der EN 556-1 sein. Jede Verpackung erschwert jedoch die Entlüftung und beeinträchtigt die Trocknung des Inhaltes. Die Verpackung erzeugt einen Raum, der in Wechselwirkung mit dem freien Raum der Kammer tritt. Der freie Raum in der Verpackung tritt wiederum in Wechselwirkung mit dem Sterilisiergut, d.h. auch innerhalb der Verpackung gibt es einen «small load effect».

Ob die Verpackung eine ausreichende Entlüftung zulässt, muss bei der Verfahrens-Validierung stets beurteilt werden. Dabei müssen alle Komponenten der Verpackung berücksichtigt werden, also auch Körbe und saugfähige Sieb-Einlagen. Verglichen werden grundsätzlich der Temperaturverlauf innerhalb und außerhalb der Verpackung, außerdem werden Hohlkörper-Prüfmodelle mit chemischen Indikatoren eingesetzt (Bild). Eine verformbare Verpackung weicht einer Änderung des Kammerdruckes aus, ohne dass entsprechend Luft oder Dampf hindurchtreten. Eine weiche Verpackung soll darum immer zu mindestens 25% gefüllt sein, auch wenn sie anschließend in Körbe oder Container gelegt wird.

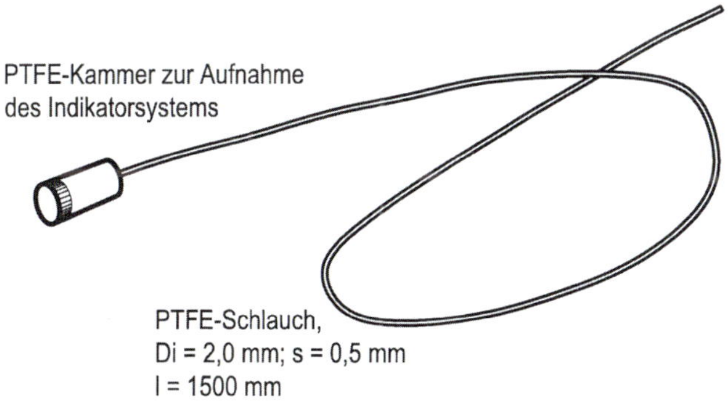

Wenn sich eine weiche Verpackung nicht aufblähen kann, z.B. weil sie zu klein ist, dann kann sie örtlich überlastet werden und platzen. Zwischen das Sterilisiergut und die Verpackung soll-

Merkpunkt

Jede Verpackung erschwert die Dampfdurchdringung und die Trocknung.

- *Verpackungen nie zu groß wählen.*
- *Verpackungen nicht zu klein wählen.*

te man eine Hand schieben können. Auch in einem Container muss über dem Sieb so viel Platz sein, dass die innere Verpackung nicht gegen den Deckel stößt, wenn sie sich aufbläht; sonst bildet sich eine Senke, in der Kondensat zurückbleibt.

Die verschiedenen Verpackungen haben hinsichtlich der Trocknung völlig unterschiedliche Eigenschaften. Nur bei Containern nach EN 868-8 muss der Hersteller die Trocknungseigenschaften mit einer Beladung aus 100 Schrauben M 12 x 100 aus CrNi-Stahl prüfen. Der Anwender ist daher gut beraten, erst einmal selbst zu prüfen, bevor eine neue Verpackung eingeführt wird.

Merkpunkt

Art und Größe der Verpackung müssen in der Packliste dokumentiert sein.

Aufsaugen bedeutet grundsätzlich Sammeln und Festhalten der Feuchtigkeit, nicht Trocknen. Eine saugfähige Einlage saugt Tropfen auf und verteilt sie über eine größere Fläche, die Trocknung wird dadurch beschleunigt. Einlagen sollten nur wenn wirklich nötig verwendet werden, weil sie vor dem Spülen aus dem noch nicht desinfizierten Sieb entfernt werden müssen.

Typ und Abmessungen (Volumen) der Verpackung müssen für jedes Paket festgelegt sein. Zweifache Steril-Verpackung ist üblich. Eine dreifache Verpackung sollte aus wirtschaftlichen und verfahrenstechnischen Gründen vermieden werden. Dennoch trifft man in der Praxis solche Verpackungskombinationen an, z.B. Schrauben in einer eigenen kleinen Klarsichtverpackung in einem doppelt verpackten Sieb. Solche Ausnahmen müssen bei der Validierung sorgfältig untersucht und besonders beurteilt werden.

Merkpunkt

Chargenwagen verwenden und nur die Körbe anfassen.

Nach der Sterilisation darf eine «weiche» Verpackung grundsätzlich nicht angefaßt werden, denn sie saugt den Schweiß von den Fingern und mit dem Schweiß Mikroorganismen. Deshalb müssen alle Pakete «hart» gemacht werden, z.B. mit Körben. Beim Transport dürfen nur die Körbe angefasst werden.

Einfluß der Beladung auf das Ergebnis der Sterilisation

Die Verpackung des Sterilisiergutes darf die Kammerwände nicht berühren. Das Sterilisiergut darf nie unmittelbar auf dem Kammerboden stehen, es würde dort im Wasser stehen.

Nach der Sterilisation kann das heiße Sterilgut auf dem Chargenwagen ungefährdet auskühlen. Container und Körbe sollen auf dem Chargenwagen so angeordnet werden, dass möglichst keine Wechselwirkungen zwischen den Paketen entstehen. Auf die Entlüftung hat die Anordnung der Ladung in der Kammer fast keinen Einfluss, wohl aber auf die Trocknung. Daraus leiten sich folgende Regeln ab:

- Container über Container, Papier über Papier.
- Leichte Wäschebehälter nicht unter schwere Instrumenten-Container.
- Weiche Verpackungen müssen in Körben sterilisiert werden.
- Weiche Verpackungen müssen sich bewegen können.
- Sets in Klarsichtfolien nie mit der Folie nach unten.
- Niemals Pakete oder Sets auf Behälter legen.

Bei Sterilisierbehältern dürfen die Durchlässe (Filter, Ventile) nicht verdeckt werden. Auf den Durchlässen liegende «weiche» Verpackungen können die Ursache dafür sein, dass der Sterilisierbehälter vom Dampf zerquetscht wird.

Weiche Verpackungen sollen grundsätzlich horizontal liegen, kleine Sets dürfen auf die Kante gestellt werden. In Körben muss zwischen den Packungen soviel Platz bleiben, dass man eine Hand bequem dazwischen schieben kann. Die Verpackungen dürfen sich nicht gegenseitig abdichten, sonst können sie platzen, und sie werden nicht richtig trocken.

Im Krankenhaus gibt es keine «homogene» Ladung und schon gar keine «homogene» Ladung Instrumente. Bei der Beladung ist die vollständige Ausnutzung des Nutzraumes aus verfahrenstechnischen und wirtschaftlichen Gründen anzustreben.

! Merkpunkt

Es gibt keine homogene Beladung, darum muss das Verfahren eine einwandfreie Dampfdurchdringung auch bei inhomogener Beladung sicherstellen.

Validierung

EN ISO 14937 und EN 554 machen keinen Unterschied zwischen der Sterilisation im Gesundheitswesen und in der Industrie und auch keinen Unterschied zwischen Groß- und Kleinsterilisatoren.

Die Validierung der Verfahren ist wesentlicher Bestandteil der Qualitätssicherung bei der Sterilisation. Sie liefert den Beweis, dass sich mit der Sicherheit 1 : 1.000.000 kein lebensfähiger Mikroorganismus auf dem Produkt befinden kann. Dieser Beweis muss theoretisch hergeleitet und experimentell bestätigt sein. Experimentelle Methoden sind:

- Prüfung mit Thermoelementen und Drucksensoren,
- Prüfung mit biologischen Indikatoren.

Durch physikalische Prüfungen muss der Nachweis geführt werden, dass die festgelegten physikalischen Bedingungen für die Sterilisation erreicht werden. Nach EN 554 sind andere Methoden bei der Dampfsterilisation im allgemeinen entbehrlich.

Die Prüfung mit biologischen Indikatoren ist aufwendig, und sie ist nicht bei allen Verfahren möglich. Ein Bioindikator besteht aus

a) einem Träger, z.B. einem Glasplättchen,
b) mit einer bekannten Anzahl Mikroorganismen einer bestimmten Spezies,
c) einer Verpackung.

Die besten Ergebnisse werden erzielt, wenn eine Sporensuspension unmittelbar auf das Produkt aufgetragen wird, d.h. wenn das Produkt selbst als Träger verwendet wird, denn die mikroskopische Größe der Prüforganismen ist ihr wesentlicher Vorteil. Damit die mathematische Beziehung zwischen der erreichten Wirkung und den aufgezeichneten physikalischen Parametern festgestellt werden kann, sind mehrere Versuche mit abgestufter Wirkung nötig. Die Einwirkzeiten müssen dabei so verkürzt werden, dass überlebende Individuen gezählt werden können. Die für die Sterilisation nötige Dosis wird durch Extrapolation bestimmt. Eine ausführliche Anleitung zur Anwendung von biologischen Indikatoren bietet EN ISO 14161.

Die Richtlinie 93/42/EWG verpflichtet Hersteller von Medizinprodukten anzugeben, wie das Produkt sterilisiert werden soll. Auf diese Dokumentation kann man sich berufen, wenn sie plausibel ist, um die hohen Kosten einer Prüfung mit Bioindikatoren bei der Validierung des Verfahrens zu vermeiden.

Merkpunkt

Die Gebrauchsanweisung von Medizinprodukten beschreibt mindestens ein für das Produkt geeignetes Sterilisationsverfahren.

Eine Prüfung von Mustern auf Sterilität wird in EN 554 abgelehnt, denn mit aseptischen Verfahren erreicht man nur ein Sicherheitsniveau von etwa 1 : 1000. Es ist nicht möglich, mit einer solchen Prüfung die 1000-mal höhere Sicherheit 1: 1.000.000 zu beweisen. Auch mit chemischen Indikatoren kann man nicht nachweisen, dass ein Produkt oder eine Charge sterilisiert wordenist.

Bei der Validierung wird zunächst festgestellt, ob eine genaue Beschreibung des Sterilisators und der Verfahren vorliegt, ob der Sterilisator damit übereinstimmt, und ob er richtig installiert, in Betrieb genommen und sicher ist (Abnahmebeurteilung). Gegebenenfalls wird auch der Sterilisierdampf überprüft. Außerdem erfolgt eine Überprüfung aller wesentlichen Messgeräte des Sterilisators.

Merkpunkt

Bei der Validierung werden die Reproduzierbarkeit des Verfahrens, die Dampfdurchdringung, die keimtötende Wirkung (Sterilisationstemperatur und Haltezeit) und der Schutz des Sterilgutes vor Rekontamination (Trocknung) beurteilt.

Sodann wird nachgewiesen, dass der Sterilisator innerhalb vorgegebener Grenzwerte arbeitet und seine Funktion erfüllt (Funktionsbeurteilung). Die Prüfungen erfolgen mit Prüfmaterial oder mit leerer Kammer. Gegenwärtig stehen folgende genormte Prüfkörper zur Verfügung: das Norm-Prüfpaket nach EN 285, die volle Beladung mit Textilien nach EN 285, die Metallbeladung nach EN 285 und das Hohlkörper-Prüfmodell nach EN 867-5.

Schließlich wird untersucht, ob die definierten Sterilisationsbedingungen überall am wirklichen Produkt in der vorgesehenen Verpackung erreicht werden (Leistungsbeurteilung), wenn der Sterilisator nach der Gebrauchsanweisung betrieben wird. Die keimtötende Wirkung ist dann nachgewiesen, wenn überall die Sterilisationstemperatur erreicht wird und die Haltezeit ausreichend lang ist. Die gleichmäßige Dampfdurchdringung ist erreicht, wenn die Temperaturen überall in der Ladung vom Kammerdruck bestimmt werden.

Die Trocknung im Sterilisator soll erreichen, dass das Sterilisiergut nach der Sterilisation so viel Wasser enthält wie vor der Sterilisation. Das wird im allgemeinen durch Wiegen der Packungen vor und nach der Sterilisation überprüft, denn wenn sich das Gewicht einer Packung bei der Sterilisation ändert, dann ist im Sterilisator etwas dazugekommen oder verloren gegangen, meist Wasser.

Routineüberwachung und Dokumentation

Inspektionen und Wartungen sollen dafür sorgen, dass sich der technische Zustand eines Sterilisators nicht unzulässig verändert. Sicherheitstechnische und messtechnische Kontrollen sind vorgeschrieben. Dafür müssen vernünftige Fristen und Grenzwerte festgelegt werden, die abhängig von der Fehlertoleranz des Prozesses und der Qualität der Geräte sind. Bei der Revalidierung müssen auch diese Fristen und sonstige Maßnahmen beurteilt werden, die sicherstellen sollen, dass unzulässige Veränderungen, z.B. der Justage der Mess- und Regelgeräte oder der Dichtheit des Sterilisators oder der Beschaffenheit des Dampfes rechtzeitig erkannt werden. Wenn bei diesen Prüfungen Toleranzen nicht eingehalten sind, dann müssen z.B. die Fristen verkürzt werden.

Merkpunkt

Jede Änderung eines Prozessparameters ist eine Änderung des Prozesses.

Nach der Richtlinie 93/42/EWG über Medizinprodukte ist die notwendige Software Teil des Medizinproduktes. Jede Änderung eines Prozessparameters («Schaltpunkt»), bei älteren Sterilisatoren also auch das Verstellen z.B. des Vakuumschalters, ist eine Veränderung des Verfahrens und damit eine Änderung des Sterilisators. Jede derartige Änderung muss dokumentiert werden. Nach jeder Änderung ist eine außerordentliche Prüfung nötig, die Ergebnisse müssen gleichfalls dokumentiert werden.

Eine Justage, d.h. das Einstellen auf den in der Gebrauchsanweisung dokumentierten korrekten Wert, ist keine Änderung.

Wenn der Sterilisator ohne eine Änderung nicht länger benutzt werden kann, oder wenn die Änderung erfolgt, um z.B. neue Sterilisiergüter oder Verpackungen besser sterilisieren zu können, wenn also ein neuer Zweck erfüllt werden soll, dann handelt es sich nicht nur um eine Änderung sondern um ein «Aufarbeiten» im Sinne der Richtlinie 93/42/EWG.

Die Software des Sterilisators sollte im Zusammenhang mit der Revalidierung jährlich überprüft und bei Bedarf aktualisiert werden. Das gilt auch für die Gebrauchsanweisungen; sie sind gleichfalls «Software».

EN 285 verlangt, dass jeder Sterilisator eine automatische, selbstüberwachende Steuerung hat, die automatisch kontrolliert, ob bei jedem Prozessschritt alle Vorgaben erfüllt werden. Die Steuerung meldet und dokumentiert den korrekten Ablauf des Prozesses. Wenn ein Fehler auftritt, der die Leistung des Prozesses gefährden kann, dann muss der Prozess abgebrochen und der Fehler dokumentiert werden.

EN 285 verlangt leider nicht, dass die Prozesse nach Druckmesswerten gesteuert werden müssen. Es ist aber dringend anzuraten, nur Sterilisatoren zu verwenden, bei denen der Druckverlauf mit Hilfe von Absolutdruck-Messumformern gesteuert wird, auch wenn diese Technik etwas teurer ist.

In der Software einer modernen Steuerung sind die Prozessparameter hinterlegt, d.h. die festgelegten Werte der Prozessvariablen. Der Hersteller muss für alle Prozessparameter Toleranzen festlegen. Das sind neben den Toleranzen für Drücke, Temperaturen und Zeiten auch die zulässige Leckrate und die zulässige Konzentration nicht kondensierbarer Gase im Dampf. Diese Toleranzangaben gelten nur für einen bestimmten Sterilisator und einen bestimmten Prozess! Nach EN ISO 14937 muss die Leistung des Verfahrens bei der ungünstigsten Kombination der Toleranzen nachgewiesen und bescheinigt werden.

Merkpunkt

Die zulässigen Abweichungen stehen nicht in der EN 285 sondern in der Gebrauchsanweisung.

Der Vorgang der Sterilisation muss nachvollziehbar sein, dazu müssen die Werte der Prozessvariablen dokumentiert werden. Grundsätzlich sind für die Dokumentation alle Datenträger zulässig, sofern die Angaben während der Aufbewahrungsfrist verfügbar sind. Die Aufbewahrungsfrist ist mindestens 5 Jahre plus Lagerfrist des Sterilgutes. Allerdings kann ein Patient innerhalb einer 30-jährigen Verjährungsfrist Schadenersatz verlangen, wenn die Krankheit nicht früher zu erkennen war.

Nach EN 285 muss jeder Großsterilisator eine Einrichtung zur Registrierung des Prozessverlaufes auf Papier haben, die völlig unabhängig von der Steuerung sein muss. Der Prozess muss so dokumentiert werden, dass in der Aufzeichnung jede Abweichung von den Parametern des validierten Prozesses zu erkennen ist, und dass beurteilt werden kann, ob diese Abweichung zulässig oder unzulässig ist.

Merkpunkt

Für jede Charge muss eine grafische oder tabellarische Aufzeichnung existieren.

Sterilisatoren mit einem IPC (Industrie-PC) können die Daten aus der Steuerung und die Daten aus der Registriereinrichtung automatisch vergleichen; da in diesem Falle jeweils vier Messwerte zur Verfügung stehen, kann die Steuerung sogar eine Fehleranalyse durchführen. Eine derartige Steuerung bietet ein hohes Maß an Sicherheit.

Der oder die Verantwortliche für die Sterilisation darf sich dennoch nicht allein auf die Steuerung des Sterilisators verlassen, sondern muss zusätzliche Kontrollen durchführen, denn die Steuerung des Sterilisators kann nicht alle Einflüsse auf die Sterilisation überwachen. Wer Produkte als «steril» freigibt, übernimmt die Verantwortung dafür, dass jedes einzelne Produkt steril ist und muss beweisen können, dass bei jedem Produkt mit der Bezeichnung «steril» ein validiertes Verfahren angewendet wurde, und dass kein Fehler das Ergebnis beeinträchtigt hat. Häufig sind folgende Fehler:

- Nicht ausreichende Entlüftung, mangelhafte Reproduzierbarkeit der Prozessparameter,
- Undichtigkeiten an Rohren, Armaturen und an der Kammer selbst,
- nicht kondensierbare, vom Dampf mitgeführte Gase,
- Mängel bei der Aufbereitung, beim Verpacken und bei der Kennzeichnung.

Mängel bei der Aufbereitung und beim Verpacken sind durch laufende Kontrollen auszuschließen. Die Verpackungen müssen bei der Freigabe des Sterilgutes auf Beschädigungen, ausreichende Trocknung und korrekte Verfärbung der Prozessindikatoren überprüft werden. Mit einer Überprüfung der aufgezeichneten Daten des abgelaufenen Prozesses wird bewiesen, dass das validierte Verfahren bei der betreffenden Charge ausreichend genau reproduziert wurde. Risiken durch Undichtigkeiten und nicht kondensierbare Gase werden mit dem Dampfdurchdringungstest meist rechtzeitig erkannt.

Die Normen für Dampf-Großsterilisatoren sehen den Dampfdurchdringungstest (Bowie-Dick-Test) als tägliche Routinekontrolle vor, er wird oft mit alternativen Systemen nach EN 867-4 durchgeführt. Dieser Test erfasst keine kurzfristigen Änderungen z.B. der Dampfbeschaffenheit und sollte darum durch Kontrollen bei jeder Charge bzw. bei jedem Paket ergänzt werden. Dazu stehen automatisch arbeitende Geräte und Indikatoren zur Verfügung.

Merkpunkt

Jedes System, das zur Freigabe einer Charge verwendet wird, muss bei der Prozessvalidierung überprüft werden.

Ein Dampfanalysator oder Airdetector, der für den Sterilisatortyp und das spezielle Sterilisierprogramm speziell festgelegte Kennwerte verwendet, ist die beste Lösung. Chargenkontrollsysteme mit einem Indikator, die für mehrere Sterilisatoren und Prozesse geeignet sind, funktionieren weniger genau. Spezielle Prüfkörper mit einem Indikator, die in der Verpackung sterilisiert werden, liefern theoretisch die besten Resultate. Sie sind aber nur ausnahmsweise anwendbar, denn zur Auswertung des «inneren Indikators» muss die Verpackung geöffnet werden, und folglich müsste derjenige, der die Freigabe vornimmt, auch der Anwender des Sterilgutes sein.

Zusammenfassung

Die Dampfsterilisation bei 134 °C ist allen anderen Verfahren vorzuziehen, Dampf ist ein nahezu ideales Sterilisiermittel. Alle Produkte sollten mit dem Normalprogramm 134 °C sterilisiert werden können. Bei der Validierung kann schlüssig bewiesen werden, dass die keimtötende Wirkung, die Dampfdurchdringung und die Reproduzierbarkeit des Prozesses sowie der Schutz des Sterilgutes vor Rekontamination erreicht werden, wenn die Arbeitsanweisungen befolgt werden. Jede Änderung eines Prozessparameters ist eine Veränderung des Prozesses, und jede Änderung der Sterilverpackung verändert die Dampfdurchdringung und die Trocknung. Die Leistungsbeurteilung des Verfahrens muss nach jeder derartigen Änderung ergänzt werden.

Routinekontrollen und Prüfungen mit Indikatoren stellen sicher, dass die Reproduzierbarkeit des Prozesses bis zur nächsten Revalidierung gewährleistet ist. Für jede Charge muss eine grafische oder tabellarische Aufzeichnung existieren, um zu beweisen, dass der validierte Prozess angewendet wurde. Die Toleranzen für die Beurteilung des Prozesses vor der Freigabe einer Charge sind nicht in der EN 285, sondern in der Gebrauchsanweisung angegeben.

Die Produkte müssen rein sein, und sie müssen mit Reindampf sterilisiert werden. Der Sterilisierdampf sollte entgast sein, denn wo Dampf kondensiert, dort werden diese Gase abgeschieden und behindern die Sterilisation. Damit die Verpackung keimdicht bleibt, sollte der Dampf trocken sein, das Kondensat muss bei der Sterilisation ablaufen können, und nach der Sterilisation sind nur die Körbe anzufassen.

9. Kapitel

Ethylenoxid-Sterilisation

Rudi Salzbrunn
Florian Weinig

Einleitung

Eine der großen Entdeckungen im vorigen Jahrhundert war die Erkenntnis, dass Mikroorganismen die Ursache für unzählige Krankheiten und Todesfälle sind. Die Pioniere Semmelweiss, Lister, Pasteur, Koch und Schimmelbusch legten damals die Grundsteine für die moderne Hygiene. Trotz der enormen Fortschritte in der Medizin gelten die Grundsätze von damals noch heute in gleicher Form. Bald wurden Methoden entwickelt, um Mikroorganismen unschädlich zu machen. Dabei geht es darum, möglichst alle Gegenstände, die mit Patienten in Berührung kommen, von krankmachenden Keimen frei zu halten oder zu machen.

Daraus hat sich die Dampfsterilisation entwickelt, die immer mehr perfektioniert zur Methode der Wahl für die Sterilisation im Krankenhaus geworden ist.

Aufgrund der gestiegenen Anforderungen, die moderne Medizinprodukte an die Sterilisation stellen, wurden verschiedene Verfahren entwickelt, die solch empfindliche Güter sterilisieren können. Aus mehreren Gründen hat sich die Ethylenoxid-Sterilisation als Niedertemperatur-Sterilisation weltweit durchsetzen können. Diese wird auch in großem Massstab in der industriellen Produktion von medizinischen Gütern genutzt.

Bevor auf die eigentliche Verfahrenstechnik der EO-Sterilisation eingegangen werden kann, ist es notwendig, die chemischen und physikalischen Eigenschaften zu kennen.

Gundlagen von Ethylenoxid

Physikalische Eigenschaften

Dampfdruck bei 21°Celsius	1049 mmHg
Siedepunkt	10.7 °C
Flammpunkt von reinem EO	- 57 °C
Zündtemperatur in Luft bei 1 bar	430 °C
Explosionsgrenze in Luft bei 1 bar	
(untere)	2.7 Vol%
(obere)	100 Vol%
Löslichkeit in Wasser	vollständig
Stoffdichte bei 21° Celsius kg/m3	2.93
Farbe	farblos
Geruch	süßlich, ätherisch
Geruchsschwelle	ab 700 ppm

Definition

Die chemische Formel von Ethylenoxid lautet:

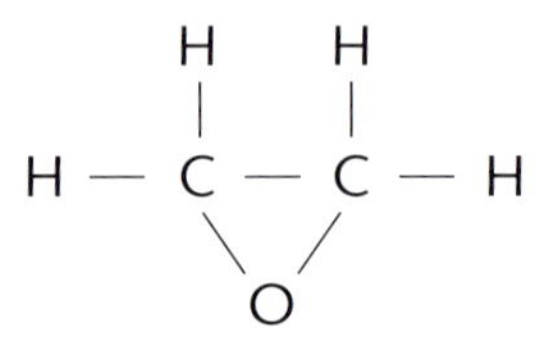

Aufgrund seiner Struktur ist Ethylenoxid außerordentlich reaktionsfähig.

Chemische Eigenschaften

EO reagiert zum Beispiel mit Wasser zu Ethylenglykol, mit Chlorwasserstoff zu Ethylenchlorhydrin, um nur einige zu nennen. Besonders heftig laufen die Reaktionen ab, wenn Ethylenoxid mit katalytisch wirkenden Stoffen wie beispielsweise Eisenoxid zusammengebracht wird.

Bei 571°C polymerisiert Ethylenoxid zu Methan und Kohlendioxid. Hergestellt wird Ethylenoxid in einem Direktoxidationsverfahren aus Ethylen und Sauerstoff unter Verwendung von Katalysatoren in einer Reinheit von 99.9%.

In der Industrie findet EO Verwendung in der Herstellung von chemischen Zwischenprodukten, z.B. für oberflächenaktive Verbindungen in Netzmitteln, Herstellung von Kunststoffen usw., aber auch in breitem Umfang für die Sterilisation thermolabiler Güter.

Biochemische Eigenschaften

Die Wirkungsweise von Ethylenoxid geht aus der Abbildung hervor. Es wirkt, indem es sich mit Eiweißmolekülen (Proteinen), von vegetativen Zellen und Viren, ja selbst Nukleinen (Zellkernen) verbindet.

Diese Reaktion nennt man Alkylierung und führt zu einer irreversiblen Schädigung der betroffenen Organismen. Dieser Eigenschaft verdankt EO seine weltweite Verwendung als Medium für die Sterilisation. Bei Einhaltung der richtigen Konditionen, auf die in den nächsten Kapiteln näher eingegangen wird, kann damit eine sehr zuverlässige Sterilisation von wärmeempfindlichen Gegenständen erreicht werden.

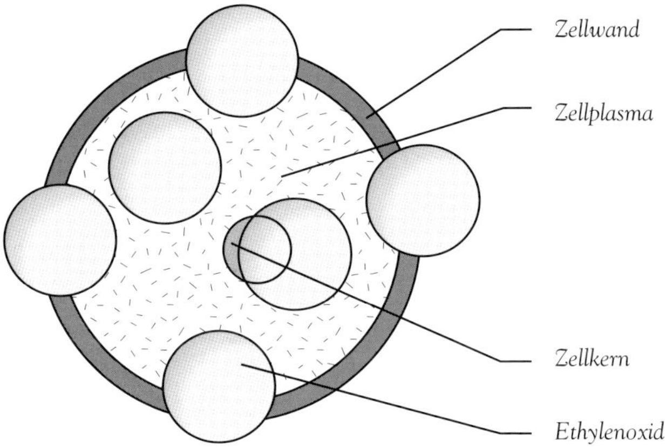

Abbildung 1
Ethylenoxid reagiert mit allen Anteilen einer Zelle.

Warum gerade die Ethylenoxid-Sterilisation?

Bevor wir näher auf die Ethylenoxid-Sterilisation eingehen, sollte das Anforderungsprofil für ein optimales Medium zur Niedertemperatur-Sterilisation geklärt werden.

Merkpunkt

Das ideale Medium, welches alle diese Anforderungen ohne Einschränkungen erfüllt, existiert leider nicht und ist zum heutigen Zeitpunkt auch nicht in Sicht. Ethylenoxid kommt allerdings dem beschriebenen Anforderungsprofil aus einer ganzen Reihe von weiteren bekannten Substanzen sehr nahe. Seine antimikrobielle Wirksamkeit erlaubt eine Sicherheitsbandbreite für Sterilisationszwecke, die von keiner anderen Substanz erreicht wird.

Das ideale Sterilisationsmedium müsste:

- eine hohe antimikrobielle Wirksamkeit aufweisen,
- rasch wirken,
- große Tiefenwirkung bzw. Penetrationsfähigkeit aufweisen,
- mit allen zu sterilisierenden Materialien verträglich sein,
- Verpackungsmaterial durchdringen,
- nicht toxisch sein,
- keine gefährlichen Rückstände aufweisen,
- gegen organische Substanzen resistent sein,
- in der Handhabung einfach und ungefährlich sein,
- kostengünstig sein.

Ein nicht zu unterschätzender Vorteil ist sicher auch die lange Erfahrung und die wissenschaftlichen Daten von über 50 Jahren Einsatz im medizinischen Bereich.

Verfahrenstechnik der EO - Sterilisation

Das ausgesprochen breite Wirksamkeitsspektrum von Ethylenoxid lässt verschiedene Verfahrenstechniken zu, sofern Konditionen wie

- Wirkstoffkonzentration,
- Feuchtigkeit,
- Temperaturbereich,
- Expositionszeit

bei der Wahl des Verfahrens genügend berücksichtigt werden. Einen wesentlichen Beitrag zur Erreichung einer einwandfreien Sterilisation, abgesehen von den geräteseitig eingestellten Parametern spielt aber auch die Aufbereitung der zu sterilisierenden Güter.

Die Wirkstoffkonzentration

Wie bei den biochemischen Eigenschaften beschrieben, wirkt EO keimtötend. Dazu ist allerdings eine bestimmte Konzentration notwendig. Es ist leicht zu verstehen, dass zu wenig Gas eine unvollständige Wirkung erzielen kann, andererseits eine Konzentrationserhöhung über ein Wirkungsoptimum hinaus zu keiner weiteren Verbesserung mehr führt.

Der Einfluss einer Konzentrationserhöhung von beispielsweise 200 mg/l auf 600 mg/l bei Normaldruck führt zu einer Reduktion der Abtötungszeit um fast die Hälfte von 460 auf 280 Minuten.

Die Feuchtigkeit

Mikroorganismen wie Bakterien, aber auch Viren werden allein durch eine genügend große EO-Konzentration inaktiviert. Hingegen weisen bakterielle Sporen eine trockene Zellwand auf, die von Ethylenoxid nur nach einer ausreichenden Befeuchtung durchdrungen werden kann.

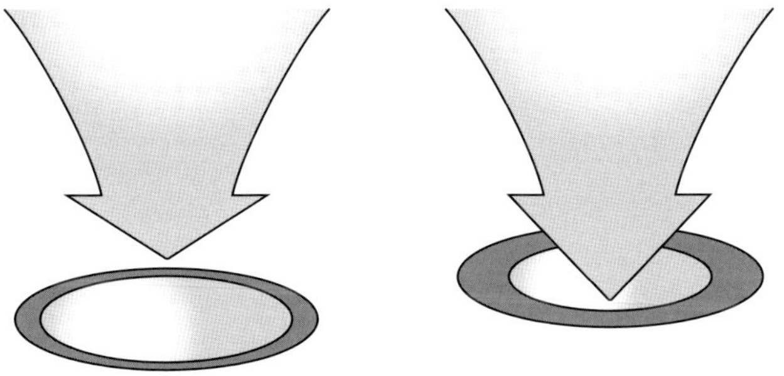

Abbildung 2
Eindringfähigkeit von Ethylenoxid in Zellen mit unterschiedlicher Feuchtigkeit.

Bereits ab einer relativen Luftfeuchtigkeit von etwa 30% können bei den gebräuchlichen Verfahren im Krankenhaus mit Ethylenoxid Sporen abgetötet werden.

Die meisten Verfahren arbeiten dabei in einem Sicherheitsbereich von 50-90% relativer Feuchtigkeit. Obwohl Feuchtigkeit die gebräuchlichen Sterilverpackungen zu durchdringen vermag, kann es bei verschiedenen Verfahren sinnvoll sein, die zu sterilisierenden Güter in einem Raum bei mindestens 55% Luftfeuchtigkeit eine gewisse Zeit vorzukonditionieren.

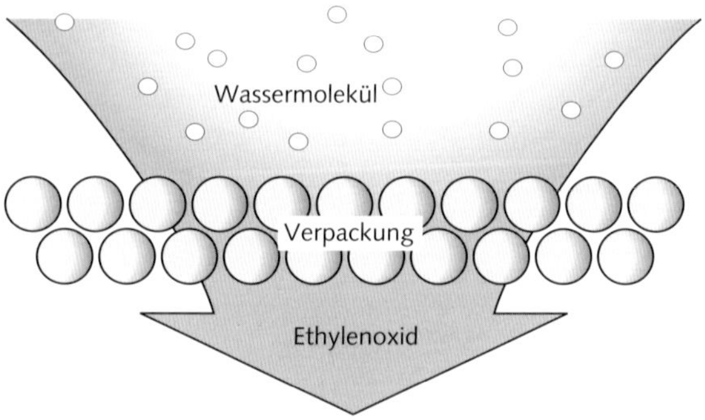

Abbildung 3
Durchdringung der Verpackung durch Ethylenoxid.

Die Temperatur

Die Temperatur ist ebenfalls ein wichtiger Faktor. Ethylenoxid tötet Mikroorganismen schon bei Temperaturen unter 10°C, hingegen kann durch eine Erhöhung der Sterilisiertemperatur eine drastische Verkürzung der Sterilisationszeit erreicht werden.

So verkürzt beispielsweise die Erhöhung der Temperatur von 20°C auf 50°C die Sterilisierzeit auf ein Sechstel. Die gebräuchlichsten Verfahren arbeiten bei Temperaturen zwischen 37°C und ca. 60°C. Das optimale Verhältnis zwischen Temperatur und Sterilisationszeit wird bei 55°C erreicht.

Die Expositionszeit

Entsprechend der Wahl der Konzentration und der Temperatur muss eine ausreichende Zeit gewählt werden, in der zu sterilisierende Güter der Begasung ausgesetzt sind.

Die Expositionszeit kann nicht ohne weiteres berechnet werden. Die Expositionszeiten der gebräuchlichsten Verfahren basieren auf einer aufwendigen experimentellen Ermittlung.

Alle genannten Parameter sind bei modernen Geräten genau bestimmt, bzw. in einem Validierungsverfahren genau auf die entsprechenden Verfahren und Sterilgüter abgestimmt. Diese werden, einmal bestimmt, automatisch durch das Gerät gesteuert und überwacht und in einem entsprechenden Maschinenprotokoll festgehalten. Trotz dieser automatischen Überwachung/Steuerung, müssen die genannten und festgelegten Parameter regelmäßig überprüft werden.

Definition

Expositionszeit bezeichnet diejenige Zeitdauer, während der zu sterilisierende Güter der Begasung mit Ethylenoxid ausgesetzt sind.

Die Verfahrenssicherheit

Im Anforderungsprofil wurde als Forderung an ein ideales Sterilisationsmedium erwähnt, dass ein solches nicht toxisch sein und keine gefährlichen Rückstände aufweisen soll. Seine Handhabung sollte einfach und sicher sein. Da diese Punkte eine besondere Bedeutung für die Verfahrenssicherheit haben, wollen wir sie näher betrachten.

Merkpunkt

In diesem Zusammenhang bezieht sich der Begriff «Verfahrenssicherheit» auf das Umfeld und nicht auf die Produkt- oder die Sterilisationssicherheit.

Die Toxizität

Unter Toxizität verstehen wir die Fähigkeit eines chemischen Moleküls oder einer Verbindung, Schaden zu verursachen, wenn sie eine empfindliche Stelle im oder am Körper oder an Zellen erreichen. Ethylenoxid ist eine giftige Chemikalie und wird genau aus diesem Grund für die Gassterilisation verwendet. Schließlich muss die Sterilisation ja die Inaktivierung von Mikroorganismen erreichen.

Merkpunkt

Es gibt kein Sterilisationsmittel für die Niedertemperatur-Sterilisation, welches für Mikroorganismen giftig, für Menschen aber ungiftig ist.

Es ist in diesem Zusammenhang aber sehr wichtig, zwischen Giftigkeit und Gefährlichkeit zu unterscheiden. Einerseits macht man sich die Giftigkeit für die Abtötung nutzbar, will aber andererseits verhindern, dass diese toxische Eigenschaft für den Menschen zur Gefahr wird. In einer Serie von Untersuchungen mit

Ratten, die über 2 Jahre täglich Konzentrationen von 50 ppm EO während jeweils 8 Stunden ausgesetzt waren, konnte eine krebserzeugende Wirkung von Ethylenoxid beobachtet werden. In verschiedenen Vergleichsuntersuchungen bei ähnlich hohen Belastungen am Menschen, konnte diese Wirkung nicht klar nachgewiesen werden.

Definition

Der sogenannte TRK-Wert bezeichnet die maximale Arbeitsplatz-Konzentration über einen Zeitraum von 8 Stunden. Dieser Wert beträgt für EO heute 1 ppm.

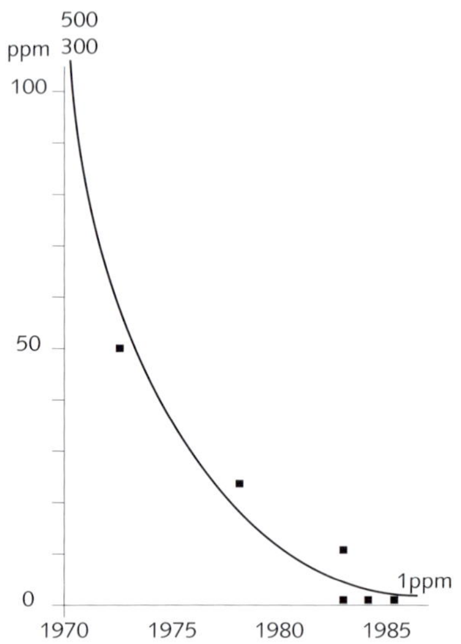

Eine ganze Reihe von Studien, zusammen mit den bereits erwähnten Rattenversuchen, waren aber die Grundlage für die Festlegung des heute geltenden TRK-Wertes von 1-ppm.

Wenn dieser Wert eingehalten wird, ist nach allen heutigen Erkenntnissen davon auszugehen, dass kein Gesundheitsrisiko besteht. Moderne Vollautomatische EO Sterilisatoren unterschreiten den Grenzwert dauerhaft und sicher.

In der Schweiz ist dazu seit einiger Zeit die neue Broschüre der SUVA: «Einsatz und Verwendung von Ethylenoxid bei der Kaltsterilisation», Bestellnummer SBA 501.d, erhätlich. Das Wissen um die Toxizität von EO soll aber nicht zu einer Chemophobie werden. Es gibt Menschen, die glauben, alles sei giftig, und sie haben – genau betrachtet – recht.

Dabei muss immer an den Satz von Paracelsus gedacht werden, der sagte: «*Kein Ding an sich ist Gift, allein die Dosis macht, dass ein Ding Gift ist (dosis sola facit venenum)*». Man muss deshalb Chemikalien immer in den richtigen Bezugsrahmen setzen. Jede zur Sterilisation verwendete Chemikalie wird für den Menschen gefährlicher sein als die Mikroorganismen selbst.

Darum muss sichergestellt werden, dass wir mit diesen Chemikalien so umgehen, dass sie für

- den Betreiber,
- den Patienten,
- die Umwelt

sicher und berechenbar sind.

So betrachtet beinhaltet Verfahrenssicherheit in diesem Zusammenhang für die Ethylenoxid-Sterilisation verschiedene Gesichtspunkte, die nicht isoliert betrachtet werden dürfen:

- bauliche Voraussetzungen,
- geräteseitige Voraussetzungen,
- betriebliche und organisatorische Voraussetzungen

und unabdingbar die in diesem Abschnitt nicht behandelte Sterilisations- und Produktsicherheit.

Bauliche Voraussetzungen

Es muss dafür gesorgt werden, dass Gassterilisatoren in belüfteten Räumen, die den Auflagen der geltenden TRGS 513 entsprechen, aufgestellt werden. Die Ver- und Entsorgungsleitungen sind nach DIN 58948 zu installieren. Eine räumliche Abgrenzung zu anderen Einrichtungen einer modernen Sterilisationsabteilung ist durch sichere Überwachungseinrichtungen nicht mehr erforderlich. Für den organisatorischen Ablauf der Sterilisation selbst und im Interesse einer sauberen Trennung von unsterilen und sterilen Gütern sollte eine moderne Konzeption für eine Zentralsterilisation, eine bauliche Trennung zwischen unreiner und reiner Seite ermöglichen (GMP/GHP).

Hinweis

Die Technische Regel Gefahrenstoffe gibt verbindliche Hinweise zum sicheren Umgang mit EO und macht entsprechende bauliche Auflagen.

Gerätetechnik

Wie zu Beginn des Abschnitts Verfahrenstechnik erwähnt, spielen die Faktoren Konzentration, Feuchtigkeit, Temperatur und Zeit im eigentlichen Sterilisationsverfahren die entscheidende Rolle. Zu diesen Grundvoraussetzungen für die Sterilisation wird für ein modernes Gerät ein ganzer Katalog von Forderungen aufgestellt, der für die Verfahrenstechnik bzw. Sicherheit wichtig ist.

Dazu gehören:

- die Wahl der geeigneten Materialien für den Bau des Sterilisators,
- eine automatische Programmsteuerung,
- eingebaute Überwachungen der Gerätefunktionen,
- die Aufzeichnung des Programmablaufes,
- Sicherungen, die Manipulationen verhindern,
- Vorrichtungen / Überwachungen, die ein Ausströmen von Ethylenoxid verhindern / anzeigen,
- die Verwendung einfacher und übersichtlicher Bedienungselemente,
- Systeme zur Belüftung in der Sterilisationskammer.

Im Krankenhaus finden heute grundsätzlich zwei verschiedene Verfahren Anwendung:

Überdruckverfahren mit Gasgemischen

Merkpunkt

Weil in dieser Technik mit Druck und großen Kammervolumina gearbeitet wird, braucht es besondere bauliche und betriebliche Maßnahmen, um im Havariefall für genügende Sicherheit zu sorgen.

Das Gemisch besteht aus 6% Ethylenoxid und 94% Kohlendioxid. In diesem Verfahren wird mit einem Druck von 1.7bar und 32° bis 55°C Temperatur gearbeitet.

Durch die Beimischung von CO_2 wird die Bildung von explosiven Gemischen vermindert. Die seit über zehn Jahren verwendete Konzentration von 6% EO Anteil ist nicht mehr zündfähig.

Die Beimischung von CO_2 bewirkt eine homogene Konzentrationsverteilung und wirkt sich positiv auf die Desorption aus. Die Gasversorgung für diese Verfahren geschieht mit geprüften Gasflaschen. EO- Sterilisatoren die im Überdruckverfahren arbeiten, müssen Vollautomaten im Sinne der TRGS 513 sein. Dies bedeutet in der Praxis, dass nach dem Prozessstart keine Möglichkeit eines Eingriffes mehr besteht und die Kammer erst nach einer erfolgreichen Desorption geöffnet werden kann.

Alle sterilisationsrelevanten Parameter wie Druck, Temperatur, Zeit, Gaskonzentration und Feuchte werden ständig im Vergleich zum validierten Prozess kontrolliert. Der Leistungsnachweis nach EN 550 wird mit Hilfe einer microbiologischen Kontrolle nach EN 1422 Anhang F (Prüfkörper aus Stahl, endständig geschlossen und 4,55 m lang) durchgeführt. Danach ist es möglich das Sterilgut entsprechend den Ausführungen der EN 550 Punkt 8 freizugeben.

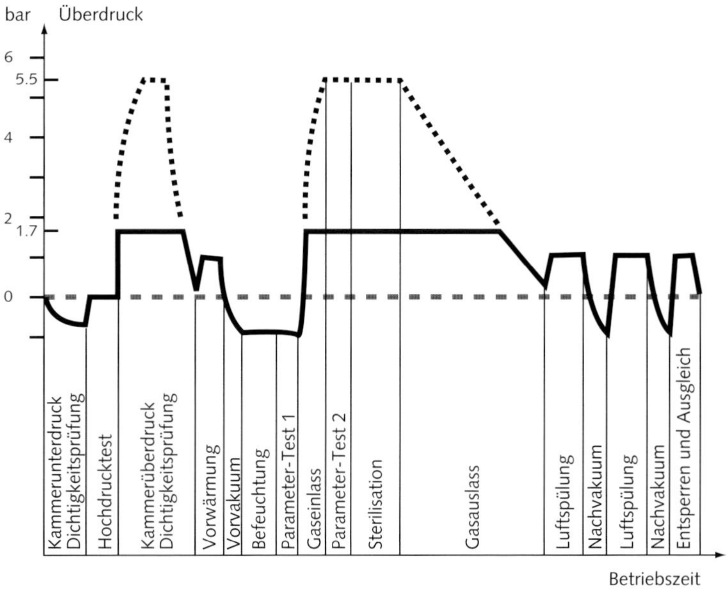

Abbildung 4

Verfahrensschema mit Druckverlauf zur Sterilisation mit Ethylenoxid.

Unterdruckverfahren mit Ethylenoxidkartuschen

Sterilisatoren, die im Unterdruckverfahren betrieben werden, arbeiten in der Regel mit reinem Ethylenoxid aus vordosierten Gaskartuschen. Der wesentliche Vorteil dieser Technologie liegt in den günstigen Anschaffungskosten der Anlagen. Nach dem Minimierungsgebot für Gefahrstoffe ist dies heute nicht mehr Stand der Technik. Diese Verfahren sind jedoch im Krankenhaus noch weit verbreitet.

Im Folgenden wird auf die einzelnen Phasen dieser Sterilisation näher eingegangen:

Abbildung 5

Sterilisationszyklus eines Sterivac 5XL im Unterdruckverfahren

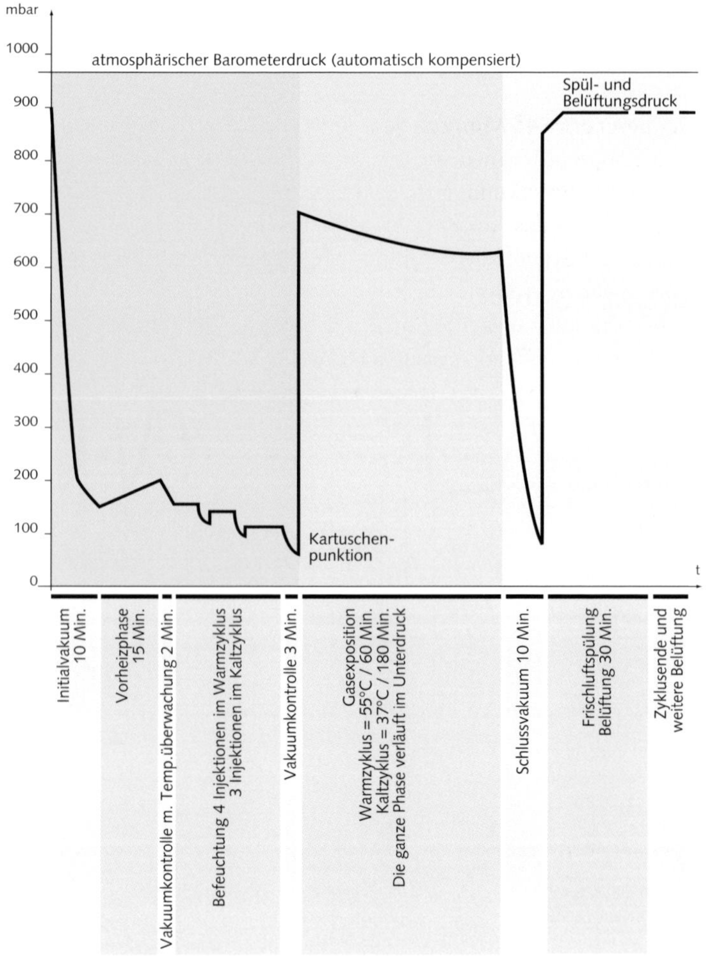

Phase 1:
Die Konditionierung oder Aufbereitung in der Kammer

In dieser etwa 45 Minuten dauernden Phase werden das Vakuum, die Temperatur sowie die notwendige Luftfeuchtigkeit erreicht. Das Anfangsvakuum hat verschiedene Funktionen. Einerseits verhindert es das Austreten von Gas aus der Kammer. Andererseits verbessert es auch die Bedingungen für die Penetration des Gases in schwer zu erreichende Teile der Charge, indem es Luft entfernt, die sonst wie eine Barriere wirkt. Die Geräteüberwachung stellt in dieser Phase fest, ob die Pumpleistung und die Dichtheit der Sterilisationskammer den Vorschriften entsprechen.

Merkpunkt

Die Geräteüberwachung prüft in der Konditionierungsphase, ob
1. Das Vakuum in einer vorgeschriebenen Zeit erstellt wurde.
2. Das Vakuum über eine gewisse Zeit ohne Verlust gehalten werden kann, um auf diese Weise eine Undichtheit auszuschließen.

1.1. Vorheizen

In der Konditionierungsphase werden die Kammerwände und die Beladung auf die erforderliche Temperatur aufgewärmt.

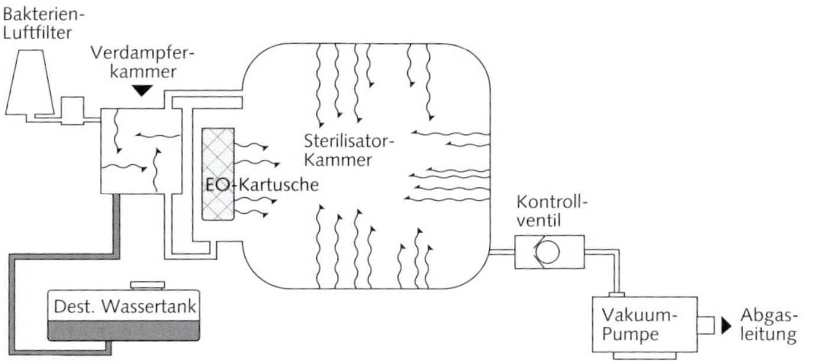

Abbildung 6
Beim Vorheizen werden Kammerwände und Beladung aufgewärmt.

1.2. Befeuchtung

Wenn der erforderliche Unterdruck und die Temperatur erreicht sind, wird über einen Verdampfer in mehreren Impulsen Dampf in die Kammer eingelassen, wobei jeder Pulsation eine Einwirkzeit von mehreren Minuten folgt, in der die Zellwände aufquellen können. Jede Dampfinjektion bewirkt eine bestimmte Druckdifferenz, die dem System dazu dient, festzustellen, ob die Befeuchtung stattgefunden hat. Diese Messmethode wird auch indirektes Messverfahren genannt.

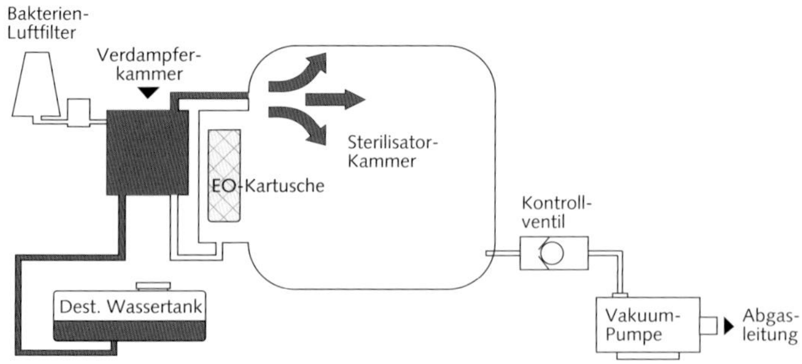

Abbildung 7

Beim Befeuchten wird in mehreren Impulsen Dampf in die Kammer eingelassen.

Phase 2:
Die Gasphase

Unter dieser Phase werden alle weiteren Schritte im Programmablauf benannt.

2.1. Die Gasinjektion

Bevor die Gaskartusche im Sterilisator punktiert wird, muss noch einmal ein Test stattfinden, um sicherzustellen, dass alle Parameter eingehalten sind: Vakuum, Temperatur, Befeuchtung. Auch das Funktionieren des Sicherungsmechanismus der Tür wird überprüft. Erst dann wird, allein mit dem Druckunterschied zwischen dem atmosphärischen Druck in der Umgebung und dem definierten und überwachten Unterdruck in der Kammer, die Kartusche angestochen.

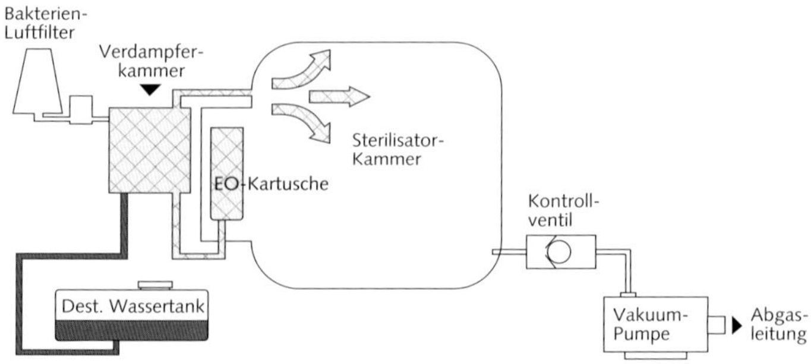

Abbildung 8

Durch die Punktierung der Kartusche wird die Gasinjektion eingeleitet.

Somit kann nicht angestochen werden, solange die Türe nicht fest verschlossen ist, oder das Vakuum nicht tief genug ist. Das einströmende Gas bewirkt einen Druckanstieg innerhalb der Sterilisatorkammer.

Wenn in dieser Phase Unregelmäßigkeiten auftreten, muss die Geräteelektronik die Weiterführung des Sterilisationsprogrammes unterbrechen und sofort einen «Notzyklus» einleiten (Spülzyklus und Belüftung). Der Benutzer kann in dieser Phase keinerlei Manipulationen vornehmen.

2.2. Die Exposition

In dieser Zeit findet die eigentliche Sterilisation statt, in der Ethylenoxid in das Sterilgut eindringt und mittels Alkylierung zur Inaktivierung der Mikroorganismen führt. Die Dauer der Exposition ist so festgelegt, dass die Hälfte der Zeit zur vollständigen Abtötung in einem schwer zu sterilisierenden Gut, wie einem Katheterlumen von 1mm Durchmesser, führt. Die andere Hälfte wird als Sicherheitszugabe zur Expositionszeit addiert (Resultat der Halb-Zyklus-Validierung gemäß EN 550).

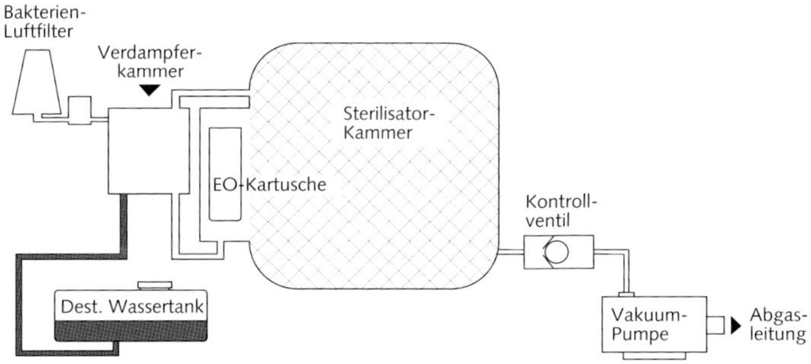

Abbildung 9
Während der Exposition findet die eigentliche Sterilisation statt.

2.3. Das Schlussvakuum

An die Expositionsphase schließt das Schlussvakuum an. Dabei wird das Ethylenoxid aus der Kammer gezogen und über die Abgasleitung zu einem Entsorgungssystem abgeführt. In dieser Zeit wird der größte Teil des in der Kammer vorhandenen Ethylenoxides bereits evakuiert.

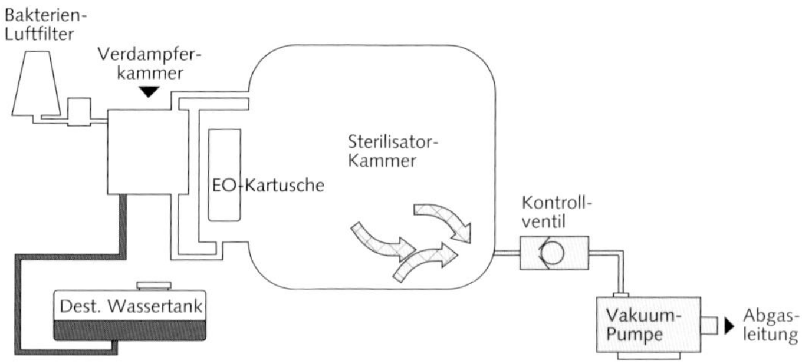

Abbildung 10

Während des Schlussvakuums wird der größte Teil des Ethylenoxids aus der Kammer gezogen.

2.4. Die Frischluftspülung

Diese schließt unmittelbar an das Schlussvakuum an. Dabei wird Frischluft über einen Bakterienfilter in die Kammer eingelassen und durch die Vakuumpumpe wieder abgezogen. Nach einer 30 Minuten dauernden Spülung ist das freie Ethylenoxid größtenteils entfernt, worauf das Gerät automatisch in die eigentliche Belüftungsphase übertritt, in der das Ethylenoxid aus dem Sterilgut entlüftet wird.

2.5. Die Belüftung

In dieser Phase wird das Sterilgut so lange wie in der Validierung festgelegt mit der gleichen Temperatur wie der Sterilisationsvorgang belüftet.

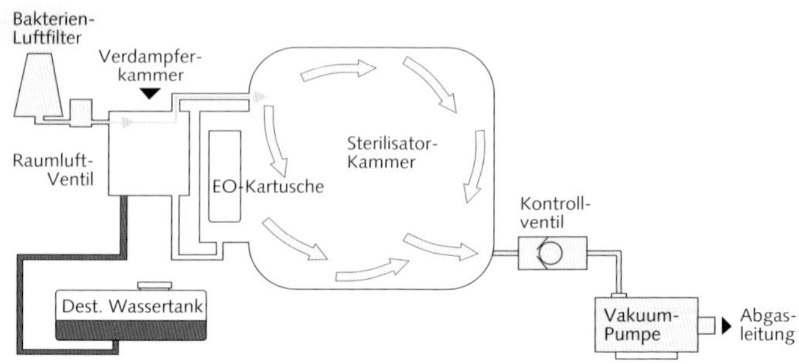

Abbildung 11

Die anschließende Frischluftspülung dauert 30 Minuten.

Phase 3:
Die Desorption oder Entgasung

In der Desorptionsphase wird Ethylenoxid wieder abgegeben, das während der Sterilisation in die Materialien eingedrungen ist, bzw. adsorbiert wurde. Dies geschieht in einer Gleichgewichtsreaktion zwischen der Ethylenoxidkonzentration im Material und der Umgebung.

Das bedeutet: Eine aktive Belüftung unterstützt eine beschleunigte Desorption durch eine ständige Erhöhung des Konzentrationsgefälles. Wie unter dem Titel «Toxizität» betont worden ist, muss in der Ethylenoxid-Sterilisation dafür gesorgt werden, dass weder der Betreiber noch der Patient gefährdet wird.

Materialuntersuchungen bei Kunststoffen haben gezeigt, dass Ethylenoxid mit Kunststoffmolekülen stabile Verbindungen eingeht, die dann gar nicht desorbiert werden können. Je nach Materialbeschaffenheit kann die Menge Ethylenoxid, die so eingebunden ist, 30 ppm und mehr betragen. Es ist aber nicht diese Gesamtmenge dafür entscheidend, ob das Material ohne Belastung für den Patienten appliziert werden kann. Vielmehr ist es wichtig zu wissen, dass die Menge Ethylenoxid, die aus einem solchen Produkt abgegeben wird, nicht mehr als 1 ppm über eine Zeit von 24 Stunden betragen soll.

Je nach Beschaffenheit des sterilisierten Materials und der Verpackung schwankt die notwendige Zeit für eine einwandfreie Desorption ganz enorm. Es ist darum praktisch nicht möglich, eine einheitliche Zeit für die Desorption festzulegen, zumal in den Chargen meist recht unterschiedliche Produkte sterilisiert werden. Es gibt aber gewisse Grundregeln für die Desorption.

Definition

Unter dem Begriff Desorption versteht man in der Ethylenoxid-Sterilisation die aktive oder passive Entgasung der Sterilprodukte.

Merkpunkt

Die EO-Konzentration im Produkt, das Konzentrationsgefälle zur Umgebung und die Temperatur sind die maßgeblichen Parameter, die die Zeit der Desorption bestimmen.

Hinweis

Die Vorgaben zur Desorption sind in der ISO 10993-7 Abschnitt 4.3 in Abhängigkeit von der Expositionszeit am Patienten beschrieben. Sie verhindern, dass der Patient mit zu hohen EO-Konzentrationen belastet wird.

Regel 1
Die Belüftungs- oder Desorptionszeit einer Charge muss nach dem Material ausgerichtet sein, welches die längste Desorptionszeit benötigt.

Regel 2
Bei 55°C kann schneller desorbiert werden als bei 37°C, da die physikalischen Bedingungen für die Desorption mit zunehmender Temperatur günstiger sind.

Regel 3
Eine 8-stündige, aktive Desorption sollte als minimale Zeit gelten und darf nicht unterschritten werden.

! Merkpunkt

Genaue Angaben zur Desorption der zu sterilisierenden Güter kann nur der Hersteller des jeweiligen Produktes machen. Nur er kennt die genaue Zusammensetzung seines Produktes.

Die Porosität eines Materials lässt eine ganz grobe Abschätzung der Desorptionszeit zu. Das heißt, je poröser ein Material ist, umso länger ist die Desorptionszeit. So braucht es bei Glas praktisch keine Desorption, da keine Adsorption in die Glasoberfläche stattfinden kann. Hingegen brauchen Kunststoffe je nach Dichte eine mehr oder weniger lange Belüftungszeit.

Die Entsorgung von Ethylenoxid nach der Sterilisation

Die gültige Luftreinhalteverordnung LRV (Schweiz), bzw. TALuft (Deutschland) definiert, dass bei einem Massenstrom von 25 Gramm pro Stunde höchstens 5 mg pro m^3 Luft ausgestoßen werden dürfen. Zur Minderung bzw. Entsorgung von Ethylenoxid stehen heute mehrere technische Lösungen zur Verfügung.

1. Die Hydrolyse
Bei der Hydrolyse handelt es sich um eine Technologie, die vor allem in der chemischen Industrie eingesetzt wird. Dabei wird Ethylenoxid-Abgas durch eine saure Lösung geleitet, mit der es reagiert und dabei umgewandelt wird. Solche Anlagen sind oft kombiniert mit Aktivkohle, die EO absorbiert.

Der Nachteil dieses Verfahrens besteht darin, dass mit Säuren gearbeitet wird, die nachher neutralisiert und entsorgt werden müssen. Eine solche Lösung ist im Krankenhaus praktisch nicht realisierbar.

2. Die Nachverbrennung
Hier wird Ethylenoxid in eine Brennkammer geleitet, in der es elektrisch gezündet, oder über eine Propanstützflamme geleitet und so verbrannt wird. Mit einer Stützflamme können auch kleine Restmengen zuverlässig verbrannt werden. Die Variante «Nachverbrennung» ist für kleine Sterilisationsanlagen eine wirtschaftliche Art der Entsorgung.

3. Die katalytische Methode
In diesem Verfahren wird Ethylenoxid über ein Bett mit einem metallischen Katalysator geleitet, mit dem es reagiert. Damit diese Oxidation ablaufen kann, muss das Abgas auf eine bestimmte Temperatur vorgewärmt werden. Die Investitionskosten für Katalysatoranlagen sind in etwa gleich hoch wie bei der Nachverbrennung. Der Installationsaufwand ist jedoch geringer.

4. Das Conti-Sorpkat®-Verfahren
Das Conti-Sorpkat-Verfahren dient zur kontinuierlichen Entsorgung und arbeitet in zwei Stufen und kombiniert die physikalischen chemischen Verfahren der Adsorbtion, Absorbtion und Säure-Katalyse. Über eine Zuleitung vom Sterilisator wird das Ethylenoxid durch den Katalysator-Behälter der Anlage geleitet. Dieser Reaktionsbehälter enthält eine spezielle Aktivkohle. Diese befindet sich unter Anwesenheit eines wässerigen Säure-Katalysators im nassen Zustand, so dass ein Großteil Ethylenoxid direkt eine chemische Umwandlung in Ethylenglykol erfährt. Ein geringer Anteil Ethylenoxid wird durch Adsorbtion an die Aktivkohle gebunden und in der zweiten Verfahrensstufe, der Regenerationsstufe, durch Spülung des Reaktionsbehälters mit der Katalysatorlösung in Ethylenglykol umgesetzt.

Betriebliche und organisatorische Voraussetzungen für die Ethylenoxid-Sterilisation

Definition

Unter der guten Krankenhauspraxis (GHP) für die Ethylenoxidsterilisation ist ein ganzheitliches Konzept zu verstehen, das alle Aspekte dieser Sterilisationsart in einem Betrieb festhält und genau regelt, wie die Sterilisation ablaufen soll.

Wurde bisher mehr über die Eigenschaften von Ethylenoxid und dessen technische Umsetzung für die Sterilisation geschrieben, so ist es ebenso notwendig, sich auch damit zu befassen, wie diese Form der Sterilisation in der Praxis umgesetzt werden soll. Ein solches Konzept sollte Richtlinien für die folgenden Punkte enthalten, deren Beachtung für eine gute Sterilisationspraxis genau so wichtig ist, wie die eigentliche, geräteseitige Sterilisation:

- die Ausbildung,
- allgemeine Hygienemaßnahmen,
- die Sterilisation,
- und die Qualitätssicherung.

Ausbildung des Bedienungspersonals

Hinweis

In Deutschland muss zum Betreiben eines Gassterilisators (FA und EO) ein Befähigungsschein erworben werden, der alle 5 Jahre erneuert werden muss.

Es kann nicht genug betont werden, wie wichtig es ist, über die Grundlagen der Sterilisation informiert zu sein. Das gilt natürlich für die Dampfsterilisation genauso wie für die Ethylenoxid-Sterilisation. Jede Tätigkeit in der Sterilisation hat nur dann einen Sinn, wenn es dafür eine einwandfreie Begründung gibt.

Nur wer die Zusammenhänge kennt und um die Ursache und die Wirkung einer Handlung Bescheid weiss, kann Verantwortung übernehmen und die notwendige Sicherheit und Sorgfalt gewährleisten. Dazu gehört selbstverständlich auch ein Training der Gerätebedienung.

Die verantwortliche Person für die ZSVA muss also ein Konzept erarbeiten, wo festgehalten wird, wie die Aus- und Weiterbildung der Mitarbeiter gestaltet wird. Sie soll auch besorgt sein, dass die festgelegten Ziele erreicht werden.

Allgemeine Hygienemaßnahmen

Unter diesem Begriff werden alle betrieblichen Vorschriften aufgeführt, die das allgemeine Arbeiten in der Zentralsterilisation regeln. Darunter fallen die Arbeitsbekleidung, die Einteilung in unreine und reine Zonen, der An- und Abtransport der Güter sowie die Lagerung der Sterilgüter.

Güter für die Etylenoxid-Sterilisation

Muss festgelegt werden, welche Güter mit Ethylenoxid sterilisiert werden, so sollte man nach der nebenstehenden Regel vorgehen. Alle Güter, die mit Dampf sterilisiert werden können, müssen mit Dampf sterilisiert werden. Güter, die nicht mit Dampf sterilisiert werden können, weil sie thermolabil sind oder in der Dampfsterilisation schneller altern, können mit Ethylenoxid sterilisiert werden. Darunter fallen zum Beispiel elektrochirurgische Instrumente, Teile von Beatmungsgeräten, faseroptische Geräte, Katheter, Kameras, empfindliche chirurgische Instrumente aus verschiedenen Materialkomponenten usw.

Merkpunkt

Alle Güter, die mit Dampf sterilisiert werden können, müssen mit Dampf sterilisiert werden.

Wiederaufbereitung und Resterilisation von Einmalprodukten

Im Zusammenhang mit Einwegprodukten stellt sich oft die Frage, ob ein Artikel resterilisiert oder aufbereitet werden kann. Der Grund, warum dies wünschenswert erscheint, sind die teilweise recht bedeutenden Kosten eines Einmalproduktes. Aus Gründen der Produktehaftung ist jedoch das Aufbereiten von Einmalartikeln grundsätzlich nicht ratsam (siehe Kapitel 18, Rechtliche Aspekte der Sterilisation).

Definition

Im Unterschied zur Wiederaufbereitung, bei der ein gebrauchtes Produkt den kompletten Zyklus durchlaufen muss, wird bei der Resterilisation ein unbenutztes Produkt nur neu verpackt und sterilisiert, ohne dass weitere Aufbereitungsschritte vorgenommen werden müssen.

Aufbereitung

Wie erwähnt, kommt der Zubereitung oder Präparation der Güter für die Sterilisation entscheidende Bedeutung zu. Auf diese Aspekte ist in den Kapiteln 4 bis 7, Reinigung, Verpackung und Instrumentenkunde, näher eingegangen worden.

Die Qualitätssicherung

In den vorhergehenden Abschnitten sind alle wichtigen Schritte besprochen worden, die Voraussetzungen für eine erfolgreiche Sterilisation sind. Damit diese Schritte aber auch nachvollziehbar sind und für die vorgenommenen Behandlungsschritte eine Garantie abgegeben werden kann, muss ein System geschaffen werden, das die Qualität jederzeit garantieren kann.

Es wird in Zukunft immer schwieriger werden, Qualitätssicherung zu vernachlässigen oder aus Unwissenheit zu unterlassen. Im juristischen Sinne schützt dies mit Sicherheit nicht davor, zur Verantwortung gezogen zu werden, falls nachgewiesen werden kann, dass die Minimalforderungen an die Sorgfaltspflicht nicht erfüllt worden sind. Die verantwortliche Person für die Sterilisation muss also nachweisen können, nach dem Stand des Wissens und der Technik vorgegangen zu sein. Dabei gibt es zwei wichtige Grundregeln:

Regel 1
Alle Arbeitsschritte – von der Güterannahme bis zu deren Freigabe nach der Sterilisation – müssen im Sterilisationskonzept schriftlich festgehalten sein und den Mitarbeitern mitgeteilt werden. Damit wird sichergestellt, dass jeder Mitarbeiter dem einmal festgelegten Plan entsprechend vorgeht.

Regel 2
In einem Protokoll werden alle durchgeführten Kontrollen festgehalten und für mehrere Jahre aufbewahrt. Ein Protokoll dient im Bedarfsfall als Beweismittel, sofern daraus hervorgeht, dass dieses sorgfältig geführt wurde und glaubhaft gemacht werden kann, dass nach den Regeln der Technik kontrolliert worden ist.

Das Maschinenprotokoll

Für die Ethylenoxid-Sterilisation enthält dieses Protokoll alle Daten über das Gerät selbst, wie:

- Datum der Inbetriebnahme,
- Gerätenummer,
- Wartungen,
- Störungen.

Nach jedem dieser Ereignisse werden die Geräteparameter mechanisch und biologisch auf ihre einwandfreie Funktion geprüft. Zudem wird jedes Gerät mindestens einmal wöchentlich mit einem biologischen Testpaket mit erhöhten Anforderungen geprüft. Alle Belege werden dann im Maschinenprotokoll abgelegt.

Das Sterilgutprotokoll

Dieses dient dazu, alle sterilgutseitigen Daten festzuhalten, wie:

- Sterilisationsdatum,
- Chargennummer,
- chemische Prozesskontrollen,
- biologische Prozesskontrollen,
- Printerausdruck,
- Unterschrift oder Code des verantwortlichen Mitarbeiters.

Hinweis

Bei validierten Verfahren kann das Sterilgut durch die Überwachung aller (!) sterilisationsrelevanten Parameter nach EN 550 freigegeben werden.

Ein biologischer Indikator soll in der Verpackungsart der Charge eingepackt und mitsterilisiert werden und erlaubt Rückschlüsse auf eine einwandfreie Sterilisation. Von der gleichen Herstellungscharge des Indikators wird zudem ein sogenannter Zeuge (Positivkontrolle) unsterilisiert mitbebrütet.

Alle Güter sollen in einer Quarantäne behalten werden, bis alle Kontrollen erfolgreich verlaufen sind. Erst dann kann das sterilisierte Gut für den Verbraucher freigegeben werden. Im Kap. 15 «Qualitätsmanagement» wird dieses Thema eingehender besprochen.

Schlussbemerkung

Die Ethylenoxid-Sterilisation kommt also dort in Frage, wo die Dampfsterilisation nicht angewendet werden kann. Werden die sicherheitstechnischen, aber auch die betrieblichen und organisatorischen Anforderungen genügend berücksichtigt, stellt die Ethylenoxid-Sterilisation eine sichere und zuverlässige Sterilisationsmethode dar. Dabei ist ein System für die Qualitätssicherung ein integrierter Bestandteil und muss für eine gute Krankenhauspraxis gefordert werden. Außerdem sollten auch im Krankenhaus alle gültigen Industrienormen (= Stand der Technik) beachtet werden. Dies schließt im Falle der EO-Sterilisation vor allem die nachfolgenden Normen ein:

- EN 1422 (Ethylenoxid-Sterilisatoren, Anforderungen und Prüfverfahren),
- EN 550 (Sterilisation von Medizinprodukten, Validierung und Routineüberwachung für die Sterilisation mit Ethylenoxid),
- EN 556 (Sterilisation von Medizinprodukten, Anforderungen an Medizinprodukte, die als «steril» gekennzeichnet werden).

10. Kapitel

Formaldehydsterilisation

Kurt Scheel

Grundlagen der NTDF-Sterilisation

Beim NTDF-Verfahren, der Sterilisation mittels Wasserdampf und Formaldehyd handelt es sich um ein physikalisch-chemisches Verfahren, das mit Dampfdrücken unterhalb des umgebenen Atmosphärendruckes und somit bei Temperaturen unterhalb von 100 °C arbeitet. Der Anwendungsbereich ist vorrangig das Gesundheitswesen. Es dient überwiegend bei einer Standardtemperatur von 60 °C der Sterilisation von thermolabilen Medizinprodukten, die mit den traditionellen thermischen Sterilisationsverfahren nicht behandelt werden können. Im Zuge der Entstehung der Europäischen Normen zur Sterilisation wird allerdings der Anwendungsbereich für Produkte erweitert, die bis 87 °C belastbar sind.

Bei diesem Sterilisierverfahren handelt es sich um eine Kondensationssterilisation, bei der die desinfizierende Wirkung des Wasserdampfes bei Temperaturen unter 100 °C durch den Zusatz von Formaldehyd als chemische Komponente zur sterilisierenden Wirksamkeit gesteigert wird. Die ursprüngliche Bezeichnung «Formaldehyd-Gas-Sterilisation» wurde auf die zutreffende Bezeichnung «Niedertemperatur-Dampf-und Formaldehyd» in der Kurzfassung «NTDF» umbenannt (analog zur englischen Bezeichnung «Low-Temperature-Steam and Formaldehyde – LTSF»).

Der Formaldehyd, in der Kurzbezeichnung FA, ist der chemisch einfachste Aldehyd und kommt in natürlichen und künstlichen Stoffen vor. Anwendung findet der Formaldehyd stark verbreitet industriell als Bindemittel in Bauelementen, aber auch zur Stabilisierung von Präparaten z.B. in der Pathologie. Im Gesundheitswesen wird er in den Bereichen der Hygiene zur Raum- und Oberflächendesinfektion verwendet und ist weiterhin auch im Arzneimittelbereich derzeit nicht zu substituieren.

Die keimtötende Wirkung von Formaldehyd ist seit langem bekannt. Es handelt sich um die einzige organische Verbindung mit einer zuverlässigen bakteriziden und sporoziden Wirkung. Er wird in der Grössenordnung mehrerer Millionen Tonnen hergestellt und weiterverarbeitet.

Definition

NTDF bedeutet Nieder-Temperatur-Dampf-Formaldehyd. Abgeleitet von der englischen Bezeichnung LTSV (low-temperature-steam and formaldehyde).

Merkpunkt

ppm (part per million) bezeichnet die Anzahl von Teilen eines Stoffes auf 1 Million Teile eines anderen, z.B. 1 ml Formaldehyd in Gasform in 1 m3 (= 1.000.000 ml) Raumluft.

Merkpunkt

Die chemische Formel für Formaldehyd lautet: H_2CO

Formaldehyd wird durch Dehydrierung von Methanol hergestellt.

Physikalische Eigenschaften

Siedepunkt	- 21 °C
Zündtemperatur des reinen Stoffes in der Luft bei 1 bar	ca. 300 °C
Explosionsgrenze des reinen Stoffes in der Luft bei 1 bar	
(untere)	7 Vol%
(obere)	73 Vol%
Löslichkeit in Wasser	sehr gut
Stoffdichte (wässrige Lösung)	1,08 g/ml
Farbe	farblos
Geruch	stechend
Geruchsschwelle (selbstwarnend)	<0,5 ppm

Chemische Eigenschaften

Der Formaldehyd ist als Stoff hochreaktiv, konzentrationsabhängig brennbar und als Gemisch mit Luft zündfähig. Er ist in Alkohol und Wasser sehr gut löslich. Gegenüber Wasser und Wasserdampf weist er eine hohe Affinität auf. Formaldehyd ist ein sehr instabiler Stoff der leicht polymerisiert (z.B. Bildung von Paraformaldehyd). Formaldehyd kommt als gesättigte wässrige Lösung 35 - 38 % stabilisiert mit 10 % Methanol als «Formalin» in den Handel.

Biochemische Eigenschaften

Der Formaldehyd ist als trockenes Gas gegen Mikroorganismen praktisch unwirksam. Erst in Verbindung mit Wasser werden keimtötend (mikrobizid) wirksame Potenzen gebildet, die zur Denaturierung von Eiweiß führen.

Die Wirkung des Formaldehyds beruht auf einer Reaktion mit den Aminogruppen in den Eiweißmolekülen und den Aminosäuren in den Bakterien, sowie auf der Reaktion des Formaldehyd mit den Nukleinsäuren der Viren. Diese Vorgänge führen zur Abtötung der Bakterien und zur irreversiblen Inaktivierung der Viren.

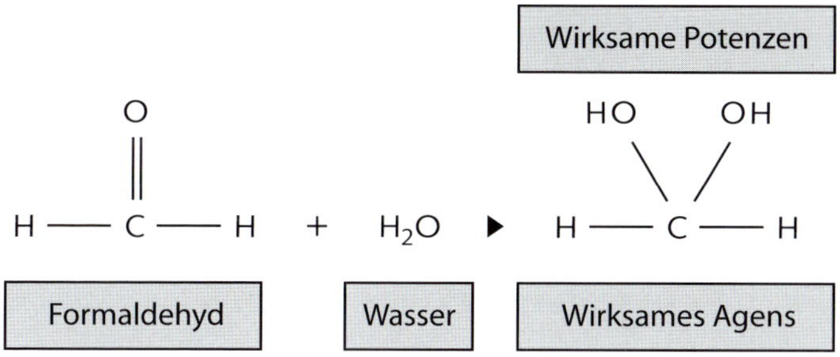

Abbildung 1

Wirksame Potenzen der NTDF-Sterilisation

Toxische Eigenschaften

Formaldehyd ist ein toxischer Gefahrstoff und ist in Konzentrationen oberhalb 25 % als «giftig - sehr giftig» gelistet (TRGS 200). Geringe Konzentrationen von 2 - 3 %, wie sie bei der Sterilisation in der Wirklösung und im Dampf zur Anwendung kommen, gelten dagegen als Xn «gesundheitsschädlich» und sind auch so zu kennzeichnen. Die Konzentration des Formaldehyds im Dampf innerhalb der Sterilisierkammer liegt jedoch um den Faktor von ca. 10 000 geringer vor, als in der Wirkflüssigkeit.

Hinweis

Die Technischen Regeln für Gefahrstoffe (TRGS) geben für Deutschland den Stand der sicherheitstechnischen, arbeitsmedizinischen, hygienischen sowie arbeitswissenschaftlichen Anforderungen an Gefahrstoffe hinsichtlich Inverkehrbringen und Umgang wieder.

Formaldehyd ist ein Reizgas, das auf die Bindehaut der Augen und die Schleimhäute der oberen Atemwege wirkt. Intensiver Hautkontakt wirkt sensibilisierend und kann Allergien auslösen. Konzentrationen >30 ppm können beim Menschen zu einem tödlich verlaufenden Lungenödem führen.

Durch seinen typischen und unangenehmen stechenden Geruch liegt die Wahrnehmbarkeit bei einer Konzentration unterhalb von 1 ppm (part per million). Dies entspricht einem Teil auf

1 Million Teile z.B. 1 cm^3 pro 1 m^3 Raumluft. Damit verfügt der Formaldehyd über hervorragende Selbstwarneigenschaften.

Zum Schutz des Personals ist ein MAK-Wert (Maximale Arbeitsplatz-Konzentration / Schichtmittelwert über 8h) mit 0.5 ppm (gleichbedeutend mit 0,6 mg/m^3) in der Luft am Arbeitsplatz durch die Liste für gesundheitsschädliche Stoffe vorgegeben. Als Spitzenbegrenzung gilt der gleiche Mittelwert, jedoch bezogen auf eine Zeitspanne von 15 Minuten.

Merkpunkt

Bei der Einschätzung der Gefährdung im Umgang mit dem Stoff und der Sicherheitsauflagen sollte die Erkenntnis von Paracelsus (1493 – 1541) beachtet werden: «Alle Dinge sind Gift und nichts ist ohne Gift. Allein die Dosis macht, dass ein Ding giftig ist.»

Die Sterilisatoren und deren Prozessführung müssen sicherheitstechnisch so gestaltet sein, dass weder durch den Betrieb noch bei der Entladung des sterilisierten Gutes der MAK-Wert überschritten wird.

Formaldehyd ist europäisch als Stoff der Kategorie K3 gelistet. Darunter sind Stoffe eingestuft die wegen möglicher krebserzeugender Wirkung beim Menschen Anlass zur Besorgnis geben, aber auf Grund unzureichender Informationen nicht endgültig beurteilt werden können (MAK- und BAT-Wert-Liste 1998)

Bezüglich der Kanzerogenität ist anzumerken, dass alle bisherigen Untersuchungen keinen eindeutigen Hinweis auf ein kanzerogenes Potential beim Menschen ergaben. Eine karzinogene Potenz wurde in den USA speziesabhängig im Tierversuch mit unvertretbar hohen Expositionen nachgewiesen und erwiesen sich als dosisabhängig und sind daher auch für die Desinfektion und Antiseptik als nicht relevant anzusehen.

Durch eine große Anzahl von Kontrollmessungen und Arbeitsbereichsanalysen nach TRGS 402 wurde im Laufe der Jahre nachgewiesen , dass die in Deutschland festgelegten Grenzwerte erheblich unterschritten werden.

In die TRGS 420 (Technische Regeln Gefahrstoffe) aus dem Jahr 2000 wurden die Ergebnisse umfangreicher Messungen durch den TÜV und der BGW beim Betrieb verschiedener NTDF-Sterilisatorentypen der Firmen WEBECO und MMM in einer Anzahl von Kliniken in Form der VSK «V» aufgenommen. Es wurden «Verfahrens- und stoffspezifische Kriterien» bewertet. Bei Einhaltung der dort spezifizierten Kriterien beim Betrieb von NTDF-Sterilisatoren, kann davon ausgegangen werden, dass die Grenzwerte für Formaldehyd in der Raumluft als dauerhaft sicher eingehalten bzw. unterschritten gelten. Ein entsprechender Vermerk wurde auch im Abschnitt 14 der TRGS 513 / 2000 aufgenommen.

Warum die Sterilisation mit Wasserdampf und Formaldehyd?

Welche Anforderungen sind an einen sterilisierenden Wirkstoff (Sterilisiermittel) zu stellen?

- Es muss eine sichere bakterizide und sporozide Wirksamkeit, auch bei vorliegenden Eiweiß- und Mineralbelastungen nachgewiesen werden.
- Es muß eine Transportmöglichkeit des Sterilisiermittels an alle zu sterilisierenden Oberflächen des Sterilisiergutes einschließlich innerer Bereiche enger Hohlkörper und schmaler Spalten sichergestellt sein.
- Es muss eine hohe Produktverträglichkeit für das zu sterilisierende Material vorliegen.
- Es müssen Durchtrittshemmnisse bedingt durch geeignete ein- oder mehrlagige Sterilisierverpackung überwunden werden.
- Rückstände am Sterilisiergut müssen bis unterhalb von vorgegebenen Grenzen, die einen risikofreien Umgang für Personal und Einsatz am Patienten sicherstellen, desorbierbar sein.
- Der Umgang mit dem Wirkstoff muss einfach und sicher sein.
- Für die Anwendung im Gesundheitswesen müssen akzeptable Chargenzeiten erreicht werden.
- Es muss kostengünstig sein.

Der Formaldehyd in Verbindung mit Wasserdampf als Sterilisiermittel kann diese Anforderungen bei Anwendung geeigneter Verfahren bei Temperaturen unter 100°C weitestgehend erfüllen.

Hinweis

Entsprechend der VSK «V» in der TRGS 420 kann beim Betrieb von NTDF-Sterilisatoren, die bisherigen nationalen und jetzt Europäischen Normen entsprechen und mit einem Formaldehydanteil von max 3% in der Wirklösung arbeiten, davon ausgegangen werden, dass die Luftgrenzwerte dauerhaft sicher eingehalten werden.

Die sporozide Wirksamkeit gegenüber den resistenten Sporen des B.-atrophaeus (bisherige Bezeichnung: B.-Subtilis) und G.-stearothermophilus (Geobazillus, bisherige Bezeichnung: B.-Bazillus) ist auch bei Eiweiß- (Blut) und Salzbelastungen durch unzählbare Kontrollen (und Veröffentlichungen) nachgewiesen. Dabei hat sich der Geobazillus - stearothermophilus als der resistenteste Keim gegenüber dem Sterilisiermittel erwiesen.

Bedingt durch die hohe Affinität des Formaldehyd zur Feuchte, d.h. zum Wasser und Wasserdampf ist es möglich, beide Medien in Verbindung anzuwenden.

Merkpunkt

Der Dampf dient als zuverlässiges Transportmedium für den Formaldehyd.

Das aus der Dampfsterilisation bekannte «Fraktionierte Vakuumverfahren» (vgl. Kapitel «Dampf») stellt die zuverlässige Entlüftung und Durchdampfung des Gutes, seine gleichmäßige Erwärmung sowie die Bildung eines Feuchtefilms am Wirkort d.h. an allen zu sterilisierenden Oberflächen sicher. Der Dampf wird als Transportvehikel für den Formaldehyd genutzt, so dass auch sein Eintrag und seine Verteilung an jeden Wirkort erfolgen kann.

Relevante Beeinträchtigungen der thermolabilen Werkstoffe und Werkstoffverbindungen an Medizinprodukten durch den standardmäßig angewendeten Wasserdampf mit Formaldehyd bei 60°C sind bislang nicht bekannt. Das gleiche gilt für die Auswirkung des Druckes, bzw. auch der auftretenden Druckwechsel im Unterdruck, während des Prozessablaufs.

Aufgrund des angewendeten fraktionierten Vakuumverfahrens zur Entlüftung und Durchdampfung ergeben sich keine Schwierigkeiten bezüglich des Durchlasses des Wirkstoffgemischs durch geeignete Sterilisierverpackungen wie z.B. genormte Klarsicht-Sterilisierbeutel oder entsprechendes Schlauchmaterial.

Der mit Formaldehyd befrachtete Wasserdampf wird nach erfolgter Sterilisation mittels Vakuum aus dem Sterilisator und dem Sterilisiergut entfernt. Formaldehyd-Rückstände, auch in Form von Paraformaldehyd, an den Oberflächen der Sterilisiergüter werden durch eine Dampfwäsche gelöst und ebenfalls mittels Evakuierung aus der Kammer entfernt. Dadurch kann sterilisiertes Gut mit wenigen Ausnahmen ohne weitere Nachbehandlung sofort wieder verwendet werden.

Die Wirkflüssigkeit wird dem Bedienenden in der vorgegebenen Zusammensetzung gebrauchsfertig in qualitätsgesicherter Form zur Verfügung gestellt. Die Versorgung des Sterilisators erfolgt über Portionsgebinde oder durch Vorratsbefüllung. In beiden Fällen darf sich für den Bedienenden kein direkter Kontakt mit der Flüssigkeit ergeben.

Der Sterilisationsprozess erfolgt in der Sterilisierkammer im Unterdruck so, dass kein formaldehydhaltiger Dampf austreten kann, weil beim Erreichen des Normaldruckes die in der Kammer vorhandene Mischung sofort kondensiert und damit der Formaldehyd gebunden ist. Die Entsorgung des Gases erfolgt mit dem Kondensat des Dampfes nach vorheriger starker Verdünnung in das Betriebswasser der Vakuumpumpe risikofrei und umweltverträglich direkt ins Abwasser. Formaldehyd fällt weder als Abgas noch in der Abluft an. Die ausgeschwemmte Formaldehydmenge fällt bei der Belastung des Abwassers nicht ins Gewicht.

Die Chargenzeit beträgt in Abhängigkeit der Beladungsmasse 3.5 bis 4 Stunden. Diese Zeitspanne beinhaltet in vollautomatischer Arbeitsweise sowohl die Arbeitsschritte der Entlüftung, Durchdampfung und Sterilisation, als auch die der Desorption des Formaldehyd, die Trocknung und Lüftung bis zur Entladung.

Die durchschnittlichen Kosten für den Wirkstoff einschließlich Verpackung pro Sterilisation betragen ca. 7.00 Euro.

Die Sterilisation mit Formaldehyd bietet darüber hinaus, als NTDF-Verfahren angewendet in Sterilisatoren die dem Stand der Technik entsprechen, erprobte sichere und validierbare Sterilisationsprozesse, die den aktuellen gesetzlichen Anforderungen an Medizinprodukte entsprechen.

Merkpunkt

Bei der normgerechten NTDF-Sterilisation handelt es sich um ein sicheres, erprobtes und validierbares Verfahren, das überdies recht kostengünstig ist.

Verfahrenstechnik in der NTDF-Sterilisation

Sterilisation

Aus dem traditionellen Anwendungsbereich der apparativen Desinfektion mittels Formaldehyd-Wasserdampfgemischs ist ein geringes Penetrationsvermögen und geringe Tiefenwirkung bekannt. Durch die Kombination des Formaldehyds mit dem in den 60er Jahren von Adam entwickelten fraktionierten Vakuumverfahren der Dampfdesinfektion (VDV-Verfahren) bei 75 °C, konnte die entscheidende Verbesserung erreicht werden.

Die Wirksamkeit des Verfahrens beruht auf der zuverlässigen Entlüftung und Durchdampfung der Sterilisierkammer und der verpackten Güter. Durch wiederholten Druckwechsel (z.B. 15-malig) zwischen ca. 50 und 200 mbar abs. in der Sterilisierkammer wechselt die Siedetemperatur des Wassers so, dass es zu einem wiederholten Wechsel zwischen Kondensation und Wiederverdampfung des entstandenen Kondensats an den zugänglichen Oberflächen des Sterilisiergutes kommt. Durch präzise Druckregelung des Dampfes in der Sterilisierkammer mittels barometrisch kompensierter Drucksensorik wird erreicht, dass die wesentlichen Prozessparameter während der Sterilisation, d.h. Druck und Temperatur und Befeuchtung der Güter mittels des gesättigten Dampfes der Wirkflüssigkeit während der Einwirkzeit in engen Grenzen konstant bleiben und reproduzierbar gesteuert werden.

Dem Speisewasser, hier als Wirklösung des Dampferzeugers wird bei den in Deutschland entwickelten Verfahren ein Formaldehydanteil von 2 bzw. 3 % zugegeben. Da Formaldehyd bei Anwendung der entsprechenden Techniken gemeinsam mit dem Wasser verdampft, ergibt sich im Wasserdampf die gleiche Zusammensetzung wie in der Ausgangsflüssigkeit. Allerdings liegt die Konzentration des Formaldehyds im dampfförmigen Zustand etwa um den Faktor 10.000 geringer vor als in flüssiger Form. Dieses Wasserdampf-Formaldehyd-Gasgemisch wirkt in diesem Zustand nicht sterilisierend. Erst durch die Kondensation des Wasserdampfes auf den Oberflächen der Sterilisiergüter bildet sich ein Feuchtefilm, der sich mit Formaldehyd bis zur Sättigung zu dem sterilisierenden Agens anreichert. Gemäß der Berechnung nach B.Stacy und

F.W. Walker stellt sich in Abhängigkeit von der Temperatur (z.B. 60 °C) die Formaldehyd-Sättigung bei ca. 3 Gewichtsprozent ein.

Wesentlich ist für die Prozessführung, dass die Anreicherung bis zur Sättigung an allen Stellen rasch erfolgt. Wird die Konditionierung des Gutes in der Sterilisierkammer vor dem Formaldehydeintrag durchgeführt, nämlich die Entlüftung, Erwärmung auf Sterilisiertemperatur und die Befeuchtung, entstehen Probleme bei der Formaldehydverteilung auf Grund des schlechten Diffusionsverhaltens des Formaldehyds durch die vorhandenen Konzentrationsunterschiede. Dieses führt insbesondere bei porösen Gütern und solchen mit Hohlräumen, wie längeren engen Lumen, zu undefinierten Ausgleichszeiten.

Die Einspeisung des Formaldehyds im Wasserdampf schon ab Beginn der Konditionierung im fraktionierten Vakuum gibt dagegen eine entscheidende Voraussetzung für die Sicherheit und Reproduzierbarkeit des NTDF-Verfahrens und der Prozessführung. Der alternierende Druckwechsel in der Sterilisierkammer führt zum Wechsel der Siedetemperatur und damit zum wiederholten Wechsel zwischen Kondensation und Wiederverdampfung am Gut. Er führt zum messbaren Transport des Dampfes und somit des Formaldehyds, in alle Bereiche und verhindert insbesondere, dass in engen Lumen oder Spalten Kondensatansammlungen entstehen, die den weiteren Zugang für das Wasserdampf-Formaldehydgemisch blockieren bzw. Formaldehydfallen bilden würden.

Durch die physikalische Abhängigkeit von Druck und Temperatur beim Wasserdampf wird bei einem barometrisch kompensiert gesteuerten Druck von 200 mbar abs. eine Sattdampftemperatur von 60 °C erreicht. Andere Sterilisiertemperaturen für Sonderfälle zwischen 50 °C und 87 °C, sind anwendbar. Sie werden durch Dampfdrücke zwischen 123 mbar abs. und 635 mbar abs. erreicht.

Bei der zu verdampfenden Wirklösung handelt es sich um ein Dreistoffgemisch bestehend aus Wasser, Formaldehyd und stabilisierende Alkohol. Diese Stoffe besitzen unterschiedliche Partialdrücke, die bei der physikalischen Bewertung der Sättigungstemperaturen zu berücksichtigen sind. Solange die Zusätze in

Merkpunkt

Nicht das Dampf-Formaldehydgemisch als Gas in der Kammer sterilisiert, sondern der durch Kondensation entstehende Feuchtefilm der sich bis zur Sättigung mit Formaldehyd (bei 60 °C ca. 3 %) anreichert.

Größenordnungen von jeweils <= 3 % vorliegen, bilden sich Temperaturabweichungen von ca. 1 K, die noch innerhalb der zulässigen Bandbreite für die Sterilisiertemperatur von 4 K liegen und damit nicht relevant sind.

Die Konstanthaltung der Dampftemperatur auf dem vorgegebenen Wert während der Einwirkzeit wird mittels barometrisch kompensiert gesteuerter Druckkonstanthaltung unter Einhaltung des Sättigungszustandes des Dampfes aus der Wirklösung sichergestellt. Die Einwirkzeit des 2%igen Wasserdampf-Formaldehydgemischs bei einer Temperatur von 60 °C beträgt in der Regel 60 Minuten.

Desorption

Nach Anwendung des NTDF-Verfahrens sind am Ende der Einwirkzeit wie bei allen Sterilisierverfahren noch Rückstände des Wirkstoffs am Sterilisiergut vorhanden. Dabei handelt es sich nicht nur um Restfeuchte des Wasserdampfs, der durch eine Vakuumtrocknung entfernbar ist, sondern zusätzlich auch um Formaldehydrückstände und zwar überwiegend in Form von Paraformaldehyd.

Vorteilhaft ist bei der NTDF-Sterilisation, dass Formaldehyd an den Oberflächen des Gutes wirkt und während der Sterilisation nicht wesentlich in Materialien (Kunststoffe) eindringt. Damit ist auch die Entfernung der Rückstände nicht problematisch.

Die Entfernung des Formaldehyds muss so wirksam sein, dass kein Risiko für Personal und Patienten entstehen kann. In Deutschland wurden ausser dem MAK-Wert für den Arbeitsschutz keine Grenzwerte für die zulässige Restbelastung am Sterilisiergut für den Patientenschutz vorgegeben. Als Richtwert wurden bislang die Untersuchungsergebnisse von Vagn Handlos (1997 Kopenhagen) gewertet. Er forderte Restmengen an schwer von Formaldehyd zu desorbierenden Materialien wie Polyestergewebe und standardisiertem Filterpapier von max. 5 µg/cm^2. Obwohl dieser Grenzwert, wie Handlos selbst sagt, weder aus toxikologischer noch aus physiologischer Sicht als relevant anzusehen ist, zumal Formaldehyd vom menschlichen Organismus im Rahmen des Stoffwechsels produziert und abgebaut wird, fand er Anerkennung als ein im Hinblick auf das Minimierungsgebot anzustrebender Wert. Der vorliegende Europäische Normentwurf E DIN EN 14180:2001 über Anforderungen und Prüfungen von NTDF Sterilisatoren bestätigt praktisch diesen Wert.

Es wird hier gefordert, dass bei Durchführung eines spezifizierten Prüfprogramms die Formaldehydrückstände an standardisierten Papierfilterscheiben als Indikator von 70 mm Ø (38,4 cm^2) im Mittel (von 5 Indikatoren) 200 µg und als höchster Einzelwert 250 µg nicht überschritten werden sollte.

Der im Dampf gelöste Formaldehyd wird nach der Sterilisation zusammen mit dem Dampf aus der Sterilisierkammer, den Verpackungen sowie dem Sterilisiergut entfernt und im Betriebswasser der Vakuumanlage zur Kondensation gebracht, so dass keine Formaldehydabgabe an die Raumluft oder Aussenluft erfolgt. Schwieriger ist die Entfernung des schwer löslichen Paraformaldehyd von den Oberflächen des Gutes und aus dem Zelluloseanteil der Verpackung.

Hierzu erfolgt die Desorption durch Anwendung von Siedevorgängen. Sie wird durch Anwendung einer Dampfwäsche mittels eines fraktionierten Vakuumverfahrens erreicht. Durch den wiederholten Wechsel der Einspeisung von reinem Wasserdampf mit 60°C entsprechend 200 mbar abs. und der Evakuierung auf ca. 50 mbar abs. wird mehrfach ein Kondensatfilm auf dem Gut erzeugt, der anschließend wieder verdampft wird.

Merkpunkt

Die Formaldehyd- und Paraformaldehydrückstände werden durch wiederholte Siedevorgänge mittels dem fraktionierten Vakuumverfahren vom Sterilgut und aus der Verpackung entfernt.

Die programmintegrierte, vollautomatische Formaldehyd-Desorption ist hoch wirksam, so dass das verpackte Sterilgut nach Prozessabschluss mit wenigen Ausnahmen ohne weitere Nachbehandlung einsatzfähig ist.

Geräteaufbau

Die Anforderungen an Formaldehyd-Sterilisatoren sind in der Normenreihe DIN 58948 zusammengefasst. Eine entsprechende Europäische Norm über Anforderungen und Prüfung, basierend auf der DIN 58948-13 liegt bereits als E DIN EN 14180 im Entwurf vor.

Beispielhaft werden im folgenden die baulichen und prozesstypischen Bedingungen an einem NTDF-Sterilisator der Firma WEBECO gezeigt.

Abbildung 2

Schematische Darstellung des Aufbaus eines NTDF-Sterilisators. (System WEBECO)

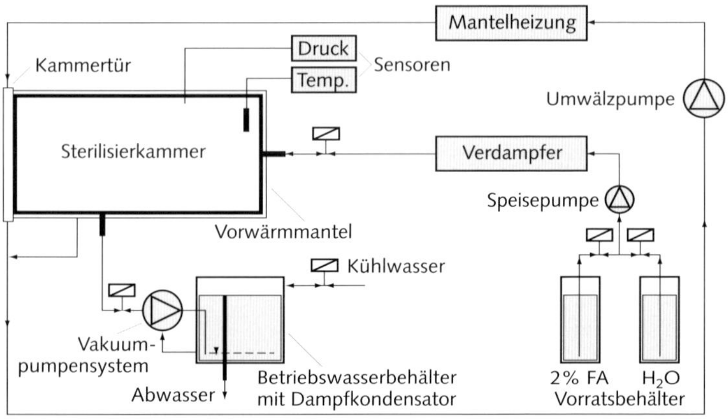

Die wärmeisolierte ein- oder zweitürige Sterilisierkammer als vakuumfester Behälter wird allseitig beheizt. Dieses kann mittels einer trockenen Flächenbeheizung oder mit einem Warmwassermantel erfolgen. Bei letzterem wird das Wasser im Kreislaufverfahren unter Zwischenschaltung einer Heizeinrichtung so umgepumpt, dass das warme Wasser dem Kammermantel und der Tür zugeführt und das abgekühlte Wasser in den Kreislauf zurückgeleitet wird. Die Temperatur der Kammerwandungen wird bei beiden Beheizungsarten mittels mehrerer Widerstandsthermometer in engen Grenzen geregelt und überwacht.

Unterhalb der Sterilisierkammer befindet sich die Vakuumanlage, bestehend aus einer Wasserringvakuumpumpe mit vorgeschaltetem Gasstrahler, einem Umlaufbehälter für das Betriebswasser der Pumpe zur Kühlung und Abdichtung der Pumpe, mit einem Düsenrohrkondensator, thermostatisch gesteuertem Kühlwasserzulauf und Abwasserauslass. Rechts neben der Sterilisierkammer ist ein Verdampfer mit vorgeschalteten Dosierpumpen dargestellt, die bedarfsweise dem Verdampfer über zwischengeschaltete Filter die formaldehydhaltige Wirklösung für die Sterilisation oder reines Wasser für die Formaldehyd-Desorption aus integrierten Vorratsbehältern zuführen.

Während des Betriebes kann mittels der Vakuumpumpe sowohl die Luft als auch (entsprechend der Prozessführung des fraktionierten Vakuumverfahrens) direkt der formaldehydhaltige Wasserdampf oder auch reiner Wasserdampf aus der Sterilisierkammer abgesaugt und in den Betriebswasserbehälter als Kondensat eingemischt werden.

Wird Luft abgesaugt, die zu Prozessbeginn nicht mit Formaldehyd befrachtet ist, gelangt sie durch den Düsenkondensator in das Betriebswasser, durch das sie aufsteigt und aus dem Behälter austreten kann. Wird Wasserdampf oder formaldehydhaltiger Wasserdampf abgesaugt, läuft der Vorgang in gleicher Weise ab. Im Gegensatz zur Luft kondensiert Dampf und Formaldehyd zum grössten Teil bereits in der Wasserringvakuumpumpe.

Eventuell durchschlagender formaldehydhaltiger Dampf wird so über den Düsenrohrkondensator geleitet, dass das gesamte Kondensat vom Betriebswasser aufgenommen und stark verdünnt ins Abwasser gelangt. Es tritt weder Wasserdampf noch Formaldehyd in Gasform aus dem System aus.

Bedingt durch die Energieaufnahme erwärmt sich das Betriebswasser. Zur Erhaltung der Saugleistung der Vakuumpumpe wird Kühlwasser bedarfsgerecht, thermostatisch geregelt, zugegeben. Auf diese Art erfolgt eine starke Verdünnung des ohnehin geringen Formaldehydanteils im Kondensat mit durchschnittlich 20g pro Sterilisation.

Merkpunkt

Der Wasserdampf mit den Formaldehydanteilen wird mittels der Vakuumpumpe und einem Dampfkondensator ins Betriebswasser eingemischt, verdünnt und über das Abwasser entsorgt. Formaldehyd tritt nicht als Gas aus dem System aus, so dass keine Abluft bzw. Abgasleitung benötigt wird.

Da bei NTDF-Sterilisatoren, die in dieser Form ausgestattet sind, weder Formaldehyd in Gasform noch formaldehydhaltige Abluft anfällt, wird keine Abluft- oder Abgasleitung benötigt. Der Betrieb dieser Geräte, soweit das Fassungsvermögen 1 m^3 nicht übersteigt, unterliegt damit auch nicht den Bestimmungen der Bundes-Immissionsschutz-Verordnung (BImschV.).

Prozessführung

Zur Überwachung des Sterilisationsverlaufs und zur Dokumentation der ordnungsgemäßen Prozessführung sind die Sterilisatoren mit einem Recorder ausgerüstet, der digital und/oder analog unabhängig vom Steuergerät den Druck- und Temperaturverlauf in der Sterilisierkammer aufzeichnet.

Die Skalierung der analogen Aufzeichnung 1 bis 100 steht einerseits für die Temperaturen von 0 - 100 °C und andererseits für die Drücke von 0 - 1000 mbar abs. Beide Parameter werden durch Messungen in der Sterilisierkammer während des gesamten Zyklus aufgezeichnet. Ein Skalenschritt stellt einen Zeitablauf von 5 Min. dar.

Abbildung 3

Schematische Darstellung des Druckverlaufs einer NTDF-Sterilisation nach dem «Fraktionierten Vakuumverfahren» bei 60 °C entsprechend 200mbar abs.

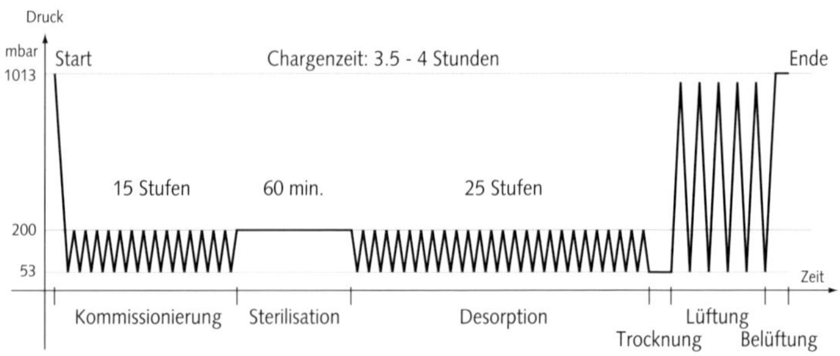

Konditionierung (Entlüftung, Durchdampfung und Formaldehydeintrag)

Ist nach dem Start das Vorvakuum in der Sterilisierkammer in der erforderlichen Höhe erreicht, beginnt die Verdampfung der nach Bedarf in den Verdampfer injizierten Wirklösung. Das Dampf-Formaldehydgemisch wird in die Sterilisierkammer eingelassen. Ist der Dampfdruck von 200 mbar abs. erreicht, wird weiterer Dampf-Formaldehydeinlass gestoppt. Es folgt die erneute Evakuierung auf ca. 50 mbar abs. Dieser Wechsel zwischen Dampfeinlass und Absaugung führt zum Wechsel der Kondensation und Wiederverdampfung des Kondensats am Sterilisiergut. Dieses ist der Mechanismus des fraktionierten Vakuums zur Konditionierung des Gutes (Entlüftung, Durchdampfung, Erwärmung und Befeuchtung des Gutes, sowie den Formaldehydeintrag und dessen Transport an alle Wirkorte.) Auf Grund der geringen Druckdifferenzen, in den Fraktionierungsstufen, erfolgt der Wechsel 15 Mal.

Ausgleichszeiten

Die NTDF-Sterilisation ist ein physikalisch/chemisches Verfahren zur Kondensationssterilisation für Prozesse bei Temperaturen unterhalb von 100 °C. Im Prinzip handelt es sich um die Anwendung der feuchten Hitze, ähnlich der Dampf-Sterilisation und der Dampf-Desinfektion bei 75 °C, nach dem fraktionierten Vakuumverfahren (VDV). Die bakterizide Wirksamkeit des Dampfes in niedrigen Temperaturbereichen wird beim NTDF Verfahren durch die Kombination des Dampfes mit der chemischen Komponente Formaldehyd zur sporoziden Wirksamkeit gesteigert.

Wesentlich ist hierbei wie auch bei anderen Sterilisationsverfahren, dass der sterilisierende Wirkstoff in der erforderlichen Qualität an alle Punkte der zu sterilisierenden Güter gelangt. Da die Prozessschritte zur Wirkstoffverteilung Zeitfaktoren enthalten ist es von Bedeutung, dass die Zeiten zwischen dem ersten Erreichen der physikalischen und chemischen Zustände in der Kammer und dem Erreichen dieser Zustände an der sterilisiertechnisch schwierigsten Stelle im Sterilisiergut kurz und reproduzierbar sind.

! Merkpunkt

Bei jeder Art von Sterilisation bestimmt der Transport des Sterilisiermittels an jeden Wirkort des Sterilisiergutes entscheidend die Wirksamkeit und Sicherheit der Prozesse. Somit kommt der Ausgleichszeit bzw. den Ausgleichszeiten für die jeweiligen Stoffe, beim NTDF-Verfahren der Dampf und der Formaldehyd, eine entscheidende Bedeutung zu.

Beim NTDF-Verfahren sind Ausgleichszeiten für zwei Vorgänge zu beachten.

Die erfolgte Dampfdurchdringung und Erwärmung kann wie bei der Dampfdesinfektion und Dampfsterilisation thermoelektrisch gemessen werden. Da die Druckdifferenzen in den vorgeschalteten Fraktionierungsstufen, die Temperaturen und die Strömungsgeschwindigkeiten jedoch geringer sind, als bei der Dampfsterilisation beträgt die zulässige Ausgleichszeit für die Temperatur nicht, wie dort 15, sondern 60 Sekunden.

Die Ausgleichszeit zwischen erfolgtem Formaldehydeinlass in die Sterilisierkammer und der Sättigung des Feuchtefilms an der ungünstigsten Stelle des Gutes ist abhängig von der Prozessführung. Sie kann z.B. in engen Hohlkörpern Stunden dauern, wenn die Zugabe erst nach der abgeschlossenen Erwärmung und Durchdampfung erfolgt. Das Penetrations- und Diffusionsverhalten des Formaldehyds als Substanz auf der Grundlage von Konzentrationsunterschieden ist schlecht . Die Ausgleichszeit kann jedoch identisch sein mit der Ausgleichszeit der Temperatur, wenn der Formaldehyd bereits ab Beginn der Konditionierung dem Dampf zugegeben wird bzw. zusammen mit dem Wasser somit in einer fertigen Wirklösung verdampft wird. Durch die hohe Affinität des Formaldehyds zur Feuchte wirkt der Dampf als Transportvehikel für den Formaldehyd und bringt ihn in alle Bereiche, in denen eine Kondensation erfolgt.

Sterilisation

Es folgt der Prozessschritt der Sterilisation. Das sterilisierende Agens, der Feuchtefilm mit dem Formaldehyd, liegt an allen Wirkorten vor. Die Sterilisierkammer ist mit dem Dampf-Formaldehydgemisch bei einem Druck von 200 mbar abs. gefüllt. Der Dampfdruck wird konstant gehalten, indem bereits bei geringfügigem Druckabfall durch Kondensation nachdosiert wird. Hierdurch wird erreicht, dass die Sterilisiertemperatur und entsprechend der Sättigungszustand des Dampfes in der Kammer und des Formaldehyds im Feuchtefilm auf dem Gut in engen Grenzen konstant bleibt.

Die erforderliche Sicherheit der Prozeßführung setzt den Einsatz von barometrisch kompensierten Drucksensoren voraus, deren Bezugsdruck nicht atmosphärischen Druckschwankungen unterliegt, die zu Fehlmessungen führen. Als Bezugsdruck wird daher ein konstanter Druck in einer im Drucksensor intergrierten, geschlossenen Messkammer verwendet.

Während der Einwirkzeit (Haltezeit) wird in der Sterilisierkammer anfallendes Kondensat intervallmässig abgesaugt und der Druckverlust durch Dampfzugabe sofort wieder ausgeglichen.

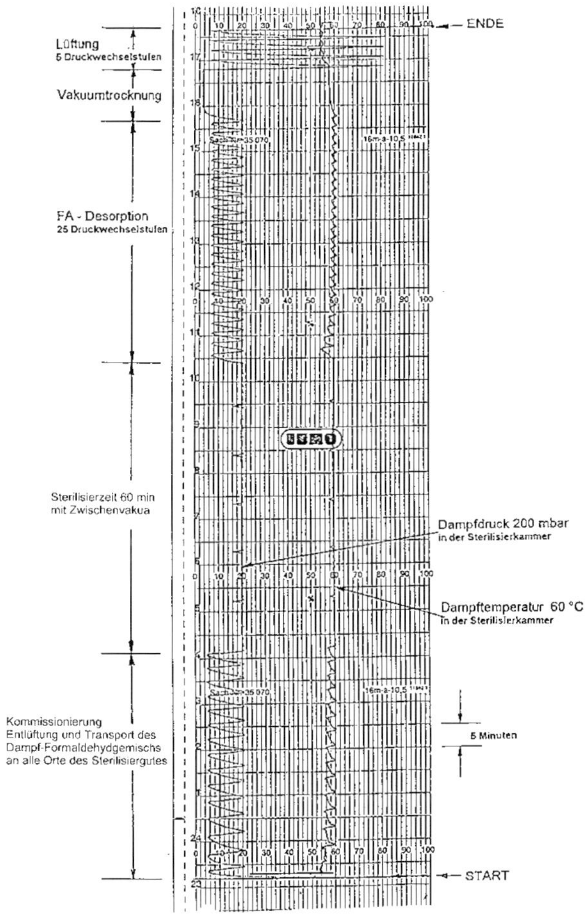

Abbildung 4

Analoge Aufzeichnung des Druck- und Temperaturverlaufs einer NTDF-Sterilisation (System WEBECO) vom Geräteschreiber.

Desorption

Nach Ablauf der Haltezeit wird das Dampf-Formaldehyd-Gemisch aus der Sterilisierkammer durch Evakuierung entfernt. Die Desorption des Formaldehyds vom Sterilgut wird mittels einer Dampfwäsche nach dem fraktionierten Vakuumverfahren soweit erreicht, dass keine Gefährdung des Personals und der Patienten zu erwarten ist. Hierzu erfolgt ein mehrfacher (z.B. 25 facher) Wechsel zwischen Zugabe von reinem Wasserdampf bei 60°C, dessen Kondensation auf den sterilisierten Oberflächen und seine Wiederverdampfung der als wiederholter Siedevorgang zur Lösung der angelagerten Formaldehyd-und Paraformaldehydrückstände führt. Der Prozessschritt der Desorption wird durch eine Vakuumtrocknung und ergänzende Lüftung mit sterilgefilterter Luft abgeschlossen.

Das Sterilgut kann entnommen und nach Abkühlung verwendet werden.

Erfolgt die Entladung der Sterilisierkammer nicht innerhalb von 30 Minuten schließt sich eine Absaugung und Belüftung zur Minimierung der Rückstände an. Dieser Nachlüftungsvorgang wiederholt sich bis zur Öffnung der Sterilisierkammer.

Prüfung von NTDF-Sterilisatoren

Anforderungen und Prüfungen von NTDF-Sterilisatoren waren bislang in Normen der Reihe DIN 58948 Teile 13, 14, 15 behandelt. Diese werden ersetzt durch die Europäische Norm DIN EN 14180, die als Entwurf vorliegt. Hierin ist der Stand der Technik beschrieben, der als Mindestanforderung eingehalten werden muss. Es handelt sich bei Sterilisatoren, die im Gesundheitswesen eingesetzt werden, um Medizinprodukte der Klasse IIA, bzw. um Zubehör von Medizinprodukten, das wie Medizinprodukte zu bewerten ist. Somit muss die Konformitätsbewertung durchgeführt werden.

Die Herstellung der Geräte muss zertifiziert sein d.h. die Einhaltung der einschlägigen Normen muss nachgewiesen und dokumentiert sein. Sie müssen das CE-Zeichen tragen. Bei älteren Geräten ist es ratsam beim Hersteller nachzufragen, inwieweit sie den neuen Anforderungen entsprechen bzw., welche Ergänzungen zweckmäßig wären.

Wie bei anderen Sterilisierverfahren müssen auch beim NTDF-Verfahren die Geräte im Zuge des Entstehens mehreren Prüfungsarten unterzogen werden. Dieses sind die Typ-Prüfung in der Phase der Entwicklung, die Werksprüfung nach erfolgter Fertigung und die Prüfung nach Aufstellung, der sogenannten Kommissionierung. Bei letzterer Prüfung wird auch das Umfeld und die Versorgung des zu betreibenden Sterilisators mit einbezogen, um zu bestätigen, dass die Voraussetzungen gegeben sind, damit der Sterilisator seine Leistung bringen kann und er den Spezifikationen des Herstellers und den grundlegenden Normen für Sterilisatoren entspricht.

Um die Einheitlichkeit der Anforderungen an die Sterilisatoren in allen Europäischen Ländern und damit die Vergleichbarkeit der Wirksamkeit sicherzustellen, erfolgt die Prüfung mit standardisierter Beladung. Sie ist in der Europäischen Norm als Teilbeladung und Vollbeladung beschrieben.

Da es sich beim NTDF-Verfahren um die Kombination physikalischer als auch chemischer Wirkkomponenten handelt, erfolgt die Prüfung der Belange der Entlüftung, Dampfdurchdringung, Dampfverteilung und Einhaltung der Temperaturgrenzen mit physikalischen Mitteln, wie thermoelektrischer Messungen am und/oder im Gut.

Ergänzend sind mikrobiologische Prüfungen unter Einsatz standardisierter Bio-Indikatoren in standardisierten Prüfkörpern durchzuführen, da der Formaldehydanteil nicht fortlaufend gemessen werden kann. Zur Anwendung kommen Bio-Indikatoren nach ISO CD 11138-5. Die bisherige DIN EN 866-5 für NTDF-Bio-Indikatoren wird dadurch ersetzt. Zum Einsatz kommen Zubereitungen mit Sporen des G.-stearothermophilus als dem resistentesten Keim gegen Formaldehyd.

Bereits bei der Typprüfung von Sterilisatoren und der vorgesehenen Prozessführung ist zu ermitteln und zu dokumentieren, welcher Formaldehydanteil im Dampf der Kammer enthalten ist und welche Ausgleichszeiten für die Verteilung des Formaldehyds auf die gesamte Ladung und die Formaldehydsättigung des jeweiligen Feuchtefilms auf den zu sterilisierenden Oberflächen entstehen.

Prüfung der Sterilisation – Validierung

Die Sterilisation gehört zu den Verfahren, deren Ergebnisse, hier die Wirksamkeit, durch anschließende Prüfungen und Kontrollen am behandelten Gut nicht zerstörungsfrei nachgewiesen werden können. Die Medizinprodukte Betreiberverordnung fordert daher für dieses sogenannte «Spezielle Verfahren» (nach DIN EN ISO 9001) die Validierung der Prozessführung. Auch die Europäische Norm DIN EN 556 mit Anforderung an Medizinprodukte die als steril «STERILE» gekennzeichnet werden setzt voraus, dass die Sterilisation in einem validierten Prozess erfolgt ist.

Merkpunkt

«STERILE» ist entsprechend der Europäischen Norm die offizielle Kennzeichnung für Medizinprodukte, die in ihrer Endverpackung nach einem validierten Verfahren sterilisiert wurden.

STERILE

Durch die Validierung ist der Nachweis zu erbringen und zu dokumentieren, dass der angewendete Sterilisationsprozess durch Einhaltung vorgegebener prozessrelevanter Parameter dauerhaft und reproduzierbar ausreichend wirksam ist. Unter ausreichend ist ein SAL (Sterility Assurance Level) von 1 : 10^6 zu verstehen. Das bedeutet die Wahrscheinlichkeit des Überlebens eines Keimes am Gut von 1 : 1'000'000.

Im Gegensatz zur Dampf-Sterilisation (DIN EN 554), zur Ethylenoxid-Gas-Sterilisation (DIN EN 550) und der Strahlen-Sterilisation (DIN EN 552) gibt es noch keine Europäische Norm für die Validierung der NTDF-Sterilisation. Sie wird jedoch zurzeit im CEN TC 204 / TC 102 vorbereitet. Für die Übergangszeit wurde vom Normenausschuss Medizin im DIN das Normblatt DIN 58948 Teil 16 «Betrieb von NTDF-Sterilisatoren» durch Angaben zur Durchführung der Validierung der NTDF-Sterilisationen in Anlehnung an die Validierung der Dampf-Sterilisation ergänzt. Außerdem liegen Empfehlungen für die Validierung und Routineüberwachung von Sterilisationsprozessen mit formaldehydhaltigem Wasserdampf für Medizinprodukte vor. Sie wurden erarbeitet von der Sektion Sterilisation der DGKH (Deutsche Gesellschaft für Krankenhaushygiene e.V.).

Während die Prüfung der Sterilisatoren, bis einschließlich der Prüfung nach Aufstellung (Abnahmeprüfung) mit standardisierten Testbeladungen erfolgt, wird bei der Validierung der Sterilisation, der zu dokumentierenden Leistungsbeurteilung die Wirkung der Prozesse auf die real im Einzelfall zu sterilisierenden Güter bewertet. Hierzu wird die Verpackung und die Beladung der Sterilisierkammer mit einbezogen. Es müssen in der Vorbereitung die einzelnen Konfigurationen der Beladungseinheiten und der Kammerbeladung erfasst werden. Im Gegensatz zur Sterilisation von laufend identischen Konfigurationen in der gewerblichen bzw. industriellen Produktion ergeben sich im Gesundheitswesen sehr unterschiedliche Zusammenstellungen der zu sterilisierenden Güter. Um den Aufwand und somit die Kosten für die Validierung und Revalidierung in akzeptablen Grenzen zu halten, ist es angeraten, repräsentative Konfigurationen zusammenzustellen. Hierbei steht der Schwierigkeitsgrad der Sterilisierbarkeit der Produkte einschließlich ihrer Verpackung und ihrer Zusammenfassung im Vordergrund. Gleichwertig ist auch die Desorbierbarkeit des Formaldehyds von den sterilisierten Gütern zu beachten.

Zur Validierung gehört neben der vorangegangenen Komissionierung die physikalische Leistungsbeurteilung und die ergänzende mikrobiologische Bewertung.

Bei der physikalischen Leistungsbeurteilung wird thermoelektrisch an einer Anzahl von Messpunkten im Nutzraum und in den verpackten Gütern der Temperaturverlauf unter Berücksichtigung des Druckverlaufs gemessen und dokumentiert. Mit diesen Messungen ist es möglich, wie bei der Dampfsterilisation, die Wirksamkeit der Entlüftung, Durchdampfung Erwärmung und Befeuchtung der Beladung sowie die Konstanthaltung des Dampfdruckes und der Temperatur über die Haltezeit und abschließend auch den Verlauf der Desorption der Rückstände im laufenden Prozess zu messen und zu registrieren. Letzteres ist nicht nur zur Dokumentation und Rückverfolgung wichtig, sondern auch um eine Vergleichbarkeit

Merkpunkt

Im Gegensatz zur Prüfung von Sterilisatoren, die unter Verwendung von standardisierten Gütern erfolgt, wird bei der Validierung der Sterilisationsprozesse das tatsächlich zu sterilisierende Gut in der hierfür vorgesehenen Verpackung in die Leistungsbeurteilung einbezogen.

mit vorangegangenen Prozessen zu ermöglichen und die Reproduzierbarkeit der Abläufe darzustellen und nachzuweisen.

Da jedoch der Formaldehyd die chemische Komponente des sterilisierenden Agens ist, die derzeit nicht physikalisch messtechnisch darstellbar ist, ergibt sich die Notwendigkeit, die Wirksamkeit mikrobiologisch zu bestätigen. Wie vorangehend beschrieben ist beim NTDF-Verfahren nicht das Dampf-Formaldehydgemisch der eigentliche Wirkstoff sondern der mit Formaldehyd gesättigte Feuchtefilm an den Oberflächen der Sterilisiergüter in allen Bereichen. Aus diesem Grunde ist der indirekte Nachweis der Formaldehydsättigung am Wirkort sinnvoller als eine Konzentrationsmessung der Gasphase in der Kammer.

Hierzu sind Untersuchungen mit Testmaterial denkbar, das im Zuge eines besonderen Prozedere auf Feuchte und Formaldehydgehalt untersucht wird.

Diese Untersuchungen müssen jedoch bereits in der Phase der Typprüfung erfolgen, da die Ausgleichszeit der Sättigung des Formaldehyds im Feuchtefilm entscheidend bestimmt wird von den Prozessschritten, der Art und der Zeit des Formaldehydeintrags in die Sterilisierkammer.

Optimal sind die Verhältnisse, wenn Dampf immer gemeinsam mit dem Formaldehyd eingespeist wird. In Verbindung mit dem fraktionierten Vakuumverfahren kommt es dann zur Überlagerung der beiden Ausgleichszeiten somit zu einer weitgehenden Sicherheit in der Prozessführung.

Im Zuge der mikrobiologischen Leistungsbeurteilung werden Bio-Indikatoren (Zubereitungen mit Sporen des G.-stearothermophilus auf porösem Keimträger mit bekannter Keimzahl und Resistenz) zur Anwendung gebracht. Diese werden jedoch nicht frei zwischen den Sterilisiergütern deponiert, sondern entweder in kritische Bereiche innerhalb der Produkte plaziert oder in spezielle Prüfkörper eingebracht, die repräsentativ für die Güter sein müssen. Sie werden wie das Sterilisiergut verpackt und in der Beladung verteilt.

Bei Sondergütern, in deren kritischen Bereichen weder Indikatoren eingebracht, noch durch geeignete Prüfkörper simuliert werden können, muss direkt mit einer Sporensuspension kontaminiert und die Rückgewinnung überlebender Sporen (DIN EN 1174) untersucht werden.

Prüfkörper für die biologische Leistungsbeurteilung

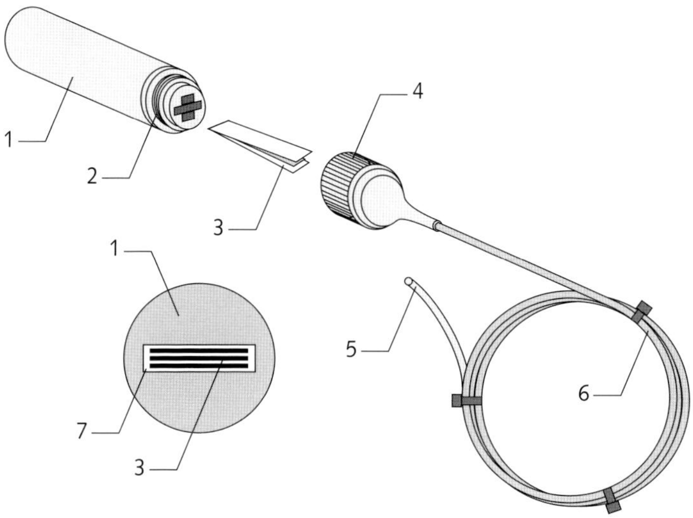

Abbildung 5

Standard Hohlraum-Prüfkörper (Helix) für die NTDF-Sterilisation

1 Rezeptakel
2 O-Ring Dichtung
3 Indikatorsystem (Bio- oder Chemo-Indikatorsystem)
4 Verschraubung
5 offenes Schlauchende
6 PTFE-Schlauch 2ø x 1500mm
7 freie Querschnittsfläche

Ein seit Jahren erfolgreich angewendeter Prüfkörper zur Bewertung der Sterilisationsleistung bei langen engen Lumen wurde ursprünglich für das NTDF-Verfahren in der DIN 58948 Teil 13 beschrieben. Mit leichten Abwandlungen ist er jetzt auch in die DIN EN 867 –5 aufgenommen. Dieser Prüfkörper ist so gestaltet, dass er repräsentativ für die mit dem NTDF-Verfahren schwer zu sterilisierenden Hohlkörper eingesetzt werden kann. Er besteht aus einem 1,5 m langen Schlauch aus PTFE (Teflon) mit einem Lumen von 2 mm, der einseitig mit einem Rezeptakel zur Aufnahme eines Bio-Indikators oder zur Chargendokumentation mit einem Chemo-Indikator, verschlossen wird. Damit ist die Lage des kritischen Bereichs definiert und reproduzierbar festgelegt. Dieses System ist als repräsentativ für einen durchgängigen Schlauch mit doppelter Länge anzusehen.

Wesentlich ist bei der Gestaltung der Indikatorkammer (dem Rezeptakel), wie in der DIN 58948 T 13 beschrieben, dass die freie Querschnittsfläche um den eingebrachten Indikator etwa der inneren Querschnittsfläche des angeschlossenen Schlauches entspricht. Größere Querschnittsflächen oder gar erweiterte Hohlräume dürfen im gesamten System nicht vorhanden sein, da sie einen Pumpvorgang verursachen, der den Dampfeintritt fördert und damit das Prüfergebnis verfälscht. Gleiches tritt auf, wenn fälschlich für NTDF-Prozesse für thermolabile Güter metallische Rezeptakel verwendet werden, wie sie für Prüfungen von Ethylenoxid-Sterilisatoren angebracht sind. Bei solchen Systemen verursacht die Masse eine erhöhte Dampfzehrung, die ebenfalls einen Pumpeffekt durch den Schlauch verursacht. Solche ungeeigneten Testsysteme sind für das Sterilisiergut nicht repräsentativ.

Betrieb von NTDF-Sterilisatoren

Die Grundsätzlichen Anforderungen an den Betrieb von NTDF-Sterilisatoren sind in der DIN 58948-16 zusammengefasst. Bei der überwiegenden Anzahl der Sterilisationen von Medizinprodukten im Gesundheitswesen handelt es sich um eine erneute bzw. Resterilisation nach erfolgter Wiederaufbereitung. Voraussetzung für die Sicherheit der Sterilisation und somit auch der Formaldehydsterilisation, ist die qualitätsgesicherte (validierte) Reinigung und Desinfektion des Sterilisiergutes.

Bei jeglicher Art der Sterilisation müssen die Anforderungen des Medizinproduktegesetzes (MPG) insbesondere die des 2. Gesetzes zur Änderung des Medizinproduktegesetzes (2. MPG-ÄndG) und die der Betreiberverordnung für Medizinprodukte (MPBetreibV.) berücksichtigt werden. Es wird darauf verwiesen, dass Medizinprodukte nicht betrieben und angewendet werden dürfen, wenn sie Mängel aufweisen, durch die Patienten, Beschäftigte oder Dritte gefährdet werden können. Es wird in der Betreiberverordnung für Medizinprodukte weiterhin darauf verwiesen, dass die zur wiederholten Verwendung von Medizinprodukten entsprechend der Vorgaben der Hersteller angewendete Verfahren einer Qualitätssicherung zu unterziehen sind und dass diese Verfahren zu validieren sind.

Besonders zu beachten ist die Empfehlung der Kommission für Krankenhaushygiene und Infektionsprävention beim Robert Koch-Institut (RKI) und des Bundesinstitutes für Arzneimittel und Medizinprodukte (BfArM) zu den „Anforderungen an die Hygiene bei der Aufbereitung von Medizinprodukten" (8/2001)

Welche Anforderungen an den Betrieb der NTDF-Sterilisatoren und an die bedienenden Personen von Medizinprodukten und deren Schulung gestellt werden, sind in der Medizinprodukte-Betreiberverordnung angegeben.

Ob und welche Medizinprodukte zur Erststerilisation oder nach Aufbereitung zwecks wiederholter Verwendung einem Sterilisationsverfahren ausgesetzt werden können, muss der Produkthersteller in der Gebrauchsanweisung angeben. Es empfiehlt sich im Zweifelsfall die Möglichkeiten und Grenzen der Wiederaufberei-

! Merkpunkt

Anforderungen an die bedienenden Personen von Sterilisatoren sind in der Medizinprodukte-Betreiberverordnung, der TRGS 513 und der DIN 58948 Teil 16 «Betrieb von NTDF-Sterilisatoren» beschrieben.

Merkpunkt

Für die NDTF-Sterilisation ungeeignete Materialien sind:

- *feuchtigkeitsempfindliche Materialien*
- *poröse Materialien (z.B. Textilien)*
- *Puder, Pulver, Flüssigkeiten*
- *geschlossene Hohlräume in Materialien*
- *dampf- bzw. luftunzugängliche Flächen*

tung und Wiederverwendung von Medizinprodukten sowohl mit dem Produkthersteller als auch mit dem Sterilisatorenhersteller zu klären. Vorteilhaft ist hierbei die interne Erstellung von Positivlisten für wiederaufbereitbare Medizinprodukte.

Nicht im NTDF-Verfahren zu sterilisieren sind aus unterschiedlichen Gründen feuchtigkeitsempfindliche Materialien, poröse Ladungen, Puder bzw. Pulver und Flüssigkeiten und solche Güter, bei denen es durch Falten oder Packen zur Bildung von eingeschlossenen Hohlräumen oder Oberflächen kommt, die nicht entlüftbar und durchdampfbar sind, wie z.B. gefaltete Abdeckfolien.

Sterilisierverpackung

Medizinprodukte für die Sterilgutversorgung müssen in geschlossen verpacktem Zustand sterilisiert werden. Dieses gilt generell und unabhängig von dem zur Sterilisation vorgesehenen Verfahren. Es soll hiermit erreicht werden, dass die Sterilität bis zum Zeitpunkt der Verwendung erhalten bleibt. Bei der Auswahl der Verpackungsart und dem Verpackungsmaterial ist zu beachten, dass jede Verpackung die Sterilisation behindert. Sie ist jedoch so zu wählen, dass sie die Sterilisation nicht verhindert. Ob eine einfach- oder mehrfach Verpackung vorzusehen ist, wird durch organisatorische Gegebenheiten bestimmt. Die Mehrfachverpackung, verstanden als mehrfache jeweils dicht geschlossene Verpackung und nicht als mehrlagige Umhüllung, wird vorgesehen, um eine Anwendung des verpackten Produktes unter aseptischen Bedingungen zu ermöglichen. Die Zielsetzung ist, dass die äußere während des Transports und/oder der Lagerung möglicherweise rekontaminierte Verpackung vor Einbringung in den Anwendungsbereich entfernt wird, ohne dass der Inhalt unsteril werden kann.

An Verpackungsmaterialien zur Anwendung für die NTDF-Sterilisation sind verschiedene Anforderungen zu stellen:

- Die Verpackung muss für die Anwendung des Prozesses beständig sein, und zwar gegenüber:
  - den zur Anwendung kommenden Temperaturen,
  - der Einwirkung des Wirkstoffs: Wasserdampf mit FA
  - den prozessbedingten, wiederholten Druckwechseln im Unterdruck in trockenem und feuchtem Zustand;
- Es braucht eine ausreichende Durchlässigkeit für Luft und Dampf im trockenen und feuchten Zustand.
- Die Verpackung muss ausreichend Wasser abweisend sein.
- Sie weist eine geringe Ad- und Absorption gegenüber Formaldehyd auf.
- Sie stellt eine ausreichende Desorbierbarkeit für Formaldehyd und Paraformaldehyd sicher.
- Sie gewährleistet eine ausreichende Dichtheit gegen mikrobielle Rekontamination.
- Sie sollte möglichst geringe Eigenmasse (zur Vermeidung von Kondensatansammlungen) aufweisen.
- Es braucht eine dauerhafte Verschließbarkeit vor der Sterilisation und eine ebenso dauerhafte Kennzeichnungsmöglichkeit.
- Die Erkennbarkeit einer unzulässigen Öffnung nach der Sterilisation, muss vor der Verwendung gegeben sein.

Unter Berücksichtigung dieser Anforderungen wird erkennbar, dass Verpackungsmaterialien für Sterilisiergut, die im Bereich der Dampf-Sterilisation, ausgenommen Textilien und Folienschläuche aus Polyamid und Polyethylen, geeignet sind, sind für die Verwendung bei der NTDF-Sterilisation kritisch. Sterilisationspapier in Bögen- oder Beutelform ist auf Grund der Ad- und Absorption bei Formaldehyd ungeeignet. Norm-Container (STE) aus der Dampf-Sterilisation sowie die entsprechenden schweren Drahtkörbe fallen aus, da durch ihre Masse erhebliche Kondensatmengen bei der Erwärmung mittels formaldehydhaltigem Dampfes entsteht. Dieses führt zu Problemen bei der Trocknung und Desorption der Rückstände.

Als geeignet bleibt die heiß- und selbstsiegelfähige Klarsicht-Sterilisierverpackung nach DIN EN 868-5 (bisher bekannt unter DIN 58953-4) in Schlauch und Beutelform. Dieses Verpackungsmaterial, bestehend aus der Kombination von Sterilisationspapier und Polyamidfolie erfüllt weitgehend die gestellten Anforderungen und bietet den Vorteil gegenüber der Verwendung von Papierbeuteln, dass der Papieranteil nur 50% beträgt.

Optimal wäre allerdings die Klarsichtsterilisierverpackung in der Kombination von Tyvek, einem Polyethylenvlies, an Stelle von Papier, mit der Polyamidfolie. Dieses Material erfüllt alle Anforderungen und zeichnet sich besonders durch das sehr geringe Bindungsvermögen gegenüber Formaldehyd aus. Der entscheidende Nachteil liegt im höheren Preis gegenüber dem Sterilisierpapier.

Es bleibt damit die Kombination Papier/Folie als anzuwendendes Verpackungsmaterial, das auch für eine Mehrfachverpackung einsetzbar ist. Die Wahl der Verpackungsgrößen ist bei der Mehrfachverpackung von besonderer Bedeutung. Die Breite der Beutel oder Schläuche ist so zu wählen, dass sie ohne seitliches Umschlagen in eine breitere äußere Verpackung hineinpasst. Anderenfalls wird durch die umgeschlagene Folie die durchlässige Papierfläche reduziert.

Besonders zu beachten ist die Auswahl der Verpackungsgrößen, wenn Güter, wie z.B. Optiken oder Endoskope in Schutzbehältern gelagert eingepackt werden. Hierbei gelangen große Leervolumen in die Verpackung, die während des Prozesses durch das fraktionierte Vakuum vielfach mit Dampf gefüllt und evakuiert werden müssen. Um eine zu starke Behinderung der Sterilisation und Desorption zu vermeiden, sollte die Breite und Länge der Verpackungen reichlich bemessen werden, um ausreichende durchlässige Flächen zu erhalten. Von der Verwendung der bekannten Beutel oder Schlauchmaterialien mit Seitenfalten ist hier abzuraten. Bei der Anwendung von Schutzbehältern und Doppelverpackung ist ebenfalls im Sinne einer Verbesserung der Sterilisationssicherheit das Produkt mit der passenden inneren Verpackung in den Schutzbehälter zu geben und diesen dann in der äußeren Verpackung einzusiegeln.

Freigabedokumentation

Die Freigabe des Sterilgutes ist in zwei Abschnitte zu unterteilen. Die Freigabe unter Beachtung des Arbeitsschutzes für das Bedienungspersonal setzt voraus, dass die Desorption des Formaldehyds ordnungsgemäß erfolgt ist. Da die hierzu verwendete Dampfwäsche ein physikalischer Vorgang ist, gilt die Kontrolle der Einhaltung der vorgegebenen Parameter für Druck und Temperatur über den Prozessverlauf als geeignetes Prüfmittel. Hierzu wird der vom Geräteschreiber analog registrierte Druck- und Temperaturverlauf ausgewertet und geprüft, ob er mit der vom Gerätehersteller spezifizierten Verlauf und durch die Validierung bestätigt übereinstimmt, bevor die Entnahme aus dem Sterilisator erfolgen darf, ohne dass die Grenzwerte der Raumbelastung mit Formaldehyd überschritten werden.

Die Freigabe der sterilisierten Güter zur Verwendung, zur weiteren Lagerung oder alsbaldiger Verwendung setzt voraus, dass die Freigabe nach den Kriterien des Arbeitsschutzes erfolgt ist. (Einhaltung der Grenzwerte der Raumluftbelastung am Arbeitsplatz: MAK-Wert).

Weiterhin ist zu prüfen ob die Aufzeichnungen des Druck- und Temperaturverlaufs während der Prozessschritte zur Sterilisation den vom Hersteller spezifizierten und durch Vergleich mit Musteraufzeichnungen den richtigen Verlauf genommen haben und in Prüfkörpern zur Chargenkontrolle eingebrachte, geeignete Chemo-Indikatoren den richtigen Farbumschlag aufweisen.

Zusätzlich sind die sterilisierten Einheiten einer Sichtprüfung zu unterziehen. Hierbei ist im Wesentlichen zu prüfen:

- Unversehrtheit der Sterilverpackung,
- Farbumschlag bei aufgedruckten chemischen Behandlungsindikatoren (wenn vorhanden),
- Trockenheit der Verpackung und des Inhalts d.h. Prüfung auf Vorhandensein von durchfeuchteten Stellen der Verpackung und Tropfenbildung auf dem Inhalt. (Ausgenommen leichte Betauungen, die nach wenigen Minuten verdunstet sind),
- Unversehrtheit des Inhalts, soweit dies von außen erkennbar ist.

Die Ergebnisse der Prüfungen zur Freigabe sind zu dokumentieren, mit der Unterschrift zu bestätigen und beim Betreiber zu archivieren. Nicht erfolgte Freigaben sind zu begründen und zu dokumentieren.

Weitere gesetzliche Auflagen für den Betrieb von NTDF-Sterilisatoren

Neben dem Medizinproduktegesetz (MPG) und der Medizinprodukte-Betreiberverordnung (MPBetreibV.) ist in Deutschland die Gefahrstoff Verordnung (GefSoffV.) beim Betrieb der NTDF-Sterilisatoren zu beachten.

Die Durchführung der vollautomatisch in geschlossenen kleinen Kammern (ca. 150 L Inhalt) im Unterdruck wurde unter dem Sammelbegriff «Begasung mir giftigen und sehr giftigen Stoffen» eingestuft und in den Geltungsbereich des § 15 d der GefStoffV. gestellt. Basierend auf diesem Paragraphen, deren Inhalt den Bereich Arbeitsschutz bei der Schädlingsbekämpfung mit Giftgasen sicherstellen soll, wurde eine Technische Regel Gefahrstoffe (TRGS 513) herausgegeben und zwar für die Durchführung der Ethylenoxid-Gas-Sterilisation als Begasung mit dem stark toxischen und kanzerogenen Ethylenoxid und für die NTDF-Sterilisation als Begasung mit Formaldehyd. Dieser Stoff gilt zwar in Konzentrationen oberhalb von 25% als «giftig und sehr giftig». Die Anwendungskonzentration liegt jedoch bei 2-3 % und ist als «gesundheitsschädlich» eingestuft. Die Erkenntnis von Paracelsus: «Alle Dinge sind Gift und nichts ist ohne Gift, allein die Dosis macht ob ein Ding Gift ist» wurde außer acht gelassen.

Dieser Umstand hat dazu geführt, dass die NTDF-Sterilisation in Deutschland nach den Grundregeln der Schädlingsbekämpfung mit Giftgasen durchzuführen ist. Allerdings wurden in der TRGS 513 einige Passagen den Belangen der EO und FA Sterilisation angepasst, wobei jedoch noch manche überzogenen Passagen Gültigkeit behielten. So müssen u.a. mehrtägige Sachkundelehrgänge zur Begasung nach § 15d der GefStoffV. und TRGS 513 absolviert werden und bei den zuständigen Behörden «Befähigungsscheine» beantragt werden, wobei nicht nur der Bediener sondern auch der Betreiber, z.B. die Klinik, u.a. seine «Zuverlässigkeit» (in manchen Bundesländern noch durch ein polizeiliches Führungszeugnis) nachweisen muss. Manche Auflagen hätten durchaus ihre Berechtigung, wenn von der Durchführung der NTDF-Sterilisation eine reale Gefahr ausgehen würde.

Durch eine erhebliche Anzahl von Arbeitsbereichsanalysen durch unabhängige Institutionen u.a. der Berufsgenossenschaft BGW wurde zwischenzeitlich der Gegenbeweis geführt. Es wurden die «Verfahrens- und Stoffspezifischen Kriterien» (VSK) untersucht und in der TRGS 420 veröffentlicht.

Wenn beim Betrieb der NTDF-Sterilisatoren die ermittelten Kriterien erfüllt sind, das bedeutet im Wesentlichen die Einhaltung des Standes der Technik (Normen) und Verwendung von nicht mehr als 3% Formaldehyd in der Wirklösung, dem Dampf und am Wirkort, kann davon ausgegangen werden, dass die Grenzwerte der Raumluftbelastung mit Formaldehyd sicher eingehalten werden. Eine entsprechende Angabe wurde auch in der TRGS 513/2000 aufgenommen. unverständicherweise jedoch ohne erleichternde Auswirkungen auf die Bertiebsauflagen.

Die Forderung, dass als Voraussetzung für den Betrieb der Sterilisatoren und der Durchführung der Sterilisation nur ausgebildetes Personal eingesetzt werden darf, macht Sinn und entspricht auch den Anforderungen der MPBetreibV. Hierzu sollte jedoch nicht im Umfang der durch die GefStoffV. vorgegebenen Ausbildung verfahren werden. Angemessen dürfte eine qualifizierte, sachbezogene, dokumentierte Schulung mit Einweisung in die Bedienung des zu betreibenden Sterilisators angebracht sein, wie es für andere Medizinprodukte auch üblich ist.

Hinweis

Die durch die Gefahrstoffverordnung geforderte Sachkundeausbildung für Bediener von vollautomatischen NTDF-Sterilisatoren unter Verwendung von Formaldehyd in «gesundheitsschädlichen Konzentrationen» basiert auf Regeln für den Umgang mit Giftgasen zur Schädlingsbekämpfung.

Bauliche Anforderungen

Die zu berücksichtigenden baulichen Anforderungen und Anforderungen an Betriebsmittel für NTDF-Sterilisatoren sind in der DIN 58948 Teil17 :Dez.2001 zusammengefasst.

Anzumerken ist, dass allgemein keine besonderen Anforderungen an die Betriebsräume gestellt werden, außer dass eine Einrichtung vorhanden sein muss, die einen sechsfachen Raumluftwechsel, bezogen auf eine Raumgröße von 35 m^3, gewährleistet. In Abhängigkeit abweichender Raumgrößen kann der Luftaustausch verstärkt oder auch reduziert werden. Die Lüftung ist so zu leiten, dass die abgehende Luft nicht in andere Arbeitsräume gelangt. Eine besondere Abluft- und/oder Abgasleitung wird nicht benötigt.

Die Aufstellung der Geräte soll nicht in Räumen erfolgen, die dem ständigen Aufenthalt von Personen dienen. Ausgenommen hiervon sind die Räume der Sterilgutversorgung.

Als Aufstellfläche ist in der Regel ein Platz von ca. 75 cm Breite und 110 cm Tiefe erforderlich. Gegenüber Raumwänden oder anderen festen Einrichtungsgegenständen, z.B. Schränken oder Geräten, ist für Servicemaßnahmen ein zugänglicher Bereich von ca. 60 cm Breite nach Angabe des Herstellers vorzusehen.

Zur Versorgung ist Drehstrom 230/400 V, 3 x 16 Amp. sowie ein Wasseranschluss DN 15 mit Absperrventil erforderlich. Die Entsorgung des Abwassers kann über einen Bodenablauf DN 50 oder einen Wandeinlauf DN 40 erfolgen. Es gelten die Angaben der jeweiligen Hersteller.

Schlussbemerkung

Die Formaldehyd-Sterilisation als NTDF-Verfahren hat sich in mehreren innereuropäischen und mittlerweile auch außereuropäischen Ländern seit mehr als 2 Jahrzehnten als vollwertiges Verfahren im Gesundheitswesen für die Sterilisation von thermolabilen Materialien und Medizinprodukten bewährt, die einer Sterilisation mit einem Dampfverfahren ab 121°C nicht ausgesetzt werden dürfen.

Durch die Validierbarkeit des Sterilisationsprozesses entsprechen normgerechte Geräte und Verfahren dem heutigen Stand der Technik für Medizinprodukte den Europäischen Sicherheitstechnischen Normen und erfüllen damit die grundlegenden Anforderungen.

In Deutschland stagniert die Verbreitung der NTDF-Sterilisation seit einiger Zeit, bedingt durch nicht nachvollziehbare behördliche Auflagen, zur Vermeidung nachgewiesen nicht vorhandener Gefährdungen durch FA beim Betrieb von vollautomatischen, normgerechten NTDF-Sterilisatoren. Eine positive Entwicklung ist jedoch in absehbarer Zeit zu erwarten, da durch Vereinheitlichung Europäischer Anforderungen eine Novellierung der Gefahrstoffverordnung erarbeitet wird.

11. Kapitel

Wasserstoffperoxid Plasmasterilisation

Hans Strobel

Die Wasserstoffperoxid Plasmasterilisation ist ein Niedrigtemperatur-Sterilisationsverfahren, welches hauptsächlich für hitze- und feuchtigkeitsempfindliche medizinische Instrumente und Materialien entwickelt wurde. Die wesentlichen Merkmale der Wasserstoffperoxid Plasmasterilisation sind:

- Sterilisation bei 45°-55°C
- trockene Sterilisation
- keine toxischen Rückstände
- schnelle Wiederverfügbarkeit der Instrumente

Im folgenden wird die Wirkungsweise der Wasserstoffperoxid Plasmasterilisation erklärt. Weiterhin wird auf die Anwendung und den Einsatz der Wasserstoffperoxid Plasmasterilisation eingegangen.

Was ist Plasma?

Unter dem Aggregatzustand Plasma kann man sich eine Gaswolke mit elektrisch positiv und negativ geladenen Teilchen vorstellen. Den Aggregatzustand Plasma erzeugt man durch ein elektromagnetisches Feld.

Die Temperatur eines Plasmas ist abhängig vom Druck, bei dem das Plasma erzeugt wird. Erzeugt man ein Plasma bei atmosphärischem Druck, ist die Temperatur des Plasma sehr hoch. Wird das Plasma in einem Unterdruck erzeugt, ist die Temperatur niedriger.

Plasma tritt in der Natur oder bei technischen Anwendungen auf. Auf der Erde lässt es sich vor allem als «Aurora borealis» (Nordlicht) beobachten. Darüber hinaus weiß man, dass sich 99% des Universums in einem Plasmazustand befinden.

Technisch gesehen kommt Plasma in Neonröhren vor. Es wird aber auch zur Materialbearbeitung bei normalem Druck, verbunden mit hoher Temperatur, verwendet und letztlich in der Wasserstoffperoxid Plasmasterilisation. Hier wird mit einem tie-

Definition

Im Bereich der Physik definiert der Begriff Plasma einen Aggregatzustand. Es gibt vier verschiedene Aggregatzustände:

- *gasförmig*
- *flüssig*
- *fest*
- *plasma*

fen Vakuum gearbeitet, was wiederum die erwünschten niedrigen Temperaturen ermöglicht.

Bei den technischen Anwendungen von Plasma ist ein wesentlicher Vorteil, dass der Plasmazustand beliebig ein- oder ausgeschaltet und damit sehr gut kontrolliert beziehungsweise gesteuert werden kann.

Einsatz der Wasserstoffperoxid Plasmasterilisation

Die Wasserstoffperoxid Plasmasterilisation ist ein Oberflächen-Sterilisationsverfahren. Die zu sterilisierenden Oberflächen müssen deshalb frei zugänglich sein.

Merkpunkt

Bei der Wasserstoffperoxid Plasmasterilisation ist der zu sterilisierende Gegenstand drei physikalischen Bedingungen ausgesetzt:

- *58%igem Wasserstoffperoxid-Dampf*
- *einer Temperatur von 45-55°C*
- *einem Unterdruck von minimal 400 mTorr*

Die Wasserstoffperoxid Plasmasterilisation arbeitet in einem Temperaturbereich von 45-55 °C unter trockenen Bedingungen. Die Instrumente werden durch die geringe Temperatur geschont. Weiterhin werden die Instrumente durch die Sterilisation unter trockenen Bedingungen geschont, z.B. wird die Schärfe von mikrochirurgischen Instrumenten nicht durch Korrosion belastet.

Bei der Entwicklung der Wasserstoffperoxid Plasmasterilisation wurde eine große Auswahl von verschiedenen Materialien untersucht. Die Untersuchungen umfassten die Bereiche Toxikologie, Sterilisationseffektivität und Materialkompatibilität.

Merkpunkt

Saugende Materialien wie Papier, Stoffe und Schaumstoff sind für die Wasserstoffperoxid Plasmasterilisation nicht geeignet!

Grundsätzlich eignet sich die Wasserstoffperoxid Plasmasterilisation für Instrumente aus Metall und Kunststoff. Detaillierte Angaben zur Materialkompatibilität sind zum Beispiel in der Bedienungsanleitung der Plasmasterilisatoren enthalten.

Die Wasserstoffperoxid Plasmasterilisation eignet sich nicht für saugende Materialien wie Papier, Stoffe und Schaumstoff. Weiterhin können keine Flüssigkeiten und Pulver sterilisiert werden. Außerdem müssen, wie schon oben erwähnt, die Oberflächen der zu sterilisierenden Instrumente zugänglich sein. Aus diesem

Grund kann zum Beispiel der Innenbereich von geschlossenen Gefässen nicht sterilisiert werden.

Die folgende Liste enthält Beispiele für Instrumentengruppen, welche für die Wasserstoffperoxid Plasmasterilisation geeignet sind:

- elektrische Kabel, z.B. EKG, HF etc.,
- Optiken,
- Lichtleitkabel,
- Mikrochirurgische Instrumente,
- Instrumente und Gegenstände aus Kunststoff
- Geräte mit elektronischen und optischen Komponenten.

Hinweis

Bei der Sterilisation von Hohlkörpern dürfen bestimmte Längen-Durchmesser-Verhältnisse nicht überschritten werden, wobei metallische Hohlkörper kritischer zu bewerten sind als solche aus Kunststoffen. Genaue Daten müssen im Rahmen einer Validierung ermittelt werden.

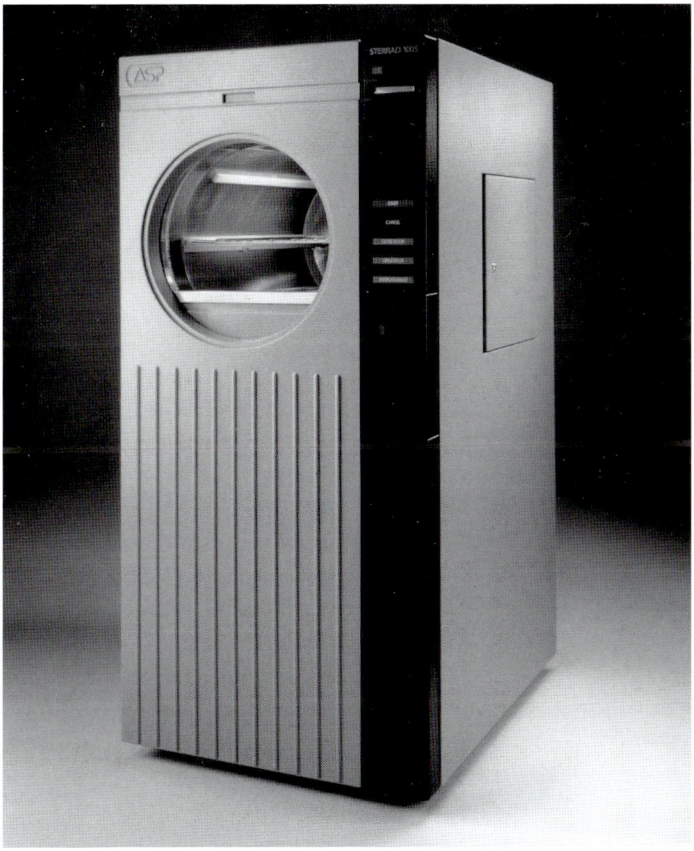

Abbildung 1

H_2O_2-Niedertemperatur-Sterilisator für den Einsatz im Krankenhaus.

Anwendung der Wasserstoffperoxid Plasmasterilisation

Die Vorbereitung zur Wasserstoffperoxid Plasmasterilisation entspricht im wesentlichen der Anwendung anderer Sterilisationsverfahren. Die Hauptschritte sind:

- Desinfektion des Instrumentes,
- gründliche Reinigung und Trocknung des Instrumentes,
- Verpacken des Instrumentes in zellulosefreies Verpackungsmaterial.

Die gründliche Reinigung und Desinfektion des Instrumentes ist ausschlaggebend für eine erfolgreiche Wasserstoffperoxid Plasmasterilisation. Instrumente mit Blut oder Salzrückständen können nicht mit der erforderlichen Sicherheit sterilisiert werden.

Die Wasserstoffperoxid Plasmasterilisation erkennt Anwenderfehler bis zu einem gewissen Grad. Instrumente, die nicht ausreichend getrocknet sind, oder Instrumente, die saugende Materialien enthalten, führen zu einem Zyklusabbruch.

Die Zufuhr von Wasserstoffperoxid erfolgt aus einer Kassette heraus. Diese Kassette wird vom Anwender in das System eingelegt, worauf alle weiteren Schritte automatisch erfolgen. Eine Kassette enthält jeweils fünf Sterilisationszyklen (bzw. zwei für den STERRAD 200); danach muss sie ausgetauscht werden. Die gebrauchten Kassetten können im normalen Krankenhausabfall entsorgt werden.

Plasma Sterilisation von Instrumenten mit Lumen

Bei der Wasserstoffperoxid Plasmasterilisation bestehen Grenzwerte für die Sterilisation von Lumen. Unter Lumen ist ein langer, dünner Hohlraum zu verstehen. Die Grenzwerte können den Anwenderanleitungen der verschiedenen Gerätetypen entnommen werden. Instrumente mit einseitig geschlossenen Lumen sind allgemein zur Sterilisation ungeeignet, da diese sehr schwierig zu reinigen und zu trocknen sind.

Verpacken

Für die Verpackung der Instrumente für die Wasserstoffperoxid Plasmasterilisation ist ein spezielles, zellulosefreies Verpackungsmaterial erforderlich. Diese Verpackungsmaterial ist sehr reißfest und wird bei einer Temperatur von ca.130°C versiegelt.

Behälter aus Metall müssen eine genügende Anzahl Öffnungen enthalten. Meist können bestehende Behälter aus Kunststoff oder Metall verwendet werden. Ist dies nicht der Fall, so steht ein komplettes Behältersystem speziell für die Wasserstoffperoxid Plasmasterilisation zur Verfügung.

Indikatoren

Der Einsatz von Indikatoren erfolgt wie bei anderen Sterilisationsverfahren. Wenn die Sterilisationsverpackung keinen integrierten Behandlungsindikator hat, muss jeder Verpackungseinheit ein Indikator gut sichtbar beigelegt werden.

Für die biologische Überprüfung der Wasserstoffperoxid Plasmasterilisation stehen geschlossene Indikator-Systeme zur Verfügung. Der Prüfkeim für die Wasserstoffperoxid Plasmasterilisation ist der Bacillus stearothermophilus mit einer Population von mindestens 10^6. Für die Frequenz der Prüfung sind Richtlinien zu erstellen bzw. vorhandene Richtlinien für die Gassterilisation zu übernehmen.

Sterilisationszyklus der Wasserstoffperoxid Plasmasterilisation

Der Sterilisationszyklus der Wasserstoffperoxid Plasmasterilisation hat 4 grundlegenden Abschnitte:

1. Erzeugung eines Vakuums. Damit ein Plasma bei niedriger Temperatur erzeugt werden kann, muss der Umgebungsdruck reduziert werden. Bei der Wasserstoffperoxid Plasmasterilisation wird der Druck auf bis 400 mTorr reduziert, um ein Plasma im Temperaturbereich von 45-55°C erzeugen zu können.

Ein Vakuum wird zu Beginn des Zyklus erzeugt. Weiterhin muss nach der Injektions- bzw. Diffusionsphase ein Vakuum erzeugt werden.

2. Injektion von Wasserstoff Peroxid. Die Injektion von Wasserstoffperoxid erfolgt automatisch. Das Volumen der injizierten Menge ist immer gleich, unabhängig vom Sterilisiergut und von der Kammerbeladung.

3. Diffusion des Wirkstoffes. In den Diffusionsphasen verteilt sich das gasförmige Wasserstoffperoxid in der Kammer und legt sich auf den Instrumentenoberflächen nieder. Wasserstoffperoxid, das sich am Ende einer Diffusionsphase nicht auf Instrumentenoberflächen befindet, wird beim Auspumpen der Kammer durch einen Filter neutralisiert.

4. Erzeugung des Plasmazustandes. Der Plasmazustand wird durch ein elektromagnetisches Feld erzeugt. Dieses Feld wird durch einen Generator im Gerät gesteuert und überwacht.

Diese Schritte wiederholen sich innerhalb eines Sterilisationszyklus. Die nachfolgende Graphik zeigt den detaillierten Ablauf eines Plasmasterilisations-Zyklus:

Abbildung 2
Sterilisations-Zyklus bei der Wasserstoffperoxid Plasmasterilisation

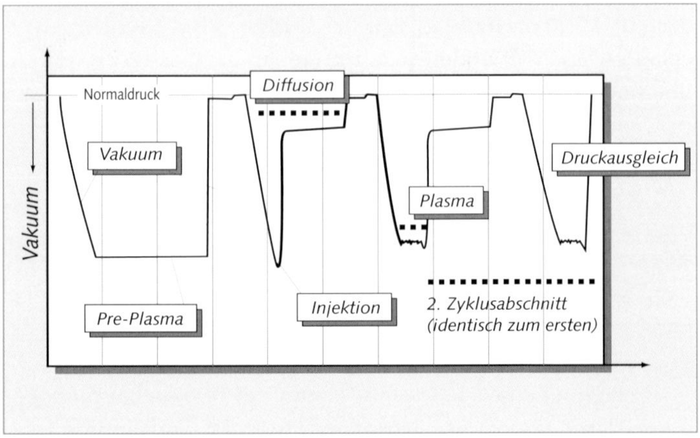

Das Pre-Plasma dient der Vorbereitung des Sterilisiergutes. Im Pre-Plasma können z.B. Feuchtigkeitsreste bis zu einem geringen Grad entfernt werden.

In der Graphik erkennt man, dass der weitere Zyklus aus zwei aufeinanderfolgenden, identischen Abschnitten besteht. Durch die Anordnung von zwei aufeinanderfolgenden Zyklusabschnitten erreicht man einen hohen Sicherheitsstandard, oder SAL (Sterility Assurance Level).

Die Wasserstoffperoxid Plasmasterilisation hat einen SAL von 10^{-6}. Diesen SAL erreicht man durch den Nachweis, dass mehr als 10^{6}, also mehr als eine Million Mikroorganismen, mit einem der beiden Zyklusabschnitte abgetötet werden kann. In anderen Worten: Alle Effektivitätsprüfungen für die Wasserstoff Plasmasterilisation wurden mit nur einem Zyklusabschnitt durchgeführt. Der zweite Abschnitt dient der doppelten Sicherheit, die man mit $SAL=10^{-6}$ definiert.

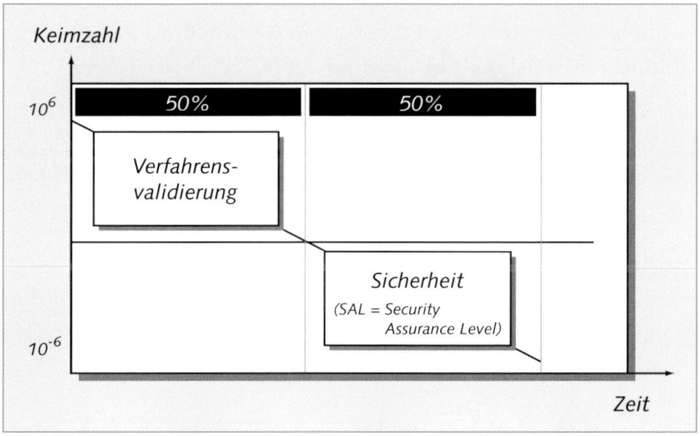

Abbildung 3

Das SAL-Prinzip beruht auf einer Verdoppelung der Sterilisationszeit.

Wirkungsweise der Wasserstoffperoxid Plasmasterilisation

Das Wirkprinzip der Wasserstoffperoxid Plasmasterilisation setzt sich zusammen aus der mikrobiziden Wirkung des Wasserstoffperoxid und der Oxidation, die in der Plasmaphase aktiv wird. Diese Oxidation wird durch die Komponenten erzeugt, die sich aus Wasserstoffperoxid während der Plasmaphase bilden. Man nennt diese Komponenten Radikale.

Stark vereinfacht können die Reaktionen in der Plasmaphase, für die Wasserstoffperoxid eine Vorstufe darstellt, wie folgt zusammengefasst werden:

Tabelle 1

Reaktionen in der Plasmaphase

H_2O_2	–>	$HO◊ + HO◊$ (A)
$HO◊ + H_2O_2$	–>	$H_2O + HO_2◊$ (B)
$H_2O_2\#$	–>	$H_2O_2\#$ (C)
$H_2O_2\#$	–>	H_2O_2 + sichtbare UV Strahlung

(A) $HO◊$ steht für das freie Hydroxylradikal
(B) $HO_2◊$ steht für das freie Hydroperoxylradikal
(C) $H_2O_2\#$ steht für ein elektronisch aktiviertes Wasserstoffperoxidmolekül

Radikale sind elektrisch geladene Moleküle, die sehr reaktionsfreudig sind. Durch die Reaktion der Mikroorganismen mit den Radikalen werden die Zellmembranen der Mikroorganismen zerstört. Dies führt zur Abtötung des Keims.

Nach dem Ausschalten des Plasma vereinigen sich die verbleibenden Radikale zu einfachen Verbindungen wie Wasser (H_2O)- und Sauerstoff (O_2)-Molekülen. Diese Bestandteile der Atemluft sind die Restprodukte der Wasserstoffperoxid Plasmasterilisation.

Zusammenfassung

Die Wasserstoffperoxid Plasmasterilisation hat sich in den letzten Jahren im klinischen Bereich etabliert. Anwender der Wasserstoffperoxid Plasmasterilisation schätzen, dass sie ein geringes Gefahrenpotential bei der Anwendung hat, und dass Instrumente schnell wieder für einen erneuten Einsatz zur Verfügung stehen.

Die nachfolgende Tabelle gibt einen Überblick über die Vor- und Nachteile der Wasserstoffperoxid Plasmasterilisation:

Vorteile	**Nachteile**
geringes Gefahrenpotential	spezielles Verpackungsmaterial
schonend für Instrumente, da trockene Sterilisation bei niedriger Temperatur	Grenzwerte bei der Sterilisation von Lumen
schnelle Wiederverfügbarkeit von Instrumenten	
flexible und einfache Installation	

Tabelle 2
Überblick über die Vor- und Nachteile der Plasmasterilisation.

12. Kapitel

Sterilisation durch trockene Hitze

Ulrich Junghannß

Allgemeines

Charakteristisch für die Sterilisation mit trockener Hitze, der sogenannten Heißluftsterilisation, ist die Notwendigkeit, höhere Temperaturen als bei der Dampfsterilisation infolge der weit geringeren Wärmeleitung der Luft einzusetzen. Nicht nur die Sterilisier-, sondern auch die Ausgleichszeiten sind viel länger zu bemessen, als dies bei der Dampfsterilisation der Fall ist. Bei den Sterilisationsverfahren mit trockener Hitze kommt es infolge der Einwirkung hoher Temperaturen auf die Mikroorganismen zur Denaturierung ihrer Proteine mit einer irreversiblen Schädigung von Zellmembran und DNA und somit zur Abtötung der Mikroorganismen.

Die Sterilisation erfolgt üblicherweise bei 180 °C und einer Abtötungszeit von 30 min (bei Extremwerten von 160 °C, 200 min bzw. 200 °C, 10 min). Die Richtwerte für die Einwirkungszeiten verdeutlichen die bei diesem Verfahren gegebenen Unsicherheiten, insbesondere im Hinblick auf die Problematik bei verpackten Gütern. Es wird hierzu ausdrücklich darauf hingewiesen, dass die Sterilisation in sterilhaltender Verpackung erfolgen muss.

Hinweis

Es wird hierzu ausdrücklich darauf hingewiesen, dass die Sterilisation in sterilhaltender Verpackung erfolgen muss.

Die zur Denaturierung benötigten Temperaturen hängen vom Wassergehalt des Eiweißes ab. Lewith (1890) wies dies an Eiereiweiß, wie in Tab. 1 dargestellt, nach.

Wassergehalt (%)	Koagulationstemperatur (°C)
50	56
25	74 - 80
6	145
0	160

Tabelle 1
Zusammenhang zwischen dem Wassergehalt des Eiweißes und der benötigten Abtötungstemperatur

Während bei Dampfsterilisationsverfahren den Mikroorganismen durch Kondensation Feuchte zugeführt wird, trocknet man bei der Sterilisation mit trockener Hitze die Mikroorganismen während der Erwärmung aus. Die Resistenz gegen trockene Hitze ist daher wesentlich höher als gegen feuchte Hitze. Es ist besonders wichtig, dass die Sterilisiertemperatur während der Einwirkzeit an allen Stellen im Gut gleich bleibt .

Abbildung 1

Absterbekurven von Sporenerde in Dampf und Heissluft

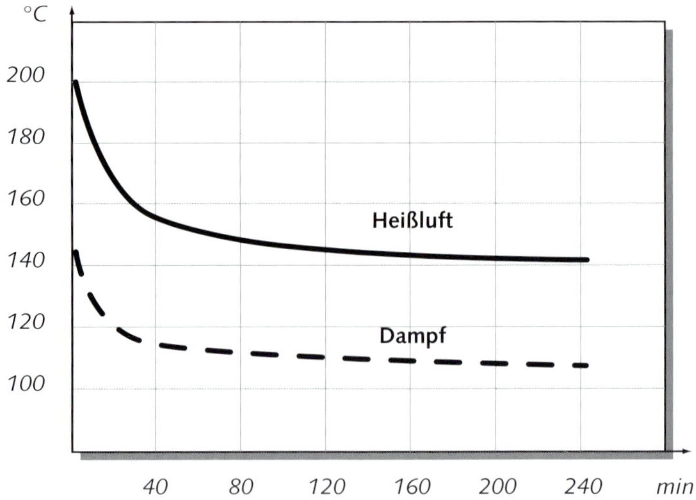

Merkpunkt

Der Feuchtigkeitsgehalt der Sporen vor und nach der Behandlung hat entscheidende Bedeutung für den Sterilisationserfolg. Je tiefer der Wassergehalt, desto besser das Ergebnis.

Bei diesen Vorgängen kommt jedoch geringen Feuchtigkeitsmengen für die Abtötung vorhandener Sporen eine entscheidende Bedeutung zu. So kann in experimentellen Untersuchungen dargestellt werden, dass Sporen, die durch eine Schmutzhülle bzw. eiweißhaltige Substanzen geschützt sind, weit widerstandsfähiger sind, als bei einer normalen Antrocknung an Trägermaterialien aus Glas oder auch an Metalloberflächen. Verschiedene Untersuchungen bestätigen, dass die Resistenz von Bacillus subtilis gegen trockene Hitze weitgehend von der relativen Feuchte, die einen Einfluss auf den Wassergehalt der Sporen hat, vor und nach der Behandlung abhängt. Die Hitzeresistenz nimmt bei einem höheren Wassergehalt in den Sporen zu.

Durch die Bestimmung des D-Wertes kann die Wirksamkeit auch bei Heißluftsterilisationsverfahren beschrieben bzw. mit anderen Sterilisationsverfahren verglichen werden.

Die Einwirkung konstanter physikalischer oder chemischer Noxen auf eine Mikroorganismenpopulation gleicher Art ist in der Regel eine Reaktion erster Ordnung. Die halblogarithmische Darstellung

(Abb. 2) der zur Zeit *t* vorhandenen Keimzahl *N* gegen die Zeit ergibt eine lineare Absterbekurve, zu der in Bezug auf die jeweilige bestimmte Keimart und die zugrunde gelegte Temperatur eine Reaktionsgeschwindigkeitskonstante *k* gehört:

Die Konstante *k*, die Reaktionsgeschwindigkeitskonstante bzw. Abtötungskonstante, ist von der Art der Mikroorganismen und den Milieubedingungen abhängig. Handelt es sich um eine heterogene Mikroorganismenpopulation, können infolge unterschiedlicher Gegebenheiten andersartige Kurvenverläufe resultieren.

Aus *k* lässt sich als Maßgröße für die Resistenz einer Mikroorganismenpopulation die oben angesprochene Dezimalreduktionszeit oder der Destruktionswert (D-Wert) errechnen. Der D-Wert gibt die Zeit in Minuten an, die erforderlich ist, um für die Ausgangskeimzahl (N_0) für eine bestimmte Mikroorganismenpopulation unter definierten konstanten Abtötungsbedingungen eine Reduktion von einer Zehnerpotenz zu erhalten. Das entspricht einer Abtötungsquote von 90%. Der D-Wert wird in Minuten angegeben.

Hinweis

Bei der Sterilisation von Hohlkörpern dürfen bestimmte Längen-Durchmesser-Verhältnisse nicht überschritten werden, wobei metallische Hohlkörper kritischer zu bewerten sind als solche aus Kunststoffen. Genaue Daten müssen im Rahmen einer Validierung ermittelt werden.

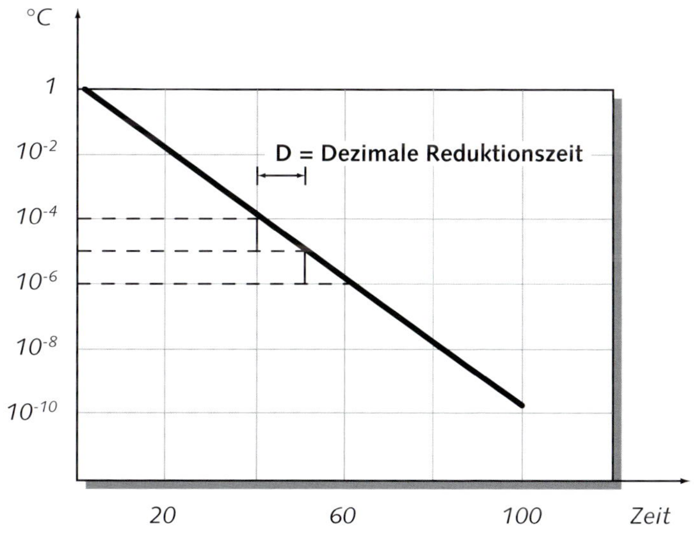

Abbildung 2

Die Dezimalreduktionszeit oder der Destruktionswert (D-Wert) gibt die Zeit an, die für einen bestimmten Typ von Mikroorganismen nötig ist, um 90% der Population abzutöten.

Bei thermischen Einwirkungen wird dem D-Wert üblicherweise die Temperatur beigefügt, z.B. D 160.

Die Chargenzeit setzt sich bei der Heißluftsterilisation aus den folgenden Komponenten zusammen :

- der Erwärmungszeit;
  dies ist die Zeitspanne von Beginn der Wärmezufuhr bis zum Erreichen der Betriebstemperatur an der Messstelle des Thermometers,
- der Sterilisierzeit, bestehend aus:
  - der Ausgleichszeit;
  das ist die Zeitspanne zwischen dem Erreichen der Betriebstemperatur an der Messstelle des Thermometers und dem Erreichen der Sterilisiertemperatur an allen Stellen des Sterilisiergutes,
  - der Abtötungszeit;
  das ist die Zeitspanne, in der bei gegebener Sterilisiertemperatur die resistentesten Keime abgetötet werden.
  - dem Sicherheitszuschlag;
  dies bezeichnet die Zeitspanne zur Kompensation einer erhöhten Resistenz der abzutötenden Keime und auftretender Schwankungen der Ausgleichszeit,
- der Abkühlzeit;
  hier handelt es sich um die Zeitspanne vom Abstellen der Energiezufuhr nach beendeter Sterilisierzeit bis zum Abfall der Temperatur auf 80 °C am Thermometer .

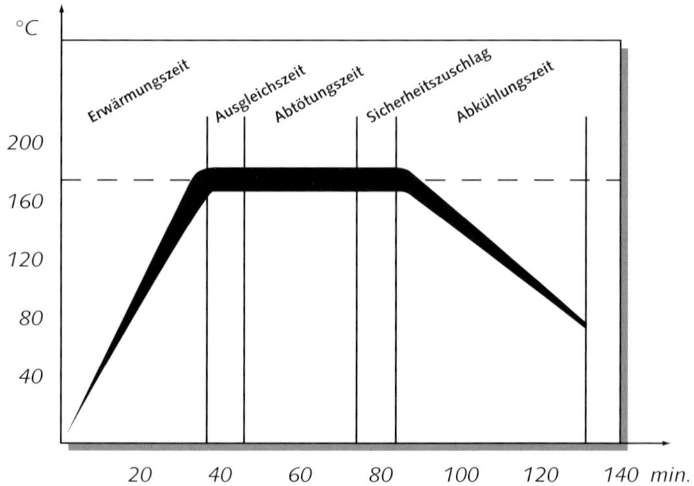

Abbildung 3
Schematische Darstellung des Temperaturverlaufs während der Chargenzeit bei der Heißluftsterilisation

Während man bei der Dampfsterilisation davon ausgehen kann, dass nach ausreichender Entlüftung der Sterilisierkammer in dieser überall dieselbe, am Thermometer ablesbare Temperatur gegeben ist, zeigt das Thermometer eines Heißluftsterilisators, das am Gehäuse des Sterilisators angebracht ist, nur die an seiner Messstelle vorhandene Temperatur an. Andere Stellen in der Sterilisierkammer können sowohl niedrigere als auch höhere Temperaturen aufweisen.

Für die einwandfreie Sterilisationsleistung ist jedoch der vollständige Temperaturausgleich der Luft an sämtlichen Punkten der Sterilisierkammer und auch mit dem im Sterilisiergut erforderlich.

Merkpunkt

Eine einwandfreie Sterilisation erfordert an allen Stellen in der Kammer einen vollständigen Temperaturausgleich!

Aus diesem Grund setzt man mechanische Einrichtungen bei der Sterilisation mit trockener Hitze ein, die eine gerichtete Luftbewegung oder wenigstens eine Durchwirbelung der Luft im Nutzraum ermöglichen. Gleiches wie für das Thermometer gilt auch für den Temperaturregler. Es muss daher nicht nur ein Temperaturausgleich zwischen dem Sterilisiergut und seiner umgebenden Luft, sondern zunächst zwischen der unterschiedlichen Temperaturverteilung in der Sterilisierkammer selbst stattfinden.

Betrieb

Mit Ausnahme der oben angegebenen Richtwerte für Temperatur und Einwirkzeit ist es bei Heißluftsterilisationsverfahren nicht möglich, generell gültige Sterilisierzeiten anzugeben. Diese können schon bei ein und demselben Gerätetyp variieren. Eine wesentliche und nicht zu vernachlässigende Rolle spielt dabei die Art des Sterilisiergutes, insbesondere im Hinblick auf dessenWärmeleitvermögen. Daher ist es empfehlenswert, in Form einer «Validierung» vor Inbetriebnahme durch thermoelektrische Messungen für das betreffende Gut die erforderliche Sterilisierzeit zu ermitteln.

Die Temperaturdifferenzen im Heißluftsterilisator können durch ausreichend lange Betriebszeiten ausgeglichen werden. Bei Heißluftsterilisatoren ist das System der mechanischen Luftumwälzung, wie bereits oben angesprochen, angebracht. Das Temperaturgefälle folgt dabei der Richtung des Luftstroms. Es ist abhängig von der Konstruktion des jeweiligen Gerätes, aber auch von der Anordnung des Gutes im jeweiligen Sterilisationsgerät. Hierdurch bedingt können beträchtliche Temperaturunterschiede innerhalb des Gutes auftreten.

Merkpunkt

Da die Heißluftsterilisation mit sehr hohen Temperaturen arbeitet, kommen dafür nur Güter in Betracht, die Temperaturen von 200°C unbeschadet überstehen.

Durch die benötigten hohen Temperaturen können ausschließlich Gegenstände bzw. Güter mit diesem Verfahren sterilisiert werden, die bei einer Temperatur von 200 °C nicht geschädigt werden. Die Sicherheitsspanne von 20 Grad ist erforderlich, weil bei dem Heißluftsterilisationsverfahren evtl. auftretende Übertemperaturen in der Regel zu berücksichtigen sind. Des weiteren muss das Gut eine Mindestwärmeleitfähigkeit aufweisen. Deshalb können nur ausreichend hitzestabile Materialien, wie Metalle, Glas, Porzellan oder wasserfreie Substanzen, wie Öle, Fette und Pulver mit Heißluft sterilisiert werden. Das Haupteinsatzgebiet für die Heißluftsterilisation ist die Behandlung von Glaswaren z.B. im Laborbereich und in der Apotheke. Häufig findet man noch den Einsatz derartiger Sterilisationsverfahren im Bereich von niedergelassenen Ärzten, Zahnärzten sowie Akupunkteuren.

Merkpunkt

Eine einwandfreie Sterilisation erfordert an allen Stellen in der Kammer einen vollständigen Temperaturausgleich!

Infolge der oben angesprochenen Unzulänglichkeiten bei Heißluftsterilisationsverfahren, wie z.B. der materialabhängigen Ausgleichszeiten sowie der nicht gegebenen Möglichkeit einer Verfahrensvalidierung, sollte die Heißluftsterilisation zur Sterilisation von Medizinprodukten als ein nicht exakt validierbares und mit Fehlerquellen behaftetes Verfahren durch die Dampfsterilisation ersetzt werden.

Verpackung und Beschickung

Für den Sterilisationseffekt spielt die Verpackung des Sterilisiergutes eine ausschlaggebende Rolle. Die Verpackung der zu sterilisierenden Materialien muss eine gute Wärmeleitfähigkeit aufweisen, und sie muss den bei Heißluftsterilisationsverfahren eingesetzten hohen Temperaturen standhalten. Aus diesem Grunde sind Tücher und Papier als ungeeignet anzusehen.

Verpackungen zum Einsatz in Heißluftsterilisatoren müssen porös oder verformbar sein, weil sich die Luft beim Erhitzen um über 50% ausdehnt und beim Abkühlen wieder zusammenzieht. Geeignet sind Behältnisse aus Metall, besonders aus Aluminium, welches einen sehr guten Wärmeleiter darstellt. Edelstahl und Glas sind weniger günstig, da sie eine geringere Wärmeleitfähigkeit aufweisen.

Aluminiumfolie mit einer Stärke von mindestens 30 µm bietet sich als Einmalverpackung an. Ihre Anwendung in einfacher Lage ist jedoch infolge grösserer Poren an scharfen Knickstellen nicht zufriedenstellend, weil damit die Gefahr einer nicht ausreichenden Keimdichte entsteht. Kombinationen, wie z. B. von Aluminiumkästen mit der Innenverpackung Aluminiumfolie, sind möglich.

Von den in der Praxis noch häufig anzutreffenden Gepflogenheiten des Sterilisierens in geöffneten Behältnissen ist dringend abzuraten.

Eine Beschickung der Kammer hat grundsätzlich unter Berücksichtigung der thermodynamischen Vorgänge zu erfolgen. Die Kammer ist derart zu beschicken, dass die Luft ungehindert zirkulieren kann. Aus diesem Grunde darf der Nutzraum keinesfalls so überladen werden, dass diese Zirkulation kaum noch erfolgen kann. Jedes einzelne Teil ist derart einzulegen, dass eine gute Umströmung von allen Seiten mit trockener Hitze gegeben ist. Dabei ist die Richtung des Luftstroms zu berücksichtigen. Dies gilt insbesondere bei Sterilisatoren, die mit einer mechanischen Luftumwälzung betrieben werden.

Merkpunkt

Die Heißluftsterlisation in offenen Behältnissen ist zu unterlassen. Bewährt haben sich dagegen Aluminiumkästen mit einer Innenverpackung aus Aluminiumfolie.

Zu beachten ist, dass größere Gegenstände einen sog. «Windschatten» erzeugen können, in dem die Erwärmung beträchtlich verzögert werden kann.

Zu sterilisierende Güter müssen trocken und sauber sein. Organische Verunreinigungen wie z. B. Eiter und Blut können, wie oben dargestellt, evtl. eingeschlossene Keime vor der Hitzeeinwirkung schützen und somit den Sterilisationserfolg beeinträchtigen. Trockene Sterilisiergüter sind bei der Heißluftsterilisation deshalb erforderlich, da bei nassen Materialien ein Teil der Wärme zur Verdunstung verbraucht und deren Erwärmung dadurch verzögert wird.

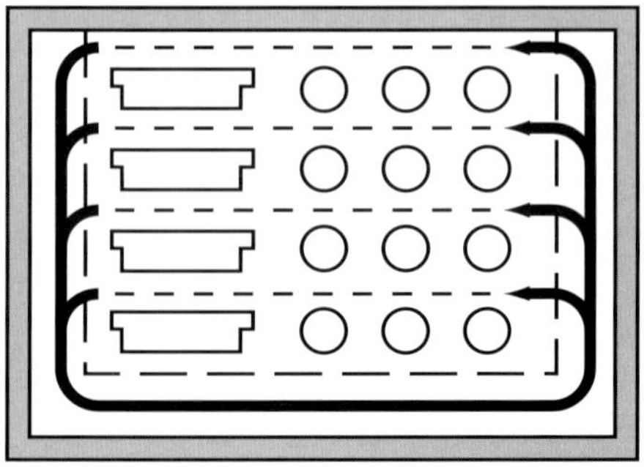

Richtige Beschickung

Falsche Beschickung

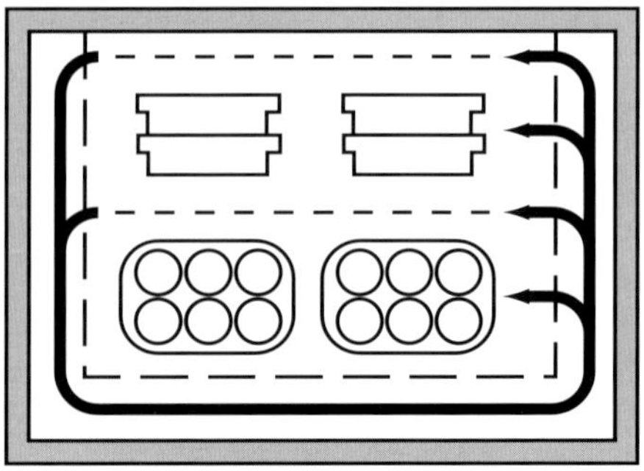

Überprüfung

Wie oben angesprochen, handelt es sich infolge der bei der Heißluftsterilisation bestehenden Unzulänglichkeiten um ein mit Fehlerquellen behaftetes Verfahren, das zudem als nicht exakt validierbar anzusehen ist. Aus diesem Grunde ist deshalb dringend anzuraten, eine technische Überprüfung derartiger Heißluftsterilisatoren unter Berücksichtigung des eingesetzten Gutes mittels thermoelektrischer Messungen vorzunehmen.

Bei Heißluftsterilisationsverfahren sind im Gegensatz zu Dampfsterilisationsverfahren, bei denen nach heutigen Erkenntnissen vorzugsweise die physikalische Überprüfung vorzunehmen ist, der Einsatz von Bioindikatoren zur Prüfung der Leistung des Sterilisationsverfahrens empfehlenswert. Für die mikrobiologische Überprüfung sind geeignete Prüfkeime, wie z.B. Sporen von Bacillus subtilis entsprechend den gültigen Normen auf einem geeigneten Trägermaterial, das eine hinreichende Resistenz gegen das sterilisierende Medium aufweist, in der erforderlichen Resistenz einzusetzen.

Die Resistenz der Bioindikatoren hängt von der Zahl der an ihnen befindlichen Keime ab. Sie wird durch die Art des Trägermaterials beeinflusst. Die Bioindikatoren werden mit dem Gut sterilisiert und nach der Sterilisation in geeigneten Laboratorien ausgewertet. Liegt kein Wachstum der Bioindikatoren vor, schließt man auf einen ordnungsgemäßen Ablauf der Sterilisation. Man unterstellt dabei, dass das im selben oder einem gleichen Sterilisationszyklus behandelte Sterilisiergut das Merkmal Sterilität aufweist.

Die Sporenproben werden dem Sterilisationsgut in geschlossenen Päckchen beigegeben. Sie sollten nicht lose in den Heißluftsterilisator, sondern zwischen das Sterilisiergut an kritische Stellen gelegt werden. Der Einsatz derartiger biologischer Indikatoren bedeutet jedoch nicht, dass alle als kritisch anzusehenden Punkte mit gleicher Empfindlichkeit überprüft werden.

Die Leistungsfähigkeit biologischer Indikatoren kann durch Lagerungsbedingungen vor dem Gebrauch, der Anwendungsmethodik sowie der Überführung in Nährmedien und die hierbei gegebenen Bebrütungstemperaturen beeinflusst werden. Auf das Verfallsdatum des Bioindikators ist zu achten.

Detaillierte Anweisungen und Hinweise zur Heißluftsterilisation werden in den einschlägigen DIN-/EN-Normen gegeben.

13. Kapitel

Funktionale und bauliche Voraussetzungen

Toni Zanette

Lage der ZSVA im Krankenhaus

Die Zentrale Sterilgut-Versorgung (ZSVA) ist eine Dienstleistungsabteilung im Krankenhaus, von deren reibungsloser Funktion die gesamte Krankenversorgung vital abhängig ist. Bei der Planung einer ZSVA ist dem Rechnung zu tragen.

Grundsätzlich sollte die ZSVA sowohl aus hygienischen als auch aus organisatorischen Gründen möglichst nahe an der Hauptbedarfsstelle für das Sterilgut liegen. Dies gilt selbstredend auch für Sterilgutlagerräume. Im allgemeinen empfiehlt sich ein direkt an die Hauptbedarfsstelle angeschlossenes Sterilgutlager.

Da der Anteil der operativen Bereiche ungefähr achtzig Prozent der Leistung einer ZSVA ausmacht, sollte die ZSVA nach Möglichkeit in direkter Anbindung zum OP liegen.

Durch diese Anbindung an den OP werden möglichst kurze Wege und damit eine optimale Materialausnutzung erreicht. Idealerweise liegt die ZSVA also neben, unter oder über dem OP-Trakt. Werden mehrere Krankenhäuser von einer ZSVA versorgt (z.B. im Pavillonsystem), so sollte die ZSVA im Knotenpunkt der Versorgungswege liegen.

Generell kann gesagt werden, je länger die Transportwege, desto höher die Investitionen für Instrumentarium (Umlauffaktor) und Transportlogistik.

Deshalb kann auch bei langen Transportwegen die Einrichtung eines Filialbetriebes der ZSVA zum Beispiel im operativen Bereich in Erwägung gezogen werden. In einer solchen, natürlich unter denselben hygienischen wie arbeitsablauftechnischen Aspekten gestalteten Aufbereitung, können so genannte «Exoten», also Instrumente für ganz spezielle Operationen, wie auch an Sonn- und Feiertagen das Norminstrumentarium, aufbereitet werden.

! Merkpunkt

Die Zentrale Sterilgut-Versorgung (ZSV) ist eine Dienstleistungsabteilung im Krankenhaus, von deren Funktion die gesamte Krankenversorgung vital abhängig ist. Bei der Planung einer ZSV ist dem unbedingt Rechnung zu tragen.

! Merkpunkt

Je länger die Transportwege, desto höher die Investitionen für das Instrumentarium (Umlauffaktor) und die Transportlogistik. Die ZSVA sollte deshalb möglichst nahe bei der Hauptbedarfsstelle liegen.

Räumliche Ausstattung

Merkpunkt

Sterilisationseinheiten sind unter baulich-funktionellen Gesichtspunkten in mindestens drei Zonen zu unterteilen, wobei der unreine Bereich strikt vom reinen Bereich getrennt sein muss.

Merkpunkt

Die Lagerung von Sterilgütern muss nicht im Bereich der ZSV liegen, optimal sind Sterillager direkt beim Nutzer anzusiedeln.

Sterilisationseinheiten sind unter baulich-funktionellen Gesichtspunkten in drei Zonen zu unterteilen.

- Anliefer- und Dekontaminationsbereich («unreiner Bereich»);
- Pack- und Sortierbereich («reiner Bereich»);
- Bereich nach der Sterilisation.

Die Lagerung von Sterilgütern muss nicht im Bereich der ZSVA liegen, optimal sind die Sterillager direkt beim Nutzer anzusiedeln.

Die Anforderungen an die Raumgröße und die maschinelle Ausstattung einer ZSVA richten sich nach der jeweiligen Aufgabenstellung des Krankenhauses.

Prinzipiell müssen folgende Punkte beachtet werden:

- Raum und Flächen zur Materialannahme und zur Sortierung der kontaminierten Materialien;
- Möglichkeiten zur maschinellen Reinigung, Desinfektion und Trocknung von Instrumentarium, Geräten und sonstigen Gebrauchsartikeln der Nutzer im Krankenhaus (Waschstraßen oder Einzelmaschinen);
- Desinfektions- und Reinigungsmöglichkeiten für Instrumentarium, das einer maschinellen Reinigung nicht unterzogen werden kann (Reinigungsbecken, Ultraschallbecken, Druckspülen, Desinfektionsanlagen oder- Dosiergeräte);
- Bereich zur Desinfektion und Reinigung von Transportbehältnissen;
- Arbeitsflächen und Räume für das Sortieren, Kontrollieren und Verpacken von Instrumentarium und Geräten;
- Arbeitsflächen und Räume für das Sortieren, Kontrollieren und Verpacken von Wäsche und OP-Textilien;

- Möglichkeiten für das Aufrüsten von desinfizierten Gerätschaften und Maschinen sowie gegebenenfalls die entsprechend benötigten Trocknungseinrichtungen (Anästhesiematerialien);
- Sterilisationsgeräte in Abhängigkeit der zu sterilisierenden Materialien (Dampf, Gas, Heißluft, Plasma);
- Möglichkeiten zur Dokumentation der einzelnen Arbeitsschritte.

Die ZSVA als Dienstleistungsbetrieb im Krankenhaus muss baulich-funktionell einen möglichst fließenden Arbeitsablauf zulassen, um die vorhandenen Ressourcen optimal einsetzen zu können.

Merkpunkt

Die ZSVA muss baulich-funktionell einen möglichst fließenden Arbeitsablauf zulassen.

Die Arbeits- und Übergabeflächen sind entsprechend der jeweiligen Arbeitsabläufe so auszulegen und mit Schleusen zu versehen, dass Rekontaminationen des desinfizierten und/oder sterilisierten Gutes genauso ausgeschlossen sind wie die Kontamination von Verpackungsmaterialien und sonstigen von außen angelieferten Gütern wie Wäsche, Verbandstoffen und Zulegeartikeln.

Dementsprechend werden in der ZSVA folgende Räumlichkeiten benötigt:

- Flächen für Material- und Personenschleusen
- unreiner Annahmeraum
- Fläche für Dekontamination und Reinigung
- Fläche für Wartung, Kontrolle und Verpackung des Gutes
- Lagermöglichkeiten für Reinigungsmittel, Verpackungsmaterial, Ersatzinstrumente, Wäsche und sonstige Verbrauchsgüter
- Bürofläche
- Sozialräume
- Personalumkleiden mit Sanitärräumen
- Fläche für die Durchführung der Sterilisation
- Fläche nach der Sterilisation
- Fläche für die Lagerung oder Zwischenlagerung von Sterilgut
- Fläche zur Ausgabe von Material

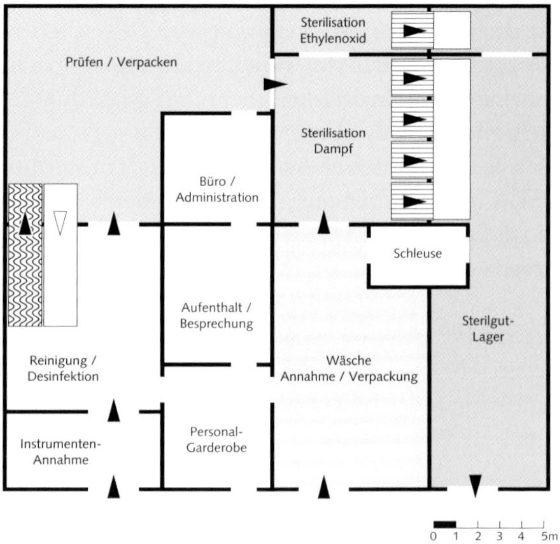

Abbildung 1

Planungsbeispiel einer mittelgrossen ZSVA (Bodenfläche ca. 550 m²).

Raumaufteilung und Größe werden bestimmt von der Größe des Krankenhauses, dem Auftrag der ZSVA sowie örtlichen, baulichen und organisatorischen Gegebenheiten.

Die Raumgröße der einzelnen Arbeitsbereiche müssen nach den Anforderungen an die ZSVA festgelegt werden. Viele Klinikplaner versuchen gerade in diesem Bereich wertvolle Grundfläche zu sparen, was spätestens bei Inbetriebnahme der Abteilung zu Störungen des Betriebes führt. Bei der Raumbedarfsplanung einer ZSVA muss immer zukunftsorientiert gedacht und geplant werden, da die operative Medizin permanent weiterentwickelt wird und ständig neue Geräte und Instrumentarien entwickelt und eingesetzt werden.

Als Beispiel kann die Minimal Invasive Chirurgie (MIC) genannt werden. Die Aufbereitung dieses zum Teil sehr sensiblen Instrumentariums fordert spezielle Arbeitsplätze bis hin zu spezifischen Aufbereitungsmaschinen.

Für die Berechnung des Nutzflächenbedarfs einer ZSVA gibt es heute leider noch keine allgemein gültige Formel. Zur Bestimmung der erforderlichen Fläche einer ZSVA muss eine genaue Analyse und Berechnung der anfallenden Leistung angestellt werden. Diese Leistungsberechnung umfasst die operative Leistung des Krankenhauses, die Bettenzahl unter Berücksichtigung des Belegungsfaktors und der Bettenkategorie (chirurgische Betten, Intensivbetten, ambulante Tagesplätze etc.), an die ZSVA übertragene Sonderaufgaben (Gerätepflege, MIC, Wäscheaufbereitung),

Anzahl der vorhandenen Instrumentensiebe und deren Beladmenge, Transportart und -Zeit, Anzahl der invasivdiagnostischen Abteilungen, Laboratorien und den dafür benötigten Personalbedarf. Huber schreibt 1978, dass grundsätzlich mit einer rund 20%igen Erhöhung des ursprünglich geplanten Sterilgutdurchsatzes in einer ZSVA in den folgenden Jahren nach deren Errichtung zu rechnen ist. Das entspricht einer Erhöhung des Platzbedarfes um das 1,2 fache des ursprünglich errechneten Wertes.

Aktuelle Zahlen aus mehreren europäischen Krankenhäusern verschieben diesen Wert deutlich nach oben. Um die Flexibilität von Krankenhäusern und deren Versorgungsbetrieben zu gewährleisten, müssen diese Faktoren in der Planung berücksichtigt werden.

Merkpunkt

Grundsätzlich ist mit einer rund 20%igen Erhöhung des ursprünglich geplanten Sterilgutdurchsatzes in einer ZSVA in den folgenden Jahren nach deren Errichtung zu rechnen. Daraus resultiert eine Erhöhung des Platzbedarfes um das 1,2 fache des ursprünglich errechneten Wertes.

Bauliche Anforderungen

Aus baulich-hygienischen Gründen müssen Wandflächen und Fußböden fugendicht, leicht abwaschbar und mit Desinfektionsmitteln und -verfahren desinfizierbar sein.

Leitungen (Elektro, Druckluft, Datenübertragung etc.) müssen unter Putz oder in geschlossenen Kanälen geführt werden, so dass eine Nassdesinfektion der Außenflächen möglich ist.

Fußböden sollten mit einem glatten Belag versehen sein (unter Berücksichtigung der Rutschsicherheit!), um unnötige Lärmentwicklung beim Transport von aufzubereitenden Materialien zu vermeiden.

Die Reinigungs- und Dekontaminationsräume sind als Nasszone auszulegen, allseitig möglichst abgedichtet .

In den meisten Krankenhäusern wird die ZSVA in den Keller verbannt. Betrachtet man jedoch die verantwortungsvolle Tätigkeit des ZSVA-Personals, so sollte man die räumliche Ausstattung und die bauliche Einbindung einer ZSVA ins Krankenhaus nicht nur unter rein funktionellen Aspekten sehen, sondern auch die arbeitspsychologische Wirkung von so genannten Dunkelarbeitsplätzen berücksichtigen. Außerdem darf die Forderung der «Verordnung über Arbeitsstätten, Band 1, §7» nicht vernachlässigt werden. Hier wird eine Sichtverbindung nach außen für die ZSVA verlangt, sie darf also nicht als allseits umschlossener Raum konzipiert werden.

Raumlufttechnische (RLT) Anlage

In den Anlagen Ziffer 4.4.1 des RKI werden in Punkt 7, Sterilgutversorgungungen der Raumklasse 1 hohe bzw. besonders hohe Anforderungen zugeordnet.

Nach DIN 1946 Teil 4 und den Bestimmungen der Arbeitsstättenrichtlinien muss die Anlage die folgenden Leistungen aufweisen:

- ein positives Luftgefälle von Reinräumen zu unreinen Räumen
- Außenluftstrom (auch Umluft erlaubt) nach Schadstoffbilanz, pro Person 40 - 60 m/h
- Raumluftgeschwindigkeit (bis 20° C unter 0,2 m/sec), um Zugluft zu vermeiden
- Luftreinigung durch Luftfilter der Filterstufe 3. Schwebstofffilter
- maximale Partikelzahl in Reinräumen bei 200'000 bis 5 micron, bei 45'000 bis 10 micron und bei 5'000 bis 25 micron
- Klimatische Bedingungen: 22 -26° C, relative Luftfeuchtigkeit mind. 30% und höchstens 55 -70%
- in Umkleide- und Toilettenräumen der 4-8-fache, bzw. der 5-fache Luftwechsel

Ideale Raumtemperaturen liegen zwischen +19 bis +25° C und sollen von Arbeitsbeginn bis Arbeitsende eingehalten werden.

Die RLT-Anlage soll in erster Linie das Raumklima für das Personal und hygienische Luftverhältnisse optimal einstellen, d.h. sie kann nicht die Geräteabwärme neutralisieren. Geräte mit Wärmelasten müssen bei der Installation mit separaten Entlüftungen versehen werden. Idealerweise liegen Dampferzeuger als Wärmequellen und Vakuumpumpen als Lärmquelle nicht auf demselben Stockwerk wie die ZSVA.

Für Gase, Dampf und Wrasen (z.B. über Ultraschallbecken) sind gegebenenfalls Absaugvorrichtungen zu installieren.

Die einschlägigen Unfallverhütungsvorschriften und selbstverständlich auch die Arbeitsstättenrichtlinien sind zu beachten.

Da die ZSVA als sehr junges Fachgebiet in den einzelnen Richtlinien zum Teil noch nicht aufgeführt ist, muss bei der Planung dieser Bereiche auf ähnliche Arbeitsplätze, wie z.B. Laborarbeitsplätze, zurückgegriffen werden.

Merkpunkt

Geräte mit Wärmelasten müssen bei der Installation mit separaten Entlüftungen versehen werden.

Apparative Ausstattung

Die Geräteausstattung einer ZSVA richtet sich in erster Linie nach den gestellten Anforderungen und Aufgaben. Bevor also die apparative Ausstattung der ZSVA geplant wird, muss zuerst das Leistungsspektrum und die anfallende Produktionsmenge genau ermittelt werden.

Das erfordert die Zusammenarbeit mit allen Nutzern im Krankenhaus und zeigt, wie wichtig die Einbindung der ZSVA-Betriebsleitung schon in der Planungsphase ist. Die wenigsten Krankenhausplaner berücksichtigen bei ihrer Gerätekapazitätsberechnung das «wirkliche Leben», sprich den Betriebsalltag einer ZSVA.

So ist einer der häufigsten Planungsfehler die lineare Berechnung der Maschinenkapazitäten. Jeder Praktiker weiß, dass ein Sterilisator mit einem Fassungsvermögen von 8 STE/DIN in den wenigsten Fällen wirklich mit ganzen 8 STE/DIN beladen wird. Genauso gerne werden die täglichen Tests wie Vakuumtest und Bowie und Dick-Test in den Berechnungen vergessen, ganz zu schweigen von Wartungszyklen und Überprüfungen nach Wartung und Reparatur bzw. die Zeiten für die jährlich durchzuführende Validierung.

Zählt man all diese Ausfallszeiten und Teilbeladungen der Maschinen zusammen, kommt man auf einen Leistungsfaktor von 0,6 bis 0,8 und die Maschinenreserve, welche der Planer stolz in seiner Berechnung präsentiert, ist auf Null zusammengeschmolzen.

Die Berechnung und Planung der Wasch- und Desinfektionsmaschinen richtet sich in erster Linie nach dem anfallenden Waschgut. Allerdings müssen die wachsenden Ansprüche des Krankenhauses und der Krankenhaushygiene mit berücksichtigt werden.

Bekanntlich ist die operative Abteilung der Hauptnutzer der ZSVA, doch auch der stationäre Bereich, hier vor allem die Intensivbereiche, sowie die invasivdiagnostischen Abteilungen wie Herzkatheterlabor, Neuroradiologie und auch Nutzer wie Laboratorien und Forschungsbereiche sollten bei der Planung nicht pauschal mit ein paar wenigen Prozenten berücksichtigt, sondern exakt in die Leistungsberechnung mit aufgenommen werden.

Das steigende Umweltbewußtsein und die bekannte Müllproblematik führt zwangsläufig dazu, wieder mehr auf wiederverwendbare Materialien zurückzugreifen.

Taktbandanlagen, also Mehrkammermaschinen gewähren einen kontinuierlichen Arbeitsfluss und sind in Leistung und Verbrauch günstiger als Einkammermaschinen.

Da es Mehrkammermaschinen in verschiedenen Ausführungen gibt, kann man auch bei geringerem Raumangebot auf diese arbeitstechnisch und ökologisch bessere Alternative zugreifen.

Allerdings sollte nicht mit nur einer Maschine gearbeitet werden. Durch Wartung, Validierung, Überprüfung und Reparaturen kommt es auch bei Reinigungs- und Desinfektionsgeräten zu Ausfällen, die dann durch eine zweites Gerät aufgefangen werden müssen.

Die Zone zur manuellen Reinigung und Desinfektion muss einen kontinuierlichen Arbeitsfluss gewährleisten. Deshalb müssen genügend Reinigungsbecken in ausreichender Größe zur Verfügung stehen.

Auch Ultraschallreinigungsplätze sollten in ausreichender Anzahl eingeplant werden. Idealerweise sind Ultraschall-Arbeitsplätze mit einem Wrasenabzug versehen.

Anschlüsse für Druckluft, VE-Wasser, Druckspülen und Desinfektionsmitteldosieranlagen sind ebenso selbstverständlich einzuplanen wie eine ausreichende Beleuchtung der Arbeitsplätze.

Auch die Arbeitsplätze im Packbereich sollten Druckluftanschlüsse haben, sowohl zur eventuell nötigen Nachtrocknung von Instrumenten, als auch zum Abblasen von Reinigungsrückständen, wenn im Packbereich an schwer zugänglichen Stellen manuell trocken nachgereinigt werden muss.

Sterilisatoren müssen, in Abhängigkeit vom anfallenden Material, in ausreichender Kapazität und Größe eingeplant werden. Wie schon zuvor erwähnt dürfen Ausfallszeiten für Wartung, Überprüfung und Reparatur als leistungsmindernder Faktor in der Bedarfsberechnung nicht vernachlässigt werden, um später Produktionsengpässe zu vermeiden.

Energieversorgung und Dampf sollten auch in Not- bzw. Katastrophenfällen zumindest für einen Teil der Anlage zur Verfügung stehen. Eigendampferzeuger, gas- oder feststoffbetrieben, sind auch bei längerem Stromausfall mit einer Batterienotversorgung für die Steuerung in der Lage, zumindest eine Wasch- und Desinfektionsanlage und einen Sterilisator mit Dampf zu versorgen.

Wenn in der Materialbedarfserfassung des Krankenhauses relativ viele thermolabile Artikel festgestellt wurden, muss die Einrichtung einer Niedertemparutursterilisation eingeplant werden.

Zusammenfassung

Die Anforderungen an die funktionelle und bauliche Gestaltung einer ZSVA sind wesentliche Parameter der Produktionssicherheit, der optimalen Ressourcennutzung und der sicheren Patientenversorgung im Krankenhaus.

Merkpunkt

Es ist notwendig, alle Arbeitsschritte, also auch die manuellen Tätigkeiten, so festzulegen, dass eine Reproduzierbarkeit der Ergebnisse ermöglicht wird.

Betrachtet man den Betriebsablauf einer ZSVA, dann wird deutlich, dass die manuellen Tätigkeiten überwiegen, die maschinell durchgeführten Aufgaben nur einen Schritt in der Aufbereitung darstellen. Um den gesamten Aufbereitungsprozess reproduzierbar in der geforderten hohen Qualität sicherstellen zu können, ist es notwendig, alle Arbeitsschritte, also auch die manuellen Tätigkeiten, so festzulegen, dass eine Reproduzierbarkeit der Ergebnisse ermöglicht wird.

Ausreichende räumliche Verhältnisse, ökonomisch gestaltete Arbeitsplätze, genügend Maschinenkapazität und eine mit dem Nutzer abgestimmte Infrastruktur und Logistik ermöglichen effizientes Arbeiten und damit die Möglichkeit, wirtschaftlich und qualitativ hochwertig Sterilgüter zu produzieren.

14. Kapitel

Normen

Klaus Hahnen

Wie Normen entstehen

Normen nehmen einen wichtigen Platz in der heutigen Welt ein. Ohne dieses Ordnungsinstrument wären die Handelsbeziehungen in einem immer technischer ausgerichteten Markt – hier sind die nationalen, europäischen und internationalen Märkte gleichermaßen betroffen – kaum aufrechtzuerhalten. Was mit einheitlichen Maßen für Schrauben und Muttern begann, ist heute zu einem umfassenden Normenwerk geworden.

Der Grundgedanke aller Normen ist es, einen freien Warenverkehr zu ermöglichen in dem bestehende technische Handelsbarrieren, wie z.B. von einander abweichende nationale Normen, angeglichen werden. Gerade die Europäische Union braucht zur Verwirklichung des gemeinsamen Marktes einheitliche Normen, die in allen Mitgliedsländern Gültigkeit haben. Diese Angleichung im Bereich des Gesundheitswesens erfolgt unter einem Mandat der Europäischen Kommission, mit der Maßgabe der Wahrung der Sicherheit, insbesondere von Patient und Anwender.

Normen stellen aber auch eine wichtige Informationsquelle dar, die zudem für alle interessierten Parteien leicht zugänglich ist. Da Normen spätestens alle 5 Jahre auf ihre Aktualität überprüft werden müssen, spiegeln sie den Stand der Technik.

Merkpunkt

Normen werden periodisch überprüft und widerspiegeln den Stand der Technik.

Gleichzeitig unterstützen sie in vielen Bereichen Anwender und Verbraucher von Produkten, wenn es um Arbeits-, Umwelt- und Verbraucherschutz geht. Damit spielen sie eine herausragende Rolle im Rechts-, Sozial- und Wirtschaftssystem eines Staates.

Jedermann, der ein Interesse an Normen hat, kann bei ihrer Entstehung mitwirken. So werden alle geplanten Normungsvorhaben, Normentwürfe und Normen veröffentlicht. In den jeweiligen Normungsgremien sind Verbraucher und Anwender, herstellende Industrie und Handel, Wissenschaft und Forschung aufgefordert, den jeweils aktuellen Stand der Technik festzuhalten und als Norm zu fixieren. Dies nicht mehr nur auf nationaler Ebene, sondern eben vermehrt im Rahmen der europäischen und internationalen Normung. Dafür sind auf nationaler Ebene sogenannte Spiegelgremien geschaffen worden, die sicherstellen, dass bei allem Harmonisierungsbestreben die nationalen Gesichtspunkte mit berücksichtigt werden.

Um z.B. Widersprüche innerhalb einer Norm oder Normenreihe zu vermeiden, ist eine Normenprüfstelle eingerichtet, die vor der endgültigen Veröffentlichung eine formelle Prüfung vornimmt.

Bedeutung erhalten Normen durch ihre sachlich-technische Kompetenz, eine primäre rechtliche Verbindlichkeit haben sie nicht. Allerdings gelten Normen bei Rechtsstreitigkeiten als «vorgezogene Gutachten» und der Anwender von Normen – oder normgerechten Produkten – kann davon ausgehen, dass er sich gemäß anerkannter technischer Regeln verhält. Verbindlich werden Normen immer dann, wenn auf sie in Gesetzen und Verordnungen oder z.B. in Lieferverträgen Bezug genommen wird.

Für den Bereich «Sterilisation» sind in den letzten Jahren eine ganze Reihe von neuen Normen entwickelt worden. Der Großteil davon sind die sogenannten Euronormen, die viele altgediente nationale Normen, z.B. etliche DIN-Normen der 58 900-Reihe ersetzt haben oder ersetzen werden.

Die Umsetzung der Medical Device Directive 93/42/EWG in deutsches Recht erfolgte mit der Verabschiedung des Medizinproduktegesetzes (MPG) am 2. August 1994. Im §6 verweist das MPG auf harmonisierte Normen: «Das Einhalten der Bestimmungen dieses Gesetzes wird für die Medizinprodukte vermutet, die mit den harmonisierten Normen oder den ihnen gleichgestellten Monographien des Europäischen Arzneibuches übereinstimmen, die das jeweilige Medizinprodukt betreffen.» Dieser Paragraph unterstreicht die Bedeutung der Normen.

CEN – das Europäische Normungskomitee – gliedert sich in viele verschiedene Bereiche auf. Die für den Bereich Sterilisation wichtigen sind das TC 102 und das TC 204, wobei TC für «Technical Committee», also Technisches Komitee steht.

CEN/TC 102 «Sterilizers for medical purposes» (Sterilisatoren für medizinische Zwecke) und CEN/TC 204 «Sterilization of medical devices» (Sterilisation von Medizinprodukten) wiederum unterteilen sich in «Working Groups» (Arbeitsgruppen).

Bis eine europäische Norm veröffentlicht und in nationale Normen umgesetzt ist, dauert es einige Zeit. Der Ablauf ist im Groben so: Ein Mitgliedsland des CEN stellt einen Antrag auf Annahme eines bestimmten Normungsvorhabens. Wird dieser Antrag von CEN angenommen, wird das Normungsprojekt an ein geeignetes TC bzw. an eine Arbeitsgruppe übergeben. Dort erfolgt eine Sichtung der relevanten Papiere, evtl. liegen in einigen Mitgliedsländern schon Normen oder Normentwürfe zum Thema vor. Nach Erstellung eines ersten Entwurfes wird dieser an alle Mitgliedsländer geschickt, damit die nationalen Normungsinstitute Stellungnahmen erarbeiten und abgeben können. Diese werden dann wiederum von der Arbeitsgruppe diskutiert und nach Möglichkeit in einen zweiten Entwurf eingearbeitet. Ist die Arbeitsgruppe der Überzeugung, dass die Arbeit abgeschlossen ist, muss sie diese ihrem übergeordneten TC vorlegen. Dieses kann dann den Normentwurf zur formellen Abstimmung durch die beteiligten Länder vorschlagen. Ist der Entwurf noch nicht abstimmungsreif, muss er noch ein zweites Mal zur Kommentierung verschickt werden.

Dieser Vorgang kann sich über mehrere Jahre hinziehen, da natürlich zwischen den Sitzungen sowohl der nationalen wie der europäischen Normungsgremien genügend Zeit liegen muss, denn die Papiere müssen ja an die jeweiligen Normungsmitarbeiter verschickt werden. Für anfallende Übersetzungen muss auch gesorgt werden. Darüber hinaus muss die schon erwähnte Normenprüfstelle noch ihre Arbeit tun.

Wichtige Normen für den Bereich Sterilgutversorgung

Bevor einige der Normen etwas näher vorgestellt werden, ist anzumerken, dass die Lektüre von Normen im generellen vielleicht nicht sehr spannend ist. Sie sind ja aber auch nicht zur Unterhaltung geschrieben, sondern als Referenz für überwiegend technische Belange im Bereich der Sterilgutversorgung.

In vielen Fällen handelt es sich um Normenreihen (EN 550, 552, 554) oder um Normen mit mehreren Teilen (EN 866, Teile 1 bis 6, EN 867, Teile 1 bis 5, etc.).

Alle Europäischen Normen verfügen eigentlich über den gleichen Aufbau:

- ein Vorwort, in dem z.B. festgehalten ist, welches CEN/TC die betreffende Norm erarbeitet hat,
- eine Einleitung, in der ergänzende Informationen gegeben werden können, z.B. über das Umfeld oder den Hintergrund einer Norm,
- normative Verweise, d.h. welche andere Normen zum Verständnis wichtig sind oder in welchem Kontext die betreffende Norm steht,
- Definitionen – hier wird die Bedeutung von Begriffen festgelegt, die in der Norm benutzt werden,
- Anforderungen – hier sind dann die Anforderungen an die Beschaffenheit oder Leistungsfähigkeit eines Produktes festgelegt,
- Prüfverfahren;
  In der Regel gibt es keine Anforderung innerhalb einer Euronorm ohne ein entsprechendes Prüfverfahren. Diese erfordern oft spezielle Apparaturen die nicht überall leicht zugänglich sind. So sind z.B. die Anforderungen an einen Prüfsterilisator so hoch und speziell, dass mit einem Krankenhaussterilisator z.B. kein «Testen» von Indikatoren sinnvoll oder gar möglich ist.
- Anhänge, in denen weitere Informationen gegeben werden – hier finden sich bei Produktnormen z.B. die Prüfverfahren und erforderlichen Materialien.

Bei mehrteiligen Normen ist es oft so, dass im ersten Teil «Allgemeine Anforderungen» definiert sind, die sich um die Kennzeichnung der betreffenden Produkte drehen, so dass dies in den folgenden einzelnen Teilen nicht wiederholt werden muss. Auch Forderungen nach einem Qualitätssicherungssystem beim Hersteller können hier gefunden werden.

Im TC 204 ist eine Normenreihe mit besonderer Bedeutung entwickelt worden. Dabei handelt es sich im einzelnen um:

- EN 550 Sterilisation von Medizinprodukten – Validierung und Routineüberwachung für die Sterilisation mit Ethylenoxid,
- EN 552 Sterilisation von Medizinprodukten – Validierung und Routineüberwachung für die Sterilisation mit Strahlen,
- EN 554 Sterilisation von Medizinprodukten – Validierung und Routineüberwachung für die Sterilisation mit feuchter Hitze (Dampf),
- EN 556 Sterilisation von Medizinprodukten – Anforderungen an Medizinprodukte, die als «steril» gekennzeichnet werden.

Diese Normenreihe behandelt so wichtige Schritte wie: Verfahrensentwicklung, Produktverträglichkeit, Ausrüstung, Wartung und Kalibrierung der eingebauten Überwachungsinstrumente. Weiterhin beinhaltet sie das Konzept der Validierung, inklusive Kommissionierung, Leistungsbeurteilung (mikrobiologisch und physikalisch), Revalidierung, Verfahrensregelung und -überwachung sowie die Produktfreigabe für die jeweils genannten Sterilisationsverfahren.

Diese Normenreihe wird zum Teil sehr kontrovers diskutiert. Ein Grund dafür ist zum Teil das Verständnis auf der einen Seite, dass die MDD und ihre stützenden Normen mit Zielrichtung der herstellenden Industrie geschrieben worden sind. Denn dort sind die für eine sinnvolle Validierung notwendigen Voraussetzungen wie definierte Rohmaterialien mit bekannter Keimbelastung, gleichförmige Beladungsmuster etc. erfüllbar. Im Krankenhausbereich mit seinen oft hektischen Tagesbedingungen können gleichförmige Beladungen kaum eingehalten werden. Und im Falle, dass dies doch gelingt, was kennzeichnet eine Änderung der Beladung, die eine erneute Validierung notwendig machen würde? Die Benutzung eines neuen Verpackungsmaterials, die Hinzunahme neuer Instrumente, die Änderung der Bestückung eines Instrumentencontainers, …?

Merkpunkt

In den Normen EN 550 / 52 / 54 / 56 sind die Verfahren zur Aufbereitung von Sterilgütern und deren Anforderungen bschrieben.

Definition

«Worst Case», der englische Ausdruck für «schlechtester Fall», bezeichnet in diesem Zusammenhang die am schwierigsten zu sterilisierende Beladung.

Merkpunkt

Mit der Validierung eines Sterilisators ist es nicht getan. Nur die Validierung des gesamten Arbeitsablaufs ist sinnvoll.

Im Rahmen der Validierung im Krankenhausbereich werden «repräsentative Beladungen» und sogenannte «Worst Case»-Fälle herangezogen. Diese müssen auf fundierten Erkenntnissen beruhen, sollen sie Sinn machen.

Mit einer thermoelektrischen Messung der Verhältnisse in einem Dampfsterilisator ist es bei weitem nicht getan. Eine Grundvoraussetzung für eine sinnvolle Beurteilung eines Sterilisationsprozesses ist z.B. die Kenntnis über die Keimbelastung oder den Bioburden des zu sterilisierenden Gutes. Und dieser muss dann auch nach der eigentlichen Validierung täglich eingehalten werden. Das heißt, dass ohne eine validierte Aufbereitung vor der eigentlichen Sterilisation, die Validierung derselben wenig Sinn macht.

Auf der anderen Seite steht die Argumentation, dass es nicht zwei Klassen von «steril» geben kann – eine validierbare und eine «zufällige». Wenn allein bei der Vorbereitung auf eine mögliche Validierung die bestehenden Prozeduren im Rahmen der Aufbereitung von Sterilgut kritisch unter die Lupe genommen werden, ist dies schon ein wichtiger Schritt.

EN 556, die die Anforderungen an Medizinprodukte definiert, die als «Steril» gekennzeichnet werden sollen, fordert eine Wahrscheinlichkeit von $1:10^{-6}$, d.h. dass bei 1 Million Produkten, höchstens auf *einem* lebensfähige Mikroorganismen gefunden werden dürfen.

Vom CEN/TC 102 ist die EN 285 Dampfsterilisatoren-Großsterilisatoren Anforderungen und Prüfungen, erarbeitet worden. Dabei handelt es sich um eine Norm über Dampfsterilisatoren wie sie im Krankenhausbereich mit einem Fassungsvermögen von mindestens 1 StE eingesetzt werden. Dampfkleinsterilisatoren, die kleiner sind als 1 StE, und Dampfsterilisatoren für die Pharmazeutik sind nicht vom Anwendungsbereich erfasst.

EN 285 geht sehr detailliert auf die folgenden Aspekte ein:

- Mechanische Komponenten
- Verfahrenstechnische Komponenten
- Instrumentierung – Anzeige- und Registriergeräte
- Steuerungssysteme
- Leistungsanforderungen

- Schall-Leistung
- Druckänderungsgeschwindigkeit
- Sicherheit
- Kennzeichnung
- Betriebsmittel und Aufstellungsort
- Installationskontrolle
- Prüfungsarten
- Prüfprogramme
- Mikrobiologische Prüfungen
- Thermoelektrische Prüfungen
- Bowie-Dick-Test
- Prüfung auf Luftleckage
- Prüfung des Luftnachweisgerätes
- Trocknungsprüfung
- Prüfung der Schall-Leistung
- Prüfung der Dampfqualität
- Prüfung der Druckänderungsgeschwindigkeit in der Sterilisierkammer
- Prüfgeräte; Ausrüstung und Materialien
- Dokumentation
- Empfohlene Werkstoffe
- Vorgeschlagene Höchstwerte für Verunreinigungen im Dampf

Als Gegenstück zu Großsterilisatoren hat die Arbeitsgruppe 5 des CEN/TC 102 einen mehrteiligen Normentwurf zu den Kleinsterilisatoren geschaffen – die EN 13060 Teile 1 bis 4.

- EN 13060 Dampf-Klein-Sterilisatoren,
- EN 13060 Teil 1: Allgemeine Anforderungen an alle Typen von Dampf-Klein-Sterilisatoren,
- EN 13060 Teil 2: Besondere Anforderungen und Prüfverfahren für Sterilisatoren vom Typ B für die Sterilisation von verpackten massiven, hohlen und porösen Produkten,
- EN 13060 Teil 3: Besondere Anforderungen und Prüfverfahren für Sterilisatoren vom Typ N für die Sterilisation von unverpackten massiven Produkten,
- EN 13060 Teil 4: Besondere Anforderungen und Prüfverfahren für Sterilisatoren vom Typ S für die Sterilisation von Produkten, die vom Hersteller des Sterilisators festgelegt sind.

Diese Normenreihe ist unter kontroversen Diskussionen entstanden, die noch nicht abgeschlossen sind. Da hier die aktuelle Entwicklung sehr schnell fortschreitet, kann im Rahmen dieses Buches nicht weiter darauf eingegangen werden. Aktuelle Informationen sind von den jeweiligen nationalen Normungsinstituten zu erhalten.

Hinweis

Generell gilt: Man soll sich vor Anwendung einer Norm – insbesondere eines Normentwurfs – stets über die Gültigkeit informieren.

Weiterhin ist zur Zeit die
- prEN14180 Sterilisation für medizinische Zwecke – Niedertemperatur-Dampf-Formaldehyd-Sterilisatoren-Anforderungen und Prüfung im Entstehen.

Das Gegenstück für die Ethylenoxidsterilisation ist die
- EN1422 Sterilisation für medizinische Anwendungen – Ethylenoxid-Sterilisatoren – Anforderungen und Prüfverfahren,

die ebenfalls in der Überarbeitung steckt. Für all diejenigen Sterilisationsverfahren, für die es keine spezielle Einzelnorm gibt, ist die folgende Norm gedacht:
- DIN EN ISO 14937, Sterilisation von Produkten für die Gesundheitsfürsorge - Allgemeine Anforderungen an die Charakterisierung eines Sterilisiermittels und an die Entwicklung, Validierung und Routineüberwachung eines Sterilisationsverfahrens für Medizinprodukte

Mit den Teilen der EN 868, Verpackungsmaterial und -systeme für zu sterilisierende Medizinprodukte ist ein umfassendes Werk geschaffen worden. Die einzelnen Teile befassen sich mit:
- EN 868 Teil 1: Allgemeine Anforderungen und Prüfverfahren,
- EN 868 Teil 2: Sterilisierverpackung; Anforderungen und Prüfverfahren,
- EN 868 Teil 3: Papier zur Herstellung von Papierbeuteln (festgelegt in EN 868-4) und zur Herstellung von Klarsichtbeuteln und -schläuchen (festgelegt in EN 868-5); Anforderungen und Prüfverfahren,
- EN 868 Teil 4: Papierbeutel; Anforderungen und Prüfverfahren,

- EN 868 Teil 5: Heiß- und selbstsiegelfähige Klarsichtbeutel und -schläuche aus Papier und Kunststoff-Verbundfolie; Anforderungen und Prüfverfahren,
- EN 868 Teil 6: Papier für die Herstellung von Verpackungen für medizinische Zwecke zur Sterilisation mit Ethylenoxid oder Strahlen; Anforderungen und Prüfverfahren,
- EN 868 Teil 7: Klebemittelbeschichtetes Papier für die Herstellung von heißsiegelfähigen Verpackungen für medizinische Zwecke zur Sterilisation mit Ethylenoxid oder Strahlen; Anforderungen und Prüfverfahren,
- EN 868 Teil 8: Wiederverwendbare Sterilisierbehälter für Dampf-Sterilisatoren nach EN 285; Anforderungen und Prüfverfahren,
- EN 868 Teil 9: Unbeschichtete Vliesstoffe aus Polyolefinen für die Herstellung von heißsiegelfähigen Klarsichtbeuteln, -schläuchen und -deckeln; Anforderungen und Prüfverfahren,
- EN 868 Teil 10: Klebemittelbeschichtete Vliesstoffe aus Polyolefinen für die Herstellung von heißsiegelfähigen Klarsichtbeuteln, -schläuchen und -deckeln; Anforderungen und Prüfverfahren.

Besonders erwähnenswert ist der Abschnitt 4.6 Aufrechterhaltung der Sterilität aus Teil 1. Hier heißt es unter Anmerkung 1: «Der Verlust der Unverletztheit der Sterilverpackung gilt üblicherweise als ereignisbezogen und nicht als zeitbezogen.» Weiter unter A.6 im Anhang A: «Die Aufrechterhaltung der Sterilität hängt von den Lagerungs- und Handhabungsbedingungen ab.»

Merkpunkt

Die Erhaltung von Sterilität ist ereignis- und nicht zeitbezogen.

Das bedeutet, dass der Endanwender unter Abwägen der in seinem Einsatzbereich auftretenden Bedingungen Regeln aufstellen muss, die den sicheren Umgang mit Sterilgut gewährleisten. In Normen kann nicht jeder Einzelfall definiert werden, und Normen sollen und können auch verantwortungsbewusstes Denken nicht ersetzen.

Unter der Bezeichnung «EN 866, Biologische Systeme für die Prüfung von Sterilisatoren und Sterilisationsverfahren» ist von der Arbeitsgruppe 7 des CEN/TC 102 eine Norm mit mehreren

Teilen über Bioindikatoren entstanden. Im Einzelnen handelt es sich um:

- EN 866 Teil 1: allgemeine Anforderungen,
- EN 866 Teil 2: Spezielle Systeme für den Gebrauch in Ethylenoxid-Sterilisatoren,
- EN 866 Teil 3: Spezielle Systeme für den Gebrauch in Sterilisatoren mit feuchter Hitze,
- EN 866 Teil 4: Spezielle Systeme für den Gebrauch in Strahlensterilisatoren,
- EN 866 Teil 5: Spezielle Systeme für den Gebrauch in Sterilisatoren mit Niedertemperatur-Dampf und Formaldehyd,
- EN 866 Teil 6: Spezielle Systeme für den Gebrauch in Heissluft-Sterilisatoren.

Die gleiche Arbeitsgruppe hat sich auch mit Anforderungen an Chemo- oder besser «nichtbiologische» Indikatoren beschäftigt:

- EN 867 Nichtbiologische Systeme für den Gebrauch in Sterilisatoren,
- EN 867 Teil 1: Allgemeine Anforderungen,
- EN 867 Teil 2: Prozessindikatoren (Klasse A),
- EN 867 Teil 3: Festlegungen für Indikatoren der Klasse B für den Bowie-Dick-Test,
- EN 867 Teil 4: Festlegungen für Indikatoren, die alternativ zum Bowie-Dick-Test für den Nachweis der Dampfdurchdringung verwendet werden,
- EN 867 Teil 5: Festlegungen von Indikatorsystemen und Prüfkörpern für die Leistungsprüfung von Klein-Sterilisatoren vom Typ B und Typ S.

Sowohl die Normenteile der Normen EN 866 wie der EN 867 legen genaue Anforderungen an die Leistung der jeweiligen Indikatoren bzw. Indikatorsysteme fest. Unter anderem wird in EN 866 definiert, welcher Testkeim für welches Sterilisationsverfahren geeignet ist, welche Population und welcher D-Wert (als Resistenzkriterien) gegeben sein müssen. Ähnlich ist es mit EN 867: Das Umschlagverhalten als Qualitätsmerkmal wird vorgegeben. Unter welchen Bedingungen (z.B. Temperatur oder Gaskonzentration) darf er nicht, und wann muss er eine Reaktion zeigen. Zu beachten ist, dass es auch bei der ISO – International Standardization Organization – Normen zu Bio- und Chemoindikatoren gibt. Die Anforderungen sind nicht immer identisch! Dabei gilt es zu beachten: Wenn zu einem bestimmten Bereich oder Produkt eine EN besteht, ist diese ausschlaggebend. Sowohl CEN wie auch ISO sind im übrigen bestrebt ihre parallelen Normen baldmöglichst anzugleichen. So findet zur Zeit eine gemeinsame Überarbeitung der Normenreihen EN 866 und ISO 11138, sowie EN 867 und ISO 11140 statt, mit dem Ziel, jeweils eine Norm zu biologischen und chemischen Indikatoren zu haben. Hier ist es also ganz besonders erforderlich, sich über den aktuellen Stand zu informieren.

Merkpunkt

Wenn zu einem bestimmten Bereich oder Produkt eine EN besteht, ist diese ausschlaggebend.

Das Zusammenspiel einzelner Normen

Als Beispiel für das Ineinandergreifen der einzelnen Normen, die ja zum Teil von verschiedenen Arbeitsgruppen und Komitees erarbeitet wurden, sei der Bowie-Dick-Test genannt.

EN 554 Sterilisation von Medizinprodukten, Validierung und Routineüberwachung für die Sterilisation mit feuchter Hitze gibt in Abschnitt 6.3 Routineüberwachung und -prüfung unter 6.3.4 an: «Wenn das Sterilisationsverfahren die Luftentfernung aus dem Produkt einschließt, muss ein Dampfdurchdringungstest zu Beginn eines jeden Tags, an dem der Sterilisator verwendet wird, durchgeführt werden.»

Merkpunkt

Der Bowie-Dick-Test muss täglich in jedem Dampfsterilisator mit Vorvakuum durchgeführt werden.

Anmerkung zu A.4.3 im Anhang A der EN 554 enthält folgenden Hinweis: «Eine geeignete Dampfdurchdringungsprüfung für Verfahren mit gesättigtem Dampf wird derzeit vom CEN/TC 102 erarbeitet.»

Wie oben schon erwähnt, befasst sich die Arbeitsgruppe 2/3 mit Anforderungen und Tests von Dampfsterilisatoren. Von dieser wurde die Euronorm 285 Sterilisation, Dampf-Sterilisatoren, Groß-Sterilisatoren, entwickelt. Unter Kapitel 19, Bowie-Dick-Test, werden die erforderlichen Materialien für einen Dampfdurchdringungstest gelistet: ein Normprüfpaket nach Abschnitt 26.1, ein Indikator nach EN 867-3 und eine Betriebsmittelversorgung nach Abschnitt 13. Kapitel 26 befasst sich mit Prüfgeräten;

Ausrüstung und Materialien nicht nur für den Dampfdurchdringungstest sondern für eine ganze Reihe von Tests und Prüfungen die in EN 285 definiert sind.

In den Abschnitten 26.1 bis 26.1.4 finden sich dann die Angaben zu dem Normprüfpaket:

- glatte, weißgebleichte Baumwolltücher (120 cm x 90 cm; Kettfäden 30+6/cm und Schussfäden 27+5/cm)
- gewaschen (ohne Konditionierungssubstanzen)
- getrocknet und bei 15°C – 25°C und 30% - 70% relativer Luftfeuchtigkeit konditioniert (mind. 1 Stunde vor Gebrauch)
- auf ca. 22 cm x 30 cm falten; Pakethöhe ca. 25 cm; in ein Tuch gleichen Gewebes einschlagen und mit Klebeband sichern
- das Gesamtgewicht muss 7kg +/–10% betragen

Da sich die Tücher durch die Benutzung verdichten, müssen immer wieder Tücher auf den Stapel aufgelegt werden, um die Höhe von 25 cm zu erhalten. Da dadurch aber auch gleichzeitig das Gewicht des Testpaketes steigt, muss dieses komplett erneuert werden, wenn 7.7 kg überschritten werden.

Wie in 19.1.2 der EN 285 definiert, muss innerhalb des oben beschriebenen Testpaketes ein Indikator nach EN 867, Teil 3 eingesetzt werden. Die Normenreihe EN 867 wurde von CEN/TC 102, Arbeitsgruppe 7 «Indikatoren» entwickelt. In EN 867 werden allgemeine sowie spezielle Anforderungen an nichtbiologische Indikatoren festgelegt. Der im Zusammenhang mit dem Dampfdurchdringungstest relevante Teil 3 «Nichtbiologische Systeme für den Gebrauch in Sterilisatoren, Festlegungen für Indikatoren der Klasse B für den Bowie-Dick-Test» geht dann detailliert auf die Leistungsanforderungen an einen Indikatorbogen ein. Einige der Kernpunkte sind:

- Er muss einen gleichmäßigen Farbumschlag entwickeln, wenn er für 3,5 Minuten (+ 5 Sekunden) trockenem Sattdampf von 134°C (+1,5 / -0) ausgesetzt wird (oder für 15 Minuten trockenem Sattdampf von 121°C bei gleichen Toleranzen).

- Er muss einen ungleichmäßigen Farbumschlag zeigen, wenn die gemessene Temperatur im Inneren des Prüfpakets 2 K niedriger ist als die Temperatur im Kammerauslass des Prüfsterilisators.
- Er darf keine wahrnehmbare, wesentliche Farbänderung nach der Einwirkung von trockener Hitze bei einer Temperatur von 140°C (+/–2°C) für mindestens 30 Minuten zeigen.

Neben diesen eigentlichen Leistungsanforderungen an die Empfindlichkeit gegenüber Dampfdurchdringungsstörungen, müssen noch eine ganze Reihe weitere Kriterien erfüllt werden. Dazu gehören:

- Größe A4,
- mindestens 30% der Oberfläche müssen mit Indikatortinte bedruckt sein,
- beschriftbar,
- eindeutige Kennzeichnung bezüglich Einsatztemperatur und Charge.

Am Beispiel des Bowie-Dick-Tests wird also deutlich, wie die gesamtem Normen für den Bereich Sterilgutversorgung ineinander greifen:

1. Das Medizinproduktegesetz (Medical Device Directive) gibt den Normen ihre Bedeutung (§6).
2. EN 554 schreibt den Bowie-Dick-Test (Dampfdurchdringungstest) vor (Abschnitt 6.3.1).
3. EN 285 definiert das Prüfpaket (Abschnitte 19 und 26).
4. EN 867-3 legt die Anforderungen an den Indikatorbogen fest.

Oder andersherum: Wer einen Dampfdurchdringungstest entsprechend EN 285 und EN 867-3 macht, erfüllt gleichzeitig die EN 554 und die MDD in diesem Punkt!

Da die korrekte Anwendung eines solchen Normprüfpaketes recht aufwendig ist, werden seit Jahren eine ganze Reihe von alternativen Testprodukten angeboten und eingesetzt. Auch dem hat CEN Rechnung getragen und einen eigenen Normenteil – EN 867 Teil 4 – entwickelt. Darin sind detaillierte Anforderungen

Definition

«K» bedeutet «Kelvin», eine Maßeinheit, die Celsius entspricht, hier aber Temperaturdifferenzen bezeichnet.

Definition

Dampfdurchdringungsstörungen (sog. «Luftinseln») können durch verschiedene Ursachen hervorgerufen werden, seien es mangelhaftes Vakuum, Leckagen oder nichtkondensierbare Gase im Dampf.

und entsprechende Prüfungen festgelegt. Ein «alternativer Bowie-Dick-Test» kann auf seine Übereinstimmung mit der Empfindlichkeit des Referenzpaketes (nach EN 285 und EN 867-3) gegenüber Dampfdurchdringungsstörungen geprüft werden. Um dies zu ermöglichen sind u.a. verschiedene Zyklen und Fehlersituationen definiert, unter denen ein zu prüfendes Produkt seine Empfindlichkeit beweisen muss, um als normgerecht eingestuft zu werden.

Merkpunkt

Wer normgerecht arbeitet oder normkonforme Produkte einsetzt, ist rechtlich auf der sicheren Seite. Aber: Normen ersetzen nicht das eigene Denken!

Auch wenn Normen eine recht trockene Materie darstellen, ist das Lesen sinnvoll und nützlich. Zum einen kann man sich an ihnen orientieren, um eventuell notwendige Veränderungen für den eigenen Bereich festzustellen, zum anderen lohnt sich alleine schon das Lesen der einzelnen Definitionen, um etwas dazuzulernen! Außerdem besteht für jeden Mitarbeiter einer so wichtigen Abteilung wie der Sterilgutversorgung das Gebot der ständigen Weiterbildung auf seinem Gebiet. Und dazu gehört auch das Studium der einschlägigen Literatur und Normen.

Auf den folgenden Seiten sind Zusammenfassungen der beiden wichtigsten, für die Dampfsterilisation relevanten Normen und ihre Kernaussagen zusammengestellt.

EN 554 Validierung und Routineüberwachung für die Sterilisation mit feuchter Hitze

Inhalt:

- Definition der Anforderungen an die Validierung,
- Verfahrensregelung und Überwachung der
- Dampfsterilisation von Medizinprodukten.

Relevante Aussagen:

- Einleitung. Die Validierung setzt die Übereinstimmung des Sterilisators mit den entsprechenden Spezifikationen (DIN EN 285) voraus.
- Teil 3. Definitionen (u.a.: 3.4: Kommissionierung, 3.29: Validierung).
- Teil 4/4.1. Es muss ein QS-System vorhanden sein. Das Personal muss qualifiziert sein.
- Teil 6.2.2. Es muss ein System zur Unterscheidung zwischen verarbeiteteten und unverarbeiteten Gegenständen verwendet werden.
- Teil 6.2.3. Die Beladung muss nach der Sterilisation auf mögliches Vorliegen einer Fehlfunktion des Sterilisators untersucht werden.
- Teil 6.2.5. Die Schreiberausdrucke müssen aufbewahrt werden.
- Teil 6.3.1/2/3. Die Überwachung und das Verfahren dazu müssen dokumentiert sein.
- Teil 6.3.4. Zu Beginn jeden Tages Bowie-Dick-Test bei Verfahren, die Luftentfernung vorsehen.
- Teil 7.1. Produktfreigabe nach System und Übereinstimmung mit der Validierung.

Bemerkungen:

- Einleitung. «Altgeräte» sind nicht validierbar.
- Teil 4. Erarbeiten eines Qualitätsstandards.
- Teil 6.2.2. Prozessindikatoren sind ein MUSS.
- Teil 6.2.3. «Intelligente» Indikatoren (Multivariable oder integrierende) sind ein MUSS.
- Teil 6.2.5/3X. Doku-Buch plus Ausdrucke aufbewahren.
- Teil 6.3.4. B-D-Test ist ein MUSS bei Sterilisatoren mit Vorvakuum.

EN 285 Dampf Sterilisatoren, Groß-Sterilisatoren

Inhalt:

- Anforderungen und Prüfungen von Dampfsterilisatoren.
- Sehr detaillierte Norm über Dampfsterilisatoren.
- Anforderungen an die Leistungsfähigkeit, Dampfqualität, Tests (Bowie-Dick Test),

Relevante Aussagen:

- Teil 19. Bowie-Dick-Test (Definition)
- Teil 19.1.2. Verweis auf die 867-3 (B-D-Testblatt)
- Teil 19.2.4. Definition der Lage des B-D-Tests
- Teil 26. Normprüfpaket

Bemerkungen:

- Teil 19. Was macht der B-D-Test, was soll er herausfinden?
  Grunddefinition: Prüfung für «poröse Güter»
  Herausfinden von: Entlüftungsproblem (Vakuumpumpe), Lufteinbruch (Undichtigkeit), nicht kondensierbare Gase in der Dampfzuleitung, evtl. andere Ursachen.
- Teil 26. Normprüfpaket: 7 kg +/– 10 %, 900 x 1200 mm große Tücher, auf etwa A4 gefaltet, definierte Tuchqualität, etc.

Es bleibt noch auf die gerade im Entstehen befindlichen Normen zu Reinigungs- und Desinfektionsgeräten hinzuweisen. Dabei wird folgende Struktur verfolgt:

- (Norm-Entwurf) ISO/DIS 15883-1, Reinigungs-/Desinfektionsgeräte - Teil 1: Allgemeine Anforderungen, Definitionen und Prüfungen
- (Norm-Entwurf) ISO/DIS 15883-2, Reinigungs-/Desinfektionsgeräte - Teil 2: Anforderungen und Prüfverfahren für Reinigungs-/Desinfektionsgeräte mit thermischer Desinfektion für chirurgische Instrumente, Anästhesiegeräte, Gefäße, Utensilien, Glasgeräte usw.

- (Norm-Entwurf) ISO/DIS 15883-3, Reinigungs-/Desinfektionsgeräte - Teil 3: Anforderungen an und Prüfungen von Reinigungs-/Desinfektionsgeräten für Behälter für menschliche Ausscheidungen
- (Norm-Entwurf) ISO/DIS 15883-4, Reinigungs-/Desinfektionsgeräte - Teil 4: Anforderungen an und Prüfungen von Reinigungs-/Desinfektionsgeräten für flexible Endoskope

Darüber hinaus soll es zwei weitere Teile für Schüsseln/Vasen und Ultraschallreinigungsgeräte geben.

15. Kapitel

Qualitätsmanagement in der ZSVA

Cornelia Hugo
Florian Weinig
Toni Zanette

Die Anwendung eines systematischen Qualitätsmanagements im Gesundheitswesen gewinnt im Hinblick auf die Verbesserung der Dienstleistung am Patienten, als auch unter Kostengesichtspunkten eine zunehmende Bedeutung. Qualitätsmanagement ist in hohem Maße auf Qualitätsbewusstsein und Engagement aller Führungskräfte und Mitarbeiter angewiesen. Qualitätsbewusstsein kann aber weder befohlen noch verordnet werden. Es ist vielmehr ein Prozess, welcher auf jeder Stufe und Ebene eines Betriebes verstanden und gelebt werden muss.

Qualitätsmanagementsysteme im medizinischen Bereich sollen dem Anwender, d.h. dem ärztlichen und pflegerischen Personal im Krankenhaus, den Einsatz einwandfreier, qualitativ hochwertiger Produkte gewährleisten und somit die optimale Patientenversorgung ermöglichen.

Für Deutschland befinden sich die gesetzlichen Grundlagen im Sozialgesetzbuch Nr. V (§135a), welches die Beziehung zwischen Krankenhäusern, Praxen und den Kassen bzw. der Öffentlichkeit regelt. Aber auch das Medizinproduktgesetz (MPG) und die darin enthaltene Betreiberverordnung geben den Rahmen vor. Außerdem sind in der Richtlinie des Robert Koch Institutes klare Anforderungen an die Aufbereitung von Medizinprodukten gestellt.

In der Schweiz finden sich die Grundlagen der Qualitätssicherung im Krankenversicherungsgesetz (Art.58, Art. 77), sowie in der Medizinprodukte-Verordnung Art. 19 und Art. 20 (2).

Definition

Qualität ist die Gesamtheit von Eigenschaften und Merkmalen eines Produktes oder einer Dienstleistung, die sich auf deren Eignung zur Erfüllung festgelegter oder vorausgesetzter Erfordernisse beziehen (DIN/ISO 9004).

Für die ZSVA kann der Qualitätsbegriff nicht bloß auf den Sterilisationsvorgang beschränkt werden; er umfasst alle Arbeitsschritte vor und nach der Sterilisation.

Das Qualitätsmanagementsystem im Krankenhaus

Die Sicherung der Versorgungsqualität hat im Krankenhaus einen beträchtlichen Stellenwert. Um den rechtlichen Ansprüchen gerecht werden zu können, müssen die Leistungen im Krankenhaus dokumentiert werden.

Einrichtungen des Gesundheits- und Sozialwesens sind in der heutigen Zeit Dienstleistungsbetriebe der besonderen Art. In ihnen werden Dienstleistungen, sogenannte «kundenpräsenzbedingte Dienstleistungen», vorrangig persönlich-interaktiv erbracht.

Der Patient ist der Kunde und hat den rechtlichen Anspruch auf eine optimale Versorgung nach dem momentanen Stand der Wissenschaft und Technik und bringt sich unmittelbar selbst als externen Faktor in den Prozess der Dienstleistung ein. Trotz wachsender Bedeutung der «Apparatemedizin» bleibt der Anteil menschlicher Arbeitsleistung dabei das bestimmende Element.

Merkpunkt

Qualitätsmanagement erfordert den Einbezug aller am Prozess Beteiligten.

Qualitätsmanagement im Krankenhaus und auch in der Industrie beginnt immer auf der höchsten Ebene («oberste Leitung»), z.B. der Geschäftsleitung. Die Einführung eines Qualitätsmanagementsystems (QM) ist nicht möglich, wenn die Krankenhausleitung nicht unmittelbar dahintersteht. QM im Krankenhaus umfasst sämtliche Leistungsbereiche und erfordert die Einbeziehung und wirksame Zusammenarbeit des Personals aller Abteilungen und Ebenen, immer unter dem Kunden-Lieferanten-Aspekt. Das heißt, nicht nur der Patient und Angehörige, auch die verschiedenen Leistungsbereiche im Krankenhaus stehen miteinander in einer Kunden- bzw. Lieferantenbeziehung.

Alle Maßnahmen, die im Krankenhaus zur Sicherung der Qualität erarbeitet werden, sind schriftlich zu dokumentieren. Diese Dokumentation soll ein einheitliches Verständnis der Grundsätze des Qualitätsmanagements und der Arbeitsabläufe sicherstellen.

Die Dokumentation erfolgt in einem Qualitätsmanagementhandbuch (QMH) für das Krankenhaus, das aus Teilen besteht, die für alle Abteilungen im Krankenhaus gültig sind und aus weiteren Teilen, die nur für spezifische Bereiche Gültigkeit haben.

Einführung eines Qualitätsmanagementsystems

Die oberste Leitung des Krankenhauses veranlasst die Einführung eines Qualitätsmanagementsystems. Sie legt die Qualitätspolitik fest, initiiert die Bildung von Qualitätszirkeln und beauftragt die Dokumentation des Systems in Form eines Qualitätsmanagementhandbuchs. Für den Inhalt und die Vollständigkeit ist der/die Qualitätsmanagementbeauftragte (QMB) zuständig.

Merkpunkt

Qualitätsmanagement geht immer von der obersten Leitung aus.

Gemeinsam mit den jeweiligen Abteilungen setzt sie/er die im Handbuch beschriebenen Grundsätze in konkrete Verfahrensanweisungen (QSV) um und überwacht deren Wirksamkeit. Außerdem organisiert sie/er die Verteilung des QMH an alle Abteilungen und führt darüber Aufzeichnungen.

Für die Erstellung und Änderung von Verfahrensanweisungen ist der jeweilige Bereich zuständig, in dem das Verfahren angewendet wird. Der/die Qualitätsmanagementbeauftragte wird dabei unterstützend tätig.

Das Qualitätsmanagementhandbuch muss für jedes Krankenhaus in Abhängigkeit von der Größe, der technischen und räumlichen Ausstattung, der Lage der Abteilungen und nicht zuletzt von der Menge des aufzubereitenden Materials spezifisch erstellt werden. Da die grundsätzlichen Qualitätssicherungselemente (Forderungen, Bestimmungen, Normen und Gesetze) festgelegt sind, kann als Gerüst für ein Qualitätsmanagementsystem die folgende Systematik in Anlehnung an die DIN EN ISO 9001: 2000 / DIN EN 46001 zugrunde gelegt werden.

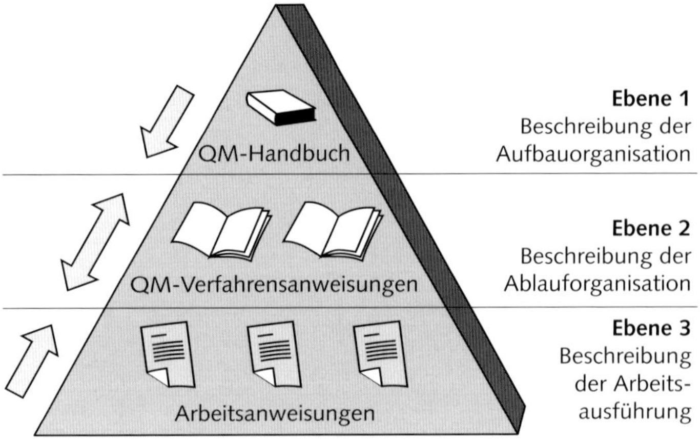

Abbildung 1

Die drei Ebenen der Dokumentation im Qualitätsmanagement.

Die QM-Dokumentation

Aufbauorganisation (Ebene 1):
Die Gesamtleistung einer Organisation (Krankenhaus) kann nur korrekt erbracht werden, wenn sie in Teilleistungen zerlegt und auf einzelne Aufgabenträger verteilt wird. Dies wird durch die Aufbauorganisation geregelt.

Ablauforganisation (Ebene 2):
Die Ablauforganisation regelt die zur Leistungserbringung notwendigen Arbeitsabläufe durch Unterteilen in einzelne Tätigkeiten, die Reihenfolge der Ausführungen und die ausführenden Stellen (Abteilungen).

Verfahrensanweisungen / Arbeitsanweisungen (Ebene 3):
Arbeitsanweisungen enthalten in verbaler Form alle Angaben die zur genauen Beschreibung einer Tätigkeit erforderlich sind. Sie legen die Reihenfolge der einzelnen Schritte fest.

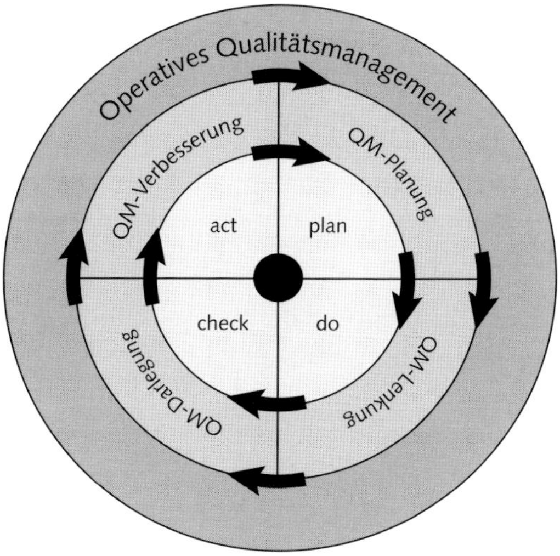

Abbildung 2

Der «Deming»-Kreis: Vier Aufgabenbereiche im Qualitätsmangement.

Operative Aufgaben im Qualitätsmanagement

Auf der operativen Ebene finden sich vier Aufgabenbereiche:

Planung,
Gestaltung, Entwicklung: . . Qualitätsplanung
Beschaffung,
Produktion, Vertrieb:. . . . . . Qualitätslenkung
Sicherung: . . . . Qualitätsdarlegungen
Verbesserung: . . . . Kontinuierliche Maßnahmen

Ziele der Qualitätsplanung

Zum einen sollen die Qualitätsforderungen der Kunden konkretisiert werden. Dazu sind Festlegungen im Hinblick auf den Zweck der Einrichtung abzuleiten. Man kann diesen Teil auch «externe Qualitätsplanung» nennen.

Zum andern soll die Qualitätsforderung im Hinblick auf die Realisierbarkeit konkretisiert werden. Dabei sind sowohl die Mitarbeiter als auch die anderen Mittel und Einrichtungen der Organisation zu berücksichtigen. Man nennt diesen Teil der Qualitätsplanung «interne Qualitätsplanung».

Ziele der Qualitätslenkung

Bei der wiederholten Durchführung von Prozessen und Abläufen müssen in jedem Durchlauf zwei miteinander verknüpfte Ziele verfolgt werden:

1. Die Einhaltung von dokumentierten Anforderungen oder Standards. Ausdruck der Zielerreichung ist die Erfüllung der Anforderungen (Konformität).

2. Die Beherrschung der Qualität der Prozesse. Ausdruck der Beherrschung ist das Vermeiden von Fehlern wie Ausschuss, Nacharbeit, Wiederholungen und Korrekturen.

Ziele der Qualitätsdarlegung

1. Nach außen ist gegenüber dem Kunden und der Öffentlichkeit sicherzustellen, dass die angebotenen Leistungen die Bedürfnisse erfüllen und keine Fehler aufweisen. Dadurch gewinnen Kunden und Öffentlichkeit Vertrauen in die qualitative Leistungsfähigkeit.

2. Das zweite Ziel bezieht sich auf den internen Bereich eines Unternehmens. Durch Qualitätsdarlegungen soll sichergestellt werden, dass nicht erfüllte Qualitätsanforderungen beziehungsweise Fehler erkannt, behoben und ihre Wirkung beherrscht werden. Träger, Leitung und Mitarbeiter gewinnen dadurch Vertrauen in die Qualitätsarbeit des eigenen Unternehmens.

QM-Verbesserung

Ein wichtiges Instrument zur Qualitätsverbesserung sind einzelne Verbesserungsprojekte. Diese sollten nach Möglichkeit zu einem Programm zusammengefasst werden, das in der jährlichen Maßnahmenplanung und Budgetierung Berücksichtigung findet und von der Geschäftsleitung direkt gesteuert wird. Bei Verbesserungsprojekten als dem wichtigsten Instrument lassen sich verschiedene Zielrichtungen unterscheiden:

1. Patientenzufriedenheit
2. Mitarbeiterzufriedenheit
3. Erhöhung des Nutzens / Wirtschaftlichkeit
4. Streben nach Fehlerfreiheit

Regelkreis Qualitätsmanagement-System

Verantwortung der Leitung

- Verpflichtung der Leitung
- Kundenorientierung
- Qualitätspolitik
- Planung
- Verantwortung, Befugnis, Kommunikation
- Managementbewertung

Ressourcen-Management

- Bereitstellung von Ressourcen
- Personelle Ressourcen
- Infrastruktur
- Arbeitsumgebung

Produktrealisierung

- Planung der Produktrealisierung
- Kundenbezogene Prozesse
- Entwicklung
- Beschaffung
- Produktion und Leistungserbringung
- Lenkung von Überwachungs- und Messmitteln

Messung, Analyse und Verbesserung

- Allgemeines
- Überwachung und Messung
- Lenkung von Fehlern
- Datenanalyse
- Verbesserung

Verantwortung der Leitung

1. Verpflichtung der Leitung
Die Leitung zeichnet verantwortlich für die Qualitätspolitik, legt das grundsätzliche Qualitätsziel fest und sorgt für die Umsetzung in der Produktion. Die Kommunikation mit den Kunden (OP, Abteilungen, Stationen) sowie die Information aller Mitarbeiter und Kunden sind grundlegender Bestandteil des Qualitätsmanagements.

2. Kundenorientierung
Die Leitung ermittelt die Bedürfnisse und Erwartungen der Kunden und setzt diese mit dem Ziel der Kundenzufriedenheit in spezifische Forderungen um. Dabei werden alle relevanten behördlichen und gesetzlichen Forderungen berücksichtigt.

3. Qualitätspolitik
Die Leitung legt die Qualitätspolitik fest und stellt sicher, dass sie relevant für die Ziele der Abteilung ist und die Verpflichtung zur Erfüllung von Kundenanforderungen und zur kontinuierlichen Verbesserung enthält. Die Qualitätspolitik bietet einen Rahmen für das Festlegen und Bewerten von Qualitätszielen und stellt auf diese Weise sicher, dass sie in allen relevanten Organisationsebenen vermittelt und verstanden wird. Sie muss regelmäßig auf ihre Angemessenheit überprüft werden.

4. Planung
Um eine Planung realisieren zu können, müssen Qualitätsziele definiert werden. Für das Aufstellen der Qualitätsziele, deren periodische Überprüfung und Aktualisierung ist die Leitung in Zusammenarbeit mit dem QM-Beauftragten und den betroffenen Abteilungen zuständig. Die Qualitätsplanung geschieht in Übereinstimmung mit allen anderen Forderungen des QMS und ihre Ergebnisse werden dokumentiert.

5. Verantwortung, Befugnis, Kommunikation
Alle Verantwortlichkeiten, Zuständigkeiten und Befugnisse sind bei der jeweiligen Organisation festgelegt und kommuniziert. Darüber hinaus ist jeder Mitarbeiter für die Qualität seines Arbeitsergebnisses im Rahmen der Zielvereinbarung und seiner Aufgaben selbst verantwortlich. Dies bedeutet, die Verantwortung

für Qualität und Erfüllung von Kundenforderungen besteht auf allen Ebenen der Organisation.

6. Managementbewertung
In regelmäßigen Zeitabständen nimmt die Leitung in Zusammenarbeit mit dem QMB eine Bewertung des QM-Systems bezüglich dessen Eignung, Angemessenheit und Wirksamkeit vor. Ziel dieser Überprüfung ist die Ermittlung von eventuellem Änderungsbedarf des QM-Systems, der Qualitätspolitik und der Qualitätsziele. Grundlage für die Bewertung sind unter anderem interne Audits, Kundenrückmeldungen, Berichte über Prozessleistungen sowie veränderte externe Umstände.

Zusammenfassung 1

Verantwortlichkeiten der Leitung einer ZSVA in der Praxis.

Die Leitung der ZSVA:

- legt die Qualitätspolitik fest (Erscheinungsbild nach außen),
- formuliert Ziele (z.B. optimale Versorgung aller Abteilungen),
- ermittelt die Anforderungen und Kundenwünsche (OP, Abteilungen, Labor etc.),
- plant durchgängig die Realisierung des Leistungsauftrages der ZSVA,
- erstellt Verfahren- Arbeits- und Prüfanweisungen,
- beantragt und verhandelt die entsprechenden Budgets,
- legt Verantwortlichkeiten und Kompetenzen innerhalb der Abteilung fest (z.B. Ernennung eines Schichtleiters, Mentors) in Form von Organigrammen und Stellenbeschreibungen,
- kommuniziert regelmäßig intern (z.B. Teamsitzungen) und extern (z.B. Stationsleitungssitzungen),
- bewertet in regelmäßigen Abständen Planung, Struktur und Organisation der ZSVA,
- lenkt die systembezogenen, auftragsbezogenen und übergeordneten Daten und Dokumente,
- setzt Änderungen um und verpflichtet sich zur kontinuierlichen Verbesserung,
- optimiert die Arbeitsabläufe,
- setzt die Gesetze, Richtlinien und Normen um,
- bildet sich fachlich und in Managementfragen weiter.

Ressourcen-Management

> **Hinweis**
>
> *Systembezogene Daten / Dokumente sind: Handbuch , Unterlagen zu Kundenbefragungen, Maschinendaten, Prozesskontrollen, Fehlermanagement.*
>
> *Auftragsbezogene Daten/Dokumente sind: Handbuch, Bestellscheine, Lieferscheine, Leistungserfassungen, Lieferantenbewertungen.*
>
> *Übergeordnete Daten / Dokumente sind: QM-Handbuch, Mitarbeitermanagement, Budgetverwaltung, Herstellerinformationen, Gesetze, Richtlinien, Empfehlungen.*

1. Breitstellung von Ressourcen
Um das Unternehmensziel, die Kundenzufriedenheit (z.B. optimale Patientenversorgung) zu erreichen, werden periodisch durch die Finanz- sowie Personalplanung die benötigten Mittel für die Umsetzung, Überwachung und Verbesserung des QMS in Zusammenarbeit mit dem QMB ermittelt und durch die Leitung genehmigt und bereitgestellt. Hierbei werden die Prozesse, die Erreichung der Qualitätsziele und die Qualitätskosten bewertet und wo erforderlich Korrekturmaßnahmen eingeleitet.

2. Personelle Ressourcen
Die Abteilungen wählen Personen, denen im QMS festgelegte Verantwortungen zugeteilt werden, auf Grund der zutreffenden Schulbildung, Schulung, Fertigkeiten und Erfahrungen aus. Zur Sicherstellung der fachlichen Qualifikation ist der jeweilige Vorgesetzte zuständig. Er führt im Bedarfsfall notwendige Unterweisungen selbstverantwortlich durch. Er ist auch dafür verantwortlich, dass die Mitarbeiter seines Verantwortungsbereiches sich der Bedeutung und Wichtigkeit ihrer Tätigkeiten bewusst sind und wissen, wie sie zur Erreichung der Qualitätsziele beitragen.

3. Infrastruktur
Alle zum Erreichen einer geforderten Leistung benötigten Einrichtungen wie Räumlichkeiten, baulich-technische Ausstattung, Arbeitsmittel und unterstützende Dienstleistungen werden durch einen Planungsprozess ermittelt, bereitgestellt und aufrecht erhalten.

4. Arbeitsumgebung
Alle menschlichen und physikalischen Faktoren der Arbeitsumgebung wie Umgebungsbedingungen der Arbeit, Gesundheits- und Sicherheitsbedingungen sowie Arbeitsmethoden werden ebenfalls durch den Planungsprozess ermittelt und gelenkt.

Das Ressourcenmanagement, welches sowohl die gesamte Einrichtung, wie auch sämtliche personellen Ressourcen beinhaltet liegt im Verantwortungsbereich der Leitung ZSVA.

Die ZSVA-Leitung hat dafür zu sorgen, dass

- die Abteilung sowohl baulich wie auch technisch den gesetzlichen Forderungen entspricht,
- die eingesetzten Medien im kompletten Aufbereitungskreislauf dem Stand der Wissenschaft und Technik entsprechen,
- wirtschaftlich gearbeitet wird,
- genügend geschultes Personal vorhanden ist,
- die Mitarbeiter die Bedeutung ihrer Arbeit kennen, über das QMS informiert sind und bei dessen Umsetzung aktiv mitarbeiten,
- betriebsinterne und externe Schulungen absolviert werden,
- durch die eingesetzten Medien die Gesundheit der Mitarbeiter nicht geschädigt wird,
- nur qualitätsgerechte Zukaufswaren verwendet werden,
- das Betriebsklima in der Abteilung so ist, dass die Mitarbeiter gerne zur Arbeit kommen und sich mit ihrer Arbeit und dem Betrieb identifizieren können.

Produktrealisierung

1. Planung der Produktrealisierung

Für die qualitätsbestimmenden Bereiche der Produktion sind Verfahren festgelegt (QMH), die sicherstellen, dass die Ausführung nach beherrschten, vorgegebenen Bedingungen abläuft. Verantwortlich für die Einhaltung der hier aufgeführten Regelungen ist die Produktionsleitung oder Stellvertretung.

Definition

Leistungsbeurteilung bezeichnet das Erbringen und Belegen des Nachweises, dass die kommissionierte Ausstattung akzeptable Produkte erzeugt, wenn entsprechend der Verfahrensspezifikation gearbeitet wird.

2. Kundenbezogene Prozesse
Kundenbezogene Prozesse wie Kundenanforderungen an das Produkt einschließlich Forderungen hinsichtlich Verfügbarkeit, Lieferung und unterstützende Dienstleistung sowie Forderungen, die für den bestimmungsgemäßen Gebrauch notwendig sind und sämtliche behördliche und gesetzliche Forderungen müssen ermittelt, dokumentiert und sichergestellt werden.

3. Entwicklung
Unter Entwicklung wird der komplette Entwurf von Gesamtprodukten oder Dienstleitungen inklusive aller Teilprodukte verstanden. Der Begriff bezieht sich auf Neuentwicklungen als auch auf Produktvarianten. Sämtliche Ergebnisse und Aufzeichnungen der einzelnen Entwicklungsabläufe werden in Abhängigkeit von der Art des Produktes / der Dienstleistung aufgezeichnet (QMH).

4. Beschaffung
Zur Sicherstellung, dass alle beschafften Produkte die festgelegten Qualitätsanforderungen erfüllen und für die Auswahl der Lieferanten ist idealerweise der Einkauf zuständig. Um einen reibungslosen Ablauf zu gewährleisten, bedarf es einer intensiven Kommunikation zwischen dem Einkauf und allen beteiligten Abteilungen.

5. Produktion und Dienstleistungserbringung
Für alle qualitätsbestimmenden Funktionsbereiche sind Arbeitsabläufe zu planen und festzulegen, um sicherzustellen, dass die Produktion nach beherrschten, vorgegebenen Bedingungen abläuft. Die Dokumentation dieser Prozesse erfolgt in den Arbeitsplänen.

Zuständig für die Erstellung und Pflege der Unterlagen ist derjenige Bereich, der auch für die Ausführung der Arbeiten zuständig ist. Andere Stellen stehen für Rückfragen und Hilfestellung zur Verfügung.

In den Arbeitsplänen sind folgende Punkte festgelegt:

- Produktmerkmale
  (was)
- Welche Arbeitsschritte nacheinander folgen und mit welchen Mitteln unter welchen Bedingungen diese durchzuführen sind.
  (wann, wie, womit)
- Welche Kriterien für die Arbeitsausführung erfüllt werden müssen und welche Genehmigungen/Freigaben vorliegen müssen.
  (wer)
- Welche Prüf-, Überwachungs- und Instandhaltungsmaßnahmen durchzuführen sind.
  (Validierung)
- Welche Aufzeichnungen zu führen sind.
  (Dokumentation, QMH)

6. Lenkung von Überwachungs- und Messmitteln
Alle zur Sicherung des Gesamtprozesses vorzunehmenden Messungen müssen spezifiziert und die dafür erforderlichen Prüfmittel ermittelt werden. Die jeweiligen Abteilungen, in denen die Prüfmittel benötigt werden, sind für die Auswahl neuer Prüfmittel zuständig. Wichtig für die Auswahl ist die Festlegung der erforderlichen Genauigkeit, welche mit den beteiligten Abteilungen kommuniziert werden muss.

Alle Prüfmittel sind eindeutig gekennzeichnet und in einer Prüfmittelkartei registriert. Aus dieser Kartei sind unter anderem das Datum der letzten Überprüfung und der Termin für die nächste Überprüfung ersichtlich.

Jeder Benutzer, der Prüfmittel verwendet, ist für deren sorgfältige Behandlung und vorschriftsmäßige Benutzung verantwortlich. Bei Abweichungen oder Zweifeln an der Genauigkeit ist sofort die dafür verantwortliche Instanz zu verständigen.

Auf die ZSVA bezogen beinhaltet die Produktrealisierung den gesamten Aufbereitungskreislauf, von der Entsorgung bis zur Bereitstellung.

Abbildung 2

Der Aufbereitungskreislauf

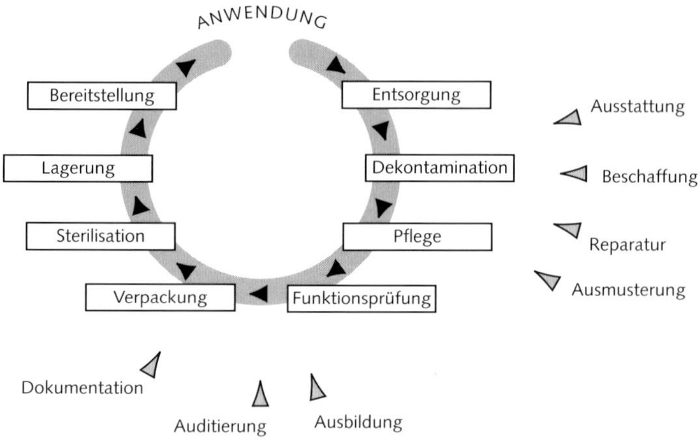

Um sicherzustellen, dass der gesamte Aufbereitungskreislauf unter reproduzierbaren Bedingungen abläuft, werden

- Arbeitsplatzbeschreibungen zu allen Bereichen der ZSVA und Arbeitsablaufbeschreibungen zu allen Tätigkeiten,
- Arbeitskarten zu den verschiedenen Produkten (Sterilgütern),
- hygienerelevante Arbeitsanweisungen,
- Betriebsanweisungen für alle Geräte und Medien,
- Überwachungs- und Messpläne,
- Regelungen zur Beschaffung und Reparaturen mit dem Einkauf zusammen erstellt und bereitgestellt.

Der Kunde ist König

Wie weiter oben schon beschrieben, ist die ZSVA ein Produktionsbetrieb und aus diesem Grund auch in einem permanenten Kunden-Lieferanten-Verhältnis. Dieses Verhältnis besteht nicht nur im Zusammenspiel mit externen Vertretern von Firmen, sondern auch mit allen Leistungserbringern im Krankenhaus. So ist im gesamten Betrieb eine dauernde Wechselbeziehung zwischen Kunde und Lieferant.

Merkpunkt

Zufriedene Kunden sind die beste Werbung.

Die Qualität erbrachter Leistungen im Krankenhaus hängt direkt von der Qualität der Zusammenarbeit aller Abteilungen und damit von den Personen ab, die an der Erbringung der Leistungen beteiligt sind.

Nur wenn kontinuierliche Kommunikation und Kooperation zwischen der ZSVA als Dienstleister und den verschiedenen Abteilungen im Krankenhaus stattfindet, können die Wünsche und Anforderungen unserer Kunden ermittelt werden, sie erwarten:

- saubere und sterile Medizinprodukte,
- korrekt und vollständig gepackte Siebe und Sets,
- Aufbereitung nach dem heutigen Stand der Wissenschaft und Technik unter Berücksichtigung der gesetzlichen und normativen Anforderungen,
- rechtzeitige Lieferung,
- Beratung und Information,
- freundliche und kompetente Auskünfte.

Um die Kunden- und Mitarbeiteranforderungen erfüllen zu können, muss in der ZSVA sichergestellt werden, dass sämtliche Gebrauchs- und Verbrauchsgüter in nützlicher Frist beschafft werden, ohne die wirtschaftlichen Komponenten außer acht zu lassen.

Messung, Analyse und Verbesserung

1. Allgemeines
Zur Erreichung von Übereinstimmung mit Kundenforderungen und um Verbesserungen zu erreichen sind alle Prüftätigkeiten sowie der Einsatz von Methoden und statistischer Verfahren festzulegen und zu planen. Alle durchzuführenden Prüfungen an Einkaufswaren, Produktionsteilen und Produkten / Dienstleistungen werden in Prüfplänen festgehalten und dokumentiert.

Darin sind enthalten:
- Gegenstand der Prüfung,
- zu prüfende Parameter,
- einzusetzendes Prüfpersonal,
- Prüfmethode,
- Prüfmittel,
- Prüfumfang,
- Fehlerklassifizierung.

2. Überwachung und Messung
Die Überwachung und Messung von qualitätsrelevanten Parametern dienen der sicheren Einhaltung vorgegebener und festgelegter Anforderungen an Produkte, Dienstleistungen und Prozesse.

3. Lenkung von Fehlern
Festlegungen zur Behandlungen fehlerhafter Einheiten stellen sicher, dass diese nicht fälschlicherweise weiterverarbeitet und benutzt werden. Eine Abweichung an Teilen liegt vor, wenn ein oder mehrere Qualitätsmerkmale nicht den technischen und/oder QM- Unterlagen entsprechen, oder eine eindeutige Identifizierung nicht mehr gegeben ist. In einem solchen Fall werden die entsprechenden Teile gesperrt. Ebenso wird mit fehlerhaften Unterlagen verfahren. Eine Unterlage ist fehlerhaft, wenn sie dem Ziel, die geforderte Qualität zu erreichen, entgegensteht.

4. Datenanalyse
Zur Bestimmung der Wirksamkeit und der Eignung des QMS sowie zur Aufdeckung von Verbesserungspotential werden Daten aus den Mess- und Überwachungstätigkeiten und anderen relevanten Quellen gesammelt und ausgewertet. Die Abteilung analysiert zutreffende Daten um Informationen zu erhalten über:

- Kundenzufriedenheit oder -unzufriedenheit,
- Übereinstimmung der Produkte/Dienstleistungen mit Kundenforderungen,
- Lieferanten,
- Prozess- und Produktmerkmale.

5. Verbesserung
Die kontinuierliche Verbesserung des QMS wird durch die Anwendung der Qualitätspolitik und der Qualitätsziele, sowie durch die im Handbuch (QMH) beschriebenen Prozesse, interne Audits, Datenanalyse und Managementbewertung ermöglicht.

Die erbrachte Leistung in der ZSVA muss kontrolliert, geprüft und dokumentiert werden. Es muss aber nicht nur die Produktionserbringung gemessen werden, sondern das ganze Qualitätsmanagementsystem mit dem Ziel, als Dienstleister die Kunden zufrieden zu stellen und den Gesamtbetrieb, unter Berücksichtigung aller Prozesse, ständig zu verbessern. Die Anforderungen, die an die ZSVA gestellt werden und die daraus resultierenden Ziele, müssen messbar sein.

Das gesamte Qualitätsmanagementsystem oder die Gesamtorganisation kann im Bereich der ZSVA mit folgenden Methoden gemessen werden:

- Befragungen der OPS, Stationen, Labors etc. mittels Fragebogen zu Lieferzeiten, Vollständigkeit der Siebinhalte, zeitnahe Umsetzung von Anliegen, Wünschen und Änderungen, Betreuung und Auftreten seitens ZSVA Personal
- Befragungen der Mitarbeiter in persönlichen Gesprächen oder mittels Fragebogen zur Arbeitsplatzgestaltung und -zufriedenheit
- «Soll - Ist»-Vergleich zwischen den Qualitätszielen und dem Ist-Zustand
- «Soll - Ist»-Vergleich mit budgetrelevanten Daten
- Interner Audit, z.B. Nachweis der Gesetzeskonformität,
- Fehlermanagement
- Liefertreue, Qualität und Preis der Zukaufprodukte

Die Produktion, also der gesamte Aufbereitungskreislauf, wird in regelmäßigen Abständen auf ihre Eignung überprüft. Dabei sind folgende Punkte zu kontrollieren:

- Entsprechen die geplanten und beschriebenen Abläufe und Tätigkeitsbeschreibungen den Anforderungen, und sind sie förderlich für einen reibungslosen qualitätsgerechten Arbeitsablauf?
- Werden an den einzelnen Arbeitplätzen die Forderungen aus Gesetzen, Richtlinien, Normen und eigenen Festlegungen eingehalten und umgesetzt?
- Arbeiten wir mit Mittel und Medien die dem Stand der Wissenschaft und Technik entsprechen?
- Ist die Einrichtung so, dass unter hygienerelevanten Aspekten eine qualitätsgerechte Aufbereitung stattfinden kann?
- Werden Fehler erfasst, deren Ursachen ermittelt und Maßnahmen zu deren Beseitigung in die Wege geleitet?
- Werden die Mitarbeiter regelmäßig zur gesamten Organisation geschult?
- Ist die Reproduzierbarkeit des gesamten Aufbereitungskreislaufes gegeben?

In-Prozesskontrollen in der ZSVA

Es gibt bei der Leistungserbringung eine ganze Reihe von Kontrollen, die zum einen gesetzlich festgeschrieben sind, und zum andern durchgeführt werden müssen, um den Nachweis erbringen zu können, dass die gesamte Aufbereitung unter Berücksichtigung aller Vorgaben korrekt abgelaufen ist.

Wartungsbuch

Für sämtliche Geräte in der Abteilung müssen Wartungspläne erstellt und entsprechende Wartungsbücher angelegt werden. In diesen wird dokumentiert:

- was am jeweiligen Geräte gewartet oder repariert worden ist,
- welche Teile ersetzt worden sind,
- wann die Leistung erbracht worden ist,
- wer die Leistung erbracht hat.

Verfahrens- und Arbeitsanweisungen

QM-Verfahrensanweisungen (VA) werden für alle qualitätskritischen Tätigkeiten und zu den Schnittstellen erstellt, da diese in der Definition der Abteilungsstruktur nicht beschrieben sind. Durch detaillierte Festlegungen und Beschreibungen werden phasenübergreifend Regelungen getroffen.

Verfahrensanweisungen sollten einheitlich nach einem Konzept erstellt, zwischen den beteiligten Stellen abgestimmt und von übergeordneter Stelle in Kraft gesetzt sein. Die Art der Ausführung und die Gestaltung muss abteilungsspezifisch abgestimmt werden.

In Verfahrensanweisungen werden folgende Inhalte geregelt:

- Zweck (im Hinblick auf das Erreichen des Zieles),
- Geltungsbereich (welche Bereiche, Abteilung oder Mitarbeiter betrifft es),
- Begriffe (Begriffe die einer Erklärung bedürfen),
- Zuständigkeiten (Überblick über Verantwortlichkeiten und Zuständigkeiten),
- Beschreibung der eigentlichen Durchführung; dies ist der wichtigste und ausführlichste Teil der Verfahrensanweisung,
- Hinweise (mitgeltende Unterlagen),
- Dokumentation (wie wird die beschriebene Tätigkeit dokumentiert),
- Änderungsdienst (wer ist zuständig, wer verteilt, wer archiviert),
- Verteiler (welche Personen, Bereiche erhalten die VA).

Es sollte daraus hervorgehen:

- wer für die jeweilige Tätigkeit zuständig ist (Berufsbezeichnung, Ausbildungskriterien),
- was bearbeitet wird (Herstellerangaben zu Material und Aufbereitung),
- wie eine Tätigkeit auszuführen ist,
- wann die Tätigkeit zu erfolgen hat,
- womit die Tätigkeit ausgeführt wird (Hilfsmittel, Maschinen, Reinigungsmittel),
- das geforderte Ergebnis der Tätigkeit (sauber, desinfiziert, steril),
- und natürlich die wirtschaftlichen Komponenten: Menge und Zeit (Kapazität).

Arbeitsanweisungen

In manchen Bereichen sind zusätzlich noch notwendig Arbeitsanweisungen oder ähnliche Anweisungen, die den produktbezogenen Arbeitsablauf regeln (z.B. auf der unreinen Seite, im Packbereich, Bereich nach der Sterilisation oder zur Prüfung eines Produktes).

Umgang mit Fehlern

Merkpunkt

Fehler sind immer als Chancen zur Verbesserung zu betrachten.

Eine klare Regelung zum Umgang mit Fehlern und die Einstufung dieser, ist aus den Verfahrensanweisungen oder Arbeitsanweisungen ersichtlich (z.B. defekte Instrumente, Bowie-Dick-Test nicht bestanden). Es ist aber mindestens festgeschrieben:

- Kennzeichnung fehlerhafter Produkte
- Art der Nachbehandlung
- Reparaturabwicklung
- Verantwortlicher Personenkreis

Durch die schriftlichen Festlegungen der verschiedenen Abläufe und Tätigkeiten erreicht man eine reproduzierbare Aufbereitung, vor allem der manuellen Tätigkeiten. Diese müssen in regelmäßigen Schulungen vermittelt werden und immer – auch zusammen mit den Mitarbeitern – auf ihre Aktualität überprüft werden.

Solche Dokumentationen ermöglichen den Nachweis der Produktionsqualität, helfen bei der frühzeitigen Erkennung und Beseitigung potentieller Probleme und ermöglichen es, Neuerungen ohne großen Aufwand in das Qualitätssicherungssystem aufzunehmen.

Routinekontrollen

In der nachfolgenden Übersicht sind weitere wichtige Schritte zur Routinekontrolle und zur Überprüfung der Dienstleistungserbringung aufgelistet.

Maschinenkontrolle

Übersicht 1

Routinekontrollen für Reinigungs- und Desinfektionsgeräte

täglich:	- Reinigungs- und Desinfektionsgerät einschalten - Kontrolle der Behälter mit Reinigungs- und Desinfektionsmittel - Sauberkeit der Drehdüsen und Filtersiebe - Visuelle Kontrolle Maschineninnenraum - Kontrolle der Reinigungsleistung mit Reinigungsindikatoren - Kontrolle der Chargendokumentation (wenn vorhanden) - Kontrolle der Temperatur und Zeit mit Thermologgern (wenn vorhanden)
wöchentlich:	- Reinigung der Maschine ohne Beigabe von Waschgut (integriertes Programm) - Ansaugschläuche und Filter der Dosierpumpen auf Beschädigung und Verstopfungen prüfen (Verkrustungen entfernen)
halbjährlich:	- Biologische Kontrollen
jährlich:	- Validierung des Reinigungs- und Desinfektionsgeräts nach DN ISO 15883

Übersicht 2

Routinekontrollen für Siegelgeräte

täglich:	- Siegelgerät einschalten, Kontrolle der Temperatur (nach Herstellerangaben) - Durchführung eines Schweißnahttestes - Schweißnaht kontrollieren (Breite nach DIN 58 947 und ISO 11607 8mm)
halbjährlich:	- Wartung des Siegelgeräts
jährlich:	- Validierung des Siegelgeräts

Übersicht 3

Routinekontrollen für Sterilisatoren

täglich:	- Sterilisator einschalten - Leercharge, Bowie und Dick Test - Parameterkontrolle und Dokumentation der verschiedenen Chargen
wöchentlich:	- allgemeiner Sicht- und Kontrollgang (Technischer Dienst) - Reinigung der Kammer - Kontrolle auf Ablagerungen, Korrosion und Haarrisse (ZSVA, TD)
monatlich:	- Kontrolle der Kammerdichtung auf Verschleiß und Verhärtung
vierteljährlich:	- Biologische Kontrollen
jährlich :	- Validierung der Sterilisationsprozesse nach EN 554 und EN 550

Für Kontrollen am und im Behandlungsgut, stehen verschiedene Indikatoren zur Verfügung, wobei bei der Dampfsterilisation eine parametrische Kontrolle und Freigabe die sinnvollste ist.

Für die Routineüberwachung und Freigabe nach EN 554 ist die tägliche Durchführung eines Bowie-Dick-Tests für jeden Vorvakuumsterilisator notwendig. Die Freigabe des Sterilgutes erfolgt aufgrund der Untersuchung der Geräteparameter (Temperatur, Druck, Zeit) mittels Unterschrift von geschultem Personal. Außerdem muss ein System zur Unterscheidung von unsterilen und sterilen Gütern (z.B. Behandlungsindikatoren) vorhanden sein, und das Sterilgut muss auf das Vorliegen eines Sterilisationsfehlers untersucht werden.

Merkpunkt

Zur Freigabe des Sterilgutes genügen die Geräteparameter nicht. Es müssen zusätzlich Aussagen über den Sterilisationserfolg am Gut gemacht werden.

Detaillierte Hinweise sind in Verfahrensanweisungen festzuschreiben (QM).

Chemoindikatoren

Eine weitere Methode zur Kontrolle eines Sterilisationsprozesses arbeitet mit Chemoindikatoren. Dabei handelt es sich in den allermeisten Fällen um eine auf einen Träger (Papier/Pappe, Kunststoff, Aluminium) aufgebrachte Indikatortinte. Die Reaktion, d.h. der Farbumschlag, ist abhängig vom Erreichen bestimmter kritischer Verfahrensparameter wie Temperatur, Feuchte oder Zeit. Eine andere Technologie – sogenannte Verlaufs- oder Moving-Front-Indikatoren – arbeitet mit Indikatortinten, die z.B. beim Erreichen einer bestimmten Temperatur schmelzen und sich dann, konstruktionsbedingt in nur eine Richtung ausdehnen. Je nachdem wie weit dieses Zerlaufen stattfindet, kann auf die Qualität des abgelaufenen Sterilisationsprozesses geschlossen werden.

Der Vorteil von Chemoindikatoren liegt darin, dass ihr Ergebnis sofort abzulesen ist. Natürlich muss eine gezielte Auswahl erfolgen, d.h. der gewählte Indikator muss auch auf die kritischen Parameter des zu überprüfenden Verfahrens reagieren. Auch für Chemoindikatoren gilt, dass sie keine direkte Aussage über die erreichte Sterilität geben.

Man unterscheidet verschiedene Klassen von Indikatoren, die in den relevanten Normen (EN 866, 867, ISO 11138, 11140) definiert und beschrieben werden. Dabei ist wichtig zu wissen, dass die Klasseneinteilung der Indikatoren in A,B, C und D (Euronormen) bzw. in die Untergruppen 1 bis 6 (ISO) keine Einteilung nach Wertigkeit darstellt, sondern nur der Unterscheidung ihrer Funktion dient.

Bei der ersten Gruppe spricht man von den sogenannten «Behandlungsindikatoren».

Merkpunkt

Behandlungsindikatoren dienen hauptsächlich zur Unterscheidung von Sterilisier- und Sterilgut.

Sie dienen hauptsächlich zur Unterscheidung von Sterilisier- und Sterilgut. Eine Verwechslung von schon sterilisierten Gütern mit noch nicht sterilisiertem Gut kann dramatische Folgen haben. Behandlungsindikatoren können intern oder extern, d.h. außen am oder im Gut eingesetzt werden. Es gibt sie z.B. als Indikatorband, Containerkarte, Einlegestreifen oder aufgedruckt auf das Verpackungsmaterial.

Die zweite Gruppe umfasst die sogenannten Multiparameter-, Mehrstufen- oder die schon erwähnten Moving-Front-Indikatoren. Deren Reaktion ist abhängig von der kombinierten Einwirkung mehrerer oder aller kritischer Prozessparameter respektive dem Erreichen bestimmter Schwellenwerte. Sie werden zumeist als interne Indikatoren, oder in sogenannten «Worst-Case-Simulatoren» eingesetzt. Diese sollen die schwerstmögliche Situation simulieren, die es für ein Sterilisationsverfahren gibt. Sollte also in so einem Fall eine ausreichende Wirkung erzielt werden, kann man davon ausgehen, an allen anderen Stellen in der Sterilisationskammer ebenfalls eine sterilisierende Wirkung erzielt zu haben. Leider gibt es zumindest für diese Worst-Case-Simulatoren zur Zeit keine definierten oder nur beschränkt gültigen (EN 867-5) Leistungsanforderungen.

Der Bowie-Dick Test

Eine Sonderstellung innerhalb der Chemoindikatoren nimmt der Bowie-Dick-Test ein.

Der Bowie-Dick-Test wurde zur Prüfung einer erfolgreichen Entfernung von Luft aus Hochvakuumsterilisatoren für poröse Ladungen entwickelt. Ein erfolgreicher Bowie-Dick-Test weist ein schnelles und gleichmäßiges Eindringen von Dampf in das Prüfpaket nach. Die Anwesenheit von Luft innerhalb des Paketes infolge entweder ungenügender Luftentfernung, einer Undichtigkeit während dieses Verfahrensschrittes oder nicht kondensierbarer Gase im zugeführten Dampf sind Umstände, die zu einem Fehler bei der Prüfung führen können. Diese Gase sind in kleinsten Mengen normaler Bestandteil des zugeführten Dampfes, führen jedoch in größeren Mengen zum Versagen des Sterilisationsprozesses.

Ein Prüfpaket für den Bowie-Dick-Test besteht aus zwei Komponenten, nämlich einer kleinen genormten Prüfladung und einem chemischen Indikator zum Nachweis der Anwesenheit von Dampf.

> **Hinweis**
>
> *Das Verfahren für die Durchführung des Tests ist in EN 285 beschrieben. Für die weit verbreiteten, von der Industrie angebotenen fertigen Testsysteme, sind auf europäischer Ebene definierte Standards erarbeitet worden; diese sind in der EN 867-4 niedergeschrieben.*

In diesem Zusammenhang ist wichtig zu beachten, dass konstruktionsbedingt so genannte Helixmodelle nicht in der Lage sind, diese Inertgase nachzuweisen. Aus diesem Grund sind sie nur als Vakuumtest, nicht jedoch als vollwertiger Bowie-Dick-Test im Sinne der Euronormen geeignet. Diese Prüfung kann jedoch auch vom Sterilisator selbst ausgeführt werden, was den Sinn der Überprüfung mit Helixprüfkörpern grundsätzlich in Frage stellt.

Eine Möglichkeit zur periodischen Maschinenkontrolle stellen die biologischen Indikatoren nach EN 866 dar, die durch ihre definierte Resistenz gegenüber dem verwendeten Verfahren einen sehr guten Anhaltspunkt über die Potenz des Sterilisationsverfahrens darstellen. Sie sind besonders für ältere, nicht validierfähige Sterilisatoren unabdingbar.

Bioindikatoren – der klassische, mikrobiologische Effizienztest

Die DIN 58 900 Teil 1 definiert Bioindikatoren als «bestimmte Zubereitungen mit Mikroorganismen, die so beschaffen sind, dass bei Abtötung der Keime durch das Sterilisationsverfahren angenommen werden kann, dass das Verfahren wirksam war.» Auch in diesem Fall also keine direkte Aussage über den erzielten Erfolg. Neben der hohen Aussagequalität von Bioindikatoren steht allerdings auch die relativ lange Zeitspanne, bis das Ergebnis vorliegt. Bei herkömmlichen Sporenstreifen liegt das Ergebnis in der Regel nicht vor 7 Tagen vor, Bioindikatorsysteme zur Selbstauswertung liefern hier schon das Resultat nach 48 Stunden.

Mit diesen Systemen ist allerdings nur eine periodische Prüfung der Sterilisationsleistung eines Sterilisators sinnvoll. Allerdings befinden sich heute ganz neu auf dem Markt sogenannte «Rapid»-Bioindikatoren für die Dampf- und die Ethylenoxidsterilisation, die ein Ablesen nach bereits drei bzw. vier Stunden zulassen (Dampf bzw. EO). Mit ihnen wird erstmals die Quarantäne des Sterilgutes bis zum Ablesen des Bioindikators, also eine aktive Freigabe des Sterilgutes ablauftechnisch und damit wirtschaftlich sinnvoll.

Mit Bioindikatoren, also lebensfähigen Keimen bzw. deren Sporen, wird die Abtötungsleistung eines Sterilisationsverfahrens festgestellt. Grundanforderung an Bioindikatoren sind u.a. die notwendige Resistenz gegenüber dem zu prüfenden Sterilisationsverfahren. Daneben muss diese Resistenz auch reproduzierbar sein, d.h. dass die Bioindikatoren standardisiert und lagerfähig sind.

In der Normenreihe EN 866 sind die Anforderungen an Bioindikatoren festgelegt, u.a. auch, welcher Testkeim für welches Verfahren geeignet ist. Sporen von Bazillus atrophaeus werden für die Ethylenoxidsterilisation verwendet, Sporen von Geobazillus stearothermophilus dagegen für die Sterilisation mit Dampf oder Formaldehyd (Achtung: jeweils mit anderen Stämmen!).

Grundsätzlich sind sowohl Bio- wie auch Chemoindikatoren so in Kammer und Gut zu verteilen, dass die möglichen kritischen Stellen erfasst werden. Eine weitestgehend praxisnahe Platzierung (z.B. Bioindikatoren so verpacken wie anderes Sterilisiergut auch) liefert aussagekräftigere Ergebnisse. Um Fehlaussagen zu vermeiden, sollten allerdings die Herstellerangaben beachtet werden.

Behandlungskontrolle

Mit einfachen Prozessindikatoren wird eine Unterscheidung zwischen bereits sterilisierten und noch nicht dem Sterilisationsprozess unterworfenen Gütern getroffen, wie es in der EN 554 Teil 6.2.2 vorgeschrieben ist. Diese Art von Indikatoren hat ein sehr breites Reaktionsspektrum und macht keine Aussagen über die Qualität des Sterilisationsprozesses.

Ladungskontrolle

Für die Ladungs- oder Chargenkontrolle werden Indikatoren eingesetzt, die eine qualitative Aussage über das Sterilisationsverfahren treffen und mit ihrer Anzeige möglicherweise sogar Anhaltspunkte darüber liefern, was der Grund für das Versagen sein kann. Mit dieser Art von Indikatoren soll nach EN 554 Teil 6.2.3 – zusätzlich zur Kontrolle und Dokumentation der Parameter – die Charge für den Gebrauch freigegeben werden. Für alle Gasverfahren (EO, FA, H2O2) sind für die Chargenfreigabe übrigens immer noch Bioindikatoren zwingend vorgeschrieben. In vielen Fällen wird aus praktischen Erwägungen der Indikator in ein sogenanntes Simulationsmodell eingesetzt. Mit diesen Chargenprüfkörpern sollen möglichst schwierige Bedingungen für das Sterilisationsmedium geschaffen werden. Problematisch ist allerdings, dass die einzige existierende Norm für Chargenkontrollkörper bei der Dampfsterilisation sich auf Kleinsterilisatoren unter 1 STE bezieht. Trotzdem stellen Kontrollkörper, die dieser Norm genügen, technisch gesehen sicherlich die beste Annäherung an einen sinnvollen Prüfkörper dar.

Sterilgutkontrolle

Jeder Sterilisationsvorgang stellt ein einzigartiges Ereignis dar. Darum kann man nicht in jedem Falle davon ausgehen, dass die erforderlichen Sollwerte in Bezug auf Dampfqualität und Temperatur auch innerhalb der Verpackung oder in einem Container angetroffen werden. Hier gibt die Sterilgutkontrolle die erforderliche Information. Sie stellt die letzte der möglichen Kontrollen dar, und wird im allgemeinen vom Endanwender – also beispielsweise vom OP – gefordert und durchgeführt. Mit den dem Sterilgut direkt beigegebenen Indikatoren wird sichergestellt, dass unmittelbar vor dem Einsatz des Sterilgutes durch Sichtkontrolle überprüft werden kann, ob das Sterilisationsmedium in der geforderten Qualität auf das Gut eingewirkt hat.

Die Dokumentation

«Tue Gutes und berichte davon!» – Unter dieses Motto kann und muss der letzte, aber der wichtigste Punkt der Routinekontrolle gestellt werden. Denn: Nicht dokumentiert, ist nicht getan. Alle Bemühungen um sichere Verfahren und Abläufe sind hinfällig, wenn sich im Nachhinein nicht durch ein sauber geführtes Dokumentationssystem nachweisen lässt, welche Tätigkeiten wie und von wem durchgeführt wurden.

Mit der Dokumentation aller getätigten Kontrollen steht und fällt die Routinekontrolle.

Zusammenfassung

Kundenzufriedenheit – damit ist die optimale Versorgung der Patienten im Gesundheitswesen gemeint – ist einer der obersten Grundsätze im Krankenhaus. Diese erreicht man durch hohe Qualität der Produkte und Dienstleistungen. Den Maßstab für die Qualität setzt der Kunde. Somit ist das Urteil des Patienten über die Qualität ausschlaggebend.

Jeder einzelne Mitarbeiter trägt seine persönliche Leistung zur Qualität unserer Erzeugnisse und Dienstleistungen bei. Ferner wird sichergestellt, dass qualitäts- und produktsicherheitsrelevante Tätigkeiten durchgängig geplant, gesteuert und überwacht werden. Damit erfüllen wir die definierten Anforderungen, wie sie in Form von Kundenspezifikationen, Gesetzen, Regelwerken oder sonstigen Vorschriften an uns herangetragen werden. Durch einen kontinuierlichen Qualitätsverbesserungsprozess soll über das Engagement aller Mitarbeiter auf allen Ebenen die Qualität unserer Produkte und Dienstleistungen permanent gesteigert werden.

Qualitätssichernde Maßnahmen sind im technischen Bereich bei maschinellen Prozessen mit relativ geringem Aufwand realisierbar. Die Investitionen für die Validierung technischer Prozesse sind zwar nicht zu vernachlässigen, können aber einfach berechnet und somit in die Budgetierung der Krankenhäuser aufgenommen werden.

Kritischer ist die Qualitätssicherung, wenn der Faktor Mensch ins Spiel kommt. Der Patient hat Anspruch auf gesicherte Qualität, egal ob es sich um ärztliche und pflegerische Tätigkeiten handelt oder um die zuarbeitenden Bereiche im Krankenhaus wie Medizintechnik, Speiseversorgung oder die Versorgung mit wiederverwendbaren Sterilgütern.

Einer der wesentlichsten Punkte des Qualitätsmanagements ist die Einbindung des einzelnen Mitarbeiters als verantwortliche Person. Fort- und Weiterbildung des gesamten Personals sind daher unerlässlich und ebenso wichtig wie die laufende Kontrolle des Tätigkeitsablaufes, um dem gesetzlich definierten Patientenanspruch auf Behandlung nach dem momentanen Stand der Wissenschaft und Technik gerecht zu werden und die Rechtssicherheit des Betriebes Krankenhaus zu gewähren.

Die Planung von Abläufen, deren Beschreibung und das planmäßige Vorgehen sind die Grundlagen dafür, Qualität zu produzieren. Qualität kann man in ein Produkt nicht hineinprüfen, aber hineinplanen.

Merkpunkt

Bei allen manuellen Tätigkeiten ist der einzelne Mitarbeiter das schwächste Glied in der Kette qualitätssichernder Maßnahmen.

16. Kapitel

Theorie und Prinzipien der Validierung

Paul Kober

Validierung als Bestandteil der Qualitätsverbesserung

Empfehlungen der DGKH zur Validierung von Sterilisationsprozessen und zur Routineüberwachung

Die DGKH e. V. (Deutsche Gesellschaft für Krankenhaushygiene) hat seit der Diskussion um die DIN EN 285, 554 oder 556 und auch über das Medizinproduktegesetz (MPG) Wert darauf gelegt, dass sich die Validierung neben der Industrie auch im Krankenhaus etabliert. Grund dafür war, dass sich kein Unterschied im Qualitätsniveau auftut und sich nicht unterschiedliche Sicherheitsebenen bei der Anwendung von Sterilgütern entwickeln. Seit 1996 ist daher der Arbeitskreis Validierung der DGKH e.V. tätig und hat schon 1998 in z.T. paralleler Arbeit mit dem Normenausschuss D1 (DIN 58946-6) ein praktikables und in der Durchführung bezahlbares Konzept für die «Validierung und Routineüberwachung von Sterilisationsprozessen mit feuchter Hitze für Medizinprodukte» in Industrie und Krankenhaus veröffentlicht und im Jahr 2000 grundlegend überarbeitet.

Diese Empfehlung mit 4 Anlagen kann als Loseblattsammlung «Qualitätssicherung in Krankenhaushygiene» beim mhp-Verlag in Wiesbaden bestellt werden. Die Anlagen geben ausführliche Informationen (Anlage 1), beschreiben die Anforderungen an das Prüflabor (Anlage 2), schlagen Bogen für den Validierungsbericht vor (Anlage 3) und geben spezifische Hinweise zur Vorbereitung einer Validierung im Krankenhaus (Anlage 4).

In der genannten Loseblattsammlung sind die Entwürfe zur Validierung und Routineüberwachung von Niedertemperatur-Dampf-Formaldehyd-(NTDF) und von Ethylenoxid-(ETO)-Verfahren enthalten. Es ist geplant, 2003 das NTDF-Papier fertig zu stellen und zu veröffentlichen. Gleichzeitig soll die Empfehlung zum «Dampf» erneut überarbeitet werden. Jetzt werden die Arbeiten direkt in der Sektion Sterilisation der DGKH e.V. bearbeitet. Die Sektion bearbeitet inzwischen auch Entwürfe zur Validierung und Routineüberwachung von Sterilisationsprozessen mit Wasserstoffperoxid und mit heißer Luft . Diese Empfehlungen und das ETO-Papier sollen Ende 2004 vorliegen.

Die Erfahrungen der Validierung in Industrie, Dienstleistungsbereich und Krankenhaus zeigen, dass die Validierung der Sterilisationsprozesse ein unverzichtbarer Bestandteil der Qualitätssicherung ist. Vor allem im Krankenhaus wird ein deutlicher Zuwachs an Qualität erreicht, wenn Wert auf eine gute und mittelfristige Vorbereitung auf die Validierung gelegt wird. Die Validierung selbst ist ein anspruchsvoller qualitativer Prozess. Der Validierungsbericht ist ein wichtiges Qualitätssiegel und auch ein Marktfaktor.

Widerstreit verschiedener Meinungen zur Validierung im Krankenhaus

Im Unterschied zur Industrie gibt es von Anfang an auf allen Ebenen Diskussionen darüber, ob in der Zentralen Sterilgutaufbereitung (ZSVA) eines Krankenhauses ein Qualitätszuwachs und damit eine Validierung der Sterilisationsprozesse überhaupt erforderlich ist.

Typische aber nicht zutreffende Argumente dafür waren «Validierung überspitzt die Hygieneanforderungen in der ZSVA», «Validierung ist wegen der Overkill-Verfahren im Krankenhaus gar nicht notwendig», «DIN EN 554 gilt nur für die Industrie», «die routinemäßige Prüfung mit Standard-Bioindikatoren ist gleichwertig» oder «Validierung ist zu teuer».

Unabhängig von den normativen und rechtlichen Anforderungen sollen die Antworten auf fachlicher Ebene in Form der prinzipiellen Ansätze der Validierung im Krankenhaus gefunden werden. Im Wesentlichen sollen durch die Validierung zwei Antworten gegeben werden.

- Nachweis der Penetration des wirksamen Agens (Sterilisiermittel) auf alle äußeren und inneren Oberflächen der realen Güter: z.B. Sattdampf beim Dampfsterilisationsprozess. Der Nachweis kann direkt durch Messungen oder indirekt (z.B. mit äquivalenten Prüfkörpern) erfolgen.
- Nachweis der Tötungswirkung des wirksamen Agens am

Wirkort. Der Nachweis erfolgt im Wesentlichen auf der Grundlage der in der Vergangenheit abgesicherten Tötungswirkung spezifischer Verfahren oder als Beleg der Sterilisationswahrscheinlichkeit nach DIN EN 556.

Betrachtet man hierzu einige Veränderungen, die sich speziell in den Krankenhäusern in den letzten 20 bis 30 Jahren vollzogen haben, so findet sich die Antwort darauf, warum ein Qualitätszuwachs in den ZSVA notwendig ist. So sind die Verpackungsmaterialien für vegetative Keime und Sporen aber auch für die wirksamen Agenzien dichter geworden (Beispiele: Tyvek, Vlies), sind poröse Güter schwerer von den wirksamen Agenzien zu penetrieren (Beispiele: Laminate, Imprägnierungen), werden immer komplexere Instrumente/Geräte eingesetzt (Beispiele: Bohrmaschinen, Medizinprodukte aus verschiedenen Werkstoffen und mit porösen Oberflächen), werden zunehmend Hohlkörper verschiedener Wanddicke, Lumina und Länge benötigt (z.B. MIC-Instrumente, diverse Schläuche und Kanülen) oder stellen neue Infektionspartikel bzw. Zellwandbestandteile von Bakterien neue Anforderungen (Beispiele: Prione, Endotoxine). Die aufgezeigten Probleme müssen im Zusammenhang mit den Grenzen der zur Aufbereitung eingesetzten Prozesse gesehen werden.

Quellen für die Validierung

Wesentliche normative und rechtliche Quellen für die Durchführung der Validierung

Neben den schon erwähnten Normen DIN EN 556 und DIN EN 285 war die Norm DIN EN 46001 eine wichtige Grundlage, weil nach Punkt 2.2.2 z.B. die Dampfsterilisation als ein Beispiel eines speziellen Verfahrens vor der Anwendung zu validieren ist. Das ist erklärbar, weil ein jedes Sterilprodukt nach der Sterilisation nicht auf Sterilität überprüft werden kann, ohne sie durch die Untersuchung aufzuheben. Deshalb muss jeder Sterilisationsprozess so spezifiziert und validiert sein, dass er die Sterilität jedes sterilisierten Medizinproduktes sicherstellt.

Eine wichtige normative Quelle ist die DIN EN 554. Im Anwendungsbereich dieser Norm (Punkt 1) ist keine Eingrenzung auf den «industriellen» Bereich vorgenommen. Insbesondere auch die DIN EN ISO 14 937 bestimmt in der Einleitung neben den Herstellern von Medizinprodukten den Bereich des Gesundheitswesens als Anwendungsbereich der Norm.

Wichtig sind insbesondere für industrielle Hersteller oder Dienstleister die DIN EN 550 für die Sterilisation mit Ethylenoxid, die DIN EN 552 für die Sterilisation mit Strahlen und weiterhin der E DIN 58 948-16 für die Niedertemperatur-Dampf-Formaldehyd-Sterilisation.

Für Dampfgroßsterilisatoren im Gesundheitswesen ist die DIN 58 946-6 unentbehrliche Grundlage sowohl für den Betrieb der Geräte als auch für die Validierung der Prozesse.

Wenn auch von vielen im Gesundheitswesen bis jetzt noch ignoriert, ist seit 2001 die Medizinprodukte-Betreiberverordnung die rechtliche Grundlage für die Durchführung der Validierung der Sterilisationsprozesse. Nach § 4 Abs. 2 ist «die Aufbereitung von bestimmungsgemäß keimarm oder steril zur Anwendung kommenden Medizinprodukten unter Berücksichtigung der Angaben der Hersteller mit geeigneten validierten Verfahren durchzuführen ...».

Aktuelle Qualitätsanforderungen an die Aufbereitung von Medizinprodukten

§ 4 Abs. 2 der Medizinprodukte-Betreiberverordnung stellt im 3. Satz fest: Eine ordnungsgemäße Aufbereitung nach Satz 1 wird vermutet, wenn die gemeinsame Empfehlung der Kommission für Krankenhaushygiene und Infektionsprävention am Robert Koch-Institut und des Bundesinstitutes für Arzneimittel und Medizinprodukte zu den Anforderungen an die Hygiene bei der Aufbereitung von Medizinprodukten beachtet wird. Diese konkrete Nennung erhebt die genannte RKI-Empfehlung in einen höheren Rechtsrahmen und erhöht deren Verbindlichkeit. Das trifft auch gleichermaßen für die Empfehlung des RKI zur «Aufbereitung von flexiblen Endoskopen und endoskopischen Zusatzinstrumenten» zu. Diese Empfehlung ist in der vorgenannten Empfehlung in der Einleitung aufgeführt und daher auch mit erfasst.

Die RKI-Empfehlung zur Medizinprodukte-Aufbereitung geht von einem bereits etablierten Qualitätsmanagementsystem aus, das zumindest in vielen Krankenhäusern noch nicht vorhanden ist. Daher muss insbesondere mit der Erarbeitung und Einführung der Standardarbeitsanweisungen (SOP) begonnen werden. Dadurch werden auch gleich die praktischen Konsequenzen der in der Empfehlung genannten Risikoeinteilung der Medizinprodukte abgedeckt. Weitere Anforderungen ergeben sich aus dieser Einteilung für die Gesundheitseinrichtungen im Wesentlichen nicht, da die einsatzbezogene Aufbereitung von «Desinfektions- und Sterilgütern» schon bisherige Praxis war. Für kritische Medizinprodukte vom Typ B ist in der Tabelle 1 die Dampfsterilisation für alle Teile mit Gewebekontakt und vom Typ C die Zertifizierung des Qualitätsmanagements empfohlen. Aufgrund der Wirkungsgrenzen nicht thermischer Sterilisationsverfahren müssen kritische, nicht dampfsterilisierbare Medizinprodukte dieser Gruppe (B) ebenfalls als «Kritisch C» eingestuft werden. Das bedeutet, dass die externe Qualitätskontrolle für alle Niedertemperatur-Dampf-Formaldehyd-, Ethylenoxid- und Wasserstoffperoxid-Sterilisationsverfahren zutrifft, wenn Medizinprodukte der Gruppe «Kritisch B» sterilisiert werden. Das ist für diese Güter in der Regel der Fall.

Merkpunkt

Die Penetration des wirksamen Agens auf alle erreichbaren (kontaminierbaren) Oberflächen ist zwingende Voraussetzung für seine Tötungswirkung.

Mit dem Zweiten Gesetz zur Änderung des Medizinproduktegesetzes hat es Klarheit zur sog. «Fremdsterilisation» gegeben, d.h. für den Fall, dass eine Gesundheitseinrichtung für eine andere die Medizinprodukte sterilisiert (z. B. ein Krankenhaus für ein Alten- und Pflegeheim, eine Arztpraxis oder den Rettungsdienst/Krankentransport). Ziffer 11 des §3 des Gesetzes regelt, dass eine Abgabe an andere nicht vorliegt, wenn Medizinprodukte für einen anderen aufbereitet und an diesen zurückgegeben werden. Die sog. Fremdsterilisation ist daher auf Vertragsbasis bei Einhaltung der üblichen Qualitätsanforderungen, einschl. Validierung, möglich.

Besondere Anforderungen gelten nach der RKI-Empfehlung zu vCJK für Operationen an potenziell prionenhaltigen Geweben. Das betrifft bestimmte Medizinprodukte mit direktem Kontakt mit ZNS, Augenhintergrund und eröffnetem lymphatischem Gewebe. Aus Gründen der Praktikabilität hat es sich bewährt, alle Instrumente maschinell und alkalisch zu reinigen/zu desinfizieren, egal, ob das eingesetzte Mittel eine Neutralisation verlangt oder nicht. Unter der Voraussetzung der maschinellen alkalischen Reinigung/Desinfektion entfällt die verlängerte Dampfsterilisation bei 134 °C mit 18 Minuten Haltezeit. Ein erhöhter Verschleiß von Instrumenten ist durch diese alkalische Reinigung/Desinfektion selbst nicht zu erwarten. Viele Krankenhäuser haben diese Form der Aufbereitung schon seit Jahren praktiziert. Hinsichtlich Verschleiß ist der Neutralisation mit Säure groß Aufmerksamkeit zu schenken.

Die geschilderten, deutlich angezogenen Qualitätsanforderungen werden insbesondere viele kleine und mittlere Krankenhäuser wegen der dünnen Personaldecke in der ZSVA viele Probleme bei der Umsetzung bereiten. Die Vorbereitung und Durchführung der Validierung der Sterilisationsprozesse ist dabei nur ein Mosaikstein. In den Krankenhäusern ist derzeitig vieles im Umbruch. Eckpfeiler sind z.B. das seit 01.01.2001 gültige Infektionsschutzgesetz, die Einführung der diagnosebezogenen Vergütung der Fälle (DRG) oder der Qualitätsbericht nach der Kooperation für Transparenz und Qualität (KTQ).

Definition

Häufig wird die Definition aus der DIN EN 554 angegeben:

«Validierung ist ein dokumentiertes Verfahren zum Erbringen, Aufzeichnen und Interpretieren der Ergebnisse, die benötigt werden, um zu zeigen, dass ein Verfahren ständig mit den vorgegebenen Spezifikationen übereinstimmt.»

Begriffe und Grundlagen der Validierung

Begriffe im Zusammenhang mit der Validierung

Seit der Einführung des Begriffs Validierung ist es nicht gelungen, ein einheitliches Verständnis zum Begriff zu erlangen. Das liegt zum einen daran, dass die Definitionen aus den Normen zwar richtig zitiert, aber unterschiedlich interpretiert werden, und zum anderen die Definitionen nicht wortgleich sind (z.B. zwischen der DIN EN 554 und der DIN EN ISO 14 937).

Liest man die Definition, dann ist es auf Grund der Aneinanderreihung der verschiedenen Sachverhalte und Begriffe nur verständlich, dass sich jeder das für sein Verständnis entnimmt, was er versteht. Wer kann sich schon als sog. Normalverbraucher etwas unter «Spezifikation» eines Verfahrens vorstellen?

Es verwundert nicht, dass es von Anfang an zwei große Lager gibt, die im Verständnis des Begriffes Welten trennen. Die einen meinen (zu Unrecht) «schreibe jeden Arbeitsschritt auf» (z.B. von der Annahme der Güter bis zur Abgabe der aufbereiteten Güter), «dann ist die Definition erfüllt». Die anderen meinen (zu Recht), dass nur maschinelle Prozesse validierbar sind. Manuelle Arbeitsschritte können weder standardisiert und hinsichtlich der «Beständigkeit» validiert werden, noch sind sie ein «Verfahren», jedoch können sie im Rahmen der Qualitätssicherung dokumentiert und nach Standardarbeitsanweisungen auch qualifiziert ausgeführt werden. Relative Klarheit bringt dazu die RKI-Empfehlung zur Medizinprodukte-Aufbereitung im Punkt 13 und die Medizinprodukte-Betreiberverordnung im § 4 Abs. 2. Danach sind «Reinigung, Desinfektion und Sterilisation von Medizinprodukten mit geeigneten validierten Verfahren so durchzuführen, dass der Erfolg dieser Verfahren nachvollziehbar gewährleistet ist und die Sicherheit und Gesundheit von Patienten, Anwendern und Dritten nicht gefährdet wird.» Es wird deutlich, dass sich «Validierung» nur auf die Reinigung, Desinfektion und Sterilisation bezieht und nicht auf die weiteren notwendigen Tätigkeiten wie z.B. prüfen, pflegen oder verpacken. Die Empfehlung stellt im weiteren Text des Punktes 1.3 klar, dass nur der jeweilige Prozess validierbar ist, dass «Sterilisationsverfahren» vollständig und dass bei «Reinigungs- und Desinfektionsverfahren» speziell maschinelle Verfahren validierbar sind.

Merkpunkt

Die Anforderung nach Validierung bezieht sich nur auf die jeweils angewendeten maschinellen Prozesse der Reinigung, Desinfektion und Sterilisation.

Die Dokumentation und Einhaltung aller Aufbereitungsschritte ist nicht die «Validierung» selbst, sondern eine Vorbedingung im Rahmen der Qualitätssicherung dafür.

Grundlagen der Validierung – Kommissionierung und Leistungsbeurteilung

Alle Normen zur Sterilisation von Medizinprodukten und auch Empfehlungen gehen davon aus, dass Validierung und Routineüberwachung des jeweiligen Prozesses sich notwendigerweise ergänzen. Das wird bereits im Titel der Normen und Empfehlungen so dokumentiert. Im Umkehrschluss bedeutet das, dass einzelne

Maßnahmen der Routineüberwachung, seien sie täglich wie der B & D-Test, chargenweise wie die Chargenkontrolle mit einem geeigneten Prüfkörper und Chemoindikator oder periodisch mit Standard-Bioindikatoren durchgeführt, nicht als Validierung bezeichnet werden können. Sie stellen aber eine unverzichtbare Einheit mit der Validierung dar. Standard-Bioindikatoren haben z.B. die Schwächen, dass sie weder Aussagen zur Reproduzierbarkeit des zu überwachenden Prozesses zulassen noch die Überwachung an den schwierigen Stellen der Sterilisiergüter sicherstellen können.

Neben Validierung und Routineüberwachung ist die regelmäßige Wartung des Sterilisators und seines Zubehörs ein weiteres Element qualitätsgerechten Arbeitens. Gerade die regelmäßige Wartung wird häufig in Krankenhäusern aus Kostengründen eingespart. Vor jeder Validierung und Revalidierung muss auch eine Kalibrierung und Justierung der Meß-, Steuer- und Regeleinrichtung des Sterilisators erfolgen. Selbstverständlich muss auch das mit der Durchführung der Validierung beauftragte Prüflabor seine Messkette kalibriert und justiert haben (z.B. Drucksensor). Die Thermosensoren hingegen müssen unmittelbar vor und im Abschluss der arbeitstäglichen Messungen kalibriert werden.

Validierung besteht bei der praktischen Ausführung aus Kommissionierung und Leistungsbeurteilung und eine z. B. nach einem Jahr durchgeführte Revalidierung aus Rekommissionierung und erneuter Leistungsbeurteilung. Die in den Normen angegebenen Definitionen dazu sind nicht für jedermann verständlich und selbsterklärend.

Kommissionierung

Definition

Kommissionierung bedeutet das Erbringen und das Dokumentieren des Nachweises, dass die Ausstattung entsprechend ihrer Spezifikation bereitgestellt und installiert wurde, und dass sie innerhalb vorgegebener Grenzen ihre Funktion erfüllt, wenn entsprechend der Betriebsanweisung gearbeitet wird.»

Vereinfacht dargestellt, ist einerseits gemeint, dass der Sterilisator am Aufstellungsort tatsächlich mit allen seinen technischen Details und Ausstattungen und technischen Funktionseigenschaften vorgefunden wird, wie es Prospekt und Handbuch versprechen. Das ist seine «Spezifikation». Andererseits ist zu prüfen, ob der Sterilisator mit den Betriebsmitteln (z.B. Dampfqualität, Kühlwasser) vor Ort und unter den realen Umgebungsbedingungen seine «spezifische Funktion» im Rahmen der prozesstechnisch vorgegebenen Grenzen erfüllt. Praktisch wird das im Wesentlichen in zwei Schritten getan. Einmal wird relativ umfangreich eine Dokumentation sowohl der technischen Ausstattung des Sterilisators als auch der Betriebsmittelversorgung und Umgebungsbedingungen erstellt. Beispielsweise ist sehr genau die Wasseraufbereitung des Speisewassers für die Dampferzeuger zu dokumentieren. In den Empfehlungen der DGKH e. V. sind im Anhang 3 jeweils umfangreiche Tabellen für diese Dokumentation enthalten. Zum anderen wird mit empfohlenen Standardbeladungen der jeweilige Prozessablauf parametrisch gemessen. Sehr vereinfacht und reduziert ausgesagt, wird der Prozessablauf am Aufstellungsort mit Standardbeladungen dahingehend überprüft, ob er die bei der Typprüfung gezeigten Funktionen innerhalb der vorgegebenen Grenzen erfüllt. Aus diesem Grunde ist es nur verständlich, dass Prüfungen nach Aufstellung identische Ziele mit der Kommissionierung haben und daher für die Kommissionierung verwendet werden können, vorausgesetzt, der Zeitabstand ist nicht zu groß.

Leistungsbeurteilung

Mit dem Blick auf die Praxis ist mit der Definition gemeint, dass die jeweiligen Prozesse mit den realen Gütern überprüft werden, d. h. neben den Medizinprodukten selbst auch ihre Verpackung und Sterilisatorbeladung. Das alles zusammen wird in den Empfehlungen der DGKH als Konfiguration bezeichnet. Durch Messung der jeweils prozessrelevanten Parameter (sie sind bei den verschiedenen Sterilisiermitteln unterschiedlich) und Bewertung der Ergebnisse sind sowohl Effizienz als auch Reproduzierbarkeit der Prozesse zu beurteilen. Die Effizienz umfasst dabei den bereits genannten Nachweis der Penetration des wirksamen Agens an alle äußeren und inneren Oberflächen der Medizinprodukte und den Nachweis der angestrebten Tötungswirkung an diesen Stellen. Für die Dampfsterilisation wird die Bewertung der Messkurven im Rahmen der Leistungsbeurteilung am häufigsten nach dem Punkt 5.3.2 Anmerkung der DIN EN 554 durchgeführt. Zur Beurteilung der Reproduzierbarkeit eines Prozesses ist eine Prüfbeladung über den Tag mehrmals zu wiederholen. Bei Dampfsterilisationsprozessen ist in der DGKH-Empfehlung auf die dreimalige Messung mit dem Standardwäschepaket orien-

Definition

Leistungsbeurteilung bezeichnet das Erbringen und Belegen des Nachweises, dass die kommissionierte Ausstattung akzeptable Produkte erzeugt, wenn entsprechend der Verfahrensspezifikation gearbeitet wird.

tiert. Die Positionierung der Thermosensoren ist dabei vorgegeben.

Das Qualitätsmanagementsystem hat sowohl Auswirkungen auf die Kommissionierung als auch auf die Leistungsbeurteilung. Im Validierungsbericht sollen auch Hinweise zur Routineüberwachung und zum Termin für eine Revalidierung gegeben werden. Im Einzelfall kann der Termin auch über einem Jahr liegen. Rekommissionierung und erneute Leistungsbeurteilung können in einem eingeschränkten Umfang erfolgen. Konkrete Hinweise dazu sind in den DGKH-Empfehlungen gegeben.

Allgemeine Anforderungen an das Prüflabor («Validierer») – Konzept der Referenzbeladung

Überwiegend im Gesundheitswesen ergibt sich das Problem, dass sich arbeitstäglich eine nicht zu überschauende Vielzahl von Konfigurationen (Medizinprodukte, Verpackung, Sterilisatorbeladung) für die Sterilisation ergibt, wohingegen sich die Zahl der verwendeten Sterilisier-Programme in den Krankenhäusern immer mehr verringert hat. Viele kleine und mittlere ZSVA arbeiten hinsichtlich der Dampfsterilisation nur mit dem sog. Universalprogramm 134 °C 5 Minuten, z.T. mit verlängerter Trocknung für die schweren Siebe. Aus Gründen der Praktikabilität und auch der Kosten für die Validierung soll der Validierer aus allen Sterilisiergütern die auswählen, die er für eine Referenzbeladung benötigt (in den DGKH-Empfehlungen wird sie repräsentative Beladung genannt).

Definition

Referenzbeladung nennt man die spezifische Beladung, die die schwierigste Kombination von zu sterilisierenden Produkten darstellt.

Referenzbeladung

Die Idee ist, dass der jeweilige Prozess, wenn er die «schwierigste Kombination» schafft, auch die genannte Vielzahl von Konfigurationen schafft. Aus diesem Grunde ist die Auswahl und Vorgabe der Referenzbeladung (repräsentative Beladung) die anspruchsvollste Aufgabe, die der Validierer bei der Validierung auszuführen hat. In der Praxis hat sich bewährt, eine sog. Reservereferenzbeladung zu benennen, weil evtl. nicht alle ausgewählten Siebe oder Container am Messtag zur Verfügung stehen. Es muss vorher nur genau abgestimmt werden, welche Beladungen dem zu prüfenden Prozess angeboten werden (z.B. Einzelgüter, Teilbeladung, volle Mischbeladung, volle Instrumentenbeladung oder gar volle Wäschebeladung). Je weniger vorkommt, desto weniger muß gemessen werden und desto geringer sind die Kosten.

Merkpunkt

Die Referenzbeladung muß für jede zu prüfende Konfiguration vorgegeben werden.

Zur Auswahl der Referenzbeladungen benötigt der Validierer neben den Packlisten auch die bildliche Darstellung des Packschemas. Das kann ein Foto oder auch eine Skizze sein. Speziell das Packschema ist zwischen ZSVA und Anwender (z.B. leitende OP-Schwester) abzustimmen. Es ist dann neben der Packliste Bestandteil der Standardarbeitsanweisung zum Packen. Der Validierer vereinnahmt bei der Auswahl der Referenzbeladungen sowohl die Packlisten als auch die Packschemata, d.h. er stempelt sie ab und versieht sie mit Datum und Unterschrift. Damit verringern sich später bei Veränderungen die Diskussionen, ob das evtl. auf ein Sieb neu eingeführte Instrument bereits durch die Validierung abgedeckt ist oder nicht. Es ist von Vorteil, die bei der Messdurchführung eingesetzten Referenzbeladungen zu fotografieren und dem Validierungsbericht zuzulegen.

Ausführliche Hinweise zur Auswahl der Referenzbeladungen sind in den Empfehlungen der DGKH im Anhang 1 aufgeführt. Zu beachten ist, dass eine Konfiguration, die für ein Auswahlkriterium repräsentativ ist, es nicht auch für ein anderes Auswahlkriterium sein muss.

Hinweise zu den personellen und gerätetechnischen Anforderungen an das Prüflabor sind im Anhang 2 genannt.

Beurteilung der Ergebnisse der Leistungsbeurteilung

Sterility Assurance Level (SAL) nach DIN EN 556

In seinem Bericht trifft der Validierer letztendlich Aussagen über das Erreichen des SAL von 10^{-6} nach DIN EN 556. Anders ausgedrückt, der Validierer kann einen Sterilisationsprozess dann als ausreichend bewerten, wenn ein SAL von 10^{-6} nachgewiesen wird.

Um diesen SAL zu verstehen, der in der Norm produktbezogen angegeben ist, muss die DIN EN 556 gründlich gelesen werden, um dann «keimbezogen» auf die Abtötungs- und Aufkeimungswahrscheinlichkeit der eingesetzten resistenten Prüfsporen umdenken zu können. Dabei müssen die Keimpopulation und die Resistenz, der D-Wert gegenüber dem Sterilisiermittel, bekannt sein. Bei einer Abtötungskinetik 1. Ordnung (z.B. bei der Dampfsterilisation) reduziert sich z. B. eine eingesetzte Bio-Indikator-Keimpopulation in der jeweiligen D-Wert-Zeit (z.B. in 2,3 Minuten bei 121 °C) um 90% von z.B. 10^6 auf 10^5, bei 99% von 10^6 auf 10^4, bei 99,9% von 10^6 auf 10^3, usw. Jede Reduktion um 90% wird in der halblogarithmischen Darstellung als 1 $\log_{10}$-Stufe, um 99% als 2 $\log_{10}$-Stufen, um 99,9% als 3 $\log_{10}$-Stufen, usw. bezeichnet.

Definition

In diesem Sinne stellt der SAL eine Sterilisationswahrscheinlichkeit dar, nämlich die Wahrscheinlichkeit des Überlebens eines Keimes.

Ist eine Spore (10^0) erreicht, hat sie noch eine Aufkeimwahrscheinlichkeit von etwa 63%, beim Sterilisieren «bis 10^{-1}» von etwa 10%, beim Sterilisieren «bis 10^{-2}» von etwa 1% usw. Bei der Forderung der DIN EN 556 nach einem SAL von 10^{-6} entspricht das etwa einer Aufkeimwahrscheinlichkeit von 0,0001% oder anders ausgedrückt von 1 zu 1 Million.

Aus diesem Grunde muss ein Validierer nicht nur das Handwerkszeug zur Durchführung der Messungen und zur Bewertung der Messergebnisse besitzen, sondern er muss sich den Prozessablauf (z.B. Art des Sterilisiermittels, Penetration des Sterilisiermittels) und insbesondere auch die Abtötungskinetik bewusst machen. Dabei können die Erfahrungen und die Abtötungskinetik der Dampfsterilisation z.B. nicht einfach auf die Niedertemperatur-Dampf-

Formaldehyd-, Ethylenoxid- oder Wasserstoffperoxid-Sterilisation übertragen werden.

Zwingend sind diese und weitere mikrobiologische Kenntnisse, wenn biologische Methoden ergänzend zur thermoelektrischen Messung bei schwierigen Medizinprodukten, z.B. durch Auftragen einer Suspension und Rückgewinnung nach der Sterilisation, eingesetzt werden müssen. Hinweise zum Vorgehen beim Einsatz mikrobiologischer Methoden sind z.B. dem Anhang 1 der DIN 58 946-6 und dem Anhang 1 der Empfehlung der DGKH zur Dampfsterilisation zu entnehmen.

Ein häufiger Fehler der Praxis ist, eine nachgewiesene Sporenreduktion von $>10^6$ (oder 6 $\log_{10}$-Stufen), evtl. noch mit kleinem D-Wert, als «Sterilisation» oder gar als Beweis für den SAL von 10^{-6} zu verwenden. Der Einsatz biologischer Methoden bei der Validierung umfasst mehr, als sich damit zufrieden zu geben, dass eine definierte Sporenpopulation auf einem Streifen mit definiertem D-Wert um $>10^6$ eliminiert wird.

Möglichkeiten der Bewertung der Ergebnisse einer Leistungsbeurteilung

Seit dem Erscheinen der DIN EN 554 waren im wesentlichen zwei Wege aufgezeigt worden, um die Leistungsbeurteilung zu bewerten (Punkt 5.3.3 der DIN EN 554). «Die spezifischen Sterilisationsbedingungen müssen entweder:

a) auf einer nachgewiesenen Zeit/Temperaturbeziehung für das angegebene Verfahren oder
b) auf Erfahrung der Keimbelastung der Medizinprodukte und der Resistenz der Keimbelastung für das spezifizierte Verfahren basieren.»

Ersterer Weg (a) wird üblicherweise im Gesundheitswesen bei der Validierung der Dampfsterilisationsprozesse verwendet und zur Bewertung (wie schon ausgeführt) der thermoelektrisch erzeugten Messkurven werden meist die Vorgaben der Anmerkung des Punktes 5.3.2 der DIN EN 554 benutzt. Dabei wird üblicherweise von einer angenommenen Keimbelastung (Bioburden) nach

Reinigung/Desinfektion von 10^2 bis 10^3 vegetativer Keime ausgegangen. Als sog. resistentester Keim wird seit langem für die Dampfsterilisation Geobacillus stearothermophilus (bisher Bacillus stearothermophilus) verwendet. Basierend auf gut 100 Jahren Erfahrung mit dem Sattdampf haben sich im Gesundheitswesen vor allem die Temperatur-/Zeitbeziehungen von 134°C 5 Minuten und 121°C 20 Minuten etabliert.

Sehr zugespitzt formuliert, besteht die Aufgabe des Validierers darin, den Nachweis zu erbringen, dass diese Temperatur-/Zeitbeziehung tatsächlich beim abgelaufenen Prozess eingehalten wurde. Was auf den ersten Blick als banal erscheinen mag, ist jedoch voller Tücken, wenn man die typischen Störgrößen mit mangelnder Luftentfernung, Überhitzungen (z.B. überhitzter Dampf, hygroskopische Kondensation in sog. leichten Textilien wie Tupfer, Verbandmaterial oder Tücher) bzw. nicht kondensierbare Gase oder Grenzen der thermoelektrischen Messung ins Spiel bringt (s. nicht kondensierbare Gase und hygroskopische Kondensation). Der Validierer muß alle Störgrößen des jeweiligen Verfahrens kennen und bei der Bewertung berücksichtigen. Die Störgrößen der Dampfsterilisation können jedoch nicht auf die anderen Verfahren übertragen werden.

Merkpunkt

Heute stellen die Prionen oder die Endotoxine spezielle Anforderungen an die Sterilisation.

Eine Bioburden-Bestimmung im Gesundheitswesen ist ohne Belang, weil sie vor allem die im Vergleich zu Sporen wenig resistenten vegetativen Keime, insbesondere Bakterien und Pilze, erfassen würde. Es darf nicht vergessen werden, dass in der Geschichte der Medizin die Sterilisation deshalb notwendig wurde, weil die Desinfektion die Bakteriensporen nicht abtöten/beseitigen konnte (z.B. Sporen der Gasbrand-, Milzbrand-, Wundstarrkrampf- und Botulismus-Erreger). Heute stellen die Prionen (z.B. vCJK) oder die Endotoxine neben den Bakteriensporen spezielle Anforderungen an die Sterilisation.

Der zweite Weg (b) ist der übliche Weg in der Industrie oder im Dienstleistungsbereich. Hierbei wird nach der Bestimmung der Keimbelastung und ihrer Resistenz der jeweils erforderliche Prozess so spezifiziert, das der SAL von 10^{-6} nach der DIN EN 556 sicher erreicht wird. Der spezifizierte Prozessablauf wird bei der Validierung überprüft. Dabei sind ebenfalls die verfahrensspezifischen Störgrößen und Grenzen der Messmethode zu berücksichtigen.

Vorbereitung der Validierung im Krankenhaus

Organisatorische Vorbereitung

Nur eine mittelfristige Vorbereitung (6 - 12 Monate) auf den Tag der Durchführung von Kommissionierung und Leistungsbeurteilung kann den erforderlichen Qualitätszuwachs bringen und auch Kosten sparen.

Das Krankenhaus (ZSVA) stellt zuerst Kontakt zum beratenden Krankenhaushygieniker und/oder zum Prüflabor (Validierer) her. Dabei sind sowohl die bereits angesprochenen allgemeinen Bedingungen als auch die bestehenden Voraussetzungen (organisatorisch und technisch) zu prüfen (Begehung und Beratung). Über die Teilnehmer ist individuell zu entscheiden. Leiter/-in ZSVA, Hygienefachkraft und zeitweilig der Technische Leiter müssen in jedem Fall beteiligt werden. Oft müssen auch die leitende OP-Schwester oder der Medizintechniker hinzugezogen werden.

Es ist eine Vielzahl von Dokumentationen zusammenzustellen bzw. zu erarbeiten (sofern zutreffend):

- Gesetze, Normen, Normenentwürfe, Empfehlungen, zum Sterilisator, zu den Verpackungsmitteln, zur Wasseraufbereitung,
- Betriebsanleitungen, -tagebuch,
- Wartungsplan, -buch,
- Dokumentation der Freigabe, der Routinekontrollen, der Leitfähigkeit des Speisewassers,
- Ausbildungs- und Schulungsnachweise,
- Standardarbeitsanweisung zu allen Aufbereitungsverfahren und -schritten,
- Packlisten, Packschemata (Fotos oder Skizzen), ggf. Codierungslisten,
- Liste der Einzelgüter,
- eingesetzte Programme,
- häufige Beladungsmuster des Sterilisators,
- Packdichte.

In der Vorbereitungszeit sollten alle die Probleme gelöst werden, die eigentlich schon längst geändert werden sollten, z.B. Umstellung der Verpackung, Nachkauf von Sieben und Containern, Teilung der schwersten Knochengrundsiebe, Änderung typischer Packfehler auf den Sieben, ggf. Änderungen bei Kanülen, Tupfern oder der sog. zweiten Ebene auf den Sieben.

Für die Dampfsterilisation ist im Anhang 4 der Empfehlung der DGKH eine gute Zusammenstellung erarbeitet worden.

Technische Vorbereitung

Die technische Vorbereitung ist sehr wichtig und beschränkt sich nicht alleine darauf, ob ein Stutzen zur Einführung der Messsonden in die Kammer oder ein Zugang zur Dampfleitung zum Messen der nicht kondensierbaren Gase vorhanden ist. Wie schon erwähnt, soll zeitlich unmittelbar vor der Validierung die Wartung und die Kalibrierung und Justierung der Mess-/ Steuer- und Regeltechnik erfolgen.

Die technische Vorbereitung umfasst vor allem die Speisewasseraufbereitung für die Dampferzeugung, die Art der Dampferzeugung und die verschiedenen Leitungssysteme. Es können im Vorfeld der Validierung Speisewasser- bzw. Kondensatproben oder die Messung der nicht kondensierbaren Gase notwendig sein.

Die Wasseraufbereitung soll dreistufig sein, Filterung/Enthärtung, Reverse-Osmose und Ionenaustauscher in Form von zwei hintereinandergeschalteten Patronen. Auf der ersten Patrone soll ein Leitfähigkeitsmessgerät sein, das täglich Daten liefern soll. Dabei wird die Leitfähigkeit als eine Hilfe für die Beurteilung der Speisewasserqualität benutzt.

Zur Dampfsterilisation gibt es in der DGKH-Empfehlung im Anhang 1 viele Informationen zu den technischen Details und im schon erwähnten Anhang 4 die erforderlichen Hinweise zur technischen Vorbereitung auf die Validierung. In den anderen Empfehlungen werden die Hinweise gleichermaßen gegeben.

Validierung von Sterilisationsprozessen in sogenannten Altgeräten

Prinzipielle Aussagen

Seit dem ersten Erscheinen der DIN EN 554 1994 und der Empfehlung der DGKH zur Validierung und Routineüberwachung der Dampfsterilisationsprozesse im Jahr 1998 war auch bezogen auf ältere Sterilisatoren genügend Zeit, sich überall auf die sich ändernden Bedingungen und Qualitätsanforderungen einzustellen.

Der Punkt 10 der Anlage 1 der Empfehlung zur Validierung und Routineüberwachung von Dampfsterilisationsprozessen beinhaltet alle erforderlichen Aussagen zum Vorgehen bei den «Altgeräten», z.B. Liste der technischen Mindestausstattung zur Klärung der Fragen zu einer Aufrüstung, zur eventuellen Einsatzeinschränkung oder gar zur Stilllegung.

Nicht effiziente und nicht reproduzierbare Prozesse müssen im Gesundheitswesen mit dem Blick z. B. auf die komplexer gewordenen Instrumente, veränderten Verpackungsmittel oder auch vCJK ausgeschlossen werden. In diesem Sinne kann es jetzt keine Übergangsfristen mehr geben.

Ein erfahrener Validierer wird im Rahmen einer Risikobeurteilung eines älteren Gerätes eine richtige Verfahrensführung individuell höher stellen als z. B. die kommagenaue Einhaltung von vorgegebenen Genauigkeiten von Messwerten. Unabdingbar sind jedoch der Nachweis der vollständigen Entlüftung und Penetration des Sattdampfes auf alle Oberflächen, der Beleg für die Effizienz der Keimtötung, die Gewährleistung der Reproduzierbarkeit der Prozesse und die Registrierung der wichtigsten prozessrelevanten Parameter wie Temperatur, Druck und Zeit. Unverzichtbar sind dabei z. B. Absolutdruckaufnehmer, die Steuerung von Schaltpunkten in Abhängigkeit von Druck bzw. Temperatur und nicht über die Zeit und ordentliche Betriebsmittel (z. B. Dampfqualität, Kühlwasser für die Vakuumpumpen).

! Merkpunkt

Zusammenfassend kann gesagt werden, dass ein älterer Sterilisator nicht wegen einer Validierung umzubauen oder aufzurüsten ist, sondern um eine effektive und reproduzierbare Prozessführung zu erreichen. Diese kann in der Regel auch validiert werden. Damit ist die übliche Aussage nicht haltbar, Altgeräte seien nicht validierbar.

Empfehlungen zum praktischen Vorgehen

Sterilisationsprozesse, die nicht effektiv (z.B. unzureichende oder fehlende Entlüftung bei Hohlkörpern) und nicht reproduzierbar sind, müssen in ihrem Einsatz eingeschränkt werden, z.B. nur Einsatz von massiven Medizinprodukten.

Sterilisationsprozesse, die über die Mindestausstattung nicht verfügen, müssen nachgerüstet oder stillgelegt werden. Zur Entscheidung einer Nachrüstung sollte ein Angebot vom Hersteller des Sterilisators eingeholt werden. Das kann an Hand der im Punkt 10 der Empfehlung der DGKH zu Dampfsterilisationsprozessen aufgeführten Mindestausstattung und unter Beachtung der nachfolgenden Hinweise überprüft werden.

Thermologger können z. B. anstelle fehlender Schreiber Druck und Temperatur über die Zeit in der Kammer zur Chargenfreigabe wie auch zur Dokumentation aufzeichnen, jedoch müssen die Ansprechzeiten und Genauigkeiten verifiziert sein. Auch müssen ihre Grenzen bekannt sein (z. B. keine Feststellung von nichtkondensierbaren Gasen in kleinen Mengen). Fehlt tatsächlich ein externer Zugang in die Kammer, können im Einzelfall ebenfalls solche Messsysteme unter bestimmten Bedingungen eingesetzt werden. Wesentlich ist dabei, dass die Sensoren (genau wie bei einer äußeren Zuführung) an den kritischen Stellen und in ausreichender Zahl ohne Kanaleffekt platziert werden und mit hinreichender Genauigkeit Temperatur und Druck messen.

Nicht kondensierbare Gase und hygroskopische Kondensation in Dampfsterilisationsprozessen mit fraktionierendem Vakuum

Bedeutung nicht kondensierbarer Gase

Luft und/oder Kohlendioxid (CO_2) im Dampf können als nicht kondensierbare Gase (NKG) die Effizienz eines Dampfsterilisationsprozesses stark gefährden. Diese NKG können aus unterschiedlichen Gründen in der Sterilisierkammer auftreten:

- Als Folge einer Enteisenung und Entmanganung durch künstliche Lufteinbringung in das eingespeiste Trinkwasser können in den Dampferzeuger oder die vorgeschaltete Wasseraufbereitungsanlage relevante Mengen gelöster Luft gelangen.
- Die Art der Einbringung und Bevorratung von vollentsalztem Speisewasser in einen/einem Tank kann zur Lösung von Luft und insbesondere von CO_2 führen.
- Dampferzeugungsanlagen, die auch für andere Abnehmer (Heizung, Küche oder Wäscherei) ausgelegt sind, erzeugen oft eine für die Sterilisation nicht ausreichende Dampfqualität.

- Die Entnahme zeitlich sehr unterschiedlicher Dampfmengen zusammen mit der diskontinuierlichen Speisung von Dampferzeuger führt zu starken Schwankungen der NKG.
- Leckagen der Türdichtungen, von Leitungen oder Ventilen, wenn ein Vakuum vorliegt.
- Restluft in der Kammer, wenn diese vor der Sterilisation nicht richtig entfernt wurde.
- Bei pneumatisch arbeitenden Türdichtungen, die die Luft an der Dichtung vorbei in die Kammer blasen können, sofern kein anderes Medium (Wasser oder Dampf) eingesetzt wird.
- Beim Anfahren befindet sich im Dampferzeuger, in den Verbindungsleitungen und im Doppelmantel der Kammer im Regelfall noch Luft, die beim Abkühlen der Anlage eingeströmt ist.

Kleine Mengen NKG's im Dampf sind solange für den jeweiligen Prozess unkritisch, wie sich der Dampf mit den NKG's mischen kann und dieses Gemisch alle zu sterilisierenden Oberflächen erreicht. Treten «gefährliche» Mengen nicht kondensierbarer Gase in die Verpackungen und in die Güter ein, kondensiert der Dampf auf den zu sterilisierenden Oberflächen zu Wasser, die zurückbleibenden Gase werden innerhalb der Verpackungen und Güter eingeschlossen und bilden trockene Gasinseln, die die Sterilisation besonders von verpackten, porösen oder hohlen Medizinprodukten gefährden.

Besonders kritisch sind sog. NKG-Spitzen aus dem Dampferzeuger. Nicht nur die Größenordnung der NKG-Spitzen, sondern auch deren zeitliches Auftreten während des Sterilisationsprozesses ist von Bedeutung (z. B. Steigezeit). NKG im Dampf erhöhen entsprechend ihrem Partialdruck den Gesamtdruck. Der liegt dann über dem Druck der Sattdampfkurve. Die Sterilisationswirkung bereits gefährdende Konzentrationen von NKG's sind jedoch so gering, dass sie mit der gebräuchlichen Messtechnik nicht erkannt werden können. Aus diesen Gründen ist es für die Validierung wichtig, evtl. die NKG kontinuierlich zu messen. Für die Sterilisationspraxis ist zu empfehlen, zusätzlich zum täglichen B & D-Test andere Kontrollsysteme einzusetzen, die bei jeder Charge eine Aussage über die Luftentfernung und Dampfdurchdringung machen können.

In der DIN EN 285 ist «als oberer Wert für die nicht kondensierbaren Gase» der Wert von 3.5% angegeben. Bei diesem Wert muß der Sterilisator seine spezifizierte Leistung, die bei der Validierung an Prüfbeladungen gemessen wird, noch erreichen. Der Wert 3.5% wurde nach langjährigen Erfahrungen festgelegt. Bei Einhaltung dieses Wertes wurden in der Vergangenheit bei den Prüfungen in der Regel keine Probleme festgestellt. Davon kann aber weder abgeleitet werden, dass Dampf mit höheren Anteilen nicht kondensierbarer Gase generell ungeeignet ist, noch dass die Einhaltung dieses Grenzwertes die Brauchbarkeit des Prozesses für alle Sterilisiergüter garantiert. Das kann nur im Rahmen der Validierung, bei der alle im Einzelfall vorliegenden Einflussgrößen eingehen, nachgewiesen werden.

Hygroskopische Kondensation

Im Gegensatz zur üblichen thermischen Kondensation von Wasserdampf auf kälteren Oberflächen führt die hygroskopische Kondensation zu Überhitzungen und zu überhitztem Dampf. Die hygroskopische Kondensation findet vor allem in zu trockenen porösen Gütern statt und wurde bereits 1907 von Max Rubner in seinem Lehrbuch der Hygiene beschrieben.

«Sind die Objekte nicht vollkommen hygroskopisch mit Wasser gesättigt in den Dampf gekommen, so ziehen sie im Dampfe gerade so wie in Luft Wasserdampf an, nur noch schneller als unter gewöhnlichen Umständen. Dabei wird mehr Wärme frei als bei einfacher Kondensation von Dampf an kühlen Objekten. Durch die hygroskopische Anziehung wird weit mehr Wasserdampf gebunden, als zur Erwärmung der Objekte auf Dampftemperatur notwendig ist. Bei ganz trockenen Objekten füllen sich die Hohlräume 60 - 200 mal mit Dampf, ehe volle Sättigung erreicht ist. Dabei kann die Temperatur der Objekte 40 - 50 ° höher steigen als die Dampftemperatur. An solchen Stellen ist dann überhitzter Dampf vorhanden.»

Bei den heutigen fraktionierenden Vakuumverfahren treten die Überhitzungen nicht so erheblich auf und bewegen sich in Abhängigkeit von der Trockenheit zwischen 5 und 10 °C.

Dieses Phänomen muss bei der Sterilisation von z.B. Tupfern, Platten, Mullbinden, Verbandstoffen und baumwollfaserhaltigen Tüchern beachtet werden (Sterilisation gemangelter Wäsche).

Textile Güter sollen daher immer vor dem Verpacken «konditioniert» werden, d. h. sie sollen viele Stunden Zeit haben, die Luftfeuchtigkeit im Packraum aufzunehmen, vorausgesetzt es ist eine übliche relative Luftfeuchtigkeit (> 30 % relative Feuchte) vorhanden (beispielsweise trocknet durch die offenen Fenster im Winter einströmende kältere Luft die Packraumluft). Das setzt eine ständige Kontrolle der relativen Luftfeuchtigkeit im Packraum voraus. Weiterhin ist es daher legitim, dass Säcke mit Tupfern oder Platten im Packraum offen stehen, nur sollen die Öffnungen zur Seite zeigen. Vor allem die aufgeführten sog. leichten textilen Güter sollten eingeschweißt und im Korb stehend ausschließlich in Edelstahlcontainern sterilisiert werden. Danach können die Körbe in der ZSVA dem nur für die Sterilisation benötigen Container sofort wieder entnommen werden. Der Edelstahlcontainer vermindert die Überhitzungen nachweisbar, kann sie aber nicht vollständig aufheben.

17. Kapitel

Betriebslehre im Krankenhaus

Ralf Kaiser

Das Gesundheitswesen

Das Krankenhaus als Unternehmen kann nicht losgelöst von seiner Umgebung betrachtet werden, vielmehr bestimmen vorgegebene Strukturen und rechtliche Rahmenbedingungen in weiten Teilen seine betriebswirtschaftliche Existenz. Erschwerend kommt hinzu, dass mit Ausnahme privat betriebener Kliniken ein Großteil der Krankenhäuser (im Gegensatz zu anderen Unternehmen)

- seine Kunden aufgrund des Versorgungsauftrages nicht frei wählen kann,
- seine angebotenen / anzubietenden Leistungen zu weiten Teilen vorgegeben bekommt,
- seine Preise nicht frei festsetzen kann.

Zudem zählt das Gesundheitswesen zu den größten Dienstleistern und Arbeitgebern und ist damit immer auch ein Spielball zwischen den Interessen von Politik, Wirtschaft und Gesellschaft.

Daher steht vor jeder Beschäftigung mit dem Krankenhauswesen ein Blick auf das gesamte Gesundheitswesen.

Bestandteile

Im Groben könnte man das Gesundheitswesen in folgende Bereiche untergliedern:

- Rechtliche Rahmenbedingungen: Gesetze, Verordnungen, Richtlinien, Empfehlungen samt Organisationen, die dies alles verhandeln, beschließen und überwachen.
- Einrichtungen: Krankenhäuser, Arztpraxen, Apotheken, Gesundheitsverwaltungen ...
- Berufe und Berufsverbände.
- Kranken-, Renten- und Pflegeversicherungen sowie die Berufsgenossenschaften.
- Selbsthilfeeinrichtungen: z.B. die «Anonymen Alkoholiker».
- Internationale Einrichtungen: z.B. die WHO (www.who.int), aber auch «Ärzte ohne Grenzen», ...

Nimmt man die Beschäftigten all dieser Bereiche zusammen, so stellt man fest, dass heute nahezu jeder zehnte Beschäftigte direkt oder indirekt im Bereich des Gesundheitswesens tätig ist.

Kosten

Merkpunkt

In der BRD wird etwa jeder siebte Euro im Bereich des Gesundheitswesens ausgegeben.

Nahezu jeder zehnte Beschäftigte ist heute im Bereich des Gesundheitswesens tätig.

Entsprechend hoch sind die Kosten des Gesundheitswesens: So betrug zum Beispiel das Bruttoinlandsprodukt (BIP) der Bundesrepublik Deutschland im Jahre 2001 ca. 2,07 Bio. Euro, der Bundeshaushalt für dieses Jahr lag bei ca. 277 Mrd. Euro. Das finanzielle Volumen des Gesundheitswesens belief sich demgegenüber auf geschätzte 310 Mrd. Euro. Dieser Betrag beinhaltet auch die privaten, nicht von den Krankenkassen o.ä. erfassten Ausgaben und kann daher nur grob geschätzt werden. Damit wird in der Bundesrepublik etwa jeder siebte Euro im Dienste der Gesundheit ausgegeben.

Diese große Summe enthält jedoch nicht nur Ausgaben der Krankenversicherungen, hinzu kommen direkte staatliche Zahlungen (z.B. für Bau und Einrichtung von Krankenhäusern), die staatliche Beihilfe für die Staatsbediensteten, Zahlungen sonstiger Versicherungen (z.B. bei Unfällen), die Zahlungen der Arbeitgeber (hauptsächlich für die Lohnfortzahlung im Krankheitsfall) sowie die Selbstbeteiligung (der Begriff «Selbstbeteiligung» ist irreführend, da er den Eindruck erweckt, nur hier würden sich die Patienten an den Kosten beteiligen) und die privaten Einkäufe der Patienten.

Die Kostenexplosion und ihre Ursachen

Seit 1960 hat sich der Anteil der Gesundheitskosten am Bruttoinlandsprodukt nahezu verdoppelt. Obgleich der Anteil der Dienstleistungen am BIP insgesamt gesehen ebenfalls zugenommen hat (und weiter zunehmen wird), besteht die Befürchtung, dass dieses ständig wachsende Gesundheitswesen eines Tages nicht mehr zu finanzieren sein könnte. Auch die Finanzprobleme der gesetzlichen Krankenversicherungen (GKV) und die daraus resultierenden steigenden Sozialversicherungsabgaben, welche in vielen Ländern anteilig von Arbeitgeber und Arbeitnehmer bezahlt werden, stören viele Arbeitnehmer und machen die Arbeit im internationalen Wettbewerb immer teurer. So stieg der durchschnittliche Beitragssatz für die gesetzliche Krankenversicherung von 11,4 % im Jahr 1980 über 12,5% im Jahr 1990 auf 14,0% im Jahr 2002.

	1980	1990	2000
Personalkosten je Behandlungstag	69,93	118,52	210,57
Sachkosten je Behandlungstag	30,67	55,90	104,27
Gesamtkosten je Behandlungstag	101,60	164,30	317,45
Selbstkosten je Fall	1'668	2'429	3'130

Tabelle 1

Kostenentwicklung im Krankenhauswesen der BRD (alle Angaben in Euro)

Quelle: Deutsche Krankenhausgesellschaft

Warum aber wird das Gesundheitswesen immer teurer?

Zum einen führt der medizinisch-technische Fortschritt zur Entwicklung immer besserer, aber auch immer teurerer Geräte. Zudem dient dieser Fortschritt zwar dem schnelleren und besseren Erkennen von Krankheiten, verhilft aber nicht unbedingt zu einer entsprechend schnelleren oder besseren Heilung: Der Grenznutzen sinkt: So brachte die Einführung der kostengünstigen Pockenschutzimpfung einen erheblich höheren gesundheitlichen und finanziellen Nutzen als die aktuelle Entwicklung und Beschaffung von Diagnosegeräten mit Kosten in Millionenhöhe.

Zum zweiten leidet das ganze System unter Strukturschwächen: Die einzelnen Bereiche sind oftmals schlecht untereinander verbunden, ein immer größeres Angebot verleitet zu immer größerer Nachfrage, ebenso führt die Vergütung je Leistung dazu, dass naheliegenderweise immer mehr Leistungen erbracht werden. Die weitgehende Abrechnung direkt mit den Krankenkassen bewirkt zudem, dass der Patient meist nicht mehr erfährt, welche Leistungen zu welchem Preis an ihm erbracht wurden. (Oder wissen Sie, wie viel Geld Ihr Hausarzt für Ihren Arztbesuch z.B. im Rahmen eines grippalen Infektes erhält?)

Drittens hat sich die Einstellung zu Krankheit und gesundheitlicher Beeinträchtigung im allgemeinen in den letzten Jahrzehnten grundlegend gewandelt: Früher war eine Erkrankung gewissermaßen ein integraler Bestandteil des Lebens, heute ist sie eine Unterbrechung des prinzipiell gesunden Lebens, auf dessen sofortige und vollständige Reparatur (natürlich mit den besten Geräten beim Spezialisten) wir einen Anspruch zu haben glauben. Auch die zunehmenden Medizinschadensprozesse sind ein Hinweis auf das vermeintliche Recht auf vollständige Reparatur.

Einige früher gern behauptete Gründe konnten hingegen durch neuere Untersuchungen widerlegt werden: So ist der Anteil der Kosten für lebensverlängernde Maßnahmen bei Patienten auf Intensivstationen keineswegs so hoch wie oftmals vermutet (er liegt seit vielen Jahren bei unter 0,5% der gesamten Krankenhauskosten). Auch die steigende durchschnittliche Lebenserwartung kann nur mehr bedingt als Begründung für die steigenden Kosten herangezogen werden, da zwar die Anzahl der älteren Mitbürger zunimmt, diese aber im Vergleich zu früher auch länger gesund bleiben. Zwar ist die durchschnittliche Lebenserwartung in den letzten dreißig Jahren in Europa um ca. 6 Jahre gestiegen, gleichzeitig ist aber ein heute Siebzigjähriger gesünder als damals ein Sechzigjähriger.

! Merkpunkt

Das Finanzierungsproblem im Gesundheitswesen ist sowohl ein Einnahmen- als auch ein Ausgabenproblem.

Tatsächlich sind nicht nur die Kosten im Gesundheitswesen gestiegen, auch die Einnahmen der Krankenkassen sind erheblich gesunken: Hier spielt die zunehmende Zahl der älteren Mitbürger (mit niedrigeren Abgaben ab Renteneintritt) durchaus eine Rolle, aber auch die steigende Arbeitslosigkeit. Ebenfalls sinkt der Anteil der sozialversicherungspflichtigen Gehälter am Volkseinkommen, da z.B. die Zahl der Selbständigen zunimmt. Die Finanzprobleme im Gesundheitswesen sind also nicht nur ein Ausgaben-, sondern auch ein Einnahmenproblem.

Daten im internationalen Vergleich

Der Vergleich unterschiedlicher nationaler Gesundheitssysteme zeigt, dass diese teilweise völlig unterschiedlich strukturiert sind. Auch die Krankheitshäufigkeit und die durchschnittliche Lebenserwartung variieren erheblich.

	Lebens-erwartung (Frauen)	Ärzte je 10'000 Ew.	Gesundheits-ausgaben in $-KKP	Davon KH-Kosten	KH-Fälle je 100 Ew.
BRD	79,5	33,6	2.134	36,3 %	20,9
Österreich	80,1	26,6	1.634	20,6 %	24,7
Schweiz	81,7	31,3	2.378	52,4 %	14,7
USA	79,2	27,9	3.644	43,3 %	12,4
Großbrit.	79,7	15,8	1.246	41,7 %	23,0
Australien	80,9	23,2	1.741	43,8 %	13,8
Japan	81,8	17,6	1.581	31,1 %	9,4
Mexiko	76,0	15,9	386	–	5,5

Tabelle 2:

Gesundheitsdaten im internationalen Vergleich

Um für alle Länder vergleichbare Daten zu erhalten, wurde als Vergleichsjahr 1995 gewählt; teilweise unterscheiden sich die Daten je nach Bezugsquelle geringfügig.

US$-KKP dient als internationaler Bewertungsmaßstab, der berücksichtigt, welche Kaufkraft ein US-Dollar in dem jeweiligen Land tatsächlich besitzt.

Quelle: WHOSIS (Statistikbereich der WHO), Deutsche Krankenhausgesellschaft, Regierungsämter oder entsprechende Organisationen der einzelnen Staaten.

Weitere Auswertungen erheben den objektiven oder subjektiven Gesundheitszustand der Bevölkerung, die Versorgung mit Ärzten und Krankenhausleistungen sowie die Zufriedenheit der Bevölkerung mit dem Gesundheitswesen.

Setzt man diese Daten nun in Bezug zum entsprechenden finanziellen Aufwand der jeweiligen Länder für ihr Gesundheitswesen, so zeigt sich erstaunlicherweise, dass hier kein direkter Zusammenhang besteht: So gibt es durchaus Länder mit niedrigerem Aufwand, aber dennoch guten Gesundheitswerten sowie einer hohen Zufriedenheit der Bevölkerung mit ihrem Gesundheitswesen.

Auswege aus der Finanzierungskrise?

Alle bisher genannten Lösungsvorschläge können nicht überzeugen bzw. nur schwer durchgesetzt werden. Versuche einer Strukturänderung scheitern zumeist an den wirtschaftlichen Interessen, aber auch am Beharrungsvermögen vieler am Gesundheitswesen Beteiligten.

Eine Änderung der oben genannten Einstellung zu Krankheit und umfassender Behandlung kann den Bürgern nicht ohne weiteres vermittelt werden. Hinzu kommt die Frage, inwieweit ein Staat überhaupt das Recht hat, in die Lebensanschauung seiner Bürger einzugreifen.

Häufig wird «mehr Marktwirtschaft im Gesundheitswesen» empfohlen: Der Kunde (= Patient) sucht sich den Anbieter mit dem besten Preis-Leistungs-Verhältnis, wodurch ein positiver Wettbewerb entsteht, der die Anbieter zu besseren Leistungen bei niedrigeren Preisen zwingt. Bisherige Versuche sind jedoch gescheitert, allein die Vorstellung, ein Schwerkranker könnte zunächst nach dem besten und zugleich günstigsten Arzt suchen, ist illusorisch. Schließlich basiert Marktwirtschaft auf dem Prinzip des Wettbewerbs, dem sich aber gerade die kranken oder älteren Mitbürger nicht mehr stellen können.

> **Hinweis**
>
> *Es ist zu unterscheiden zwischen einer Pflichtversicherung, der man zwangsweise zugeordnet wird, und einer Versicherungspflicht, bei der eine Versicherung ausgewählt werden kann.*

Prinzipiell möglich wäre dagegen, die Finanzierungsbasis der Krankenkassen zu verbessern, indem alle Bürger ohne Ausnahme in eine Pflichtversicherung eingebunden werden (so z.B. in der Schweiz), zugleich aber die Krankenversicherung von fachfremden Leistungen befreit wird. Dies führt jedoch sofort zu heftigem Widerstand aller bisher von einer Pflichtversicherung befreiten Wähler und ist damit politisch kaum durchsetzbar.

Gelegentliche Vorschläge für «Strafabgaben auf gesundheitsschädigendes Verhalten» scheitern an der Praxis (Dennoch ist in der Sozialgesetzgebung mancher Länder die Pflicht der Versicherten, für ihre Gesundheit zu sorgen, festgeschrieben.) Für welche Sportarten sollen wie hohe Zuschläge erhoben werden? Umgekehrt: Wie könnte eine Pflicht zu mäßigem Ausgleichssport überwacht werden? Ab welchem Fahrstil bzw. ab welcher Motorleistung wird Autofahren zum gesundheitlichen Risiko?

Immer sinnvoll und geboten ist es, nach Rationalisierungsmöglichkeiten zu suchen, d.h. denselben Heilungserfolg optimal, bei gleichbleibender Qualität, aber nur mit dem unbedingt nötigen Aufwand zu erbringen. Abgesehen von Definitionsfragen (was ist «unbedingt notwendig»?) zeigt der Alltag mit seinen Verteilungskämpfen und wieder dem Beharrungsvermögen vieler Beteiligter, dass auch diese Lösung nur schwer, und wenn, dann nur unter massivem Druck, umsetzbar ist.

Damit verbleibt als letzte und derzeit auch häufig angewandte Lösung die Rationierung, also das Kürzen von Finanzmitteln und/oder Leistungen. Versuche, hier von Seiten des Staates eine Lösung zu finden, basieren darauf, die Kosten einer Therapie ins Verhältnis zum erwarteten Nutzen und dessen Dauer zu setzen und daraufhin primär die billigen und erfolgreichen Therapien zu fördern. Damit würde z.B. eine Blinddarmentzündung (relativ günstig, lebenslanger Nutzen) eher finanziert als eine sehr teure Krebsbehandlung mit nur zehnprozentiger Heilungschance. Bisherige Versuche scheiterten meist an der mangelnden Akzeptanz der Bevölkerung.

Merkpunkt

Rationalisierung im Gesundheitswesen ist immer eine ethische Pflicht, Rationierung dagegen ethisch eher bedenklich.

Eine andere Möglichkeit, die derzeit auch in der BRD angewandt wird: Der Staat gibt für die einzelnen Bereiche des Gesundheitswesens feste Ausgabenbudgets vor. Diese werden dann über die Pflegesatz- und Budgetverhandlungen auf das einzelne Krankenhaus heruntergerechnet, das damit jedes Jahr nur noch diese bestimmte Summe Geld ausgeben darf. Die Politik unternimmt damit keine wesentlichen Versuche einer grundsätzlichen Neuorientierung des Gesundheitswesens, sondern überlässt es dem einzelnen Krankenhaus (und damit in letzter Konsequenz dem einzelnen Mitarbeiter vor Ort), bei steigender Patientenzahl und steigenden Leistungsanforderungen mit immer weniger Geld auszukommen.

Krankenhausfinanzierung

Makroökonomie

Die Sozialversicherung der meisten Länder deckt die Risiken Krankheit, Unfall, Rente und Arbeitslosigkeit sowie in einigen Ländern auch Pflege ab.

In der BRD ist dieses «soziale Netz» in den Sozialgesetzbüchern (SGB) I bis XI geregelt, wobei sich das SGB V speziell mit der Krankenversicherung beschäftigt. Hier sind der versicherte Personenkreis, die Sicherstellung der Leistungen, die Organisation und die Finanzierung der Krankenkassen, der Datenschutz und die Belange des Medizinischen Dienstes (MDK) als Kontrollbehörde der Krankenkassen geregelt.

Die Aufgabe einer Krankenversicherung liegt in der bestmöglichen Absicherung der gesundheitlichen Risiken Krankheit, Dauerkrankheit, Defektheilung und Unfall.

Merkpunkt

Das Krankenhauswesen kann vom Staat oder über eine Solidarkasse finanziert werden, ansonsten trägt jeder Bürger im Krankheitsfall seine Kosten selbst und muss dafür entsprechend Vorsorge tragen.

Grundsätzlich bestehen drei Möglichkeiten, das Krankenhauswesen zu finanzieren:

- Die Vorsorge für mögliche Krankheitskosten liegt allein in der Eigenverantwortung jedes einzelnen Bürgers.
- Die Finanzierung erfolgt über eine Solidarkasse, in die viele / alle Bürger einzahlen und die dann im Krankheitsfall die anfallenden Kosten übernimmt.
- Das Krankenhauswesen wird vollständig über den Staatshaushalt finanziert.

Dabei kann es auch zu Mischformen kommen: In der BRD erfolgt die Finanzierung derzeit über eine sogenannte «duale Finanzierung», wobei der Staat Bau und Erstausstattung der Krankenhäuser finanziert, die Betriebskosten jedoch von den Krankenkassen übernommen werden.

Staatliche Förderung

Grundsätzlich obliegt dem Staat die Gesundheitsversorgung seiner Bevölkerung. Um hier eine Über- oder Unterversorgung mit Krankenhäusern zu vermeiden, pflegen viele Staaten mehr oder weniger detailliert über Genehmigungs- und / oder Finanzierungsregelungen in den Krankenhausbau einzugreifen. Als Beispiel kann hier wieder die BRD dienen:

Sofern ein Krankenhausträger den Neubau oder Ausbau eines Krankenhauses plant, stellt er dafür zunächst einen Antrag an das Bundesland zur Aufnahme der neuen Betten in den Krankenhausplan. Nur wenn dies erfolgt ist, werden die Einrichtung dieser neuen Planbetten vom Land und deren Betrieb von den Krankenkassen finanziert. In der Folge werden dann im Rahmen einer Einzelförderung die Baukosten sowie die Kosten für eine erste Ausstattung gegebenenfalls bewilligt und in den Landeshaushalt aufgenommen. Eine Ausnahme bilden die Universitätskliniken, bei denen die Kosten je zur Hälfte von Bund und Land übernommen werden.

Zusätzlich zu dieser Einzelförderung erhält jedes Krankenhaus eine (allerdings relativ niedrige) Pauschalförderung, bei der je Bett ein an der Leistungsstufe des Krankenhauses orientierter Festbetrag zur freien Verfügung vom Bundesland an das Krankenhaus überwiesen wird.

Dieses System legt es natürlich nahe, Krankenhäuser möglichst nicht immer wieder zu renovieren und auch neue Geräte nicht aus der Pauschalförderung zu finanzieren, sondern dies mit einem Krankenhausneubau zu verbinden.

Krankenversicherung

Es wird unterschieden zwischen den gesetzlichen (GKV) und den privaten (PKV) Krankenversicherungen. Die GKV ist im Rahmen der Sozialgesetzgebung geregelt und verlangt für den darin beschriebenen Personenkreis eine zwingende Versicherung in einer Solidargemeinschaft. (Eine Solidargemeinschaft basiert auf dem

Definition

Leistungsstufe:

Entsprechend ihrer Größe und Ausstattung werden die Krankenhäuser in die vier Leistungsstufen Grund-, Regel-, Zentral- und Maximalversorgung eingeteilt.

Merkpunkt

Die GKV basiert als Solidargemeinschaft auf einer staatlichen Sozialgesetzgebung und garantiert einheitliche Leistungen für alle Patienten; die PKV versichert dagegen alle nicht Versicherungspflichtigen sowie separate Wahl- und Zusatzleistungen.

Prinzip, die Bedürftigkeit oder die Notlage Einzelner durch die Unterstützung aller Mitglieder aufzufangen.)

Dieser Personenkreis kann durchaus unterschiedlich sein: In der BRD betrifft es lediglich alle nichtselbständig Beschäftigten bis zu einer bestimmten Einkommensbemessungsgrenze (2002: 3.275 Euro), in Österreich sind alle Lohnabhängigen versicherungspflichtig, in der Schweiz dagegen gilt für jeden in der Schweiz Wohnenden das sogenannte Versicherungsobligatorium.

Ebenso verschieden ist die Organisation der GKV: In der BRD werben gesetzliche Kassen und Ersatzkassen um die Versicherungspflichtigen (Ersatzkassen erfüllen ebenfalls die Aufgaben der GKV, bieten jedoch zumeist mehr Leistung und besseren Service bei allerdings höheren Beitragssätzen). In Österreich existieren unter dem Dach eines Hauptverbandes 27 Sozialversicherungsträger, welche zu weiten Teilen nach Berufsständen organisiert sind, denen man im Rahmen einer Pflichtversicherung zugeteilt wird. In der Schweiz wiederum können die Versicherungspflichtigen unter ca. 100 Krankenkassen wählen.

Die PKV dient entweder der Absicherung der nicht von der Versicherungspflicht erfassten Bürger oder aber der zusätzlichen Versicherung von Wahlleistungen (d.h. Leistungen, die zusätzlich zu den gesetzlich vorgeschriebenen Leistungen vom Versicherten gegen Zusatzentgelt gewählt werden können, z.B. höheren Komfort bei der Krankenhausbehandlung) oder Zusatzleistungen (d.h. Leistungen außerhalb der Pflichtleistungen sowie der klassischen Wahlleistungen, z.B. Behandlung durch Ärzte ohne Vertragsverhältnis mit den Sozialversicherungsträgern).

Darüber hinaus handelt es sich bei der PKV um ein privates Rechtsverhältnis, das durch die staatliche Sozialgesetzgebung zumeist nicht erfasst wird. Daher kann die Versicherungsprämie nicht einkommens-, sondern altersabhängig ermittelt werden, ebenso muss für jedes Familienmitglied ein eigenes Versicherungsverhältnis abgeschlossen werden.

Auch über das System der Sozialversicherung wird immer wieder versucht, die Kosten des Gesundheitswesens möglichst niedrig zu halten. In der BRD wurde die Möglichkeit eines Wechsels der Krankenkasse erleichtert, was zu einem Wettbewerb der Kassen führen sollte. Die daraus resultierenden Finanznöte einiger Kassen machten jedoch sehr schnell die Einführung eines komplizierten Risikostrukturausgleichs notwendig, welcher den gewünschten Wettbewerb wieder weitgehend zunichte machte.

Merkpunkt

Unter Risikostrukturausgleich versteht man ein Verfahren, das die Risiken von unterschiedlichen Patientengruppen (z.B. kranke Arbeitslose bei der einen, junge Besserverdienende bei der anderen Kasse) durch staatlich geregelte Transferzahlungen zwischen den Kassen ausgleicht.

Aus diesen Erfahrungen heraus überdenkt man in Österreich zunehmend den bisher geplanten Wechsel von der derzeitigen Pflichtversicherung (Zuweisung zu einer Kasse) hin zur Versicherungspflicht (freie Kassenwahl).

Die Schweiz hingegen hat mit der wählbaren Franchise (Selbstbeteiligung), der Bonusversicherung (Prämienreduktion anhand der Jahre ohne Schadensfall) und einer freiwilligen Beschränkung der Versicherten auf spezielle Vertragsärzte durchaus erfolgreiche Maßnahmen zur Kostenstabilität etabliert, damit allerdings eine gewisse Abkehr vom reinen Solidaritätsprinzip in Kauf genommen.

Tabelle 3

Ausgabenstruktur der Kosten im Gesundheitswesen (BRD 2000)

Quelle: Deutsche Krankenhausgesellschaft

Nach Kostenträgern		Nach Leistungsarten	
GKV	47 %	Stationäre Behandlung	22 %
PKV	5 %	Ambulante Behandlung	16 %
Rentenversicherung	8 %	Medikamente	13 %
Unfallversicherung	3 %	Lohnfortzahlung	11 %
Pflegeversicherung	2 %	BU-Rente	8 %
Arbeitgeber	15 %	Krankengeld	5 %
Öffentliche Haushalte	12 %	Pflege	6 %
Private Haushalte	8 %	Rehabilitation	4 %
		Zahnersatz	3 %
		Kuren	2 %
		Vorsorge	1 %
		Sonstiges	9 %

Krankenhausbudget

Eine häufig angewandte Regelung zur Senkung oder zumindest Stabilisierung der Krankenhauskosten ist das Krankenhausbudget. Dabei wird jedem Krankenhaus für einen festen Zeitraum ein bestimmter Finanzbetrag zugewiesen, der nicht überschritten werden darf. Dieser Betrag wird entweder immer wieder neu anhand von Leistungsstruktur oder Ausstattung festgelegt oder aber vom jeweiligen Vorjahr (mit entsprechenden Steigerungsraten) fortgeschrieben.

Diese Budgets sind nun im Regelfall mit wenigen Ausnahmen (z.B. für Präventionsmaßnahmen, Rationalisierungsinvestitionen) gedeckelt, d.h. sofern dieser Betrag über- oder unterschritten wird, treten Ausgleichsmechanismen in Kraft: Bei Überschreitung erhalten die Krankenhäuser für die Mehrleistungen nurmehr einen Bruchteil der Vergütung, bei Unterschreitung dürfen sie nur einen Bruchteil des eingesparten Betrages behalten. Ideal ist daher eine «Punktlandung» genau beim festgesetzten Budgetbetrag, was für die Krankenhäuser selbstverständlich einen erheblichen Überwachungs- und Steuerungsaufwand beinhaltet.

Da die Budgets zumeist gegenüber der Leistungszunahme nur unzureichend fortgeschrieben werden, ergibt sich für viele Krankenhäuser im Verlauf der Jahre eine immer größer werdende Deckungslücke. Eine solche entsteht, wenn die anfallenden Aufwendungen nicht mehr durch die eingehenden Erträge abgedeckt werden können.

Krankenhaustarife

Merkpunkt

Die Einnahmen eines Krankenhauses können entweder pauschal oder leistungsbezogen zugewiesen werden; in letzterem Fall kann entweder fallunabhängig über Pflegesätze oder über fallbezogene Leistungsentgelte abgerechnet werden.

Im Prinzip bestehen zwei Varianten, um Krankenhäuser zu finanzieren: Zum einen können beim Selbstkostendeckungsprinzip einem Krankenhaus einfach die entstandenen Kosten ersetzt werden, d.h. ein Krankenhaus weist am Jahresende die entstandenen Kosten nach, woraufhin diese durch einen oder mehrere Kostenträger (Sozialversicherung, Staat, Krankenkassen, ...) ersetzt werden. Dieses primär einfache Verfahren hat den wesentlichen Nachteil, dass keinerlei Anreiz zum Sparen besteht, weshalb die Kostenträger dann versuchen, durch detaillierte Regelungen (z.B. Krankenhausbedarfsplanung, Personalbedarfsberechnungen) die Ausstattung und Ausgaben des Krankenhauses zu begrenzen.

Die andere Möglichkeit ist die leistungsbezogene Vergütung, bei der entweder die einzelnen Behandlungstage oder aber definierte Diagnose- oder Behandlungskomplexe durch feste Beiträge vergütet werden. Die wesentlichen Vergütungsformen sind:

- **Pflegesätze:** Im wesentlichen ist dies die Vergütungsform beim Selbstkostendeckungsprinzip, wobei die Höhe der Pflegesätze dann anhand der Kosten des Vorjahres ermittelt und im Folgejahr gewissermaßen als Vorschuss an das Krankenhaus überwiesen werden. Pflegesätze kommen aber auch bei der leistungsbezogenen Vergütung zum Einsatz, um jene Behandlungen abzudecken, die nicht über vordefinierte Behandlungskomplexe abgedeckt sind.
- **Sonderentgelte:** Um vergleichbare Pflegesätze je Krankenhaus oder Abteilung zu erhalten, werden gelegentlich sehr teure Behandlungen aus den Pflegesätzen herausgenommen und separat vergütet.
- **Wahlleistungsentgelte:** Hier handelt es sich um Leistungen, die zusätzlich zu den klassischen Krankenhausleistungen gebucht werden können (z.B. Zwei-Bett-Zimmer, Wahlarztbehandlung) und vom Patienten selbst oder dessen PKV erstattet werden.
- **Sondervergütungen:** Hierunter fallen alle Abrechnungsformen, die vom Gesetzgeber entwickelt wurden, um die Kosten der stationären Behandlung zu senken. Dabei werden bestimmte teilstationäre (enthält im Gegensatz zur vollstationären Behandlung z.B. keine Übernachtung im Krankenhaus) Leistungen besser als lediglich ambulante Untersuchungen vergütet, wenn dadurch die (noch höheren) stationären Kosten nicht anfallen.
  Ein Beispiel aus der BRD: Werden die Voruntersuchungen zu einer OP ambulant erbracht, so wird diese «vorstationäre» Behandlung besser als eine rein ambulante Behandlung, aber niedriger als eine vollstationäre Behandlung vergütet.

• **Fallpauschalen / DRGs** (Diagnosis Related Groups = Diagnosebezogene Abrechnungspauschalen): Hier wird für jeden Behandlungsfall ein fester Betrag erstattet. Während die Fallpauschalen ohne Rücksicht auf weitere Faktoren generell für einen eindeutig definierten Behandlungskomplex einen festen Betrag vergüten (z.B. 1'800 Euro für eine Blinddarm-OP), werden bei den DRGs mehrere Faktoren erfasst, deren Kombination dann eine DRG mit einer entsprechend vorher kalkulierten Punktezahl ergibt. Viele Länder decken mit ihren DRGs nur die standardisierbaren Behandlungen ab, die restlichen Fälle und jene Fälle, bei denen eine bestimmte Verweildauer überschritten werden, werden weiterhin mit Pflegesätzen vergütet.

Zum Prinzip der DRGs

Das Verfahren ist seit vielen Jahren in der Entwicklung und wird ständig verfeinert (und dadurch leider auch immer komplizierter). Entsprechend unterscheidet man aktuell 4 «Generationen» von DRG-Systemen. Das für Österreich entwickelte LDF-System (Leistungsorientierte Diagnosefallgruppen) ist dagegen eine eigenständige Entwicklung, die mit den anderen Verfahren nur bedingt verglichen werden kann.

Zunächst werden die Diagnosen, unterteilt nach Haupt- und Nebendiagnosen erfasst und nach einem internationalen Standard (ICD) codiert. Dasselbe geschieht mit den erbrachten Maßnahmen und Prozeduren (ICPM, OPS). Dies wird verbunden mit weiteren Daten des Patienten (z.B. Alter) und des Krankenhausaufenthalts (z.B. Verweildauer allgemein und im Rahmen einer eventuellen Intensivpflegebehandlung). Alle Daten werden dann von einem Grouper (einer Software, welche aus den eingegebenen Daten eine DRG ermittelt) kombiniert und ergeben eine abrechnungsfähige DRG pro Behandlungsfall. In den moderneren Systemgenerationen wird diese DRG zusätzlich mit mehreren Schweregraden versehen.

Dieser DRG ist nun ein Wert in Form einer Punktzahl zugeordnet, die dann mit einem entweder staatlich vorgegebenen oder von den Vertragsparteien ausgehandelten Punktwert multipliziert wird und so das Entgelt für diese Behandlung ergibt.

> Beispiel:
> Der Grouper gibt für eine bestimmte Behandlung eine DRG mit einer Punktzahl von 2,5 aus.
> Der Basisfallpreis (für eine DRG mit der Punktzahl 1,0) liegt bei 2.500 Euro. Entsprechend erhält das Krankenhaus für diese Behandlung 2,5 x 2.500 Euro = 6.250 Euro.

Es ist verständlich, dass ein Universitätsklinikum im Gegensatz zu einem kleineren Haus der Grundversorgung hier erheblich benachteiligt wäre. Daher werden zusätzliche Zu- und Abschläge festgelegt, mit denen höhere Vorhaltekosten, Personalausbildung usw. berücksichtigt werden können.

Österreich hat bereits 1979 mit Überlegungen zu einer Umorganisation der Krankenhausfinanzierung begonnen, nach ersten Testläufen seit 1988 wurde das an die DRG angelehnte, aber dennoch eigenständige Modell der Leistungsorientierten Diagnosefallgruppen (LDF) eingeführt.

In der Schweiz wurde das Projekt DRGs im Jahre 1985 gestartet, Mitte 2001 begann in Zürich die probeweise Einführung der AP-DRGs, bis 2004 soll das Systems bundesweit angewandt werden, zugleich soll das System unter dem Namen I(A)P-DRGs weiter modifiziert werden.

In der BRD wurde mit dem letzten Regierungswechsel 1998 das bisher kombinierte System aus Pflegesätzen und Fallpauschalen verlassen, mit der gesetzlichen Regelung im Januar 2000 die Auswahl, Anpassung und Einführung eines DRG-Systems festgelegt, welches nun als AR-DRG bis spätestens 2007 verpflichtend und bundesweit eingesetzt werden soll.

Allen Varianten gemeinsam ist der Vorteil, dass nun für jeden Behandlungsfall ermittelt werden kann, ob der von den Kostenträgern bezahlte Ertrag auch die Kosten der Behandlung abdeckt. Insoweit haben die Krankenhäuser Richtgrößen, die sie gegebenenfalls zu optimierter Leistungserbringung zwingen.

Auf der anderen Seite steht ein immenser Verwaltungs- und Dokumentationsaufwand, komplizierte Verfahren zur Ermittlung der jeweils abrechnungsfähigen Vergütungsziffer sowie die Erkenntnis, dass die Systeme ständig an erkannte Probleme und aktuelle Anforderungen angepasst werden müssen.

Zusätzlich wird gefragt, ob bei einem Festbetrag pro Behandlung die erzwungene Wirtschaftlichkeit nicht doch zu Lasten der Behandlungsqualität geht und ob damit nicht gerade die besonders pflegebedürftigen Älteren und Schwerkranken nicht mehr die eigentlich gebotene Zuneigung und Einfühlsamkeit erhalten (inwieweit kann aber dennoch ein Mehr an Einfühlsamkeit auch aus ökonomischer Sicht sinnvoll sein?).

Krankenhausorganisation

Krankenhausarten

Die Unterteilung von Krankenhäusern dient statistischen, steuerlichen und Förderungs- bzw. Zuweisungszwecken. Aufgrund der nationalen (auch sprachlichen) Besonderheiten ist ein internationaler Vergleich oftmals schwierig, doch können prinzipiell folgende Unterscheidungen getroffen werden:

Merkpunkt

Krankenhäuser werden zumeist nach Aufgaben, nach der Art der dort tätigen Ärzte oder nach der Verweildauer unterschieden.

Anhand der Aufgaben wird unterschieden in Allgemeinkrankenhäuser (mit einem breiten Fachspektrum), Fachkrankenhäuser (mit einer Spezialisierung auf eine oder wenige Fachrichtungen) und Sonderkrankenhäuser (z.B. Psychiatrische Kliniken).

Weiter lässt sich differenzieren zwischen Anstaltskrankenhäusern (mit angestellten Ärzten) und Belegkrankenhäusern, bei denen niedergelassene Ärzte (jene, die sich in einer Praxis oder einem ambulanten Zentrum niedergelassen haben) für die stationäre Behandlung ihrer Patienten Betten angemietet haben.

Schließlich dient auch die Verweildauer als Kriterium. Traditionell werden die Akutkrankenhäuser von den Langzeitkrankenhäusern (Liegedauer bis zu drei Monaten) und den Krankenhäusern für chronisch Kranke (mit bis zu 1,5 Jahren Verweildauer) unterschieden. Speziell diese Differenzierung gewinnt zunehmend an Bedeutung, da noch viel zu häufig pflegegeringe Langzeitpatienten in Akutkrankenhäusern mit entsprechend hohen Vorhaltekosten (aufgrund des Versorgungsauftrages entstehende Mehrkosten für z.B. Bereitschafts- oder Notfalldienste) untergebracht sind, womit diese Fehlbelegung unangemessen hohe Kosten verursacht.

Krankenhausträger und Rechtsformen

Die Mehrzahl bilden die von staatlichen Trägern betrieben öffentlichen Krankenhäuser.

Bereits aus der geschichtlichen Entwicklung heraus besteht eine Vielzahl an Krankenhausträgern, die aus religiösen, humanitären oder sozialen Beweggründen heraus Krankenhäuser errichtet und betrieben haben. Da diese Vereinigungen ihre Krankenhäuser freiwillig und in der Regel gemeinnützig betreiben, hat sich hier der Begriff der freigemeinnützigen Krankenhäuser etabliert.

Daneben nimmt allerdings die Zahl der privaten Krankenhäuser zu, die sich zumeist in einigen besonders rentablen Bereichen etablieren, um auf diese Weise auch Gewinn abzuwerfen. Diese Spezialisierung, verbunden mit der Orientierung an meist komplikationsloseren und damit günstigeren Patienten führt allerdings dazu, dass sich die schwereren und damit teureren Fälle häufig in den von Staat oder Kommunen geführten öffentlichen Krankenhäusern konzentrieren und dort zunehmend zu finanziellen Mehrbelastungen führen. Auch haben es die privaten Krankenhäuser in Zeiten von Personalmangel leichter, Mitarbeiter durch andere Gehaltsstrukturen oder zusätzliche Leistungen zu finden bzw. zu halten als die an die festen Tarifstrukturen des öffentlichen Dienstes gebundenen privaten oder auch freigemeinnützigen Krankenhäuser.

Relativ unabhängig vom Krankenhausträger können Krankenhäuser in unterschiedlichen Rechtsformen betrieben werden:

Merkpunkt

Krankenhäuser können als Eigen- oder Regiebetriebe eines staatlichen Trägers oder als privatrechtliche Unternehmen geführt werden.

Ursprünglich wurden z.B. die öffentlichen Krankenhäuser meist als Eigenbetriebe des staatlichen Trägers geführt, womit das Krankenhaus ein fester Bestandteil von Stadt oder Landkreis war und auch von Beamten dieses Trägers geleitet wurde. Durch Änderung der gesetzlichen Grundlagen wurde es dann zunehmend möglich, diese Krankenhäuser als Regiebetriebe auszugliedern, womit diese dann nahezu eigenständige Unternehmen, allerdings immer noch letztendlich im Rahmen der öffentlichen Hand, waren.

Im Rahmen der Kostendiskussion wird nunmehr zunehmend die «Privatisierung» diskutiert, wobei das Krankenhaus in ein eigenständiges privatrechtliches Unternehmen umgewandelt wird, welches zum Beispiel als Aktiengesellschaft geführt werden kann. Zu beachten ist dabei, dass auch diese Unternehmen weiterhin im Besitz eines staatlichen Trägers stehen können (wobei dieser im Falle einer AG dann alle oder wesentliche Teile der Aktien hält). Hauptgründe für eine solche Privatisierung sind die Entlastung des öffentlichen Haushalts (indem dort die möglichen Schulden des Krankenhauses nicht mehr auftauchen) sowie die Befreiung der Krankenhäuser von den strengen gesetzlichen und tariflichen Rahmenbedingungen des öffentlichen Dienstes. Viele staatliche Träger wehren sich dennoch gegen eine Privatisierung, da damit ihr Einfluss auf einen wesentlichen Bereich des politisch bedeutsamen Themas «Gesundheitsversorgung der Bevölkerung» verloren geht.

Krankenhausbedarfsplanung

Merkpunkt

Krankenhausbedarfsplanung versucht, eine ausreichende, aber nicht überhöhte Zahl an Krankenhausbetten für die bedarfsgerechte Versorgung der Bevölkerung zu erzielen.

Ein Staat kommt seiner Aufgabe der bedarfsgerechten Versorgung der Bevölkerung mit Krankenhausleistungen nach, wenn er für jeden Patienten bei Bedarf in zumutbarerer Entfernung eine angemessene und qualitativ hochwertige stationäre Versorgung sicherstellen kann.

Im Zuge des Ausbaus des Gesundheitswesens in den Jahrzehnten nach dem zweiten Weltkrieg wurden Bau und Betrieb neuer

Krankenhäuser weitgehend begrüßt und unterstützt. Im Lauf der Zeit kam jedoch der nicht unberechtigte Verdacht auf, dass hier zunehmend das Angebot die Nachfrage unterstützt, indem die Krankenhäuser zwecks Auslastung ihrer zusätzlichen Betten vermehrt auch Patienten rekrutieren, die zuvor nicht unbedingt eine stationäre Behandlung benötigt hätten. So sehen sich immer mehr Staaten inzwischen gezwungen, mit einer restriktiveren Krankenhausbedarfsplanung einer Überversorgung entgegen zu wirken.

Der Versuch, für eine entsprechende Krankenhausbedarfsplanung einfach die Ist-Zahl der Patienten mit Bedarf an stationärer Versorgung zu erheben, muss jedoch scheitern, da die bisherigen Krankenhäuser ja im Regelfall ausgelastet sind. Daher wird versucht, entweder in aufwendigen Untersuchungen Fehlbelegungen und zu lange Verweildauern aufzudecken und abzubauen oder aber über andere restriktive Finanzierungsformen die Krankenhäuser selbst dazu zu bringen, nicht benötigte Behandlungstage oder Betten abzubauen.

Dies führt jedoch für die Krankenhäuser zu einem erheblichen Dilemma, da sie einerseits aus Finanzgründen gezwungen werden, Betten nicht mehr zu belegen, andererseits aber wissen, dass nicht benötigte Betten aus der Krankenhausplanung herausfallen und sie so von staatlicher Seite aus zwangsweise verkleinert werden könnten. Die vermeintliche Lösung ist nun, zwar Fehlbelegung und Verweildauer abzubauen, freiwerdende Betten aber durch die Rekrutierung neuer und zusätzlicher Patienten wieder zu füllen, indem genauer diagnostiziert und kleinere Defekte nun eben doch operiert werden. Das bisher oftmals unbefriedigende Ergebnis: Die einzelne Behandlung wird zwar günstiger, dagegen steigt nun jedoch die Zahl der stationären Patienten.

Wird hingegen versucht, von staatlicher Seite aus dirigistisch Betten zu streichen, stößt dies auf einen von den Betroffenen massiv geförderten öffentlichen Widerstand, der angesichts der aktuellen politischen Kultur im Regelfall sehr schnell zur Rücknahme der Bettenstreichungen führt.

Krankenhausbetrieb

Ziele

Was das Hauptziel eines Krankenhauses angeht, so werden hier bevorzugt zwei Ziele genannt: Aus betriebswirtschaftlicher Sicht eine wirtschaftliche oder rentable Leistungserbringung, aus medizinischer Sicht die bedarfsgerechte Versorgung der Patienten bzw. der Bevölkerung. Diese Überlegung wird noch dadurch erschwert, dass private Kliniken ja durchaus auch eine Gewinnerzielungsabsicht haben.

Merkpunkt

Hauptziel jedes Krankenhauses ist die bedarfsgerechte Versorgung seiner Patienten. Dieses Hauptziel wird durch das Hilfsziel einer wirtschaftlichen Leistungserbringung erreicht.

Geht man allerdings vom eigentlichen Zweck eines Krankenhauses aus, so kann nur die Versorgung das Hauptziel sein, die wirtschaftliche Leistungserbringung ist lediglich ein Hilfsziel, um das eigentliche Hauptziel zu erreichen.

Angesichts einer Budgetierung sehen allerdings viele einen Zielkonflikt zwischen Ökonomie und medizinischer Versorgung, was konkret an den unterschiedlichen Berufsgruppen festgemacht werden kann: Während Ärzte und Pflegekräfte ihren Versorgungsauftrag durch die zunehmende Mittelverknappung gefährdet sehen, vermuten die Ökonomen, dass eine Patientenversorgung ohne Berücksichtigung der finanziellen Lage auf Dauer zum Untergang des Krankenhauses und damit auch der Versorgung der Bevölkerung führt. Hier eine Verständigung zu finden, wird eine der wesentlichen Aufgaben der nächsten Jahre sein.

Ebenso problematisch ist die Frage, welches Ausmaß die Behandlung haben sollte: Benötigt der Patient die bestmögliche Versorgung (wiederum der Wunsch des medizinischen Personals) oder genügt die medizinisch notwendige oder ausreichende Versorgung (die Vorstellung der Politik und der Kostenträger)? Auch die Definition des medizinisch tatsächlich Notwendigen ist umstritten und gewinnt speziell im Bereich der Schmerz- und Palliativmedizin zunehmend an Bedeutung.

Neben Haupt- und Hilfsziel hat ein Krankenhaus noch weitere sogenannte Nebenziele: Hierzu zählen beispielsweise das Personalwirtschaftsziel (ausreichende Anzahl von zufriedenen Mitarbeitern), das Integrationsziel (wirkungsvolle Zusammenarbeit mit anderen Institutionen) und Aus-, Fort- und Weiterbildung.

Leistung

Die primären Leistungen eines Krankenhauses sind Unterkunft und Verpflegung, Pflege, Diagnose und Therapie der Patienten. Der Vorteil dieser Primärleistungen ist, dass sie gemessen und damit auch verglichen werden können. Andere Leistungsdefinitionen wie die Heilung oder zumindest Verbesserung des Gesundheitszustandes hingegen können oftmals nicht genau definiert und nur schwierig ermittelt werden.

Merkpunkt

Die im Krankenhaus erbrachten primären Leistungen sind Unterkunft und Verpflegung, Pflege, Diagnose und Therapie. Diese Leistungen sollten wirtschaftlich und rentabel erbracht werden.

Die Frage der Kundenzufriedenheit als eigentlicher Maßstab eines Dienstleistungsunternehmens führt im Krankenhaus zu Problemen, da es keineswegs ausgemacht ist, dass der im Regelfall ohne dezidierte medizinische Kenntnisse ausgestattete Patient die Zufriedenheit des Personals mit dem Behandlungsergebnis teilt. Sofern andererseits die These stimmt, wonach die Patienten Service, Freundlichkeit des Personals sowie Zimmerausstattung und Qualität des Essens hoch einschätzen, besteht hier für viele Krankenhäuser sicherlich noch Nachholbedarf.

Aus ökonomischer Sicht ist die wirtschaftliche und rentable Leistungserbringung essentiell. Zur Unterscheidung dieser Begriffe ein vereinfachtes Beispiel:

Eine normale Röntgenuntersuchung verursacht in einem Krankenhaus bei optimaler Durchführung Aufwendungen von 350 Euro. Jede Röntgenuntersuchung mit einem höheren Aufwand ist unwirtschaftlich. Die Kostenträger wiederum erstatten für die Röntgenuntersuchung 360 Euro, von daher sind alle Röntgenuntersuchungen mit einem Aufwand über 360 Euro unrentabel.

Speziell die Rentabilität einzelner Leistungen wird mit Einführung von leistungsbezogenen Entgelten wichtig. Diese sicherlich sinnvolle Berechnung wird jedoch dadurch erschwert, dass nicht nur der direkte Personal- und Sachaufwand, sondern auch weitere Kosten wie Vorhaltekosten (z.B. Bereitschaftsdienste), Energie, Abfallentsorgung, Reinigung, Verwaltungsaufwand und Lagerhaltung usw. mit berücksichtigt und umgelegt werden müssen.

Kennzahlen

Merkpunkt

Kennzahlen geben die Leistungsfähigkeit eines Krankenhauses an. Wichtige Kennzahlen sind Fallzahl, Belegungstage, durchschnittliche Verweildauer sowie Bettenauslastung.

Kennzahlen werden verwendet, um in möglichst kurzer und verständlicher Form wesentliche Leistungsdaten eines Krankenhauses anzugeben und somit Statistiken und Vergleiche zu ermöglichen. Die bisher gebräuchlichsten Kennzahlen im Krankenhausbereich sind:

- **Fallzahl**
  Anzahl der Patienten pro Kalenderjahr =
  (Aufnahmen + Entlassungen) : 2
- **Belegungstage bzw. Pflegetage**
  Summe der Verweildauer aller Patienten eines Kalenderjahres, ermittelt durch Addition der täglichen Mitternachtsstatistik, die alle Patienten erfasst, die sich zum Tageswechsel stationär im Krankenhaus befinden.
- **Durchschnittliche Verweildauer**
  Anzahl der Tage, welche die Patienten durchschnittlich im Krankenhaus verbracht haben = Pflegetage : Fallzahl
- **Nutzungsgrad**
  Auslastungsgrad der Krankenhausbetten
  = Belegungstage je Kal.jahr : (Bettenzahl x 365) x 100

Mit Einführung der DRGs gewinnen zusätzliche, im Rahmen dieses Systems ermittelte Kennzahlen an Gewicht, so z.B. der Case-Mix-Index (durchschnittliche Fallschwere) oder die Basisrate (krankenhausindividueller Erlös je Behandlungsfall).

Beispiel

An einem Klinikum wurden folgende Zahlen ermittelt:

Aufnahmen	=	46'964
Entlassungen	=	46'950
Belegungstage	=	455'486
Planbetten	=	1'631

Fallzahl:
(46'964 + 46'950) : 2 = 46'957 Fälle

Durchschnittliche Verweildauer :
455'486 : 46'957 = 9,7 Tage

Nutzungsgrad:
455'486 : (1'631 x 365) x 100 = 76,5 %

Krankenhausrecht

Wie bereits erwähnt, ist das Gesundheitswesen eine wesentliche Aufgabe des Staates und hat zudem einen erheblichen finanziellen und personellen Umfang. Entsprechend sind alle Staaten bemüht, hier regulierend einzugreifen. Dies führt im Bereich des Krankenhauswesens zu einem regelrechten Dschungel an Gesetzen, Verordnungen, Verträgen, welche versuchen, die Organisation, die Finanzierung, das Berufsrecht usw. umfassend zu regeln.

Dies wird noch ergänzt durch sonstige Rechtsvorgaben wie das Arbeits-, Handels-, Steuer- und Strafrecht sowie im EU-Raum die europäische Gesetzgebung und zunehmend die Entscheidungen des Europäischen Gerichtshofes.

Erschwerend kommt hinzu, dass im Rahmen der Kostendiskussion ständige Reformbemühungen ihren Niederschlag finden, was angesichts der Vernetzung der Gesetze untereinander nicht nur permanente Änderungen in allen Teilen der Krankenhausgesetzgebung mit sich bringt, sondern des öfteren auch Widersprüche unter den einzelnen Rechtsnormen hervorruft.

Krankenhausbuchführung

Konten und Jahresabschluss

Merkpunkt

Sämtliche Krankenhäuser verfügen über Buchungssysteme, in denen auf einzelnen Konten alle Erträge und Aufwendungen dokumentiert sind.

Jedes Unternehmen benötigt ständig einen genauen Überblick über seine finanziellen Möglichkeiten und Grenzen und damit auch über seine Erträge und Aufwendungen. Ebenso haben oftmals Dritte wie Finanzamt oder Banken Interesse an diesen Zahlen. Daher existieren weltweit entsprechende Buchungssysteme, die allesamt auf ähnliche Art und Weise die erforderlichen Daten abbilden.

Basis solcher Darstellungen sind Konten, auf denen die (vereinfacht gesagt) Einnahmen und Ausgaben gebucht werden. Diese Konten sind durchaus mit Ihrem privaten Bankkonto zu vergleichen und verwenden auch die Begriffe Soll und Haben (wobei diese traditionellen Begriffe missverständlich sind, da Haben im Bereich der Buchführung nicht immer ein Guthaben bedeuten muss).

Um nun einzelne Beträge möglichst detailliert aufzeichnen und darstellen zu können, werden möglichst viele Einzelkonten gebildet, die dann wiederum in Sammelkonten zusammengefasst werden. Auch die Durchnummerierung der Konten folgt diesem System und macht es (vor allem für die EDV) leichter, Konten zu finden und zu verwalten.

Beispiel:
Die Konten 6900 (Büromaterialien), 6901 (Druckerzeugnisse), 6902 (Kopieraufwand) und 6904 (Bücher) werden im Unterkonto 690 (Büromaterialien und Druckerzeugnisse) zusammengefasst. Dieses Unterkonto bildet mit weiteren «dreistelligen» Unterkonten die Kontenklasse 69 (Verwaltungsbedarf). Die nächsthöhere Ebene ist dann die Kontengruppe 6 (Aufwendungen).

Auf diese Art und Weise kann man leicht über die Eingabe der entsprechenden Kontonummer sowohl eine detaillierte Aufstellung einzelner Artikel als auch eine Übersicht über alle bisherigen Aufwendungen abrufen.

In der Regel werden dann am Jahresende alle diese Daten mit weiteren Angaben im Jahresabschluss zusammengefasst. Dieser ist in folgende Bereiche untergliedert:

- **Aktiva:** Auf diesen Konten wird dargestellt, was alles zum Bestand eines Krankenhauses gehört.
- **Passiva:** Diesen Konten kann man entnehmen, woher die finanziellen Mittel stammen, mit denen ein Krankenhaus seine Aktiva finanziert hat.
- **Erträge:** Gibt alle Einnahmen eines Krankenhauses an.
- **Aufwendungen:** Gibt alle Ausgaben eines Krankenhauses an.

Kostenrechnung

Die auf Konten erfassten Aufwendungen können nun in Form von Tabellen oder Listen ausgegeben und für Überprüfungen oder Berechnungen verwendet werden.

Die *Kostenartenrechnung* stellt Aufwendungen nach ihrer Art zusammen: Im Beispiel oben wären dies z.B. Bücher, Druckerzeugnisse, Verwaltungsbedarf.

Werden die Aufwendungen dagegen nach dem Ort ihrer Entstehung (z.B. einer Station) zusammengestellt, spricht man von einer *Kostenstellenrechnung*. Hierzu erhält jede wirtschaftende Einheit (Abteilung, Station) eine eigene Kostenstellennummer. Diese werden ähnlich den Konten in weiteren übergeordneten Kostenstellen zusammengefasst.

Beispiel:

- Klinik für Herz-, Thorax-, Gefäßchirurgie: Kostenstelle 9300000
- Abteilung für Herzchirurgie: Kostenstelle 9310000
- Station A2 dieser Abteilung: Kostenstelle 9312000

Merkpunkt

Drei wesentliche Formen der Kostenrechnung sind die Kostenarten-, die Kostenstellen- und die Kostenträgerrechnung.

Somit würde eine EDV-Abfrage «Kostenstelle 9312000 / Konto 6904 / Zeitraum 2001» eine Liste mit allen von der Station A2 während des Jahres 2001 gekauften Büchern ausgeben.

Seitdem zunehmend bestimmte Leistungen mit Festpreisen vergütet werden (Fallpauschalen oder DRGs), benötigt man zusätzlich eine *Kostenträgerrechnung*, welche alle Aufwendungen zusammenstellt, die für einen jeweiligen Behandlungsfall von dem Kostenträger, also dem hier behandelten Patienten (bzw. dessen Krankenkasse) getragen werden.

Theoretisch könnte nun für jeden Artikel in der Buchhaltung auch noch eine spezielle Kostenträgernummer (z.B. die Patientennummer) hinterlegt werden, dies ist in der Praxis so aber zumeist nicht möglich. Von daher werden dann entweder per Hand oder über eine elektronische Krankenakte die direkten Kosten, also die benötigten Personal- und Sachaufwendungen ermittelt. Zusätzlich werden die gesamten Vorhaltekosten (z.B. Bereitschaftsdienste), Gemeinkosten (Kosten, die für das Krankenhaus ohne direkten Bezug zum einzelnen Behandlungsfall insgesamt «allgemein» anfallen, wie Energie, Wasser, Reinigung, etc.), Kosten für Verwaltung, Lagerhaltung, interne Dienstleister usw. ermittelt und dann anteilig auf den Einzelfall umgelegt. Dies ist allerdings sehr aufwendig und auch problematisch, denn je nach Umlageschlüssel werden dem Einzelfall möglicherweise zu hohe oder zu niedriege indirekte Kosten aufgebürdet. (Direkte Kosten lassen sich direkt einem Kostenträger zuordnen, indirekte Kosten müssen nach unterschiedlichen Aufteilungsschlüsseln auf den einzelnen Fall umgelegt werden.)

Aufwendungen

Merkpunkt

Krankenhäuser als Dienstleistungsunternehmen haben einen Personalkostenanteil von über 2/3 des Gesamtaufwandes.

Das Krankenhaus als Dienstleistungsunternehmen ist sehr personalintensiv, d.h. mehr als 2/3 aller Aufwendungen entfallen auf die Personalkosten.

Angesichts der finanziellen Engpässe vieler Krankenhäuser macht es (zumindest aus ökonomischer Sicht) Sinn, zuerst den größten Ausgabenposten und damit die Personalaufwendungen einer kritischen Prüfung zu unterziehen. Auch sind die Einsparungen durch Streichen einer Personalstelle meist erheblich höher als über eine entsprechende Optimierung im Sachmittelbereich (beispielsweise über Preisverhandlungen) ohne weiteres erzielt werden kann.

Personalaufwand		**Sachaufwand**	
Pflegedienst	39,2 %	Medizinischer Bedarf	49,3 %
Ärztlicher Dienst	21,9 %	Wirtschaftsbedarf	10,4 %
Med.-techn. Dienst	11,5 %	Wasser, Energie	6,1 %
Funktionsdienst	9,3 %	Instandhaltung	13,6 %
Wirtschaftsdienst	7,7 %	Lebensmittel	6,4 %
Verwaltung	6,2 %	Verwaltungsbedarf	5,7 %
Sonstiges	4,2 %	Sonstiges	8,5 %

Tabelle 4

Die weitere Aufteilung der Aufwendungen (Basis: BRD, 2000)

Quelle: Deutsche Krankenhausgesellschaft

Sofern für eine Kostenträgerrechnung einzelne Abläufe oder Aufschläge berechnet werden, so ist dabei vor allem die vollständige Erfassung aller Aufwendungen wichtig.

Beispiel 1
Schriftliche Anfrage an die Verwaltung
(alle Angaben in Euro)

Arbeitszeit Chefarzt (10 Minuten Diktat):	5,80
Arbeitszeit Sekretärin (20 Minuten Tippen, Gang zur Poststelle):	6,70
Arbeitszeit Verwaltungsangestellter (Bearbeitung, Antwortbrief):	10,20
4 Blatt Papier samt Computerausdruck:	1,40
Kosten für Haustransport (pauschal):	5,00
Summe der Kosten:	29,10

Definition

Mit Hilfe der Abschreibung werden für buchhalterische und steuerliche Zwecke die gesamten Anschaffungs- und Herstellungskosten auf die vermutete Nutzungsdauer umgelegt.

Beispiel 2
Aufschlag auf Materialkosten (alle Angaben in Euro)

Lagerhalle samt Ausstattung (1.9 Mio., Abschreibung auf 30 Jahre):	63.300
Instandhaltung pro Jahr:	6.000
Heizung, Strom, Wasser pro Jahr:	11.300
Reinigung pro Jahr:	4.500
15 Lagermitarbeiter à 29.000:	435.000
4 Verwaltungsangestellte (Verhandlungen, Bestellungen usw.) à 32.000:	128.000
Sonstiger Verwaltungsaufwand pro Jahr:	73.000
4 Computer à 2.500, Abschreibung auf 3 Jahre:	3.300
Warentransport durch Fuhrpark / Hausdienst:	13.600
Verdorbene und beschädigte Artikel pro Jahr:	9.500
Zinsen des Kredites für Materialbeschaffung (6,5%, Lagerbestand 7 Mio.):	455.000
Summe des Aufwandes für Lagerhaltung und -verwaltung:	1.202.500

Dieser Aufwand kann nun prozentual auf den gesamten Jahresumsatz des Lagers umgelegt werden. Bei 9,1 Mio. Jahresumsatz wäre dies ein Aufschlag von ca. 13,2%, der im Rahmen einer Kostenträgerrechnung zum Einkaufspreis jedes Artikels addiert werden muss. Dieser Prozentsatz kann übrigens normalerweise von der Materialverwaltung des Krankenhauses erfragt werden.

Bei der Berechnung des Personalaufwandes genügt es ebenfalls nicht, das Jahres-Bruttogehalt eines Mitarbeiters auf die Arbeitsstunde umzurechnen. So sind (je nach Staat) zusätzlich die Lohnnebenkosten wie Arbeitgeberanteile zur Sozialversicherung, Weihnachts- oder Urlaubsgeld, Prämien, öffentliche oder betriebliche Altersversorgung usw. zu berücksichtigen. Diese Werte können von der Personalverwaltung oder -buchhaltung eines Krankenhauses erfragt werden.

Controlling

Durch die Kostendiskussion im Gesundheitswesen und die damit verbundene Verknappung der Finanzmittel wurde es für die Krankenhäuser notwendig, einen detaillierten und aktuellen Überblick über ihre Leistungs- und Kostensituation zu erhalten. Speziell bei einer Budgetierung, die jedes Abweichen nach oben oder unten von den vereinbarten Zielen sanktioniert und daher eine Punktlandung erfordert, ist eine kurzfristige Kontrolle und Steuerung unabdingbar.

Aus diesen Gründen werden in den Krankenhäusern zunehmend Controlling-Abteilungen eingerichtet (to control = steuern und überwachen). Deren Aufgaben sind:

- Festlegung von Zielen in Zusammenarbeit mit der Krankenhausleitung.
- Im Falle eines Krankenhausbudgets: Aufbau einer internen Budgetierung.
- Aufbau einer internen Leistungsverrechnung.
- Beschaffung von zeitnahen Informationen zu Aufwendungen, Erträgen und Leistungen.
- Bei Zielverfehlung Erarbeitung von Entscheidungs- oder Lösungsalternativen.

Für eine bessere Übersicht werden dabei oftmals vom Controlling kleinere Teilbereiche festgelegt, denen zusätzlich Entscheidungsfreiheit im Rahmen des ihnen zugewiesenen internen Kostenbudgets gewährt wird. Dies ermöglicht Entscheidungen vor Ort und soll auch die Motivation der jeweiligen Bereichsleiter fördern. Diese Motivation soll häufig noch durch Bonus- und / oder Malusregelungen gesteigert werden, die eine Budgeteinhaltung belohnen bzw. eine Überschreitung bestrafen.

Speziell im Bereich des Krankenhauses kann dies aber auch zu Problemen führen, da hier die einzelnen Abteilungen miteinander arbeiten und nicht zwecks Schonung des eigenen Budgets in Konkurrenz zueinander treten sollten.

Merkpunkt

Das Controlling steuert und überwacht das Leistungs- und Finanzgeschehen im Krankenhaus und erarbeitet bei Abweichungen von den Sollvorgaben entsprechende Entscheidungs- oder Lösungsalternativen.

Für die Festlegung eines internen Kostenbudgets gibt es im Wesentlichen zwei Methoden: Entweder es werden als Basis einfach die Aufwendungen des Vorjahres als neues Budget festgesetzt – mit dem Nachteil, dass eine unwirtschaftliche Abteilung auch im neuen Jahr unwirtschaftlich weiter arbeiten kann. Oder es wird ermittelt, welche Summe ein Bereich bei wirtschaftlicher Leistungserbringung tatsächlich benötigt. Die Nachteile sind hier: Diese Berechnungen sind sehr aufwendig, die Verhandlungen mit den Betroffenen gestalten sich meist sehr schwierig, als Konsequenz müsste oftmals eine bisher unwirtschaftliche Abteilung möglicherweise kurzfristig schmerzhafte Sanierungsmaßnahmen ergreifen, die zu erheblichen Nachteilen für Mitarbeiter und Patienten führen könnten.

Im Regelfall werden Kostenbudgets mit Leistungsvorgaben kombiniert, um zu vermeiden, dass ein Budget einfach durch Absenken der Leistung eingehalten wird. Ansonsten könnte ein Bereich zwar sein Aufwandsbudget einhalten, die Erlöse für das Krankenhaus würden aber einbrechen.

Sofern ermittelt werden soll, ob eine Abteilung rentabel arbeitet, so genügt es nicht, Erträge und Aufwendungen dieser Abteilung gegenüber zu stellen. Denn im Regelfall erhalten nur die bettenführenden Abteilungen die Erträge für die Behandlung ihrer Patienten, die gesamten Dienstleister dagegen (Narkosebetreuung, Röntgen, Labor, Sterilgutversorgung, Verwaltung usw.) erbringen zwar ebenso direkte oder indirekte Leistungen für diese Patienten, erhalten dafür aber keine patientenbezogenen Erlöse. Hier greift man auf eine innerbetriebliche Leistungsverrechnung zurück, bei der die internen Dienstleister den anfordernden Abteilungen ihre Leistungen in Rechnung stellen.

Merkpunkt

Eine interne Leistungsverrechnung stellt den bettenführenden Abteilungen die erbrachten Leistungen der krankenhausinternen Dienstleister in Rechnung.

Schwierig wird dabei die Ermittlung der Verrechnungssätze. Der Marktpreis berücksichtigt nicht die höheren Vorhaltekosten eines Krankenhauses, die Umlage der tatsächlich entstandenen Kosten motiviert die Dienstleister nicht zur Wirtschaftlichkeit, noch höhere Verrechnungssätze führen zwar bei den anfordernden Bereichen zu einem Sparzwang, aber auch zu erheblichem Unmut.

Sofern in einem Krankenhaus eigenständig wirtschaftende Abteilungen existieren, erhalten diese zumeist vom Controlling monatliche oder vierteljährliche Budgetberichte, die sie über Soll und Ist in den Bereichen Erträge, Aufwendungen und Leistungen informieren. Zusätzlich werden oftmals Vorjahresvergleiche und (sofern die Abteilungen nicht über einen eigenen Zugang zur Buchhaltungs-EDV verfügen) Kostenarten- und Kostenstellenberichte, idealerweise auch in Form von ABC-Analysen, mitgeliefert.

Wirtschaftliche Leitung einer Abteilung

Sofern sie Leiter einer Abteilung sind, soll Ihnen nun abschließend die folgende Checkliste bei einer Überprüfung und Optimierung der Wirtschaftlichkeit Ihrer Abteilung helfen. Es gibt sicherlich erheblich mehr an Fragen und Prüfmethoden, doch bildet dieser Anhang bereits Möglichkeiten, Schwachstellen zu finden oder bereits Funktionierendes zu optimieren.

Personalaufwand

Manche dieser Fragen mögen Ihnen angesichts Ihrer Personalsituation vor Ort unnötig oder auch lächerlich erscheinen, dennoch sollte man sich angesichts der hohen Personalkosten im Krankenhaus gelegentlich damit auseinandersetzen.

Ist Ihr Personalbestand den aktuellen Anforderungen angepasst?
Hier geht es nicht nur um die Frage, einen eventuell zu hohen Personalbestand abzubauen. Auch zu wenig Mitarbeiter können über sinkende Motivation oder Überarbeitung zu erheblichen Leistungs- und Qualitätseinbußen führen.

Sind Ihre Mitarbeiter optimal ausgebildet und eingearbeitet bzw. ihren Fähigkeiten entsprechend eingesetzt?
Schlecht oder falsch ausgebildete und eingesetzte Mitarbeiter sind eher demotiviert und verursachen über Fehler und Qualitätsmängel oft erhebliche Kosten.

Was tun Sie für die Motivation Ihrer Mitarbeiter?
Dieses Thema wird in der Literatur immer wieder diskutiert: Können Mitarbeiter motiviert werden? Können sie zwar nicht motiviert werden, aber zumindest vor Demotivation bewahrt werden? Oder ist das Thema Motivation überhaupt nur ein Mythos, da sich Mitarbeiter hier überhaupt nicht beeinflussen lassen?

Mehrheitlich wird die Meinung vertreten, dass man zumindest alle demotivierenden Faktoren ausschalten sollte, viele sind zudem der Meinung, dass sich Mitarbeiter zumindest durch Übertragung von Eigenverantwortung und durch ein positives Einfühlungsvermögen der Vorgesetzten motivieren lassen. Nimmt man noch die Erfahrung hinzu, dass es unterschiedliche Mitarbeiter gibt, die unterschiedlich behandelt werden wollen, so hilft dies alles sicherlich bereits weiter.

Kommen Sie und Ihre Mitarbeiter mit der vorhandenen Zeit aus?
Zwar ist die Frage des Umgangs mit der Zeit eher eine Frage der Persönlichkeit als der Methoden, doch gibt es dennoch einige brauchbare Techniken, die dazu verhelfen, die vorhandene Zeit und Arbeit besser zu strukturieren und einzusetzen. Vor dem Kauf entsprechender Literatur oder dem Besuch von Zeitmanagement-Seminaren allerdings eine Warnung: Es gibt hier auf dem Markt auch viel Unnötiges und Sinnloses.

Sachaufwand

Lassen sich Ihre Einkaufspreise senken?
Dies geschieht im einfachsten Fall über Preisvergleiche und -verhandlungen. Bedenken Sie bei Verhandlungen aber immer, dass Sie es mit Profis zu tun haben, die bei aller professionellen Freundlichkeit dennoch den Vorteil ihres Unternehmens nicht aus den Augen verlieren werden.

Preise sinken bei größeren Bestellmengen, prüfen Sie daher, ob Sie Artikel standardisieren oder mit anderen Abteilungen oder Krankenhäusern Einkaufsgemeinschaften bilden können.

Halten Sie tatsächlich nur so viele Lagerartikel vor wie notwendig?
Große Vorräte brauchen mehr Platz und benötigen (sofern ein Krankenhaus Verluste macht oder nicht über ausreichend Eigenkapital verfügt) zusätzliche Kredite für die Finanzierung der Beschaffung. Überprüfen Sie daher, ob Sie (natürlich unter Beachtung einer Notfallreserve) den Lagerbestand senken und feste Bestellmengen vorgeben können.

Definition

Eigenkapital ist jenes Geld, das ein Unternehmen «besitzt» und das es sich daher nicht als «Fremdkapital» leihen muss.

Verwenden Sie tatsächlich nur so viele Artikel wie unbedingt benötigt?
Hier helfen (idealerweise mit den Mitarbeitern gemeinsam erarbeitete) Standards, die festlegen, für welche Tätigkeit welche Artikel in welchem Ausmaß benötigt werden.

Ebenso sollte versucht werden, den Ausschuss (wie z.B. durch unsachgemäße Behandlung zerstörte Artikel oder aufgerissene, dann aber nicht benötigte Sterilgutartikel) auf ein Minimum zu senken.

Sehr hilfreich ist es hier auch, die Mitarbeiter über die Preise der genutzten Artikel zu informieren, um hier ein verstärktes Kostenbewusstsein zu erzeugen.

Werden arbeits- oder reparaturintensive Geräte rechtzeitig gegen neue ausgetauscht?
Oftmals verlangen neue und modernere Geräte weniger Arbeits- und Reparaturaufwand. Durch diese Ersparnis finanzieren sich diese neuen Geräte nach einiger Zeit sozusagen von selbst und sparen ab diesem Zeitpunkt Arbeit und Geld. Wichtig bei einer Investition sind eine korrekte Investitionsrechnung und eine Kosten-Nutzen-Analyse.

Definition

Die Investitionsrechnung ermittelt, ob, und wenn ja, nach welchem Zeitraum sich eine Neuanschaffung amortisiert hat.

Organisation

Lassen sich Abläufe optimieren?
Egal, wie gut eine Organisation ist: Aus vielerlei Gründen wuchern immer wieder schnell Abläufe, die umständlich, unnötig oder auch mehrfach vorhanden sind. Hier hilft nur, immer wieder die Organisation zu erheben, aufzuzeichnen und auf Schwachstellen zu untersuchen. Ideal sind hier grafische Darstellungen, bei denen alle Betroffenen mitarbeiten.

Werden Fehlerquellen und Schwachstellen konsequent nach Ursachen und Lösungsmöglichkeiten durchsucht? Wird die Umsetzung der Lösungen konsequent betrieben?
Jeder Mensch lernt, mit Fehlern zu leben. Ursache dafür sind häufig menschliche Schwächen: So fehlt oftmals der Antrieb, sich dem Mehraufwand und dem Ärger einer Fehlersuche oder Umorganisation auszusetzen, weiter meint man, aufgrund der vielen Arbeit keine Zeit für solche zusätzlichen Arbeiten zu haben. Auch verlangt die Suche nach Fehlern und Verbesserungsmöglichkeiten oftmals das persönliche Eingeständnis, dass man selbst Fehler macht oder zumindest bisher suboptimal gearbeitet hat. Auch hier helfen Techniken und Methoden, Sachverhalte regelmäßig objektiv zu erheben, zu prüfen und zu verbessern.

> **Hinweis**
>
> *Und da gab es noch die Geschichte vom Holzfäller, der immer ein stumpfes Beil benutzte, weil er aufgrund seiner vielen Arbeit keine Zeit zum Schärfen hatte …*

Sind die Verantwortlichkeiten geklärt? Besteht eine eindeutige Hierarchie oder existieren Hierarchiekonflikte?
Unterschiedliche Anweisungen von unterschiedlichen Stellen oder Vorgesetzten führen zu Mehrarbeit und verunsichern die Mitarbeiter.

18. Kapitel

Grundlagen des Rechts der Sterilisiertätigkeit

Thomas M. Kull

Rechtsverhältnisse rund um die Sterilisierung

Wer sterilisiert, tut dies mit Hilfe von Mitarbeitern und Maschinen und er arbeitet für den Patienten. Drei Gruppen von Personen und Rechtsbeziehungen unter ihnen lassen sich unterscheiden:

1. Der Patient
2. Das Personal der Sterilisation
3. Die Klinik und ihr übriges Personal

Auf diese Beteiligten beziehen sich naturgemäß auch die rechtlichen Vorschriften hinsichtlich der Sterilisiertätigkeit.

Merkpunkt

«Recht» heißt in erster Linie Absicherung des fachlich kompetenten Entscheidungsträgers; «Haftung» betrifft nur den im vermeintlichen Dschungel seiner Verantwortlichkeit Verirrten. Rechtlich relevant ist es, dem Pfad qualitativ angemessener Versorgung zu folgen.

Der Patient tritt als «Kunde» in die Klinik ein. Er soll Leistungen erhalten, die sich auf seinen Körper und seine Gesundheit beziehen. Neben den Behandlungsleistungen, welche die Klinik mit Hilfe des medizinischen Personals erbringt, bezieht der Patient aber auch Beherbergungsleistungen; er erhält ein Zimmer, ein Bett und Mahlzeiten.

Zwischen der Sterilisation und dem Patienten besteht selten eine direkte Rechtsbeziehung. Sie besteht nur indirekt über die vom Spital versprochene Behandlungsleistung. Allenfalls entstehen Ansprüche aus unerlaubter Handlung, wenn sich ergeben sollte, dass der Patient bei der (fehlerhaften) Behandlung einen Schaden zufolge eines Sterilisationsmangels erlitten hat.

Das Personal der Sterilisation steht mit der Klinik normalerweise in einem Arbeitsvertragsverhältnis. Aufgrund dieses Vertrages sind die Arbeitnehmer verpflichtet, die Sterilisiertätigkeit nach den Weisungen der Arbeitgeberin, der Klinik, auszuführen.

Merkpunkt

Nach der aktuellen Gesetzsprechung hat der Patient einen Rechtsanspruch auf eine nachweisliche Versorgung mit einwandfreiem Sterilgut.

Die Klinik selbst tritt sozusagen als «Veranstalterin» mit allen Beteiligten in rechtliche Bindungen ein. Da sie aber nicht aus sich heraus in der Lage ist, alle Tätigkeiten selbst zu veranlassen und die notwendigen Mittel dafür zur Verfügung zu stellen, ist sie auf eine Vielzahl von Zulieferern angewiesen. Mit diesen allen tritt sie in Rechtsverhältnisse, sei es beim Erwerb der notwendigen Maschinen, des Gebäudes und des Mobiliars, sei es bei der Bestellung von Service und/oder Unterhaltsleistungen.

Der Klinik obliegt die Organisation aller Tätigkeiten so, dass diese möglichst nahtlos ineinander greifen und schließlich die Erfüllung der versprochenen vertraglichen Leistungen beim Patienten bewirken. Unterlässt die Klinik, resp. deren Leitung, die Organisation des Betriebes ganz oder teilweise und es entsteht daraus ein Schaden, kann sie wegen eines Organisationsverschuldens haftbar gemacht werden.

Die Klinik handelt nicht im luftleeren Raum, sondern wird durch viele Vorschriften des öffentlichen Rechts in Bahnen geleitet. Sie hat dafür zu sorgen, dass diese Vorschriften durch die Mitarbeiter eingehalten werden und die notwendigen Mittel zur Verfügung stehen, damit dies auch geschehen kann. Unterlässt sie eines von beidem, so trifft sie wiederum ein Organisationsverschulden.

Nur ausgewählte Rechtsverhältnisse können besprochen werden

Aus der riesigen Anzahl von Rechtsverhältnissen und Vorschriften, die im Rahmen der Behandlungstätigkeit zur Anwendung kommen können, betrachten wir nur jene, die für die Sterilisation von Medizinprodukten interessant sein können.

Es sind dies:

- Vorschriften zu den Maschinen, die bei der Sterilisationstätigkeit verwendet werden;
- Vorschriften zur Arbeitssicherheit, die bei der Sterilisationstätigkeit gewährleistet werden muss;

Zuvor müssen wir uns aber dem Rechtsumfeld, in dem wir uns befinden, zuwenden, um die Zusammenhänge besser zu verstehen.

Merkpunkt

Grundsatz: Es gilt das jeweilige Landesrecht!

Grundsätzlich unterstehen Personen und Institutionen dem Recht des Landes, in welchem sie sich aufhalten oder tätig sind. Jedes Land hat seine eigenen Vorschriften, welche aus den Eigenheiten des Landes herausgebildet werden. Es ergibt sich so auf natürliche Weise, dass in jedem Land etwas anderes gilt, auch wenn die Unterschiede in den Vorschriften nur klein sind. Dieses Buch wird im deutschsprachigen Raum gelesen. Die Leser werden also den Rechtsordnungen der Republik Österreich, Deutschlands, der Schweiz, aber möglicherweise auch Italiens, Luxemburgs oder Frankreichs untergeordnet sein. Es ist nun gänzlich unmöglich, dass bei der Besprechung unseres Themas alle diese vielfältigen Rechtsordnungen erläutert werden können. Wir werden bei den Grundsätzen bleiben müssen.

Eine wesentliche Vereinfachung hat das hier besprochene europäische Recht gebracht (vgl. unten). Doch bringt das europäische Recht grundsätzlich nur dort eine Vereinheitlichung, wo es um die freie Zirkulation der Waren und Dienstleistungen in Europa geht.

Betrachtet man einen Arbeitsplatz, so besteht er teilweise aus zirkulationsfähigen Gütern, teilweise aber aus ortsgebundenen Umständen:

Der Sterilisator ist als Maschine beweglich und könnte in der ganzen EU eingesetzt werden; für ihn gelten deshalb die europäischen Vorschriften. Nicht zirkulationsfähig sind jedoch die ganzen Umstände, unter denen der Sterilisator bedient wird. Die Fragen des Arbeitsverhältnisses der Angestellten mit dem Spital und die Fragen der Arbeitssicherheit, sind ortsgebunden und unterstehen den Regelungen der EU nicht.

Die Produkte hingegen, welche am Arbeitsplatz hergestellt werden, könnten wieder in der ganzen EU auf den Markt gebracht werden, sie sind zirkulationsfähig und unterstehen deshalb wiederum dem EU-Recht.

Ein Beispiel:

> Eine Klinik in Deutschland kann ohne weiteres einen Sterilisator in Italien erwerben, und in Deutschland in Betrieb nehmen, wenn dieser mit einem CE-Kennzeichen versehen ist. Die deutschen Behörden können diesem Vorgehen keine Hindernisse in den Weg legen, es sei denn, ein Mangel sei offensichtlich und die EU-Kommission stimme dieser Ansicht zu.

Erweiterung: Die Vorschriften der EU

Ein wesentlicher Grund für die Vereinigung der Staaten in der Europäische Union ist die Gewährleistung der Freizügigkeit im Verkehr von Waren und Personen. Der Markt in Europa soll eins werden und die Europäer sollen sich in ganz Europa frei bewegen und niederlassen können.

Der freie Warenverkehr hat die freie Zirkulation der Güter in ganz Europa zur Folge. Mit einem Mal genügt es nicht mehr, die Vorschriften eines einzigen Landes zu erfüllen, sondern die Produkte hätten alle Vorschriften der jeweiligen EU-Länder erfüllen müssen in die sie hätten verbracht werden können.

Die gleichzeitige Erfüllung aller dieser verschiedenen Landesvorschriften ist indes unmöglich: Man kann nicht ein Auto bauen, welches für den Kontinent ein Lenkrad auf der linken Seite und für die britischen Inseln ein Lenkrad auch auf der rechten Seite aufweist (obwohl dies vielleicht schon manchem Beifahrer das Leben gerettet hätte). Die sich widersprechenden Landesvorschriften hätten dazu geführt, dass die freie Zirkulation der Güter in Europa verunmöglicht worden wäre. So musste man sich in der EU entschließen, die Vorschriften für die frei zirkulierenden Produkte in ganz Europa zu vereinheitlichen.

Diese Vereinheitlichung geschieht mit Hilfe von «Richtlinien der Europäischen Union». Die Richtlinien legen fest, welche Vorschriften die einzelnen nationalen Gesetze vorsehen dürfen und vereinheitlichen so das Recht in einem bestimmten Sachgebiet: die Mitgliedstaaten sind gezwungen, die Vorschriften aus den Richtlinien in die nationalen Gesetze zu übernehmen, in ihr Landesrecht umzusetzen.

> **Hinweis**
>
> *Der jeweils neueste Wortlaut der Richtlinie ist zu finden unter:*
>
> *www.newapproach.org*

Für die Sterilisationstätigkeit grundlegend ist die Richtlinie 93/42/EWG des Rates vom 14. Juni 1993 über Medizinprodukte, in ihrer bis heute verschiedene Male revidierten Fassung.

Da die Schweiz nicht Mitglied der EU ist, kann die Richtlinie dort nicht umgesetzt werden. In den sogenannten Bilateralen Verträgen von 2002 haben sich die Schweiz und die EU jedoch gegenseitig verpflichtet, Maschinen und Geräte, die in der EU resp. der Schweiz aufgrund der dortigen Gesetze zu Recht in Verkehr gesetzt wurden, ohne weitere Prüfung im anderen Hoheitsgebiet auch zuzulassen. Dies hat zur Folge, dass die Vorschriften der EU für Medizinprodukte auch in der Schweiz Geltung erlangt haben.

Richtlinien stellen nur minimale Sicherheitsziele sicher

Die technikbezogenen Richtlinien der EU – zu diesen ist die Medizinprodukterichtlinie ebenfalls zu zählen - verfolgen nicht das Ziel, besonders «gute» oder qualitativ hochstehende Produkte zu erzielen. Im Gegenteil beschränken sich die technischen Richtlinien der EU auf ein Minimum, sie enthalten die Minimalvorschriften, welche die Produkte erfüllen müssen, um frei zirkulieren zu dürfen. Sie verlangen nur, dass die Produkte ein minimales Sicherheitsniveau erfüllen, damit ein für Benutzer und Bediener sicherer Betrieb gewährleistet ist.

Es steht den Mitgliedstaaten der EU frei, für die auf ihrem Territorium produzierten Produkte ein höheres Schutzniveau zu verlangen. Doch können die Staaten niemals ein höheres Schutzniveau für Importprodukte aus anderen EU-Ländern verlangen, weil dies den freien Import von Produkten aus anderen europäischen Staaten verhindern und gegen die vereinbarte Warenverkehrsfreiheit verstoßen würde.

Das CE-Kennzeichen – nicht überbewerten

Oftmals wird dem CE-Kennzeichen eines Produktes große Bedeutung beigemessen, doch man überschätzt den «Wert» dieses Kennzeichens.

Das CE-Kennzeichen bedeutet nur, dass der Hersteller nach seiner Auffassung die Produktsicherheitsvorschriften der EU einhält. Er hat sich diese Meinung aufgrund eines Verfahrens gebildet (der sog. Konformitätsbewertung), welches er allein oder mit Hilfe eines anderen Privaten – der Zertifizierungsstelle – durchgeführt hat. Das CE-Kennzeichen ist Ausweis der Einhaltung der minimalen Gesundheits- und Sicherheitsvorschriften bei bestimmungsgemäßem Gebrauch. Welches der bestimmungsgemäße Gebrauch ist, ergibt sich aus den Umständen und, wo diese nicht offensichtlich sind, aus der Bedienungsanleitung des Herstellers. Zu beachten sind unter Umständen auch die in der Konformitätserklärung genannten Normen. Aus allen diesen Unterlagen kann der Benutzer ersehen, welche Vorstellungen über Gebrauch und Gebrauchsumfeld der Hersteller bei der Entwicklung seines Produkts hatte.

Abbildung 1

Praktischer Ablauf der Konformitätsbewertung

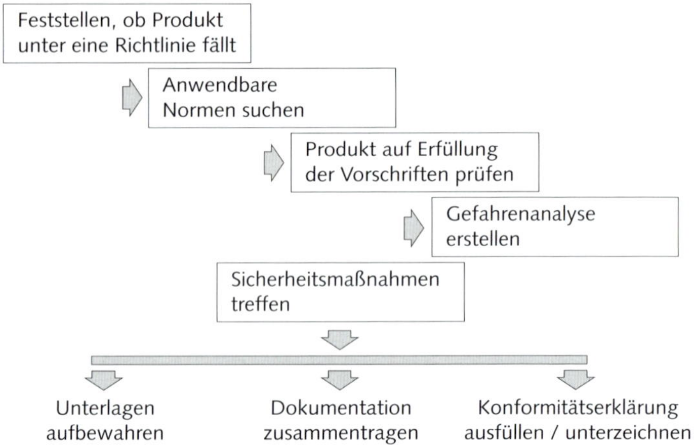

Hinweis

Hilfen zu diesem Thema finden sich bei:

www.conformityassessment.org

Das CE-Kennzeichen richtet sich mit seiner Aussage im Grund gar nicht an den Verbraucher, sondern an die Behörden: Ihnen gegenüber wird ausgewiesen, dass das CE-Kennzeichen die behördlich geforderten Mindestanforderungen erfüllt – mehr nicht.

Wie liest man alle diese Vorschriften?

Die technischen Richtlinien der EU sind immer gleich aufgebaut. Nach einem einleitenden Text, in welchem der Zweck der Richtlinie dargelegt wird, folgen die eigentlichen Vorschriften, die durchnummeriert sind. Nach der Unterschrift des Präsidenten des Rates folgen die Anhänge.

In den Anhängen werden die Details geregelt, damit wird der Haupttext entlastet und die Übersicht gewahrt. Die Anhänge sind nicht minder wichtig wie die eigentlichen Richtlinienartikel. Sie geben immer wertvolle Hinweise auf den gewollten Sinn der Vorschriften, oftmals sind sie sehr detailliert, echte «Gebrauchsanweisungen».

Bei der Interpretation eines Richtlinientextes geht man vom Wortlaut der einzelnen Artikel aus. Wenn sich hier der Sinn nicht ergründen lässt, so versucht man mit Hilfe der Präambel den Zweck der Vorschrift zu ergründen. Ergibt sich auch daraus kein Sinn oder gar ein Widerspruch zu den übergeordneten Grundsätzen (Warenverkehrs-, Dienstleistungsfreiheit und Personenfreizügigkeit), so gehen die übergeordneten Prinzipien vor.

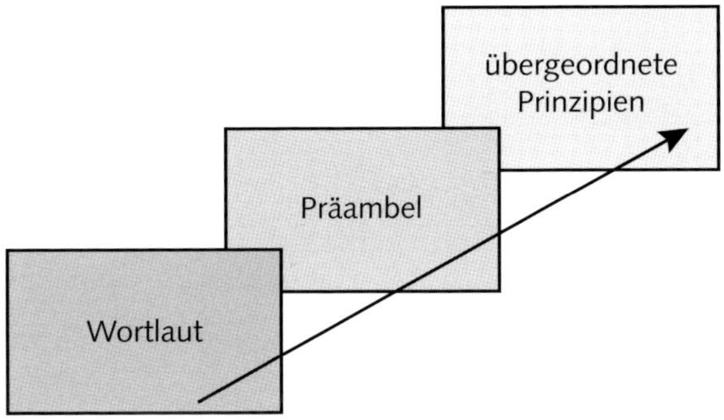

Abbildung 2

Wie liest man eine Richtlinie?

Wann braucht man diese Vorschriften?

Die EU-Richtlinien sind der Originaltext der Vorschriften, das eigentlich Gewollte. Sie sind oft ausführlicher, als die umsetzenden Gesetze der einzelnen Länder und auch in jeder EU-Sprache erhältlich.

Wenn es darum geht, die Spezifikationen von Produkten zu bestimmen, bei der Organisation von Anlagen oder wenn man einfach nur eine andere Quelle befragen will, um besser zu verstehen, sind die Richtlinientexte der EU sehr nützlich und sollten zum tieferen Verständnis der Materie unbedingt konsultiert werden.

Oft kann man Richtlinientexte auch als «Vorhersage» der kommenden Landesvorschriften benutzen: Weil die EU sehr lange Übergangsfristen vorsieht und die Länder ihre Gesetze oft erst im letzten Moment anpassen, kann man aus den Richtlinien ablesen, was die Zukunft bringen wird. Auf diese Weise lassen sich Produkte herstellen, die schon zukünftigen Vorschriften genügen.

Die technischen EU-Richtlinien im übrigen Vorschriftengefüge

Die technischen EU-Richtlinien befassen sich nur mit dem zirkulierenden Teil eines Produkts, d.h. dem Produkt selber. Sie befassen sich nicht mit dem Umfeld der Produkte, weil dieses immer lokal bestimmt ist. Mit anderen Worten: Die Richtlinien der EU machen nur Vorgaben hinsichtlich der grundlegenden Gesundheits- und Sicherheitsanforderungen, die Produkte erfüllen müssen, sagen aber nichts über die Anforderungen und Rahmenbedingungen, welche der Bediener zu erfüllen hat. Mehr noch: der Hersteller darf bei der Konstruktion seines Produktes davon ausgehen, dass die auf der Bedienerseite geltenden Vorschriften eingehalten werden.

Ein Beispiel:
Die Richtlinie über die Konstruktion von Maschinen oder Geräten verlangt z.B., dass konstruktive Maßnahmen getroffen werden, damit bewegliche Teile einer Maschine nicht berührt werden können. Die Richtlinie wird aber nichts darüber aussagen, welche arbeitshygienischen Maßnahmen der Bediener treffen muss: ob der Bediener auch ein Haarnetz tragen muss, damit er nicht mit den Haaren in die drehenden Teile gelangen kann oder ob er einen Mundschutz tragen muss, um sich zu schützen, welche Ruhezeit er zu beachten hat etc..

Normen – ein wesentlicher Teil des Rechts

Da es nicht möglich ist, technische Anordnungen in den Richtlinien selbst festzuschreiben, hat sich der europäische Gesetzgeber entschlossen, die weitere Umschreibung der möglichen Lösungen für technische Probleme durch technische Normen vornehmen zu lassen.

Solche technischen Normen werden von interessierten Verbänden erarbeitet und der Europäischen Kommission unterbreitet. Diese überprüft sie und – wenn die Kommission sie gutheißt – werden die Normen im Europäischen Amtsblatt publiziert. Auf diese Weise publizierte Normen haben eine «höhere Weihe» erhalten und werden «harmonisierte Normen» genannt: die Richtlinien sehen regelmäßig vor, dass technische Lösungen, welche sich an die Vorgaben einer solchen harmonisierten Norm halten, für sich die Vermutung beanspruchen können, die von der EU geforderten minimalen Sicherheits- und Gesundheitsanforderungen zu erfüllen.

Für den Hersteller bedeutet dies, dass er sein Produkt frei in der EU zirkulieren lassen darf und, dass eine Behörde, welche behaupten will, dass das Produkt unsicher sei, dies zu beweisen hat. Die Abklärung, ob die Maschine trotz Befolgung von Normen unsicher ist, erfolgt in einem eher komplizierten Verfahren unter Mitwirkung der EU.

Umgekehrt bedeutet dies aber auch, dass ein Hersteller, der sich nicht an Normen hält, selbst den Beweis zu erbringen hat, dass sein Produkt sicher ist. Er tut dies mit Hilfe der Gefahrenanalyse, welche er zu erstellen hat, bevor er sein Produkt in der EU auf den Markt bringt («in Verkehr setzt» im Sprachgebrauch der Richtlinien).

Hinweis

Die jeweils neuesten gültigen Normen sind aufgelistet bei:

www.newapproach.org

So schließt sich der Sicherheitskreis

Das EU Konzept zur Sicherheit von Produkten stellt einen eigentlichen Sicherheitskreis dar:

- Der Hersteller entwickelt seine Produkte im allgemein bekannten Umfeld der Sicherheitsvorschriften und im

Vertrauen darauf, dass der Benutzer die Vorschriften einhält;
- der Benutzer kennt die ihn betreffenden allgemeinen Sicherheitsvorschriften und entnimmt den Angaben des Herstellers, wie das Produkt zu bedienen ist;
- Die einzelnen Staaten beschränken sich auf den Erlass der notwendigen arbeitshygienischen Maßnahmen.

Abbildung 3

Der Sicherheitskreis

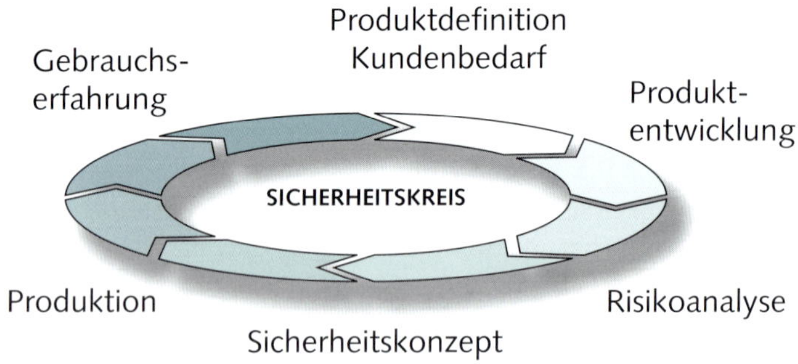

Zur Erinnerung: Indem der Hersteller an seinem Produkt das CE-Kennzeichen anbringt, tut er kund, dass sein Produkt den Vorschriften der EU entspricht und bei bestimmungsgemäßem Gebrauch auch sicher ist. Man spricht von einem «CE-konformen» Produkt.

Keine Organisation, sei sie nun staatlich oder nicht, kann den Hersteller zwingen, an einem CE-konformen Produkt Abänderungen anzubringen und ebenso kann niemandem verboten werden, das CE gekennzeichnete Produkt bestimmungsgemäß zu benutzen.

Würde jemand das Produkt nicht bestimmungsgemäß gebrauchen oder gar sich anmaßen das Produkt zu verändern, so entfällt die Haftung des Herstellers, denn er kann (und muss) nur die Verantwortung für den bestimmungsgemäßen Gebrauch übernehmen. Schlimmer noch: Wer das Produkt abändert, riskiert selbst zum Hersteller zu werden und er beginnt auch wie ein Hersteller zu haften. Die Produkthaftung trifft den Abänderer und nicht mehr den Hersteller des Originals.

Die EU hat mit ihrem Konzept für die Maschinen- und Produktsicherheit ein «schlüssiges» System aufgebaut, welches vom Konsumenten nicht durchbrochen werden sollte.

Die Richtlinien spiegeln sich im nationalen Recht

Da die Richtlinien ins nationale Recht der Mitgliedstaaten umgesetzt werden müssen, spiegeln sie sich dort. Dies bedeutet, dass auch die umgesetzten nationalen Rechtsvorschriften in Bezug auf die Medizinprodukte nicht weiter gehen, als bis zur Schnittstelle zwischen Mensch und Maschine. Daraus folgt auch, dass die einzelnen Arbeitssicherheitsvorschriften, welche die Mitarbeiter einzuhalten haben oder für welche die Klinik verantwortlich ist, im nationalen Recht gesucht werden müssen. Die diesbezüglichen Vorschriften werden bei der Konstruktion der Maschine oder des Medizinprodukts als bekannt vorausgesetzt. Sie müssen vom Arbeitgeber selbst um- und durchgesetzt werden.

Merkpunkt

Die Richtlinien spiegeln sich im nationalen Recht und sagen nichts über die Arbeitssicherheitsvorschriften für die Mitarbeiter

An dieser Stelle muss dieses Buch kapitulieren: Es ist nicht möglich, die verschiedenen nationalen Arbeitssicherheitsvorschriften hier darzustellen, das würde den Rahmen bei weitem sprengen. So muss der Interessierte zusammen mit seiner Spitalleitung die entsprechenden Vorschriften selbst suchen und umsetzen.

Ein zusammenfassendes Beispiel:
Ein Sterilisator wird mit einem CE-Kennzeichen versehen an eine Klinik in Bochum verkauft. Die Klinik darf angesichts des CE-Kennzeichens davon ausgehen, dass der Sterilisator ohne weiteres in Betrieb genommen und verwendet werden darf. Verwendet sie ihn im Rahmen seiner Betriebsvorschriften, so kann sie davon ausgehen, dass die Verwendung für alle Beteiligten sicher ist. All dies ergibt sich aus der CE-Kennzeichnung.

Die Klinik kann allerdings gezwungen sein, für die Be- oder Entladung des Sterilisators gewisse weitere Vorschriften zu beachten, weil sie in Deutschland tätig ist. So könnte zum Beispiel die Zahl der zulässigen Arbeitsstunden, die ein Mitarbeiter an der

Maschine verbringen darf, eingeschränkt sein, weil nach deutschen Vorschriften dies so verordnet ist. Das ist eine arbeitshygienische Vorschrift, die sich nicht auf die Maschine bezieht, sondern auf den Mitarbeiter. Diese arbeitshygienische Frage könnte in einem anderen EU Land anders beurteilt werden und zu einer anderen Vorschrift führen. Solche zusätzlichen Vorschriften sind zulässig, denn sie berühren weder die freie Zirkulation der Maschine in der EU noch deren Bauweise.

Merkpunkt

Bis jetzt erkennen wir zwei Rechtskreise:

- *jenen um den Sterilisator als Maschine, die vom Hersteller im Rahmen der EU-Vorschriften hergestellt und geprüft wurde, was der Hersteller mit dem CE-Kennzeichen bezeugt;*
- *den zweiten um die Person des Arbeitnehmers, welche der Staat im Verwendungsland des Sterilisators zusätzlich schützt – die arbeits-hygienischen oder Arbeitssicherheitsmaßnahmen.*

Mit dem Betrieb des Sterilisators durch die Klinik ergibt sich ein dritter Rechtskreis, jener um das mit Hilfe des Sterilisators hergestellte neue Produkt, das Sterilgut. Der Rechtskreis um das neue Produkt unterscheidet sich vollständig von den ersten beiden Rechtskreisen die sich nur auf das erste Produkt, den Sterilisator beziehen. Die Klinik wird hier als Herstellerin von Sterilgut betrachtet und unterliegt genau gleich wie der Hersteller des Sterilisators den Vorschriften der Medizinprodukterichtlinie. Allerdings nicht als Maschinenherstellerin, sondern als Herstellerin von sterilisierten Produkten.

Der erste und der dritte Rechtskreis dürfen nicht vermischt werden. Die Klinik kann auch bei bestimmungsgemäßem Betrieb des Sterilisators nicht ohne weiteres annehmen, dass die im Sterilisator bearbeiteten Medizinprodukte nun steril im Sinne der Vorschriften der EU seien. Vielmehr muss sie selbst eigenständig die Vorschriften der EU erfüllen und die dazu notwendigen Maßnahmen – Zertifizierung der Produktion von Sterilgut – ergreifen.

Bedienungsanleitung und Sicherheitshinweise gehören zu Maschinen und Geräten

Die Richtlinien der EU schreiben nur die minimalen Gesundheits- und Sicherheitsanforderungen vor, die ein Produkt zu erfüllen hat. Um die Vielfalt der möglichen Lösungen nicht zu sehr einzugrenzen, sehen die Richtlinien kaum je fertige, konkrete, Lösungen vor, wie eine bestimmte vom Produkt ausgehende Gefahr zu bewältigen sei. Vielmehr wird nur beschrieben, welche Gefahr die von einer Maschine, einem Medizinprodukt etc. ausgehen könnte, zu beseitigen ist.

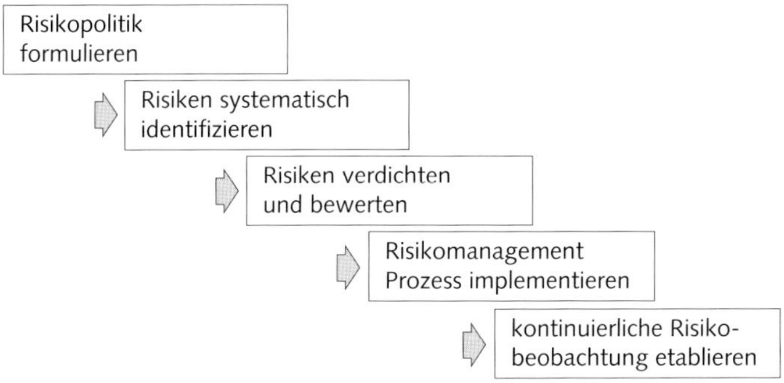

Abbildung 4

Vorgehen beim Aufbau eines Risikomanagements

Damit der Hersteller herausfinden kann, ob und wie die Richtlinien auf sein Produkt zur Anwendung kommen, muss er eine Risikoanalyse machen und herausfinden, welche Gefahren sein Produkt aufweist. Hernach muss er ein Sicherheitskonzept entwerfen, welches beschreibt, wie die Gefahren bewältigt werden.

Im Rahmen der Risikoanalyse setzt sich der Hersteller mit dem Lebensweg des Produkts auseinander.

Beispiel:

- Transport zum Kunden
- Aufstellung beim Kunden
- Gebrauch durch den Kunden
- Wartung beim Kunden
- Abbau des verbrauchten Produkts beim Kunden
- Entsorgung des Produkts

Für jede Lebensphase untersucht der Hersteller, welche Gefahren auftreten können und wie er die Gefahren beseitigen könnte.

Grundsätzlich allen Richtlinien ist gemein, dass zuerst konstruktive Lösungen zur Vermeidung von Gefahren gesucht werden müssen und erst in zweiter Linie der Benutzer selbst zur Gefahrenabwehr bemüht werden darf. Der Hersteller einer Maschine oder eines Gerätes darf vor den unbedeutendsten Gefahren auch nur warnen oder gewissen Verhaltensmaßnahmen vom Benutzer fordern.

Beispiel:
Nehmen wir an, in der Entsorgungsphase des Produkts stößt der Entsorger auf einen unter Druck stehenden Metallkörper aus der Maschine. Es ist erkennbar, dass eine Entsorgung einer Druckflasche durch Verbrennung nicht in Frage kommen kann, weil sie gefährlich ist. Der Hersteller muss sich überlegen, wie er den Entsorger vor dieser Gefahr warnen kann und wird sich entschließen, dies durch entsprechende Markierung des Druckkörpers zu tun.

Aus der Risikoanalyse des Produkts wird sich so Schritt für Schritt ein Sicherheitskonzept entwickeln, welches der Hersteller schriftlich niederzulegen – d.h. zu dokumentieren – und aufzubewahren hat.

Zum Aufbau jedes Sicherheitskonzepts für eine Maschine oder ein Medizinprodukt gehört ebenfalls, dass der Hersteller seine Vorstellungen, wie die Maschine bedient werden soll, in einer Bedieneranleitung niederlegt. Der Hersteller bringt zudem Sicherheitshinweise an der Maschine an um vor den Gefahren zu warnen.

Zusammenfassung der Rechtslage

- Aus dem Gesagten ergibt sich, dass der Hersteller eines Produktes nur jene Sicherheitsmaßnahmen treffen kann oder muss, die er seinem Produkt an den Verwendungsort mitgeben kann. Welche Sicherheitsmaßnahmen der Anwender an sich selbst und seiner Umgebung zu treffen hat, kann der Hersteller wohl beschreiben, er wird sie aber niemals durchsetzen können. Von dieser Schnittstelle an ist der Verwender selbst für seine Sicherheit zuständig; er muss die notwendigen Maßnahmen treffen, um sich bei der Arbeit zu schützen. Insbesondere muss er die vom örtlichen Gesetzgeber vorgegebenen Sicherheitsvorschriften kennen, umsetzen und beachten.

- Es ergibt sich, dass bei jedem Produkt die für den Benutzer gedachte Bedienungsanleitung vorhanden sein muss und die Sicherheitshinweise erkennbar bleiben müssen, um sicherzustellen, dass der Bediener die Maschine auch richtig anwendet.

- Der Arbeitgeber hat für Verfügbarkeit der Bedienungsanleitungen und die Erhaltung der Sicherheitshinweise an Maschinen und Geräten zu sorgen.

Zwischenbilanz: Praktische Bedeutung der Vorschriften für den Arbeitsort Sterilisation

Grundsätzlich lässt sich der Arbeitsplatz in zwei Rechtskreise unterteilen:

- **Der EU-Rechtskreis:**
  Die Maschinen und Geräte, welche wir am Arbeitsplatz bedienen, sollten in zunehmendem Maße mit dem CE-Kennzeichen versehen sein. Solche Produkte garantieren ein grundlegendes Maß an Sicherheit. Für jedes Produkt muss eine Bedienungsanleitung vorliegen, welche zusammen mit den Sicherheitsanweisungen an den Maschinen und Geräten deren sichere Bedienung erlaubt.

- **Die Vorschriften des lokalen Rechtskreises::**
  Lokale Vorschriften bestimmen das Arbeitsumfeld: welche Arbeitszeiten einzuhalten sind und die Maßnahmen, die Arbeitgeber und Arbeitnehmer gemeinsam zu ergreifen haben, damit die sichere Bedienung der Maschinen und Geräte gewährleistet ist. Lokale Vorschriften können in jedem Land anders sein, weshalb sie hier nicht weiter besprochen werden können.

Merkpunkt

Es ist nachzuweisen, dass die Materialien beim Patienteneinsatz und nicht irgendwann in der ZSVA oder im Sterilgutlager materialtechnisch und hygienisch keinen Bedenken unterlagen.

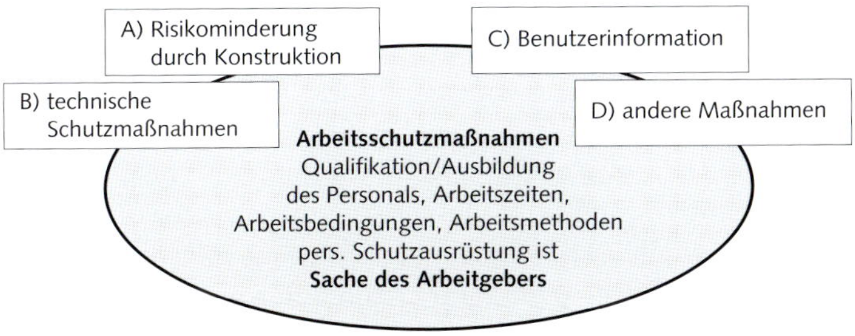

Abbildung 5

Koexistenz von technischen Maßnahmen und Arbeitssicherheitsmaßnahmen

Die Richtlinie 93/42/EWG des Rates vom 14. Juni 1993 über Medizinprodukte (MPL)

Aufbau der MPL

> **Hinweis**
>
> *Die aktuell geltende Fassung der MPL findet sich im Internet unter: www.newapproach.org*

Wie alle Richtlinien besteht die MPL aus drei Teilen:

- Präambel
  Die MPL wird eingeleitet durch Anfangsbemerkungen, welche über das Ziel und die Entstehungsumstände Auskunft geben. Die Präambel beginnt auf der ersten Seite der MPL nach den Worten. «In Erwägung nachstehender Gründe:» und endet mit den Worten: «hat folgende Richtlinie erlassen:» Diese Einleitung ist eine Interpretationshilfe welche die Gerichte nicht bindet, sondern das Verständnis der Richtlinie fördern soll. Bei Widersprüchen geht der zweite Teil der Richtlinie diesen Texten vor.
- Der eigentliche bindende Text mit Gesetzeskraft beginnt mit der Überschrift «Artikel 1» und endet mit der Unterschrift des Ratspräsidenten nach – im Falle der MPL – Artikel 23.
- Nicht weniger bindend als der zweite Teil ist der Dritte, mit «Anhang 1» beginnende Teil der Richtlinie. Die Anhänge schöpfen ihre bindende Kraft aus den Artikeln der Richtlinie, in welchen auf sie verwiesen wird. In Artikel 3 wird zum Beispiel auf die in Anhang I niedergelegten «Grundlegenden Anforderungen» verwiesen. Der letzte Anhang der MPL trägt die Nummer XII und definiert das CE-Kennzeichen.

Inhalt der MPL

> **Hinweis**
>
> *Versteht man den Text der Artikel nicht, so können Einleitung und Anhang weiterhelfen.*

Schon in der Einleitung unterscheidet die MPL zwischen Arzneimitteln und Medizinprodukten, die in Art. 1 der Richtlinie definiert werden. Die Definition ist langfädig und muss deshalb jedes Mal zu Rate gezogen werden, wenn festzustellen ist, ob ein Medizinprodukt vorliegt. Als grobe Faustregel kann festgehalten werden, dass Medizinprodukte nicht auf chemische Wirkung ausgelegte Substanzen sind. Alle Maschinen Apparate, Geräte und

Vorrichtungen die mit dem Ziel zu heilen oder zu lindern im Spital verwendet werden, können aber Medizinprodukte sein, wenn sie einem der in Art. 1 Abs. 2 lit. a) MPL genannten Zwecke dienen. Zu beachten sind allerdings die Ausschlüsse in Art. 1 Abs. 5 MPL.

Ob allerdings ein Spitalbett auch ein Medizinprodukt ist, wie dies die schweizerischen Behörden zu vertreten scheinen, ist sehr fraglich. Keine der in Art. 1 Abs. 2 lit. a) MPL genannten Funktionen kommt einem Spitalbett zu. Es dient allein der Lagerung des Patienten, nicht aber der Einwirkung auf seinen Zustand.

Art. 3 MPL definiert die grundlegenden Anforderungen die Medizinprodukte erfüllen müssen. Entgegen etwa der entsprechenden Vorschrift in der Maschinenrichtlinie genügen nicht mehr wenige Zeilen für die Beschreibung; es bedarf viel mehr eines Anhanges. Es lohnt sich diesen Anhang I ganz zu lesen, denn er gibt einen Handlungsmaßstab für jede Tätigkeit in einer Klinik und auch für deren Ausrüstung und Organisation. Er ist deshalb auch hier am Ende vollständig abgedruckt.

In Art. 5 MPL wird auf die technischen Normen verwiesen. Die Mitgliedstaaten haben davon auszugehen und zu respektieren, dass ein nach den harmonisierten Normen konstruiertes Medizinprodukt frei handelbar ist.

In Art. 8 MPL wird festgelegt, wie die Mitgliedstaaten vorzugehen haben, wenn ein Medizinprodukt die Anforderungen nicht zu erfüllen scheint.

Art. 9 MPL legt fest, dass die Medizinprodukte zu klassifizieren sind. Einmal mehr wird der vielen Detailfragen wegen auf einen Anhang verwiesen, Anhang IX. Der Klassifizierung kommt bei der Konformitätsbewertung erhebliche Bedeutung zu.

Art. 10 MPL legt fest, dass und welche Abweichungen bei den Produkten der Klasse I, II a, II b oder III den Behörden der Mitgliedstaaten zur Kenntnis gebracht werden müssen. Diese Vorschrift und ihr Inhalt werden fachtechnisch mit «vigilance» bezeichnet und stammt aus den USA, wo «vigilance» schon lange geübt wird. Die Behörden können sich nicht einfach mit Meldungen «beregnen» lassen, vielmehr müssen sie die Meldungen «bewerten», ihnen nachgehen und unter Umständen die Maßnahmen gemäß Art. 8 ergreifen. Zudem müssen die Meldungen an den Hersteller oder dessen Vertretung weiter gemeldet werden.

Zu melden sind

a) jede Funktionsstörung oder jede Änderung der Merkmale und/oder der Leistung sowie jede Unsachgemäßheit der Kennzeichnung oder der Gebrauchsanweisung eines Produkts, die zum Tode oder zu einer schwerwiegenden Verschlechterung des Gesundheitszustands eines Patienten oder eines Anwenders führen kann oder geführt hat;

b) jeder Grund technischer oder medizinischer Art, der aufgrund der unter Buchstabe a) genannten Ursachen durch die Merkmale und Leistungen des Produkts bedingt ist und zum systematischen Rückruf von Produkten desselben Typs durch den Hersteller geführt hat.

Selbstredend muss auch die Klinik ihrerseits die notwendigen Vorkehrungen treffen, damit ein Vigilancesystem in der Klinik funktionieren kann und die Meldungen möglichst nur von einer Stelle an die zuständigen Behörden weitergeleitet werden.

In der Schweiz sieht die Medizinprodukteverordnung, (MepV) (SR 812.213) vor, dass die Spitäler eine geeignete sachkundige Person mit medizinischer oder technischer Ausbildung bezeichnen, welche die Meldepflicht wahrnimmt; diese Person wird auch dem schweizerischen Heilmittelinstitut gemeldet. Aus Art. 11 MPL ersieht man, dass der Hersteller die Konformitätsbewertung selten alleine durchführen kann, sondern meist auf die Mitwirkung eines Dritten, einer sogenannten Konformitätsbewertungsstelle, angewiesen ist. Zu beachten ist, dass auch für Sonderanfertigungen und klinische Versuche genaue Vorschriften bestehen. Auch innovative Medizinalpersonen unterliegen somit den Vorschriften für die Hersteller und dürfen nicht ohne besondere Vorkehren Experimente vornehmen. Art. 16 MPL regelt die «benannten Stellen», welche zur Zertifizierung von Herstellern und Produkten beigezogen werden können.

Die Anhänge der MPL

Die MPL weist insgesamt 12 Anhänge auf. Anhang I beschreibt grundlegende Anforderungen an Medizinprodukte. Anhang II befasst sich mit den sog. «vollständigen Qualitätssicherungssystem»; Anhang III mit der Sicherstellung der grundlegenden Anforderungen durch Baumusterprüfung. Anhang IV umschreibt die EG-Prüfung, ein Verfahren durch welches der Hersteller sicherstellt, dass seine Produkte mit dem Baumuster übereinstimmen. Anhang V befasst sich mit der EG-Konformitätserklärung, welche aufgrund der erfolgten Qualitätssicherung in der Produktion abgegeben werden kann. Anhang VI befasst sich mit der Qualitätssicherung am Produkt und Anhang VII mit der Herstellererklärung. Anhang VIII beschreibt besondere Erklärungen und Anhang IX legt die Klassifizierungskriterien fest. Anhang X regelt sich mit der klinischen Bewertung von Versuchen mit Implantaten näher und Anhang XI legt die Mindestkriterien für benannte Stellen, Unternehmen die einen Prozess im Rahmen der MPL zertifizieren können, fest und Anhang XII zeigt die graphische Darstellung des CE-Kennzeichens auf.

Hinweis

Ebenfalls zu finden im Internet unter:
www.newapproach.org

Des Pudels Kern

Kern der MPL ist die Sicherstellung eines minimalen Schutzniveaus für alle Beteiligten. Dieses Ziel wird dadurch erreicht, dass systematisch Qualitätssicherungsverfahren in der Produktion von Sterilgut verlangt werden, deren Rigorosität sich mit steigender Nummer der Klasse eines Medizinprodukts (Art. 11 und Anhang IX MPL) verschärft bis hin zur Einzelprüfung des fertiggestellten Produktes.

Die MPL will nicht ein bestimmtes QS-Verfahren – z.B. nach ISO 900x – vorschreiben, sondern nur ein QS-Verfahren an sich.

Auswirkungen der Medizinprodukterichtlinie für die Sterilisation

Sterilisieren – ein Sonderfall ?

Merkpunkt

Wer sterilisiert, ist ein Hersteller – mit allen Haftungsfolgen – weil ohne diese Tätigkeit ein Medizinprodukt nicht bestimmungsgemäß verwendet werden kann.

Damit steril zu verwendende Produkte auch tatsächlich so verwendet werden können, müssen sie nach jedem Gebrauch sterilisiert werden. Lange war umstritten, ob sterilisieren zu den Tätigkeiten des Herstellens eines Produktes gehört oder nicht. Grundsätzlich will man mit dem Sterilisieren keine Veränderung des Produktes als solchem bewirken. Ziel des Sterilisierens ist es nur, eine gewisse Abwesenheit von Keimen am Produkt zu erzielen. Vor und nach dem Sterilisieren soll das Produkt unverändert sein. Diese Abwesenheit einer Veränderung des Produktes würde gegen die Zuordnung des Sterilisierens zu den Herstelltätigkeiten sprechen – nur liegt diese Beurteilung der Sterilisiertätigkeit durch die MPL gerade nicht zu Grunde: Der Vorgang der Sterilisierung gehört zu den Herstelltätigkeiten im Sinne der EU – Richtlinien, insbesondere der MPL. Die MPL anerkennt, dass ein steril zu verwendendes Medizinprodukt erst fertiggestellt und bestimmungsgemäß verwendungsfähig ist, wenn es sterilisiert wurde. Sterilisieren ist somit der letzte Vorgang im Rahmen der Herstellung eines sterilen Medizinprodukts. Mit der Anwendung am Patienten verbraucht sich das Produkt in einem wesentlichen Aspekt – seiner Sterilität – die erst wieder hergestellt werden muss, damit das Produkt erneut bestimmungsgemäß verwendet werden kann.

Merkpunkt

Der Vorgang der Sterilisierung gehört zu den Herstelltätigkeiten im Sinne der EU-Richtlinien, insbesondere der MPL

Sterilisieren ist unzweifelhaft auch dann ein Herstellvorgang, wenn ein Medizinprodukt nach dem ersten Gebrauch ein zweites Mal (und danach unzählige weitere Male) sterilisiert wird: ein steril zu verwendendes Medizinprodukt kann nur gerade dann weitere Male bestimmungsgemäß – steril – verwendet werden, wenn es nach jedem Gebrauch erneut sterilisiert wird.

Merkpunkt

Sterilisieren ist auch dann ein Herstellvorgang, wenn ein Medizinprodukt nach dem ersten Gebrauch ein zweites Mal (und danach unzählige weitere Male) sterilisiert wird.

Wichtig ist, dass die Richtlinie nicht unterscheidet, ob eine Klinik für den Eigenbedarf sterilisiert oder ob sie wie ein Hersteller für Dritte sterilisiert – Sterilisieren ist jedenfalls ein Herstellvorgang.

Sterilisieren ist kein originärer Herstellvorgang

Ein Hersteller eines Produktes schafft dieses meist originär aus Rohstoffen. Das Produkt entsteht erst unter den Händen des Herstellers.

- Ein Skalpell wird aus einem Blech mit einer speziellen Legierung gefertigt.

Sterilisieren, wie es die MPL versteht, ist kein solcher originärer Vorgang. Er vollzieht sich vielmehr am schon vorhandenen Produkt.

- Ein richtig sterilisiertes Skalpell ist sowohl vor, als auch nach dem Sterilisieren ein Skalpell. Es unterscheidet sich nur darin, dass es vor dem Sterilisieren nicht zweckgemäß verwendet werden kann.

Dass das Skalpell sterilisiert werden muss, ergibt sich aus der Vorgabe, es bestimmungsgemäß am Menschen zu verwenden. Dies bedeutet, dass schon beim Entwickeln des Produkts die Notwendigkeit des Sterilisierens als normaler Gebrauchsvorgang berücksichtigt werden muss. Mit anderen Worten: das steril zu verwendende Produkt muss von Anfang an so ausgelegt werden, dass es sich sterilisieren lässt und den Sterilisiervorgang auch so übersteht, dass es dannach wiederum bestimmungsgemäß verwendet werden kann. Es obliegt somit dem originären oder Ersthersteller zu bestimmen, ob und wie sein Produkt sterilisiert werden kann. Der Ersthersteller wird nicht darum herum kommen, die Art und Weise der Durchführung des Sterilisierungsvorganges seinen Kunden in der Bedienungsanleitung mitteilen.

Wer sterilisiert, tut dies somit nicht im Rahmen eigener Vorgaben, sondern in Abhängigkeit von den Vorgaben des Herstellers des Basisprodukts und betreibt somit keinen originären, aber immerhin doch einen Herstellvorgang im Sinne der MPL.

Sterilisieren kann auch verboten sein

Es steht dem Hersteller frei zu bestimmen, wie sein Produkt verwendet werden kann. So kann er festlegen, dass sein Produkt nur einmal verwendet werden soll und nach der Verwendung einer weiteren Sterilisierung nicht mehr zugänglich ist. Der Hersteller ist frei, eine solche Anordnung zu treffen unbesehen des Motivs, welches ihn zu dieser Festlegung treibt.

Mit der Festlegung, dass ein Produkt kein zweites Mal sterilisiert werden darf, tut der Hersteller kund, dass er für keine weitere Sterilisierung Verantwortung übernehmen will, dass sein Produkt nach dem Einmalgebrauch nicht mehr bestimmungsgemäß verwendet werden kann, Abfall wird und jede weitere Sterilisierung den bestimmungsgemäßen Zustand auch nicht mehr wieder herstellen kann.

Wer sich anmaßt, dieses Einwegprodukt trotz der gegenteiligen Bestimmung des Herstellers erneut zu sterilisieren, handelt nicht nur der Bestimmung des Herstellers zuwider, sondern tritt selbst als Hersteller in dessen Verantwortung: Der Sterilisierer von gebrauchten Einwegprodukten wird selbst Hersteller in unbeschränkter eigener Verantwortung, denn er macht aus Abfall ein neues Produkt.

Aus dem Gesagten ergibt sich auch, dass bei der Resterilisierung eines Einwegprodukts mit dem Sterilisieren ein neuer, vom ursprünglichen Herstellvorgang verschiedener Herstellvorgang getätigt wird. Dabei handelt es sich aber bei der Zweitverwendung nicht mehr um eine bestimmungsgemäße Verwendung im Sinne des ursprünglichen Herstellers, weshalb der Zweit - Sterilisierer doppelt in die Klemme kommt: einmal kann bei einem solchen Produkt der Sterilisiervorgang als solcher kaum je erfolgreich sein. Zudem entfällt die Haftung des ursprünglichen Herstellers gänzlich, weil eine zweite Verwendung des Produktes nach dessen ursprünglicher Auslegung nicht bestimmungsgemäß ist.

Hinweis

Es ist wichtig, sich zu vergewissern, dass der abgedruckte Wortlaut noch gültig ist: www.newapporach.org

Richtig sterilisieren im Rahmen der MPL

Art. 12 Absatz 3 MPL ist grundlegend für die Sterilisierung. Er lautet:

> «Jede natürliche oder juristische Person, die Systeme oder Behandlungseinheiten gemäß Absatz 2 oder andere Produkte mit CE-Kennzeichnung, für die der Hersteller eine Sterilisation vor ihrer Verwendung vorgesehen hat,

> für das Inverkehrbringen sterilisiert, muss eines der Verfahren gemäß den Anhängen IV, V oder VI anwenden. Die Anwendung dieser Anhänge und die Beteiligung der benannten Stelle sind auf die Aspekte des Sterilisationsverfahrens beschränkt. Die Person muss eine Erklärung abgeben, aus der hervorgeht, dass die Sterilisation gemäß den Anweisungen des Herstellers erfolgt ist.»

Im ersten Satz dieses Artikels hat die EU festgehalten, was oben erläutert wurde: Es sollen Produkte sterilisiert werden, für die der ursprüngliche Hersteller (und niemand anderer) die Sterilisation vor der Verwendung vorgesehen hat. Ist dies der Fall, so hat das Verfahren nach den Anhängen IV, V oder VI zu erfolgen.

Allerdings bleibt die Anwendung der «Anhänge und die Beteiligung der benannten Stelle... auf die Aspekte des Sterilisationsverfahrens beschränkt», womit der Organisation des Sterilisiervorgangs etwa auf eine Risikoanalyse des Sterilgutes selbst verzichtet werden kann, insofern diese weiter geht, als die Frage, ob der gewählte Sterilisiervorgang die am Sterilisiergut gewünschten Effekte Sterilität auch tatsächlich erbringt.

Obwohl der Sterilisierer Hersteller des sterilen Gutes ist, kann er sich auf die Analysen und Abklärungen des ursprünglichen Herstellers verlassen, von dem die Richtlinie somit implizite auch verlangt, dass er die mit dem Sterilisieren verbundenen Gefahren für sein Produkt selbst abklärt und bewältigt. Oder anders gesagt, dass der ursprüngliche Hersteller in seiner Bedienungsanleitung nur solche Sterilisierarten als zulässig bezeichnet, die den bestimmungsgemäßen Gebrauch des Produkts auch nicht verhindern oder gar zur Zerstörung des Produktes führen.

Im Gegensatz zum Hersteller darf sich der Sterilisierer aufgrund von Art. 12 Absatz 3 MPL in jeder Hinsicht auf die Sicherstellung der Konformität seines eigenen Prozesses – des Sterilisierens – beschränken. Diese Beschränkung der Verantwortung des Sterilisieres stellt die Medizinprodukterichtlinie eindeutig klar.

Deshalb stellt Art. 12 Absatz 3 MPL auch klar, dass sich die Erstellung der Konformität und die Einflussnahme der benannten

Stelle auf das Sterilisationsverfahren als solches beschränkt, das Sterilgut muss nicht einer Konformitätsprüfung unterzogen werden. Zu prüfen ist nur und ausschließlich die Konformität des Prozesses und des Prozessergebnisses, also die Klärung der Frage, ob der Sterilisationsvorgang auch die gewünschte Keimfreiheit bewirkt.

Es ergibt sich somit folgende Kette:

Hersteller	sieht Sterilisation des Produkts vor
Sterilisierer	vergewissert sich, dass die Sterilisation des Produkts vorgesehen/zulässig ist
Sterilisierer	zertifiziert sein Sterilisationsverfahren
Benannte Stelle	prüft die Konformität des Sterilisiervorgangs

Wie jeder andere Hersteller auch, bringt der Sterilisierer auf der Verpackung ein CE- Kennzeichen an. Art. 17 Abs. 2 MPL sieht dies ausdrücklich vor:

«Die CE-Kennzeichnung gemäß Anhang XII muss, sofern dies durchführbar und zweckmäßig ist, in deutlich sichtbarer, leicht lesbarer und unauslöschbarer Form auf dem Produkt oder auf dem sterilen Verpackungsmaterial sowie auf der Gebrauchsanweisung angebracht sein. Wenn möglich, muss die CE-Kennzeichnung auch auf der Handelsverpackung angebracht sein.»

Die Vorschriften in Anhang I MPL

In Anhang I MPL wird sichergestellt, dass sterilisierbare Medizinprodukte als solche erkannt werden und die Sterilität erhalten bleibt, bis das Produkt benutzt wird:

> 8.3. In sterilem Zustand gelieferte Produkte müssen so ausgelegt, hergestellt und in einer nicht wiederverwendbaren Verpackung und/oder unter Verwendung geeigneter Verfahren so verpackt sein, dass ihre Sterilität beim Inverkehrbringen unter den vom Hersteller vorgesehenen

> Lager- und Transportbedingungen erhalten bleibt, bis die Steril-Verpackung beschädigt oder geöffnet wird.

Ziff. 8.4 des Anhang I verlangt ein validiertes Verfahren für die Herstellung der Produkte, es ist deshalb unumgänglich, dass die sterilisierenden Unternehmen und Abteilungen von Kliniken das Verfahren validieren lassen:

> 8.4. In sterilem Zustand gelieferte Produkte müssen nach einem geeigneten, validierten Verfahren hergestellt und sterilisiert worden sein;

In den Ziff. 8.6 ff. werden die Grundsätze für Sterilverpackungen festgelegt:

> 8.6. Verpackungssysteme für nicht sterile Produkte müssen so beschaffen sein, dass die vorgesehene Reinheit des Produkts unbeschadet erhalten bleibt und, wenn das Produkt vor einer Anwendung sterilisiert werden soll, das Risiko einer mikrobiellen Kontamination soweit wie möglich verringert wird; das Verpackungssystem muss sich für das vom Hersteller angegebene Sterilisationsverfahren eignen;

Für die Haftung der Hersteller besonders wichtig ist Ziff. 8.7.; Wer sich nicht an diese Vorgabe hält, wird Produkthaftungsfälle auf sich ziehen, wie ein Schweizer Käse die Fliegen:

> 8.7. Verpackung und/oder Kennzeichnung des Produkts müssen eine Unterscheidung von gleichen oder ähnlichen Produkten erlauben, die sowohl in steriler als auch in nicht steriler Form in Verkehr gebracht werden.

Die Kennzeichnung der Verpackung ist in Ziff. 13.3. festgelegt:

> Die Kennzeichnung muss folgende Angaben enthalten:
>
> a) …
>
> c) gegebenenfalls den Hinweis «STERIL »;

Interessant ist, dass der Gesetzgeber in Ziff. 13.6 die oft unbeachtete Gebrauchsanleitung bei sterilen Medizinprodukten ausdrücklich erwähnt und verlangt, dass dort das Vorgehen bei der erneuten Sterilisation beschrieben wird.

13.6 Die Gebrauchsanweisung muss nach Maßgabe des konkreten Falles folgende Angaben enthalten:

g) Anweisungen für den Fall, dass die Steril-Verpackung beschädigt wird; dazu gegebenenfalls die Angabe geeigneter Verfahren zur erneuten Sterilisation;

h) bei wiederzuverwendenden Produkten Angaben über geeignete Aufbereitungsverfahren, z.B. Reinigung, Desinfektion, Verpackung und gegebenenfalls Sterilisationsverfahren, wenn eine erneute Sterilisation erforderlich ist, sowie Angaben zu einer eventuellen zahlenmäßigen Beschränkung der Wiederverwendungen; bei der Lieferung von Produkten, die vor der Anwendung zu sterilisieren sind, müssen die Angaben zur Reinigung und Sterilisation sicherstellen, dass das Produkt bei ihrer ordnungsgemäßen Befolgung die Anforderungen des Abschnitts I nach wie vor erfüllt;

i) Hinweise auf eine möglicherweise vor der Anwendung eines Produkts erforderliche besondere Behandlung oder zusätzliche Aufbereitung (z.B. Sterilisation, Montage usw.);

Die Vorschriften in Anhang IV MPL

Ziff. 2 von Anhang IV umschreibt sehr genau und leicht verständlich, wie der Hersteller, im Falle der Sterilisation also jene Person oder Betriebseinheit die sterilisiert, vorzugehen hat:

> Der Hersteller trifft alle erforderlichen Maßnahmen, damit im Herstellungsverfahren die Übereinstimmung der Produkte mit dem in der EG-Baumusterprüfbescheinigung beschriebenen Baumuster und mit den einschlägigen Anforderungen der Richtlinie sichergestellt wird. Er erstellt vor Beginn der Herstellung eine Dokumentation, in der die Herstellungsverfahren, insbesondere – soweit zutreffend – im Bereich der Sterilisation, sowie sämtliche bereits zuvor aufgestellten systematischen Vorschriften festgelegt sind, die angewandt werden, um die Homogenität der Herstellung und gegebenenfalls die Übereinstimmung der Produkte mit dem in der EG-Baumusterprüfbescheinigung beschriebenen Baumuster sowie mit den einschlägigen Anforderungen dieser

> Richtlinie zu gewährleisten. Er bringt die CE-Kennzeichnung gemäß Artikel 17 an und stellt eine Konformitätserklärung aus.
> Bei Produkten, die in sterilem Zustand in Verkehr gebracht werden, wendet der Hersteller ferner die Bestimmungen des Anhangs V Abschnitte 3 und 4 an; diese Vorschrift bezieht sich jedoch nur auf die Herstellungsschritte, die der Sterilisation und der Aufrechterhaltung der Sterilität dienen.

Der letzte Absatz ist die Grundlage für den reduzierten Umfang der Zertifizierung der Qualitätssicherung bei der Produktion von Sterilgut.

Die Vorschriften in Anhang V MPL

Der Hinweis auf die Abschnitte 3 und 4 im Anhang IV führt dazu, dass der Sterilisierer sein Sterilisationsverfahren von einer sog. «benannten Stelle», also einem Zertifizierinstitut begutachten lassen muss. Allerdings muss das Qualitätssicherungssystem nur in Bezug auf die Herstellung der Sterilität zertifiziert (Anhang V, Abschnitt 3 MPL) und überwacht werden (Anhang V, Abschnitt 4 MPL).

Das Institut muss sich mit einer Begutachtung des Qualitätssicherungssystems begnügen und darf keine Ratschläge zum Verfahren oder zu Verfahrensverbesserungen geben, weil es sonst selbst zum Mithersteller wird und so die für die Zertifizierung erforderliche Unabhängigkeit nicht mehr aufweist. Auf diese Unabhängigkeit wird in Anhang XI, Ziff. 1 äußerst großen Wert gelegt, es soll unter allen Umständen vermieden werden, dass die Kontrollfunktion der benannten Stelle tangiert wird.

Als benannte Stelle kann im Falle der MPL nicht jedermann agieren, sondern der Zertifizierer muss gewisse Mindestanforderungen erfüllen. So lesen wir in Anhang XI Ziff. 3 folgendes:

> Die benannte Stelle muß in der Lage sein, alle in einem der Anhänge II bis VI genannten Aufgaben, die einer solchen Stelle zugewiesen werden und für die sie benannt ist, wahrzunehmen, sei es, dass diese Aufgaben von der Stelle

> selbst, sei es, dass sie unter ihrer Verantwortung ausgeführt werden. Sie muss insbesondere über das Personal verfügen und die Mittel besitzen, die zur angemessenen Erfüllung der mit der Durchführung der Bewertungen und Prüfungen verbundenen technischen und verwaltungsmäßigen Aufgaben erforderlich sind; ebenso muss sie Zugang zu der für die Prüfungen erforderlichen Ausrüstung haben.

In Ziff. 4 wird eine besondere Befähigung auch des Personals der Zertifizierungsstelle gefordert:

> Das mit den Prüfungen beauftragte Personal muss folgendes besitzen:
>
> - eine gute berufliche Ausbildung in bezug auf alle Bewertungen und Prüfungen, für die die Stelle benannt worden ist;
> - eine ausreichende Kenntnis der Vorschriften, für die von ihm durchgeführten Prüfungen und eine ausreichende praktische Erfahrung auf diesem Gebiet;
> - die erforderliche Eignung für die Abfassung der Bescheinigungen, Protokolle und Berichte, in denen die durchgeführten Prüfungen niedergelegt werden.

Die Vorschriften in Anhang VI MPL

Anhang VI sieht vor, dass neben dem Sterilisationsverfahren auch das Produkt qualitätsgesichert hergestellt werden muss. Der Sterilisierer muss somit sicherstellen, dass das genehmigte Qualitätssicherungssystem auch bei der Endkontrolle des Produkts angewendet wird. Die permanente Einhaltung der Vorschriften wird von der benannten Stelle laufend geprüft, der Sterilisierer muss ihr deshalb jederzeit Zutritt zu seinen Anlagen gewähren.

Dokumentation pur – die Lebensdauer eines Indikators

(Autor dieses Unterkapitels: Hans-Werner Röhlig)

Es ist Pflichtaufgabe des «den Patienten im ganzen verwaltenden Klinikers», die sichere Sterilgutversorgung im Einzelfall für den Zeitraum der Verjährungsfrist bis zu dreißig Jahren nachzuweisen. Dreh- und Angelpunkt der sicheren Sterilisation ist die kontrollierte Ablauforganisation mit Bowie-Dick-Test und Indikatorprüfung. Die dauernde und ununterbrochene Einhaltung eines Sicherheit bietenden Qualitätsmanagements ist Patienten, prüfenden Institutionen einschließlich der Gerichte in transparenter Form zu Beweiszwecken darzulegen.

Transparenz des TQM-Verfahrens

Die Transparenz eines Verfahrens ermöglicht aus rechtlicher Sicht die nachträgliche Überprüfung der einzelnen organisatorisch einzuhaltenden Maßnahmen in Bezug auf die ausgewiesenen Ergebniswerte. So lautet die Vorgabe von Input und Output einer angemessenen Dokumentation. Mangelnde Transparenz und daraus resultierende Beweisschwierigkeiten eines geordneten und eingehaltenen Verfahrensablaufs führen zu rechtlichen Konsequenzen bis hin zur Beweislastumkehr. So hat die Klinik für die Folgen einer vielleicht nur schicksalshaften Infektion aus dem beherrschbaren Bereich der Aufbereitung von Medizinprodukten einzustehen, sofern sie sich nicht dahingehend zu entlasten vermag, dass alle organisatorischen und technischen Vorkehrungen gegen vermeidbare Keimübertragungen getroffen waren.

Scheinsicherheit mit wirtschaftlichem Hemmschuh

Die Archivierung von Testbögen und Indikatoren ist eine weit verbreitete Form der Dokumentation in deutschen Krankenhäusern. Die Frage von Lagerkapazitäten und Kosten der Bewirtschaftung scheint trotz Sparmaßnahmen und Gesundheitsstrukturgesetz in den Hintergrund zu treten. Die Unbekümmertheit, mit der die Aufbewahrung betrieben wird, ist dabei erstaunlich. Es ist Fakt und wird von den industriellen Anbietern nachweislich in der zu beachtenden Gebrauchsinformation der Testpakete vermittelt, dass die Indikatoren quasi wie hochwertige Davidoff-Havanna-Zigarren zu lagern sind: «Nach Gebrauch sollte der Indikator kühl, trocken und dunkel gelagert werden.»

Keine Angst; es soll hier nicht vermittelt werden, die Klinik müsse zur Aufbewahrung der Prüfkörper wartungsintensive Klimakammern einrichten. Das wäre nur eine für das Krankenhaus gewiss zu kostspielige Alternative. Dabei geht es allerdings aus rechtlichen Gründen nicht an, die für den Zeitraum der Verjährungsfrist nachzuweisende Prüfsicherheit zu gefährden. Schließlich bedarf es des dokumentarischen Nachweises verfahrenstechnisch abgesicherter Sterilisation, um die Folgen einer Beweislastumkehr im Falle einer Infektion zu vermeiden.

In diesem Zusammenhang ist darauf hinzuweisen, dass selbst bei Lagerung in klimatisierten Räumen die Gefahr besteht, dass Indikatoren im Laufe der Jahre umschlagen oder verblassen. Ebenso wenig wie bei Thermopapier für Faxrollen wird bei Indikatoren die Farbbeständigkeit des Umschlags für bis zu dreißig Jahre garantiert. Es steht außer Frage, wie Sachverständige und Gerichte einen Bowie-Dick-Testbogen bewerten, der infolge unterschiedlicher Einwirkungen eher auf eine Luftinsel schließen als sichere Sterilisation erkennen lässt. Wie soll der präjudizierende Urkundsbeweis eines Indikators nicht nur entkräftet werden, sondern darüber hinaus zweifelsfrei bewiesen werden, dass anlässlich der Überprüfung ein ordnungsgemäßer Farbumschlag vorlag? – Im Ergebnis Imponderabilien; der archivierte Indikator wird zum Sicherheitsrisiko und rechtlichen Stolperstein. Seine Beweiskraft ist der nicht einschätzbaren zeitlichen Vergänglichkeit unterworfen, so dass es einer besser geeigneten Alternative bedarf.

Die Alternative

Art und Umfang der verpflichtenden Dokumentation sind in keiner Weise bindend vorgegeben. Die Klinik hat die freie Wahl. Es muss nach dem Leitsatz der Rechtsprechung allein organisatorisch sichergestellt sein, dass die Durchführung der allgemein oder für den speziellen Fall angeordneten Maßnahmen in irgendeiner Weise – vornehmlich schriftlich – festgehalten wird.

Die von der Rechtsprechung gestellten Anforderungen an eine verfahrenstechnisch abgesicherte und Klinik und Patienten schützende Dokumentation gehen dahin, durch einen fachlich kompetenten Anwender nachzuweisen, dass alle erforderlichen Vorkehrungen gegen einen vermeidbaren Patientenschaden im Einzelfall getroffen waren. Der Einsatz nicht einem validierten und dokumentierten Aufbereitungsverfahren unterworfener und damit als gefährlich einzustufender Medizinprodukte ist nach dem Prinzip der Gefährdungshaftung – ohne dass es überhaupt zu einem einem Infektions- oder sonstigen Schaden käme – strafrechtlich mit Geld- und Freiheitsstrafe sanktioniert.

Die Anforderungen der Dokumentationssicherheit für Testbögen und Indikatoren entsprechen dem System eines Qualitätsmanagements (TQM – total quality management) wie in § 137 SBG V als Pflicht zur Qualitätssicherung im Krankenhaus normiert.

So ist es zum Nachweis des ordnungsgemäßen Prüfverfahrens ausreichend und zugleich erforderlich, durch einen fortgebildeten, kompetenten Sterilisationsverantwortlichen

- das angewandte Prüfverfahren entsprechend der Herstellerbezeichnung zu vermerken;
- das Prüfergebnis schriftlich aufzuzeichnen (z.B. Farbumschlag nach Vorgabe);
- und das Dokumentationsprotokoll namentlich abzuzeichnen.

Der Grundsatz der Dokumentationssicherung nach der beschriebenen Vorgabe gilt entsprechend der jeweiligen Prüfkriterien für den Gesamtbereich des Einsatzes von der Industrie bezogener und krankenhausintern aufbereiteter Medizinprodukte. Die im Rahmen der Dokumentationspflicht zuweilen diskutierte Frage der Prüfung und Abzeichnung durch einen zweiten kompetenten Mitarbeiter erübrigt sich angesichts der angeführten Urkundsqualität des Prüfprotokolls. Wir bewegen uns hier auf dem Spielfeld des Rechts und nicht auf dem Fußballfeld, wo es mitunter auf die Höhe der Trefferdifferenz ankommt.

Hinweis

Ein Prüfprotokoll der beschriebenen Art bietet umfassenden Rechtsschutz. Die Dokumentation der verantwortlich zeichnenden Fachkraft ist eine Urkunde (technische Aufzeichnung) im Rechtssinne. Sie begründet den faktisch nicht zu erschütternden «prima-facie-Beweis» (Anscheinsbeweis) der inhaltlichen Richtigkeit.

Produkthaftung

Die im Rahmen der Qualitätssicherung erstellten Dokumente werden ihren Nutzen auch im Falle der Produkthaftung haben. Bei der Produkthaftung stellt sich eine Beweisumkehr ein, indem der Hersteller beweisen muss, dass seine Produkte keine Mängel aufgewiesen haben, die zum Schaden bei Dritten führen können.

Was ist Produkthaftung ?

Definition

Bei der Produkthaftung handelt es sich um die Haftung des Herstellers für Schäden, die unbeteiligte Dritte durch sein Produkt erleiden können.

Doch beginnen wir von vorne: Bei der Produkthaftung handelt es sich um die Haftung des Herstellers für Schäden, die unbeteiligte Dritte durch sein Produkt erleiden können. Gehaftet wird also für einen Schaden, den ein Dritter wegen des Versagens des Produkts erleidet.

Produkthaftung hat nichts mit der vertraglichen Gewährleistung zu tun, bei welcher der Verkäufer dafür einsteht, dass sein Produkt nicht mangelhaft ist.

Ein Beispiel: Eine Person wird von einem Fahrzeuglenker auf der Straße angefahren.

Der erlittene Schaden im iuristischen Sinn ist der Geldaufwand, den die angefahrene Person sich leisten muss, um wieder in den selben Gesundheitszustand zu gelangen, wie vor dem Unfall. Dabei kann es sich um Heilungskosten, Lohnausfallkosten usw. handeln.

Der Fahrzeuglenker haftet dem Geschädigten für den Schaden, weil er das Fahrzeug gelenkt und dabei den allgemeine Rechtsgrundsatz, dass man andere ohne deren Einwilligung nicht schädigen darf, verletzt hat. In der Schweiz handelt es sich dabei um eine spezielle gesetzliche Haftungsform, eben jene des Motorfahrzeuglenkers.

Nehmen wir an, es sei zum Unfall gekommen, weil die Bremsen des Fahrzeugs versagt haben – die Polizei stellt dies so fest. Solange sich das Fahrzeug noch in der Garantiefrist befindet, haftet der Verkäufer dem Eigentümer des Fahrzeugs für den wegen der mangelhaften Bremsen entstandenen Schaden. Der Verkäufer haftet, weil er sich im Kaufvertrag zu einer solchen Haftung oder Gewährleistung verpflichtet hat. Dabei haftet der Verkäufer nur dem Fahrzeugkäufer, nicht aber dem Unfallopfer, dieses hat keinen Anspruch gegen den Verkäufer oder gar den Hersteller des Fahrzeuges, weil kein Vertrag besteht, auf dem die Haftung basieren könnte. Ist die Garantiefrist abgelaufen, haftet der Verkäufer dem Käufer nicht mehr; der Käufer muss den Mangelschaden selbst tragen.

Es erscheint nun äußerst unbillig, dass das Unfallopfer keinen Anspruch gegen denjenigen hat, der den Mangel an ursprünglich verursacht und damit die «Grundlage» für den Unfall gelegt hat. Der Hersteller käme ungeschoren davon, gäbe es nicht die außervertragliche Haftung, welche greift, wenn das allgemeine Schädigungsverbot verletzt wird. Dies geschieht aber, wenn der Hersteller ein mangelhaftes Produkt in Verkehr setzt und in Folge davon ein unbeteiligter Dritter geschädigt wird.

Unbesehen davon, wie die rechtlichen Verhältnisse zwischen Lenker, Fahrzeugeigentümer und Fahrzeugverkäufer sind, kann das Unfallopfer sich deshalb aus eigenem Recht – dem Produkthaftungsrecht – an den Hersteller des Fahrzeugs halten und behaupten, die Bremsen hätten wegen eines Herstellfehlers versagt.

Im Normalfall müsste nun das Unfallopfer seinen Schaden, die Schadensursache und den Zusammenhang zwischen Schaden und Ursache beweisen. Wieder würden wir an Grenzen der Anspruchsdurchsetzung stoßen, weil des Opfer technische Gegebenheiten zu beweisen hätte, die allein der Hersteller kennt. Dem Normalverbraucher wäre es unmöglich, sich Schadenersatz zu verschaffen, er würde die beweise nicht erbringen können.

Produkthaftung öffnet andere Wege

Um dieser Schwierigkeit abzuhelfen wurde die Produkthaftung geschaffen und, da es sich hier um einen Fall der Produkthaftung handeln kann, liegen die Dinge anders. Die Produkthaftungsgesetze sehen vor, dass der Hersteller zu beweisen hat, dass das Produkt fehlerfrei war, als es in Verkehr gesetzt wurde. Dieser schwierige Beweis kann mit einer soliden und konsequent geführten Qualitätssicherungsdokumentation ohne größeren Aufwand geleistet werden. Mit Hilfe seiner Dokumente wird der Hersteller nun nachzuweisen versuchen, dass konsequent alle seine Produkte auf gleiche Weise hergestellt, geprüft und in Verkehr gesetzt wurden. Das Produkthaftungsgesetz lässt sodann den Schluss von der Art der gesamten Herstellung aller Produkte auf das einzelne Produkt zu: es darf angenommen werden, dass eine konsequent qualitätsgesicherte Produktion immer die selben – fehlerfreien – Produkte hervorbringt.

Produkthaftung ist vor allem für jene Hersteller gefährlich, die nicht in der Lage sind, diese Beweise zu führen, was bei Fehlen von Qualitätssicherungsmaßnahmen sicher der Fall sein wird. Aber auch nicht konsequent durchgeführte QS-Maßnahmen können eine Beweisführung torpedieren, denn wie soll bewiesen werden, dass das fehlerhafte Produkt gerade nicht im Zusammenhang mit einer Lücke im Qualitätssicherungssystem steht ?

Öffentliche Einrichtungen unterliegen den Richtlinien der EU und der Produkthaftung

Öffentliche Einrichtungen, zu denen auch Spitäler gehören, haben lange geltend gemacht, wegen ihres «öffentlich-rechtlichen» Status würden sie nicht der Produkthaftung unterliegen und auch die Vorschriften der Produkthaftung seien nicht auf sie anwendbar.

Der Europäische Gerichtshof (EUGH), das oberste Gericht der Europäischen Gemeinschaften hat sich in einem interessanten Urteil mit dieser Frage befasst. Wir fassen die Rechtssache C-203/99, Henning Veedfald (Kläger) gegen Århus Amtskommune (Beklagte) zu Fragen der Produkthaftung in öffentlichen Spitälern nachfolgend zusammen.

Die Ausgangslage

Dem Urteil liegt ein Rechtsstreit zwischen dem Kläger Henning Veedfald (Kläger) und der dänischen Århus Amtskommune (Beklagte) zugrunde. Der Kläger sollte sich am 21. November 1990 im Krankenhaus Skejby einer Nierentransplantation unterziehen. Die Niere wurde dem Spender, dem Bruder des Klägers, entnommen und für die Transplantation vorbereitet, indem sie mit einer dazu bestimmten Perfusionsflüssigkeit durchgespült wurde. Diese Flüssigkeit war fehlerhaft mit der Folge, dass eine Arteriole der Niere während des Spülvorgangs verstopft wurde und die Niere nicht mehr für eine Transplantation verwendbar war. Die Spülflüssigkeit war im Labor der Apotheke eines anderen Krankenhauses, des Århus Kommunehospital (Kreiskrankenhaus Århus) hergestellt und im Krankenhaus Skejby für ihre Verwendung vorbereitet worden.

Eigentümerin und Betreiberin beider Krankenhäuser ist die Beklagte, eine Institution des öffentlichen Rechts.

Der Kläger verlangte von der Beklagten auf der Grundlage des einschlägigen dänischen Gesetzes Schadensersatz. Die Beklagte lehnte mit der Begründung jede Haftung ab, sie habe das Produkt nicht in den Verkehr gebracht; es sei auch nicht zu einem wirtschaftlichen Zweck hergestellt worden, da die beiden betroffenen Krankenhäuser ausschließlich aus öffentlichen Mitteln finanziert würden.

Das mit der Sache befasste Gericht hat daraufhin dem EUGH Fragen vorgelegt, die wir zusammen mit den Antworten des EUGH nachfolgend erläutern.

Die Fragen und Anworten des EuGH

Es wurden dem EUGH fünf Fragen zur Entscheidung vorgelegt, von denen jedoch nur die erste und die zweite für die Frage der Haftbarkeit öffentlicher Spitäler und Anstalten von Interesse sind. Bei der dritten Frage ging es um die Schadensdefinition (auf die wir hier aus Platzgründen nicht eingehen können) und die letzten beiden Fragen hat der EUGH aus formalen Gründen nicht beantwortet.

Erste Frage: Inverkehrbringung eines Produktes

Die erste Frage ging dahin, ob ein fehlerhaftes Produkt im Sinne des Artikels 7 Buchstabe a der Richtlinie nicht in den Verkehr gebracht worden sei, wenn der Hersteller (hier die öffentlich-rechtliche Institution Spital) es im Rahmen einer konkreten medizinischen Dienstleistung hergestellt und angewendet hat, die in der Vorbereitung eines menschlichen Organs für die Transplantation besteht, und der Schaden im Zuge dieser Vorbereitung eingetreten ist.

Die Beklagte hatte vorgetragen, das Produkt sei nicht in den Verkehr gebracht worden, da es die medizinische Herrschaftssphäre nicht verlassen habe, die aus der Apotheke, die es hergestellt habe, und dem Krankenhaus, in dem es benutzt worden sei, bestehe. Das Gericht fand jedoch, dass diese Umstände nicht maßgeblich sind, wenn die Verwendung des Produkts gerade dadurch gekennzeichnet ist, dass sich die Person, für die es bestimmt ist, selbst in diese Herrschaftssphäre hinein begeben muss. Im Fall eines Patienten, der sich ins Krankenhaus begibt, ist es unerheblich, ob das im Rahmen einer medizinischen Behandlung benutzte Produkt im Krankenhaus selbst hergestellt oder von einem Dritten bezogen wird, wie dies im vorliegenden Fall auch hätte geschehen können. Ob ein im Rahmen einer Dienstleistung verwendetes Produkt von einem Dritten, von dem Dienstleistungserbringer selbst oder von einer mit diesem verbundenen Stelle hergestellt wird, könne für sich genommen keine Auswirkungen auf die Tatsache haben, dass es in den Verkehr gebracht wurde.

Auf die erste Frage ist somit zu antworten, dass ein fehlerhaftes Produkt im Sinne des Artikels 7 Buchstabe a der Richtlinie in den Verkehr gebracht worden ist, wenn es im Rahmen einer konkreten medizinischen Dienstleistung verwendet wurde, die in der Vorbereitung eines menschlichen Organs für die Transplantation bestand, und der Schaden im Zuge dieser Vorbereitung eingetreten ist.

Der EUGH klammert somit auch öffentliche Institutionen nicht von der Produkthaftung aus; es ist unerheblich, dass zwischen der öffentlichen Institution und deren Benutzer, hier dem Patienten, ein besonderes Verhältnis bestehen kann, wie dies ältere Theorien des öffentlichen Rechts – auch in der Schweiz – vertreten haben.

Die zweite Frage: Haftungsbefreiung, weil die öffentliche Hand die Behandlung finanziert ?

Die zweite Frage des vorlegenden Gerichts geht dahin, ob die Haftungsbefreiung nach Artikel 7 Buchstabe c der Richtlinie für Produkte, die der Hersteller nicht zu einem wirtschaftlichen Zweck oder im Rahmen seiner beruflichen Tätigkeit hergestellt hat, eingreift, wenn das fehlerhafte Produkt im Rahmen einer konkreten, vollständig aus öffentlichen Mitteln finanzierten und für den Patienten unentgeltlichen medizinischen Leistung hergestellt und verwendet wurde.

Die Klinik trägt vor, die Finanzierung der medizinischen Versorgung durch die öffentliche Hand, die eine Besonderheit des dänischen Gesundheitswesens sei, und damit das Fehlen einer direkten wirtschaftlichen Beziehung zwischen dem Krankenhaus und dem Patienten habe zur Folge, dass ein Krankenhaus, das ein fehlerhaftes Produkt herstelle, weder zu einem wirtschaftlichen Zweck noch im Rahmen seiner beruflichen Tätigkeit im Sinne das Artikels 7 Buchstabe c der Richtlinie handle.

Das Gericht befand jedoch, dass es an der wirtschaftlichen und beruflichen Natur der Herstellung von Produkten, die für eine konkrete medizinische Leistung hergestellt werden, nichts ändert, wenn sie nicht direkt vom Patienten bezahlt, sondern von der öffentlichen Hand aus Steuermitteln finanziert werde. Es handelt sich nämlich nicht um eine an sich von ihrer Natur her unbezahlte Tätigkeit, die als solche unter die Haftungsbefreiung des Artikels 7 Buchstabe c der Richtlinie fallen könnte. Die Beklagte hat überdies in der mündlichen Verhandlung selbst eingeräumt, dass ein privates Krankenhaus bei gleicher Sachlage ohne jeden Zweifel nach den Vorschriften der Richtlinie für die Fehlerhaftigkeit des Produkts haften würde.

Folglich ist auf die zweite Frage zu antworten, dass die Haftungsbefreiung nach Artikel 7 Buchstabe c der Richtlinie wegen Fehlens einer Tätigkeit mit wirtschaftlichem Zweck oder einer beruflichen Tätigkeit nicht eingreift, wenn das fehlerhafte Produkt im Rahmen einer konkreten, vollständig aus öffentlichen Mitteln finanzierten und für den Patienten unentgeltlichen medizinischen Leistung hergestellt und verwendet wurde.

Zusammenfassung

Bei der Sterilisationstätigkeit sind die Vorschriften der MPL zu beachten.

- Die MPL fordert einen zertifizierten qualitätsgesicherten Ablauf des Sterilisationsprozesses und eine zertifizierte qualitätsgesicherte Kontrolle des sterilisierten Medizinprodukts;
- jeder, der nicht für die Verwendung des Sterilguts an seiner eigenen Peron sterilisiert, gilt als Hersteller, hat die entsprechenden Vorschriften zu erfüllen und läuft die Risiken eines Herstellers, unbesehen davon ob er als Privater handelt oder der Staat Eigentümer ist;

- die Arbeitssicherheitsmaßnahmen bei der Sterilisation können lokal geregelt werden, die Herstellung des Sterilgutes hat jedoch europäischen Regeln zu folgen.

19. Kapitel

Kommunikation und Kooperation

Inge Rinker-Zanette

«Die sollen nicht reden, die sollen arbeiten», ist der Wunsch vieler verantwortlicher Personen im betrieblichen Alltag einer ZSVA. Und so selbstverständlich der Wunsch erscheinen mag, so leicht lässt sich die Sache der Kommunikation und Kooperation nicht angehen.

«Man kann nicht 'nicht'-kommunizieren», sagt Watzlawick und bringt damit zum Ausdruck, dass bereits die Begegnung von Menschen eine Auseinandersetzung ist. Wir sehen, hören, fühlen, riechen einander, können uns mitunter überhaupt nicht riechen und müssen diese Interaktionen – zumindest im Arbeitsalltag – dennoch aushalten.

Merkpunkt

«Man kann nicht 'nicht'-kommunizieren» (Paul Watzlawick)

Wir kommunizieren also zwangsläufig miteinander. Allerdings nicht nur, indem wir reden, wir schweigen auch, sind beleidigt, traurig, geben jede Menge Botschaften von uns, indem wir wegschauen, die Stirn runzeln, indem wir uns versteifen in der Haltung, uns klein machen und «unsichtbar» werden wollen, indem wir schreien, weinen, lachen, schmollen, lächeln, die Backen aufblasen oder die Lippen aufeinander pressen.

Und hier beginnen die Probleme mit der Kommunikation: Wir senden und empfangen eine Vielfalt an Störungen und Missverständnissen, verpacken vermeintlich Sachliches mit falschen Tönen und bösen Blicken und richten absichtlich und unabsichtlich jede Menge «Beziehungssalat» an.

Merkpunkt

Richtig zu kommunizieren hilft, Störung im Betriebsablauf zu vermeiden.

Wenn wir arbeitstechnisch wirksam miteinander kooperieren wollen, effektive und produktive Qualität verkaufen und nebenbei noch Demotivation unter den Mitarbeitern vermeiden wollen, dann müssen wir auch qualitativ hochwertig kommunizieren lernen.

Umgang mit Erwartungen

Vielfältige Erwartungen an die Mitarbeiterinnen und Mitarbeiter der ZSVA setzen eine Reihe unterschiedlicher Kompetenzen (Fertigkeiten und Fähigkeiten) voraus. Diese müssen die Notwendigkeit erkennen, dass Kommunikationsformen entwickelt und eingeübt werden müssen.

An die ZSVA als institutionalisierter Dienstleistungsbereich und an die Mitarbeiter als Personen werden von unterschiedlichsten Seiten Erwartungen und Aufgaben herangetragen, die insgesamt ein komplexes, spannungsreiches und konfliktträchtiges Gesamtbild ergeben.

Da wird einerseits von der Abteilung insgesamt die gründliche, kompetente Erledigung von Arbeiten in normativer oder justiziabler Qualität und andererseits Sach-, Selbst-, Sozial - und Handlungskompetenzen vom Einzelnen, insbesondere von Führungskräften abverlangt.

Mitarbeiter untereinander brauchen verbindliche Informationen

Merkpunkt

Verbindliche Vereinbarungen schaffen die Grundlage für die Erfüllung gesetzter Ziele und Aufgaben.

Anweisungen und Absprachen, Aufgaben müssen benannt und Ziele formuliert werden.

Kompetenzen müssen geklärt und Arbeitsplätze beschrieben sein. Absprachen mit anderen Abteilungen erfordern gründliche Planungskompetenzen. Netzwerke müssen erstellt werden, Verständnis füreinander muss geweckt werden, Koordination ist notwendig und Transparenz muß hergestellt werden. Fähigkeiten und Fertigkeiten des einzelnen sind gefragt und Kommunikationsmethoden werden zu Schlüsselqualifikationen.

Der Umgang mit alltäglichen Hierarchiestrukturen ist notwendig und muss sozial verträglich gehandhabt werden. Anweisungen müssen umgesetzt, Verbesserungen entwickelt, Grenzen gesetzt und Konsequenzen gezogen werden.

Moderations-, Planungs- und Kommunikationstechniken sind gefragt und gute Vertretung und Präsentation in der Öffentlichkeit ist unumgänglich.

Kollegen, Kunden und Zulieferer müssen begleitet und zufrieden gestellt, fachmännisch beraten werden, Patienten müssen geachtet, optimal und sachgerecht behandelt werden.

Immer wieder ist Sachkompetenz und persönliche Kompetenz gefragt. Der Einzelne muss Position beziehen, muss seine Sicht vom Menschen entwickeln und vertreten lernen.

Aus dem Verständnis der Situation Ihrer Kollegen / Ihres Klientels, heraus wird es möglich, eine eigene Position zur Arbeit zu entwickeln und die notwendige Sachkompetenz abzuleiten.

Gesellschaftliche, technische und politische Entwicklungen müssen erkannt, verstanden und berücksichtigt werden.

In diesem Buch ist immer wieder die Rede vom einzelnen Menschen als dem schwächsten Glied in der Kette qualitätssichernder Maßnahmen. Dieses kritische Moment kann nur behoben werden, wenn der einzelne Mensch in die Lage versetzt wird, alle anstehenden Erwartungen und Aufgaben zu verstehen, zu verarbeiten und in Handlung umzusetzen. Dazu bedarf es der Kommunikation- und Kooperationsfähigkeit, die keinesfalls als gegeben und im «gesunden Menschenverstand verankert» angesehen werden kann.

Merkpunkt

Die Einheit von Kopf, Herz und Hand ermöglicht erfolgreiches Kommunizieren und Handeln.

Kommunikationsfähigkeit ist wie alles andere im alltäglichen Dasein ein «hartes Geschäft», das gelehrt, verstanden und handelnd gelernt, mit Kopf, Herz und Hand erworben werden muss.

Der Druck, all diesen Erwartungen gerecht zu werden und die Konfrontation mit technischen und gesellschaftlichen Entwicklungen bedeuten für den einzelnen Mitarbeiter eine starke persönliche Belastung und führen häufig zum Gefühl der Überforderung. Daraus resultiert in der Regel

- ein höheres Kommunikationsbedürfnis mit Kolleginnen und Kollegen und
- der Wunsch nach fachlichem und emotionalem Rückhalt
- in einem funktionstüchtigen Team.

Spannungen untereinander erschweren die ohnehin anstrengende Arbeit und mindern die Qualität der Produkte, so dass die interne Konfliktlösung unabdingbar wird für die Effektivität der Arbeit, die Motivation und das Wohlbefinden der Mitarbeiter und die Gesamtatmosphäre in der Abteilung.

Konsequenzen für die Ausbildung

Aus diesen Sachverhalten ergeben sich somit verschiedene neue Anforderungen:

- die MA müssen befähigt werden, angemessen und konstruktiv miteinander zu sprechen und umzugehen,
- unnötige Belastungen und konfliktbehaftete Tätigkeits - und Umgangsformen müssen reduziert,
- unvermeidbare Konflikte angemessen bearbeitet und
- Teamprozesse insgesamt gefördert werden.
- Dies setzt allerdings die Bereitschaft aller Beteiligten und die entsprechende Bewusstseinsbildung innerhalb der Arbeitsgruppe voraus.

Merkpunkt

Konfliktbearbeitungen erfolgen über Problemanalyse, Suche nach Lösungsstrategien unter Anwendung entsprechender Techniken der Gesprächsführung.

Konfliktbearbeitung muss mittels Problemanalyse, der Entwicklung gemeinsamer – abteilungsadäqater – Lösungstrategien und mit konkreten Konflikt- und Problemlösegesprächen erlernt und durchgeführt werden.

Dazu bedarf es

- theoretischer und praktischer Kenntnisse aus der Kommunikationspsychologie,
- vielfältiger Methoden der Kommunikation und
- einer günstigen betrieblichen Organisation, die Besprechungen und Gespräche zulässt.

In einem solchen Arbeitsprozess lautet die Devise: «Wir reden miteinander, damit eine Atmosphäre effektiver und zielorientierter Arbeit entstehen kann, und weil gelungene Kommunikation die Arbeit aufwertet.»

Grundlagen der Kommunikationspsychologie

Um Methoden der Gesprächsführung im Berufsalltag sinnvoll einsetzen zu können, müssen wir uns zunächst mit den Grundlagen der Kommunikationspsychologie befassen, insbesondere mit dem Kommunikationsquadrat von Friedemann Schulz von Thun.

Merkpunkt

Um Kommunikationsstörungen im betrieblichen Alltag minimieren zu können, müssen Leitungspersonen und Mitarbeitende die Grundlagen der Kommunikationspsychologie kennen und anwenden lernen.

Bei der Kommunikation geht es immer um die «Übermittlung von Nachrichten». Der eine sagt etwas – verschickt eine Botschaft – der andere hört etwas und reagiert.

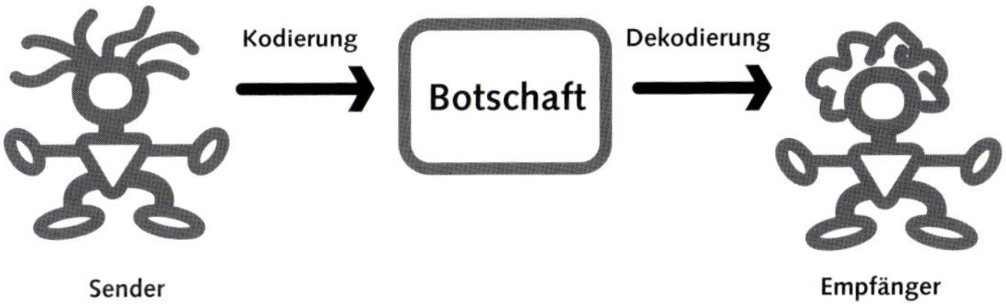

Abbildung 1

Die Botschaft entsteht beim Empfänger (F. Schulz von Thun)

Allerdings steckt der Teufel im Detail: «Nicht was gesagt ist, ist wahr, sondern was ankommt ist wahr. Die Botschaft entsteht beim Empfänger.» Mit diesem Satz fasst Schulz von Thun das Kernproblem der Kommunikation zusammen.

Das Sprechen zwischen den Menschen ist eine sehr komplizierte Sache, weil nicht selbstverständlich verstanden wird, was gesagt wird. Beim Zuhörer kommt mitunter etwas völlig anderes an. Wir implizieren zu schnell die Erwartung, dass der andere in derselben Verfassung ist, wie wir selbst.

Bei der Gesprächsführung geht es also um einen Prozess des Kodierens (Verschlüsseln) und des Dekodierens (Entschlüsseln) von Botschaften und die Gesprächsführungstechniken sind nichts anderes, als ein Handwerkzeug, mit dem ich die komplizierten Vorgänge der Kommunikation – aus wissendem Verständnis heraus – übersetzen und ins «rechte Licht» rücken kann.

Merkpunkt

Kongruentes (deckungsgleiches) Kodieren und Dekodieren von Botschaften vermeidet Missverständnisse und Demotivation im betrieblichen Alltag.

Es geht darum Missverständnisse und Demotivation zu vermeiden, den Umgang in den Abteilungen beziehungs- und aufgabenorientiert optimal zu organisieren.

Das Senden von Botschaften

Mitabeiter müssen die «Anatomie» von gesendeten Nachrichten und deren Wirkungen kennen und verstehen lernen.

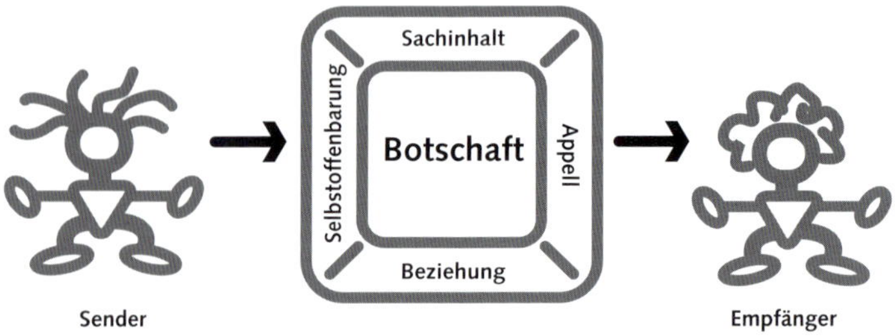

Abbildung 2

Eine sprachliche Mitteilung besteht aus 4 Botschaften. Wir unterscheiden den Sach-, den Selbstoffenbarungs-, den Beziehungs- und den Appellaspekt.

Darstellung nach F. Schulz von Thun

Das Modell des Kommunikationsquadrates besagt, daß jede sprachliche Mitteilung vier Seiten hat:

- Eine Seite der Nachricht / Botschaft, die ich sende, ist der Sachinhalt, also worüber ich informiere.

- Eine andere Seite ist die Selbstoffenbarung, d.h. was ich von mir selbst kundgebe. Wenn immer jemand etwas von sich gibt, schickt er auch eine Kostprobe seiner Persönlichkeit mit.

- Eine weitere Ebene ist diejenige der Beziehung: In einer Botschaft schwingt mit, was ich vom anderen halte, wie wir zueinander stehen. Wenn ich mein Gegenüber für faul, frech, naiv oder zuverlässig halte, werde ich in irgendeiner Weise diese Einschätzung in meiner Mitteilung mitschwingen lassen.

- Die vierte Seite der Botschaft ist der Appellgehalt, also das, wozu ich den Empfänger veranlassen möchte.

Ein Beispiel soll die vier Aspekte von Kommunikation verdeutlichen:

Eine Mitarbeiterin, die auf der unreinen Seite eingeteilt ist und sich am Tag zuvor darüber beklagt hatte, kommt 15 Minuten zu spät, weil ihr der Bus vor der Nase weggefahren ist.

Die stellvertretende Leitung hat die Aufgabe derweil selbst übernommen, nimmt sie mit den Worten und dem kritischen Blick auf die Uhr «auch diese Arbeit muss getan werden» in Empfang. Welche Botschaften versendet die stellvertretende Leitung?

- Sachinhalt:
  Sie stellt fest: «Jede Arbeit muss pünktlich von allen gemacht werden.»

- Selbstoffenbarung:
  Sie teilt durch ihren Tonfall, der ärgerlich, ungeduldig, gereizt oder klagend und mit dem Blick auf die Uhr ihre Stimmungslage mit: «Ich bin ungehalten; jetzt muss ich meine Sachen liegen lassen; ich ärgere mich über dich.»

- Beziehung:
  Die Leitung erlaubt sich, das Zuspätkommen zu kritisieren und unterstellt der Kollegin, dass diese zu spät kommt, weil sie die unreine Seite nicht gerne macht, d.h. sie unterstellt Berechnung und Absicht. (Was ich von dir halte!)

- Appell:
  «Du musst jede Aufgabe hier ordentlich und pünktlich machen.» Mehrere Appelle sind hier denkbar: «Sei in Zukunft pünktlich!», « Erkläre mir dein Verhalten!» «Drück dich nicht vor bestimmten Arbeiten!»

Alle Aussagen, die wir tätigen, enthalten Botschaften auf den genannten Ebenen und damit wird das Dilemma der Kommunikation teilweise deutlich. Die Komplikationen in der gegenseitigen Verständigung kommen dadurch zustande, daß wir in einer Botschaft indirekte und ausdrückliche Botschaften gleichzeitig übermitteln. «Du kommst zu spät oder du magst die Arbeit nicht» wird in unserem Fall nicht direkt gesagt, sondern ist impliziert in der Aussage «auch diese Aufgabe muss getan werden». Die Unterstellung: «Du machst das absichtlich!», wird nicht formuliert, aber durch Tonfall, Blickkontakt und Haltung werden die «Nebenaussagen» zum Hauptbestandteil der Botschaft.

Merkpunkt

Nonverbale Anteile von Nachrichten können die Aussage einer Botschaft vollständig verändern.

Kommunikationsstörungen werden vor allem im Bereich der Selbstoffenbarungs- und der Beziehungsebene ausgelöst

Die jeweiligen nicht-sprachlichen (nonverbalen) Anteile der Botschaften, die wir senden: Blicke, Körperhaltung, Gestik, Mimik und Tonfall verschärfen oder entkräften die Gesprächssituation, verändern aber die aktuelle Kommunikation wesentlich und tragen dementsprechend zum Betriebsklima bei.

Oft kann der Sender diese Botschaften nicht besser zum Ausdruck bringen, sei es aufgrund eines Gefühlszustandes, aus Unkenntnis der eigenen Wirkweise oder er ist nicht in der Lage ein konstruktives, konfliktvermeidendes Miteinander durch eindeutige

Botschaften oder durch das bewusste Senden oder Klären von Botschaften zu erreichen.

Wichtig ist die Erkenntnis, daß in der Regel nicht die Sachinformation die Störungen in der Kommunikation auslösen, sondern vielmehr die Bereiche der Selbstoffenbarung und der Beziehung, die wir mitversenden.

Aussageverschärfend wirken dann speziell solche Botschaften, in denen die verbalen und nonverbalen Ausdrücke nicht übereinstimmen, z.B. ein wütender Gesichtsausdruck und die Aussage «ich mache diese Arbeit ja gerne» oder andere Signale, wie sich abwenden oder gähnen, wenn vordergründig Interesse bekundet wird, lösen beim Gegenüber Reaktionen im Gefühlsbereich aus.

Wenn also Gespräche gelingen sollen, muss der Sender seine Botschaften und seine Körpersprache in dieser Hinsicht aufeinander abstimmen und eindeutig werden, muss sich der Vielfalt der Sendungsmöglichkeiten bewusst sein und seine Botschaften bewusst verschicken. Dies gelingt nur, wenn eigenes Sprechverhalten bewusst gemacht wird, wenn eigene Formulierungen reflektiert und durchdacht eingesetzt werden und wenn bereits eingetretene Störungen durch klärende Gespräche bereinigt werden.

Zusammenfassung

Eine sprachliche Mitteilung enthält vier Botschaften: Inhalts- (Sach-), Selbstoffenbarungs-, Beziehungs- und Appellaspekt.

Die entscheidende Botschaft in einer zwischenmenschlichen Begegnung wird im Gefühlsbereich, also auf der Selbstoffenbarungs- und Beziehungsebene übermittelt. Entgegen ihrer Bedeutsamkeit für das Gelingen oder Mißlingen von Kommunikation wird sie meist *indirekt* gesendet. Das geschieht bevorzugt über den *nonverbalen* Kanal, also über Tonfall, Mimik, Gestik und Körperhaltung.

Ein besonderes Problem stellen unstimmige, sich widersprechende (*inkongruente*) Botschaften dar, d.h. wenn auf der nonverbalen Ebene das Gegenteil dessen ausgedrückt wird, was die verbale Mitteilung beinhaltet.

(aus: Leupold, E.M., Handbuch der Gesprächsführung, Herder 1995)

Das Empfangen von Botschaften

Wurde bisher das Senden von Nachrichten bereits als vierseitiges «Durcheinander» betrachtet, so beginnt der eigentliche Wirrwarr erst jetzt – beim Empfänger. Denn auch er hört jetzt nicht nur mit einem Ohr, sondern mit vier Ohren:

Abbildung 3

«Hören mit vier Ohren»

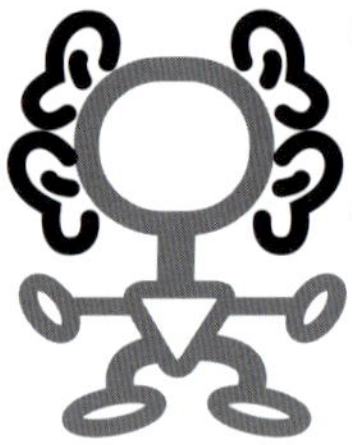
Sachohr
«Welches ist der Sachverhalt?»
Beziehungsohr
«Wie redet der eigentlich mit mir?»
Selbstoffenbarungsohr
«Was ist mit ihm los?»
Appellohr
«Was will er von mir?»

Merkpunkt

Durch das Dekodieren von Nachrichten wird der Erfolg des Kommunikationsprozesses maßgeblich bestimmt.

Der Empfänger hört mit dem Sachohr, dem Beziehungsohr, dem Appellohr und dem Selbstoffenbarungsohr.

Zwar könnte der Empfänger entscheiden, welchen Aspekt der Botschaft er vorrangig hören will, leider ist jedoch die Wahrnehmungsfähigkeit des Menschen unterschiedlich sensibel ausgebildet und von Befürchtungen, Erwartungen und Erfahrungen geprägt. Auf das vorherige Beispiel bezogen verändert der jeweilige «Höraspekt» jeweils die Reaktion der Mitarbeiterin.

- Das Sachohr:
  Hier ginge es unserer Mitarbeiterin nur um die Sachinformation, weder Beziehung, Appell noch Selbstoffenbarung in der Botschaft der stellvertretenden Leitung würde sie interessieren. Sie konzentriert ihre Reaktion also auf die Sache: «Jede Aufgabe muss hier pünktlich gemacht werden.» Ein klarer Sachverhalt, die Mitarbeiterin ist zu spät gekommen, die Aussage ist korrekt. Eine Bestätigung wäre angemessen: «Da hast Du vollkommen recht».

- Das Selbstoffenbarungsohr:
  Die Empfängerin nimmt die Botschaft wahr, die hinter der Sachaussage verborgen ist, reagiert darauf, was die Nachricht über den Sender – also die Leitungsstellver-

treterin aussagt: «Sie tadelt mich, weil sie ihre eigenen Aufgaben nicht erledigen kann und damit in Verzug kommt.» Hier wäre mit einer kurzen Entschuldigung: «Es tut mir leid, dass du von deiner Arbeit weg musstest», schon vieles geklärt.

- Das Beziehungsohr:
  Die Beziehungsbotschaft: «Wie sieht mich die Stellvertretung, wie steht sie zu mir?» wird aus der Nachricht herausgefiltert: «Sie unterstellt mir absichtliches Zuspätkommen, die kann mich nicht leiden», oder: «Jetzt habe ich einmal gemeckert und gleich unterstellt sie mir böse Absicht» oder: «Sie tut so, als ob ich meine Arbeit generell nicht pünktlich verrichten würde – so eine Gemeinheit.»
  Diese Seite der Nachricht ist für die Mitarbeiterin nur störungsfrei zu klären, wenn sie die Gelegenheit hat, zu erklären, was bei ihr ankommt.

- Das Appellohr:
  Hier wird nur die Aufforderung der Botschaft zur Kenntnis genommen: «Sei nächstes Mal pünktlich!» Auch in diesem Fall kann es zu Störungen kommen, wenn sich die Mitarbeiterin daraufhin abgewertet fühlt, weil sie normalerweise immer pünktlich ist.
  Allerdings ist auch diese Seite des Empfanges leicht zu klären, z.B. mit der Antwort: «Tut mir leid, kommt ja normalerweise bei mir nicht vor. Der Bus ist mir vor der Nase weggefahren.»

An den Beispielen wird deutlich, dass sowohl auf Senderseite, wie auf Empfängerseite eine Vielzahl von Störungen den Dialog beeinflussen und somit verändern können. Die Reaktionsebene des Empfängers ist dabei stark von seiner Persönlichkeit, von seinem Selbstkonzept abhängig. Kommunikation also kann verbessert werden, indem der Einfluss des Selbstkonzepts auf die Hörgewohnheiten beachtet wird.

Merkpunkt

Kommunikation also kann verbessert werden, indem der Einfluß des Selbstkonzepts auf die Hörgewohnheiten beachtet wird

Je nach Stimmungs- oder Lebenslage ist das entsprechende Ohr geöffnet und wir reden von der Hörgewohnheit «auf der Beziehungslauer sein» oder «auf der Appellohrlauer liegen». Wir alle kennen Situationen, in denen jemand scheinbar ohne Grund in Tränen ausbricht oder sich angegriffen fühlt, obwohl wir nichts dergleichen beabsichtigten. Ein scheinbar nichtiger Anlaß löst beim Gegenüber das Gefühl des «Abgewertetseins» mit empörten Reaktionen aus, mündet in einen Wutausbruch oder in zähes Schweigen.

Zusammenfassung

Der Sender muss lernen, seine Botschaften verständlich und eindeutig zu vermitteln und dabei auch nonverbale Verhaltensweisen berücksichtigen. Auch Gefühle, Einstellungen und Werthaltungen beeinflussen das Kodieren von Nachrichten und müssen vom Sender bewusst bearbeitet werden.

Der Empfänger hat dementsprechend die Aufgabe, Botschaften zu dekodieren in Kenntnis der inneliegenden Fehlerquellen. Wenn sich der Empfänger seiner eigenen Schwachstellen und Hörgewohnheiten bewusst ist, kann er zukünftig Störungen in der Kommunikation vermeiden helfen.

Der Umgang mit Konflikten im betrieblichen Alltag

Ungelöste Konflikte sind häufig Ursache für Kommunikationsstörungen. Mit speziellen Techniken der Gesprächsführung können Konflikte jedoch bearbeitet und gelöst werden.

Merkpunkt

Ungelöste Konflikte sind häufig Ursache für Kommunikationsstörungen.

Der Umgang mit Konflikten innerhalb des betrieblichen Ablaufs ist eine Kommunikationsebene, die gesondert behandelt werden muss. Welche Bedeutung Konflikten beigemessen wird, muss häufig erst unter den Mitarbeitenden geklärt und bewusst gemacht werden. Auch bei der Konfliktbewertung geht es um die «Sicht vom Menschen».

Viele Mitarbeiter versuchen durch Konfliktvermeidung Harmonie herzustellen, die im betrieblichen Alltag große Störungen hervorruft, da Konfliktursachen einfach «unter den Teppich gekehrt» werden. Soll das Gegenüber geachtet und gewürdigt werden, dann müssen auch Konflikte im Umgang miteinander unter diesem Aspekt bearbeitet und ernst genommen werden.

- Konfliktpartner kämpfen um ihre Rechte und Bedürfnisse, die sie einschätzen, abwägen und begründen müssen. Oft setzen sie sich für die Rechte anderer ein.
- Sie müssen die Folgen ihres Einsatzes abschätzen lernen.
- Sie müssen Empathie zeigen, um die Rechte anderer zu erfassen und das in emotionalen Zuständen.
- Sie müssen gerechte Lösungen suchen, wobei auch eigene Bedürfnisse auf der Strecke bleiben.
- Sie müssen über ein Repertoire von Konfliktlösungsstrategien verfügen und Ziele formulieren können.

Unter diesen Aspekten ist die Konfliktlösung und das Austragen von Konflikten eine wesentliche Voraussetzung von Kooperation und erfordert von allen Betroffenen ein hohes Maß an Kommunikationsbereitschaft. Ziel im betrieblichen Alltag ist die «niederlagelose» Konfliktlösung anzuwenden.

Merkpunkt

Anzustreben ist immer eine Konfliktlösung im Konsens, ohne dabei Sieger und Verlierer zu erzeugen.

Die Methode (in Anlehnung an Th. Gordon) basiert auf der Vermeidung von Sieg und Niederlage. Aus einem Konflikt soll weder ein Gewinner noch ein Verlierer hervorgehen, sondern ein gemeinsamer Konsens soll gefunden werden, der sozial verträglich für die Gemeinschaft Anwendung finden kann.

Konfliktbewältigung setzt Fähigkeiten voraus, die von den Mitarbeitern eingeübt und angewandt werden müssen und die daher in der Ausbildung behandelt werden sollen.

Methoden der Kommunikation

Merkpunkt

Die Kenntnis unterschiedlicher Methoden der Kommunikation, deren Training und Anwendung im Betrieb führt zu einer Verbesserung der Zusammenarbeit.

Das Ziel von gelungener Kommunikation ist einerseits die Verbesserung des Umgangs in der Arbeitsgruppe und die Optimierung der gemeinsamen Aufgabenbewältigung.

Gute Teamarbeit ist Voraussetzung für das Wohlgefühl der Kolleginnen und Kollegen. Offenheit, Kritikfähigkeit, Ehrlichkeit und Beratung vermitteln dem einzelnen Mitarbeiter das Gefühl von Anerkennung, Zugehörigkeit und Sicherheit im Team. Aus diesem Wohlgefühl heraus wächst die Kraft für die tägliche Arbeit.

Um diese gute Teamarbeit zu entwickeln
- braucht es bestimmte Umgangsformen miteinander,
- braucht es die grundsätzliche gegenseitige Wertschätzung der Mitarbeiter,
- braucht es die Bereitschaft zur Aufgabenteilung und es müssen Formen der Mitbestimmung entwickelt und zugelassen werden, denn dadurch werden Hierarchien abgebaut und gleichzeitig die Steigerung der Leistungen erreicht.

Es geht also darum eine innerbetriebliche Arbeitsorganisation zu entwickeln, eine Auswahl von Arbeitsverfahren zu treffen und gemeinsame «Spielregeln» aufzustellen, die den Umgang miteinander erleichtern, die Kommunikation verbessern.

Dazu gehören strukturelle Maßnahmen wie Stellen – oder Arbeitsplatzbeschreibungen. Darüber hinaus führt ein Arbeitsplan mit nachfolgenden Komponenten zu einer klaren innerbetrieblichen Kommunikation:

- Öffnungszeiten, Arbeits - und Urlaubszeiten aller Mitarbeitenden
- Arbeitsverteilung (wer erfüllt wann welche Aufgaben)
- Räumliche Organisation
- Vorbereitungszeiten
- Sprechzeiten
- Besprechungszeiten - Mitarbeiterbesprechung
- Vertretungen
- Vereinbarungen

Sehr wichtig, jedoch häufig unterschätzt wird der bewusste und planvolle Umgang mit Informationen.

Je größer eine MitarbeiterInnengruppe ist, desto schwieriger ist es, die Informationen bestmöglich zu regeln. Ist der Informationsfluss gestört, so entstehen unnötige Probleme. Der Überblick fehlt. Dadurch entsteht größere Angreifbarkeit. Es entsteht Ärger über Infos. Bewusstes Vorenthalten wichtiger Nachrichten führt zu Eifersucht und Fehlinterpretationen der Sachverhalte, die einseitig informierten Personen reagieren mit Resignation, Wut oder Heimtücke. Cliquenbildungen sind häufige Konsequenzen, informelle Infostrukturen entwickeln sich, Vorurteile und Konkurrenzsituationen entstehen oder werden verschärft etc.

Um solchen Entwicklungen vorzubeugen, muss folgendes beachtet werden:

- Von wem wurden die Informationen gegeben?
- Wer soll die Informationen weiterreichen?
- Wer soll die Informationen erhalten (extern oder intern)?
- Aus welchem Grund wird die Information vermittelt?
- Auf welchem Weg soll die Info weitergegeben werden?
- Bis wann muß die Info spätestens angekommen sein?

Dazu braucht es allerdings eine gemeinsame entwickelte «Plattform», um Informationen und Erfahrungen auszutauschen.

Wie können Informationen übermittelt werden?

- Mündliche Mitteilung der Leitung an die Schichtleitung und Auftrag weitere Personen zu informieren (z.B. Tür- und Angelgespräche),
- Kurzbesprechung z.B. täglich nach dem Vormittag oder täglich vor Beginn etc.,
- Schriftliche Mitteilungen in ein eigenes Fach an alle Mitarbeiterinnen,
- «Informationsbrett» im Büro etc.,
- Nachrichtenheft / Info-Buch im Büro und klare Absprache, dass dieses Heft / Buch von allen geführt und eingesehen wird,
- Nachrichtenkalender am Telefon,
- Protokolle / Kopien für alle oder Protokollordner, der dann regelmäßig eingesehen werden muss von den Mitarbeitern,
- Informationen immer zu Beginn der Dienstbesprechung.

Merkpunkt

Zurückhalten von Information ist Machtmissbrauch und führt mittelfristig immer zu Konflikten.

Grundsätzlich gilt: Alle Informationen, die relevant für die Abteilung sind, müssen an die Leitung und betroffenen Kolleginnen weitergegeben werden. Das «strategische» Zurückhalten von Informationen bringt nur kurzfristige «Erfolge» und führt immer zu erheblichen Schwierigkeiten im Umgang miteinander.

Besprechungen und Gespräche

Die Bearbeitung der Beziehungsebene (Gefühle und Stimmungen) im persönlichen Gespräch oder in der Großgruppe bedeutet immer auch die Steuerung des Gruppenprozesses und gehört ebenso zur Teamarbeit wie die Bearbeitung beruflicher Aufgaben und Probleme, weil die Sachebene durch die Beziehungsebene beeinflusst wird. Zwischen beiden Bereichen muss eine angemessene Balance gefunden werden.

Merkpunkt

Zeit für Besprechungen und Gespräche muss geplant und eingefordert werden

Kontinuität und Engagement sind wichtige Komponenten.

Die Herstellung dieser Balance erfordert eine von äußerlichen Störungen freie Gesprächsatmosphäre und genügend Zeit.

Bei den Gesprächen unterscheidet man:

- Tür- und Angelgespräche
- Kurzbesprechungen z.B. vor Arbeitsbeginn / nach Arbeitsende – organisatorische Absprachen
- Planungsgespräche
- kleine Mitarbeiter-Besprechungen: Schichtleitungen untereinander
- gemeinsame Arbeitsbesprechungen aller Mitarbeiter
- Einzelgespräch – Beratungsgespräch – Bewertungsgespräch
- Supervision

Alle diese Gesprächsformen haben eine hohe Bedeutung für die Entwicklung einer gelungenen Kommunikation im Betrieb und fördern insgesamt die Kooperation unter den Mitarbeitenden. Teamentwicklung ist ohne Absprachen und fest installierte Gesprächsformen nicht denkbar.

Die unterschiedlichen Gesprächsformen bzw. Vorgehensweisen im Gespräch sind deshalb fester Bestandteil der Ausbildung und müssen anhand von Gesprächsphasenmodellen (nach Saul) in Kleingruppen oder im Rollenspiel erarbeitet werden.

Vorgehensweise bei «großen» Mitarbeiterbesprechungen

- Verbindliche Teilnahme aller MA
- Organisationsfragen-Informationen
- Rollen-Klärung: Wer schreibt das Protokoll, wer übernimmt die Gesprächsleitung (Aufgabenteilung auch im Bereich von Leitungsaufgaben)
- Gesprächsinhalte:
  Tagesordnungspunkte (TOP, Themen, Schwierigkeiten etc.) werden bei der Leitung / im Büro bis zu einem angegebenen Termin gesammelt,
  Brainstorming zu aktuellen Themen oder Brainwriting zu möglichen Themen,
  Vorbereitete Statements – kleine von MitarbeiterInnen erarbeitete Vorträge oder von der «Vorbereitungsgruppe MA-Besprechung» erarbeitete Beiträge z.B. über das Handling von Maschinen, die Auswertung von Arbeitsabläufen, kleine Fortbildungen u.s.w. hier sind Phantasie und Flexibilität gefragt!

- Wichtig ist: vor der Zusammenkunft sollten die Besprechungspunkte bekannt sein, damit sich jeder vorbereiten kann.
- Zeitpunkt und Dauer sollen festgelegt sein
- Zeit für informelle Gespräche sollte eingeplant sein – aber keine Kaffeeklatsch-Atmosphäre!

Bei den Methoden der Gesprächsführung unterscheidet man unter anderem:

- Brainstorming – Brainwriting – Mindmap
- Sprache der Annahme
- Aktives Zuhören
- «Ich»- und «Du»-Botschaften und ihre Auswirkungen
- Feed Back
- Regeln der Gesprächsführung nach Ruth Cohn
- Themenzentrierte Interaktion
- Fragetechniken
- «Laster»-Katalog
- Erlebnisaktivierende Fallbesprechung
- Moderation- und Präsentationsmethoden
- Fort- und Weiterbildung

Ausblick

Die hohen Erwartungen im Bereich der medizinischen Versorgung und Dienstleistung erfordern qualifiziertes Personal auf Mitarbeiter- und Führungsebene.

Die ZSVA hat hierbei einen grundlegenden Schulungsbedarf, der neben anderen curricularen Aspekten vor allem auch betriebliche Kommunikation und Kooperation umfasst.

Den Mitarbeitern müssen Kooperations- und Kommunikationsprozesse bewusst gemacht werden und Kenntnisse über ihr eigenes Verhalten auf der Sachebene, der Selbstoffenbarungsebene, der Beziehungsebene und der Appellebene vermittelt werden. Ausserdem brauchen sie die Fähigkeit, ihr eigenes Sende- und Empfangsverhalten kennenzulernen und sinnvoll zu beeinflussen.

Die aufgeführten Methoden der Gesprächsführung müssen theoretisch und praktisch in der Ausbildung erarbeitet und eingeübt werden. Insgesamt bedarf es eines großen Spektrums an Kenntnissen, um gelungene Kommunikation zu bewerkstelligen.

Es bedarf aber grundlegend auch der Bereitschaft zur aktiven Anwendung der Kommunikationsmethoden und der Einsicht, dass Mitarbeiter Menschen sind, die gerne arbeiten möchten, sich auch aktiv und partizipativ beteiligen, wenn sie in Entwicklungsprozesse eingebunden werden.

Die Wiederentdeckung eigener Stärken und Fähigkeiten braucht eine günstige Arbeitsatmosphäre, um entstandene Demotivation wieder zu beseitigen. Die professionelle Begleitung solcher Prozesse beim einzelnen Mitarbeiter oder im Team benötigt vielfältige Kompetenzen und ein hohes Maß an Persönlichkeitsentwicklung. Die Ausbildung in Fachkunde I+II bietet hierfür ein qualifiziertes Forum.

Kommunikation und Kooperation sind als Prozess niemals abgeschlossen, sondern erfordern die Kontinuität des Dialogs, Beobachtung und Bearbeitung des Gruppenprozesses, Transparenz und Offenheit im alltäglichen Umgang und die gleichgewichtige Beachtung und Behandlung des Sach- und des Beziehungsgefüges innerhalb der Abteilung.

20. Kapitel

Aus- und Weiterbildung

Toni Zanette

Aus- und Weiterbildung

Die Qualität der im Krankenhaus produzierten Sterilgüter ist in erheblichem Maße vom Ausbildungsstand des ZSVA- Personals abhängig. Das Personal der ZSVA ist verantwortlich für die einwandfreie Aufbereitung und Sterilisation von wiederverwendbaren Gütern für die Patientenversorgung, welche auch einen nicht unerheblichen materiellen Wert darstellen. Es versteht sich von selbst, dass nur gut ausgebildetes, für die Problematik der Aufbereitung und Sterilisation sensibilisiertes Personal die schonende und sorgfältige Aufbereitung der Güter gewährleisten kann. Der komplexe Betriebsablauf einer ZSVA ist nur mit einem funktionierenden Team zu realisieren. Dieses funktionierende Team kann wiederum nur durch eine hohe soziale Kompetenz seitens der Teammitglieder und der Leitung erhalten bleiben.

Merkpunkt

Ein funktionierendes Team zeichnet sich sowohl durch ein adäquates Fachwissen wie auch durch eine hohe soziale Kompetenz aus.

Regelmäßige Teamsitzungen sind ebenso unerlässlich wie kontinuierliche Aus- und Weiterbildung. Bereits bei der Auswahl der Mitarbeiter ist neben der fachlichen Qualifikation auch Wert auf die soziale Kompetenz zu legen. Die Einstellungskriterien werden von der Leitung ausgearbeitet und müssen in Form eines Anforderungsprofils schriftlich vorliegen. Die in der Vergangenheit gerne betriebene Politik, die Sterilgutversorgung als Vorruhestandsplatz für personelle Problemfälle zu betrachten, muss endgültig der Vergangenheit angehören.

Bei allen manuellen Tätigkeiten ist der einzelne Mitarbeiter das schwächste Glied in der Kette qualitätssichernder Maßnahmen. Nur wer den Sinn von Maßnahmen versteht und über den für die Umsetzung erforderlichen Sachverstand verfügt, wird sie regelmäßig zuverlässig durchführen. Fort- und Weiterbildung des gesamten Personals sind daher unerlässlich, um dem gesetzlich definierten Patientenanspruch auf Behandlung nach dem momentane Stand der Wissenschaft und Technik (in Deutschland: SozGB Nr.V/ in der Schweiz: KVG, Art. 32) gerecht zu werden und die Rechtssicherheit des Betriebes Krankenhaus zu gewähren.

Merkpunkt

Bei allen manuellen Tätigkeiten ist der einzelne Mitarbeiter das schwächste Glied in der Kette qualitätssichernder Maßnahmen. Nur wer den Sinn von Maßnahmen versteht und über den für die Umsetzung erforderlichen Sachverstand verfügt, wird sie regelmäßig zuverlässig durchführen.

Diese Erkenntnis hat nun auch im Medizinproduktgesetz und in der Medizinprodukte Betreiberverordnung (D) ihren Niederschlag gefunden, in denen die Qualifikation der Mitarbeiter ausdrüklich behandelt wird. Außerdem steht im Zentrum der «Anforderungen an die Hygiene bei der Aufbereitung von Medizinprodukten» die Risikobewertung und Einstufung von Medizinprodukten vor der Aufbereitung. Medizinprodukte der Gruppen B und C stellen aufgrund ihrer Komplexität und der für die sachgerechte Aufbereitung erforderlichen Arbeitsschritte und Qualitätskontrollen so hohe Anforderungen an die Qualifikation, dass diese nur im Rahmen geregelter Ausbildung erworben werden kann.

In Zukunft werden nicht mehr nur für das ärztliche und pflegerische Personal Fortbildungsveranstaltungen und berufliche Weiterbildungen angeboten und durchgeführt, sondern auch für die Mitarbeiter der Sterilgutversorgungsabteilungen, welche in verstärktem Maß Zeit und Gelder für ihre Ausbildung in Anspruch nehmen.

In den 60er-Jahren wurden die Tätigkeiten des «Steris» meist nebenbei vom OP-Personal oder von ungelerntem Hilfspersonal unter der Leitung einer ehemaligen OP-Schwester ausgeführt. In der Krankenhaushierarchie teilte sich das Sterilisationspersonal die unterste Stufe mit dem Reinigungspersonal.

Mit wachsendem Einfluss der Krankenhaushygiene, mit der Erfassung nosokomialer Infektionen und dem Bewusstsein der dadurch entstehenden Problematik – ganz zu schweigen von deren Folgekosten – änderte sich die Situation der Sterilgutversorgung. Im Laufe der Zeit wurde klar, dass die Sterilgutversorgungseinheiten und ihre Mitarbeiter einen nicht unerheblichen Einfluss auf die Qualität, Sicherheit und Wirtschaftlichkeit des Krankenhausbetriebes ausüben. Hinzu kommt die verstärkte Technisierung der operativen Medizin, immer komplexere Instrumente und Medizingeräte müssen sachgerecht aufbereitet und sterilisiert werden.

Diesen Anforderungen muss auch mit entsprechenden räumlichen Verhältnissen, technischen Ausstattungen (Dekontaminationsanlagen, Sterilisatoren), Pack- und Lagereinrichtungen und mit funktionellen betrieblich-organisatorischen Elementen Rechnung getragen werden.

Dass darüber hinaus der vielschichtige Betriebsablauf einer Sterilgutversorgung nur funktionieren kann, wenn das Management, also die Leitung der Abteilung entsprechende Kenntnisse und Fähigkeiten aufweist, ist nicht von der Hand zu weisen. Aber auch die Mitarbeiterin und der Mitarbeiter im Produktionsbereich muss entsprechend geschult sein. Aus Patientensicht darf es keinen qualitativen Unterschied zwischen industriell gefertigten Sterilgütern und im Krankenhaus produzierten, aufbereiteten und sterilisierten Produkten geben. Das heißt konkret:

Aufbereitung und Sterilisation ist Produktion, die Sterilgutversorgungsabteilung muss als produzierender Dienstleister verstanden werden, das Krankenhaus, letztendlich der Patient, ist Kunde, um den unter Umständen andere Anbieter konkurrieren.

Merkpunkt

Die Sterilgutversorgungsabteilung muss als produzierender Dienstleister verstanden werden. Der Patient ist Kunde, um den unter Umständen andere Anbieter konkurrieren.

Betrachtet man die Sterilgutversorgung unter diesen Aspekten, so wird offenkundig, dass hier eine Krankenpflegeausbildung und eventuell OP-Erfahrung nicht ausreichen, um die gestellten Anforderungen zu bewältigen.

Die Sterilgutversorgung muss deshalb als eigenständiges Aufgabenfeld innerhalb des Gesundheitswesens mit einem differenzierten Berufsbild und der dazugehörenden Ausbildung angesehen werden.

Das Berufsbild gliedert sich hierarchisch in drei Stufen:

- den technischen Sterilisationsassistenten,
- den Bereichs- oder Schichtleiter als Supervisor und/oder Mentor,
- das Management, sprich die Leitung der Sterilgutversorgung.

Dieses Dreistufenmodell kommt ursprünglich aus Großbritannien und wurde von der 1991 gegründeten European Society for Hospital Sterile Supply (ESH e.V.) als Basis für eine europaweit einheitliche Ausbildung von ZSVA- Mitarbeitern übernommen.

In Deutschland veranstaltete erstmals der «Gesprächskreis ZSVA Berlin/Brandenburg» in Zusammenarbeit mit dem Brandenburgischen Bildungswerk einen mehrstufigen Lehrgang für ZSVA- Personal.

Zusammen mit der deutschen Sektion der ESH und seit 1997 unter der Regie der Deutschen Gesellschaft für Sterilgutversorgung (DGSV) werden inzwischen an verschiedenen Standorten in Deutschland und der Schweiz Ausbildungsgänge angeboten, aus Österreich wird Interesse signalisiert.

Ziel dieser Ausbildung ist die Befähigung der Mitarbeiterinnen und Mitarbeiter sowie der Leiterinnen und Leiter zu einer qualitätsgerechten Aufbereitung von Instrumenten und Geräten, zur Kostensenkung und zur Vermeidung von Fehlleistungen in Sterilgutversorgungsabteilungen. Diese Ziele werden durch drei inhaltlich und organisatorisch aufeinander abgestufte Fachkundelehrgänge erreicht.

Der Fachkundelehrgang I zum Erwerb der Tätigkeitsbezeichnung «Technische Sterilisationsassistentin / technischer Sterilisationsassistent» ist als Grundkurs zu verstehen, den alle Mitarbeiter in Sterilgutversorgungsabteilungen absolvieren sollen. Er umfasst insgesamt 80 Stunden. Zulassungsvoraussetzungen gibt es keine, es wird aber Praxiserfahrung in einer ZSVA empfohlen.

Dieser Basislehrgang vermittelt grundlegende Kenntnisse der Mikrobiologie und Krankenhaushygiene, der verschiedenen Aufbereitungs- und Sterilisationsverfahren einschließlich Gassterilisation, Instrumentenkunde sowie Informationen zur Organisation der Sterilgutversorgung, zu Rechtsgrundlagen und zu Grundsätzen der Qualitätssicherung.

Der Lehrgang schließt mit einer schriftlichen Prüfung im Multiple-Choice-Verfahren und einer mündlich-praktischen Prüfung ab. In der mündlich-praktischen Prüfung werden Routinearbeiten einer ZSVA als Aufgabe gestellt, der Prüfling muss Vorgehensweise, Qualitätsmerkmale und Fehlerquellen kennen und benennen.

Der Fachkundelehrgang II führt zur Tätigkeitsbezeichnung «Technische Sterilisationsassistentin / Technischer Sterilisationsassistent mit erweiterter Aufgabenstellung» (z.B. Schichtleiter). Dieser Aufbau-Kurs umfasst 2 mal 40 Wochenstunden innerhalb eines Jahres. Zulassungsvoraussetzung ist der abgeschlossene Lehrgang der Fachkunde I und Nachweise von Kenntnissen über die Arbeit in der Anästhesie und Intensivtherapie, im Operationssaal und Funktionsbereichen. Sofern keine einschlägige Berufsausbildung vorliegt, kann der Nachweis auch durch Hospitation erworben werden. (Die Kenntnisse können während der Berufsausbildung durch Hospitation erworben werden.)

Inhaltlich schließt sich der Fachkundelehrgang II an den Kurs I an. In verschiedenen Modulen wird das Wissen über Mikrobiologie, Krankenhaushygiene, Reinigung, Desinfektion und Sterilisation sowie Wartung und Pflege der unterschiedlichen Instrumente und Medizinprodukte erweitert und vertieft. Gesetzliche und normative Vorgaben, Kommunikation und Teamarbeit werden eben-

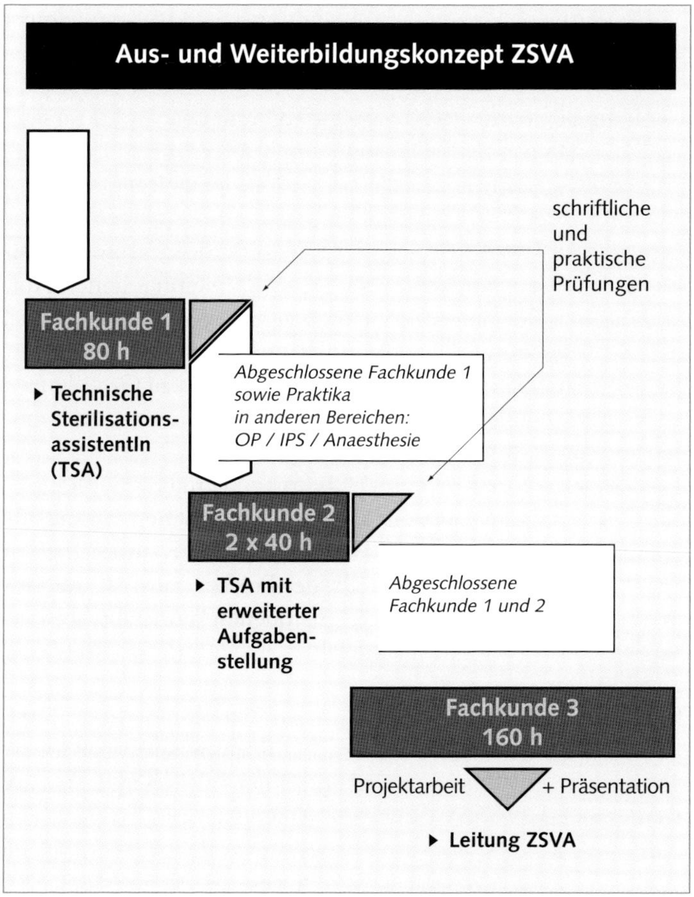

Abbildung 1

Übersicht über das dreistufige Ausbildungskonzept für ZSVA-Mitarbeiterinnen und -Mitarbeiter.

so wie organisatorische und betriebswirtschaftliche Aspekte der Sterilgutversorgung in zusätzlichen Modulen vermittelt.

Auch dieser Lehrgang schließt mit einer schriftlichen Prüfung im Multiple-Choice-Verfahren sowie einer mündlich-theoretischen Prüfung ab. Der Schwerpunkt in dieser mündlich-theoretischen Prüfung wird hingegen mehr auf organisatorische Tätigkeiten gelegt. Als Beispiele seien die Erstellung einer Arbeitsanweisung oder eines Trainingsprogramms für neue Mitarbeiterinnen und Mitarbeiter genannt.

Der Fachkundelehrgang III ist als Qualifikation zur Leitung einer Sterilgutversorgungsabteilung gedacht. Wer die Lehrgänge I und II absolviert hat, erfüllt die Zulassungsvoraussetzungen. Von Vorteil ist der Nachweis einer leitenden Tätigkeit in Sterilgutversorgungsabteilungen.

Der Lehrgang umfasst 160 Stunden in Form von vier einwöchigen Seminaren innerhalb von maximal zwei Jahren. Die Lehrgangsschwerpunkte bilden dabei Qualitätsmanagement und Auditierung in der ZSVA einschließlich aller relevanten rechtlichen Aspekte der Tätigkeit in einer ZSVA. Die Teilnehmer werden auf betriebswirtschaftliche Aspekte im Krankenhaus und in der ZSVA geschult. Aufgezeigt wird, wie Leistungserfassung- und Berechnung, Produktidentifikation und Dokumentation erfolgen können. Ein weiteres Hauptthema, dotiert mit 40 Stunden, ist die Personalführung, was Kommunikation, Motivation und das Verhaltenstraining mit einschließt.

Die Abschlussprüfung beinhaltet die Erstellung einer Projektarbeit zu Fragestellungen, die sich aus einer leitenden Tätigkeit ergeben. Für die Erstellung der schriftlichen Arbeit stehen mindestens 12 Wochen zur Verfügung. Als mündliche Prüfung müssen die Teilnehmer eine Kurzfassung ihrer Arbeit in Form eines Vortrages präsentieren.

Nach Abschluss der einzelnen Fachkundekurse an den akkreditierten Schulen in Deutschland und in der Schweiz, erhalten die Teilnehmer das DGSV-SGSV Zertifikat.

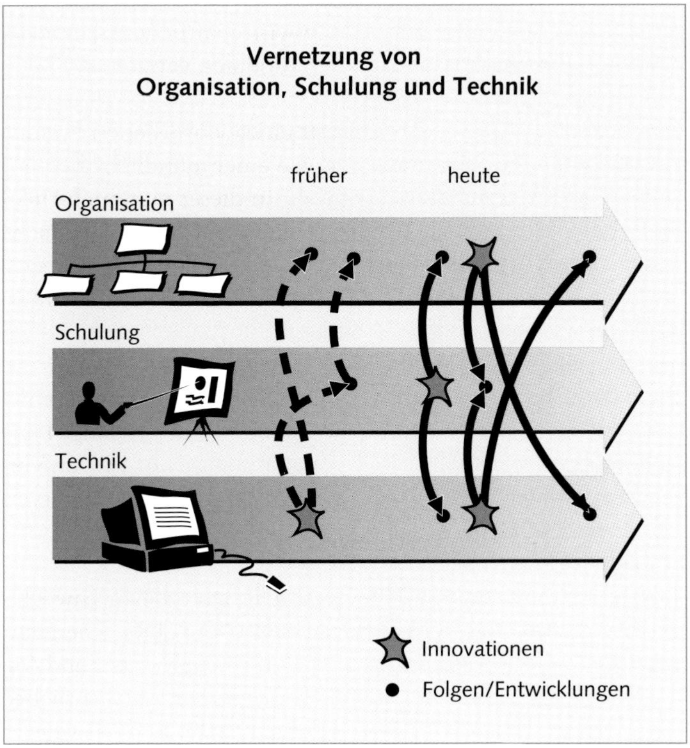

Abbildung 2

Personal-Schulung ist ein zentraler Baustein in der betrieblichen Innovation für ZSVAs. Sie ist gekennzeichnet durch eine wechselseitige Abhängigkeit von betrieblicher Organisationsentwicklung und von technisch/wissenschaftlicher Weiterentwicklung. Impulse und Neuerungen im einen Gebiet haben immer auch Auswirkungen auf die anderen.

Hier darf aus einer Projektarbeit zitiert werden: «Wenn wir uns nur um die Kosten kümmern, wird die Qualität sinken. Wenn wir uns um die Qualität kümmern, werden die Kosten sinken.»

Da dieses Zitat alleine als Argument nicht aussagekräftig genug sein mag, ist es von Bedeutung, die Vorteile aufzulisten, die nicht nur für den einzelnen Kursteilnehmer, sondern im besonderen Maß auch für die Krankenhäuser entstehen.

Die Ausbildung der Mitarbeiter trägt ohne Frage dazu bei, Effizienz, Produktsicherheit und die Qualität in der Sterilgutversorgung wesentlich zu verbessern. Neben der Patientensicherheit wird sicherlich die Kosten-Nutzen-Effektivität des Betriebes ZSVA erhöht. Bessere Ausnutzung vorhandener Ressourcen, sowohl personell als auch maschinell, Fehlervermeidung und innovative Ideen sind von gut ausgebildeten Mitarbeitern eher zu erwarten als von angelerntem Hilfspersonal. Die technischen Einrichtungen der ZSVA können bewusster, d.h. unter Umständen auch ökonomischer genutzt werden. Desinfektionsprogramme können modifiziert, Reinigungsverfahren effektiver eingesetzt und validierte Sterilisationsprogramme an Stelle standardisierter Overkillverfahren angewandt werden. Gut ausgebildetes Personal reagiert sensibler auf die Umweltproblematik, chemische und thermische Belastungen können reduziert und die Entstehung von unnötigen Abfällen kann verhindert werden.

Ein Hauptproblem im Krankenhaus ist die mangelnde Kommunikation zwischen den einzelnen Abteilungen, hier seien vor allem der OP und die ZSVA erwähnt. Auch in diesem Bereich kann durch eine verbesserte Qualifikation der Mitarbeiter eine sachbezogene und effektivere Kooperation erreicht werden, die wiederum letztendlich dem Patienten zugute kommt.

Ein nicht zu unterschätzendes Argument für Aus- und Weiterbildung ist die Motivation der Mitarbeiter. Nur ausgebildetes Personal, das sein Aufgabengebiet versteht, ist motiviert, möglichst gute Leistung zu erbringen.

21. Kapitel

Praktische Lerntipps für CD und Buch

Peter Zweidler

Buch und CD – ein Lernverbund

Dieses Buch und die dazugehörige CD-ROM bilden einen Lernverbund. Während das Buch die wissenschaftlichen und technischen Grundlagen vermittelt, stellt die interaktive CD-ROM mit über 400 verschiedenen Aufgabenstellungen ein umfassendes Übungsmedium für die im Kurs oder im Selbststudium erarbeiteten Inhalte dar. So ergänzen sich die beiden Lernmedien gegenseitig auf eine ideale Weise.

Hinweis

Buch und CD-ROM ergänzen sich und sollten nach Möglichkeit parallel verwendet werden.

Durch die Interaktivität der CD-ROM und die verschiedenen Lernformen wird das Lernen attraktiver und abwechslungsreicher. Die Bearbeitung von Fragesequenzen mit Rückmeldungen und Auswertungen erlaubt jederzeit eine Überprüfung des Lernstandes und auch eine weitgehende Selbststeuerung des Lernprozesses. Dies ermöglicht Kursteilnehmerinnen und -teilnehmern unter anderem eine effiziente Vorbereitung auf die jeweilige Abschlussprüfung.

Durch die gleichzeitige Entwicklung beider Lernmedien sind die Inhalte optimal aufeinander abgestimmt. Die auf der CD-ROM enthaltenen Fragen und Übungen wurden weitgehend von den Autoren der entsprechenden Buchkapitel erarbeitet. So ist ein direkter Bezug der Übungssequenzen zu den jeweiligen Inhalten der einzelnen Kapitel sichergestellt.

Hinweis

Die CD-ROM läuft auf jedem handelsüblichen Personal Computer, auf dem eines der folgenden Betriebssysteme installiert ist:

- *Windows 95/98,*
- *Windows NT,*
- *Windows 2000,*
- *Windows XP.*

Zum Installieren doppelklicken Sie auf die Datei «Setup.exe» auf der CD-ROM und folgen den Anweisungen auf dem Bildschirm.

Da bei der Zusammenstellung der Fragen auch Themen aus den Schlussprüfungen der Fachkundekurse berücksichtigt wurden, ist es im Einzelfall möglich, dass zu einer Frage keine entsprechende Textstelle im Buch zu finden ist.

Andererseits kann die Trainings-CD selbstverständlich nicht alle im Buch vermittelten Themen und Fakten mit entsprechenden Fragen abbilden. Sie deckt aber mit über 200 Einzelfragen, einen breiten Bereich aller Kapitel inhaltlich ab. Dazu kommen noch mehr als 200 Begriffsdefinitionen aus dem Fachbereich dieses Handbuches.

Inhalte der CD-ROM

Der «Steritrainer II» gliedert sich in drei Hauptkapitel, zwei Übungsmodule und einen Informationsteil. Dies ermöglicht eine Rhythmisierung der Lernaktivitäten, was den Lernprozess abwechslungsreicher, interessanter und letztlich effektiver macht.

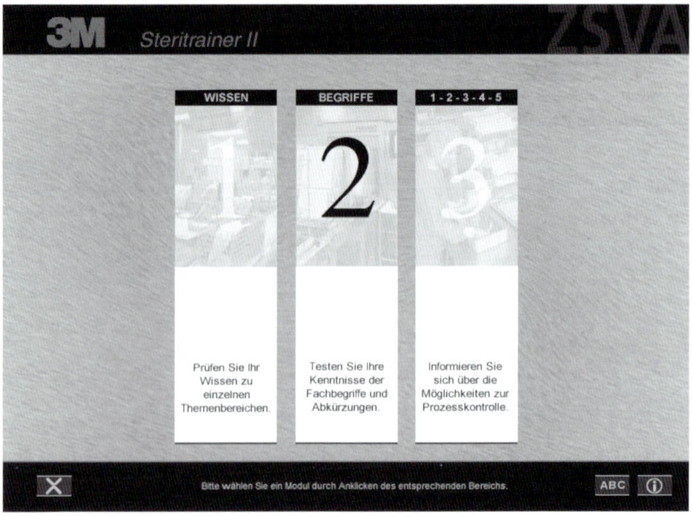

Abb. 1

Das Hauptmenu des Lernprogramms mit den drei Inhaltsmodulen und den Schaltflächen für das Lexikon und den Informationsteil.

Hinweis

Das Lexikon definiert und erklärt über 750 Begriffe aus dem Fachbereich Sterilisation und dessen Umfeld. Mit einem Mausklick auf die Schaltfläche «ABC» sind Sie im Bild!

Bedienungselemente und Anzeigen

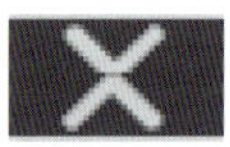

Die Exit-Taste beendet das Programm. Sie können es aber auch jederzeit mit der Tastenkombination Alt-F4 beenden.

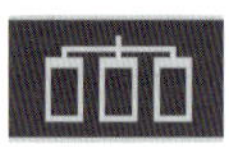

Die Menu-Taste kehrt auf das Hauptmenu zurück.

Die Auswertungs-Taste schließt die Beantwortung ab (bzw. Eingabe-/Returntaste auf der Tastatur).

Die Vorwärts-Taste führt zur nächsten Frage (ebenso die Eingabe-/Returntaste auf der Tastatur.)

Abb. 2

Das Programm wird über Schaltflächen gesteuert.

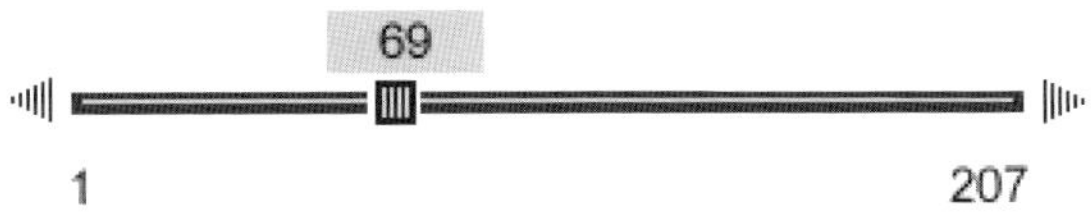

Abb. 3

Mittels Schiebregler lässt sich die gewünschte Anzahl Fragen bestimmen.

Durch Ziehen am Reiter lässt sich die Anzahl Fragen einstellen. Ein Klick auf die Pfeiltasten rechts und links erhöht/vermindert die Anzahl jeweils um 1.

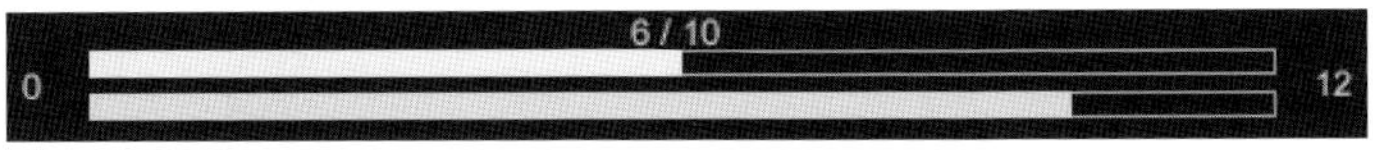

Abb. 4

Anzeige des Punktestands: Der obere Balken zeigt die tatsächlich erreichte, der untere die bisher maximal mögliche Punktzahl an.

Mit der gewählten Anzahl Fragen lassen sich in diesem Beispiel maximal 12 Punkte erreichen. Im Moment hat der Benutzer 6 von 10 möglichen Punkten gesammelt.

Die Auswahl von Aufgaben

Die Kapitelknöpfe im oberen Bildschirmteil ermöglichen die Einschränkung der Fragenauswahl auf ein bestimmtes Thema oder die Bearbeitung eines Querschnitts durch sämtliche Handbuchkapitel («alle Kapitel gemischt»).

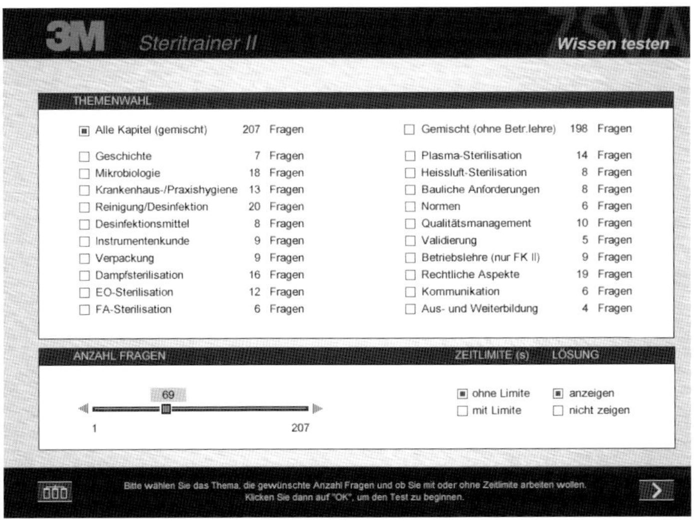

Abb. 5

Auswahlbildschirm für die Multiple-Choice Fragen. Einzelne Buchkapitel lassen sich auswählen, oder man kann sich ein Zufallsangebot gemischter Fragen zusammenstellen lassen.

Im unteren Fenster wird die Anzahl der zu beantwortenden Fragen festgelegt, ob man mit oder ohne Zeitbeschränkung arbeiten will und ob die Lösungen angezeigt werden sollen (Übungsmodus) oder nicht (Prüfungsmodus).

Am Schieberegler kann die gewünschte Anzahl zu lösender Aufgaben eingestellt werden. Mit einem Klick auf die Pfeiltasten kann zusätzlich eine Feineinstellung in Einer-Schritten vorgenommen werden. Im unteren Teil des Bildschirms kann festgelegt werden, ob ein Zeitlimit zur Fragebeantwortung gesetzt werden soll und ob nach der Fragebeantwortung jeweils die richtige Lösung angezeigt werden soll oder nicht.

Das Modul 1 – «Wissen testen»

Dieses Modul beinhaltet über 200 Testfragen nach dem Multiple-Choice-Verfahren, wie es auch in den Abschlussprüfungen der im Kapitel «Aus- und Weiterbildung» näher beschriebenen Kurse zur Anwendung kommt.

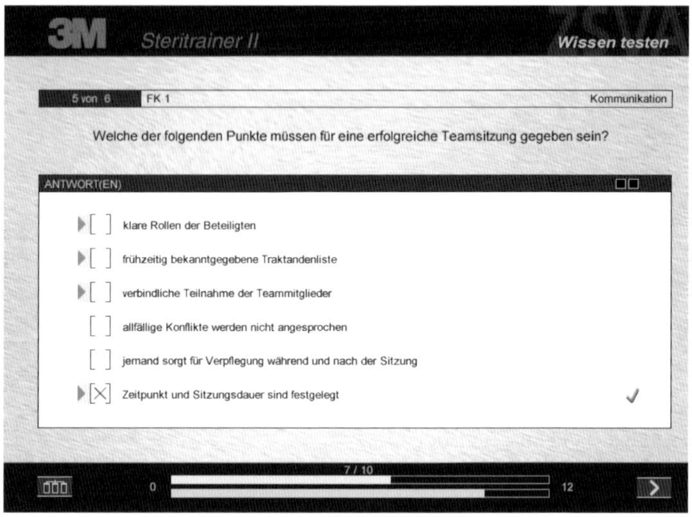

Abb. 6

Multiple-Choice-Aufgabe der Anforderungsstufe FK1 mit Auflösung. Durch Anklicken einer Antwort wurde diese angekreuzt. Richtig gewesen wären jedoch noch drei weitere Antwortmöglichkeiten (Pfeile). Korrekt erkannt worden ist also nur Antwort 6. Damit wurden (oben rechts im Antwortfenster) keine Punkte vergeben.

Bei den Aufgabenstellungen kommen «Single Choice» (nur eine Antwort ist richtig) und «Multiple Choice»-Aufgaben (mehrere Antworten sind richtig) vor. Während bei «Single Choice»-Aufgaben nicht mehr als eine Antwort angekreuzt werden kann, lassen «Multiple-Choice»-Aufgaben Mehrfachauswahlen bei den Lösungen zu. Um die volle Punktzahl zu erhalten, müssen alle richtigen, aber keine falschen Antworten angekreuzt sein.

Das Modul 2 – «Begriffe kennen»

Dieses Modul befasst sich mit wissenschaftlichen Grundbegriffen, Fremdwörtern, sterilisationsbezogenen Fachbegriffen sowie wichtigen Abkürzungen, wie sie im Glossar dieses Handbuches erklärt werden. Bei den Aufgaben geht es darum, die Begriffe möglichst ohne Falscheingaben herauszufinden.

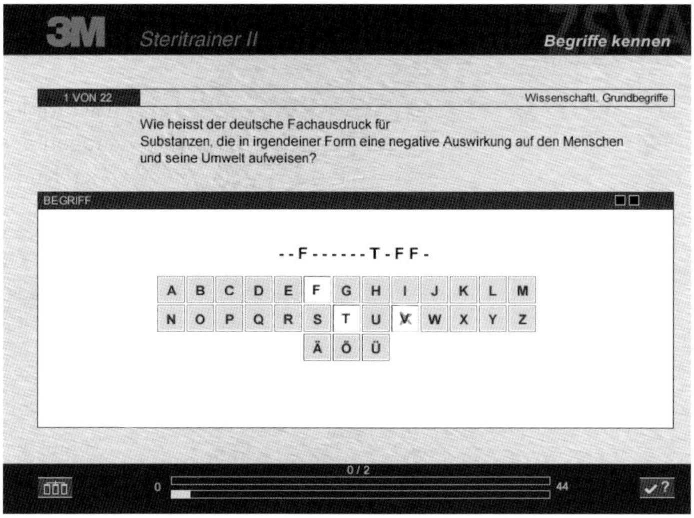

Abb. 7

Aufgabe aus dem Begriffsmodul. Die Buchstabentasten können angeklickt oder über die Tastatur eigegeben werden. Bei falschen Eingabeversuchen wird der betreffende Buchstabe rot durchgestrichen.

Jeder Buchstabe, der auf der Tastatur oder durch Anklicken einer Buchstabentaste auf dem Bildschirm eingegeben wird, erscheint sofort an den korrekten Stellen im Lösungswort. Je nachdem, ob und wieviele falsche Buchstaben gewählt wurden, gibt es Abzüge vom Punktemaximum.

Auswertung der Lernmodule

Jeweils am Ende einer Frageserie wird eine Auswertung angezeigt. Im Modul «Wissen testen» macht das Programm überdies Vorschläge, in welchen Kapiteln des Handbuches detaillierte Erklärungen zu den falsch beantworteten Fragen zu finden sind.

In der Auswertung des «Begriffe»-Moduls findet sich eine Liste mit allen Begriffen der bearbeiteten Frageserie. Ein «+»-Zeichen vor dem Wort in der Liste zeigt an, dass der Begriff ohne Fehler eingegeben wurde, während ein vorangestelltes «–»-Zeichen fehlerhaft oder gar nicht erkannte Begriffe markiert.

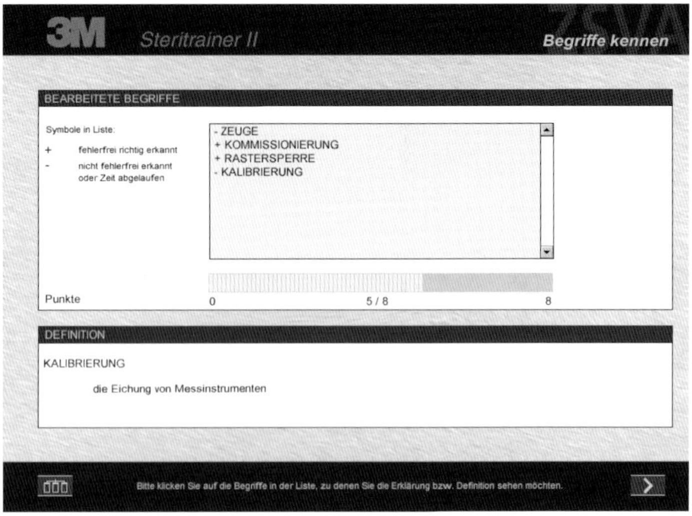

Abb. 8

Auswertung einer Aufgabenserie aus dem Begriffsmodul. Es wurden 5 Punkte von 8 möglichen erreicht. Ein Klick auf einen Begriff (z.B. Kalibrierung) zeigt im Definitionsfenster die Erklärung dazu.

Durch einen Klick auf einzelne Begriffe in der Liste wird im unteren Fenster die passende Begriffsdefinition angezeigt. Auf diese Weise lassen sich die falsch oder nicht gelösten Begriffe repetieren, und man kann sich deren Bedeutung nochmals einprägen.

Das Modul 3 – «1-2-3-4-5»
Sterilisationskontrolle in der Praxis

Das dritte Inhaltsmodul vermittelt einen raschen Überblick über die Sterilisationskontrolle und die dafür gebräuchlichen Produkte. Es gliedert sich in 5 Schritte:

1. Maschinenkontrolle
2. Behandlungskontrolle
3. Beladungskontrolle
4. Sterilgutkontrolle
5. Dokumentation

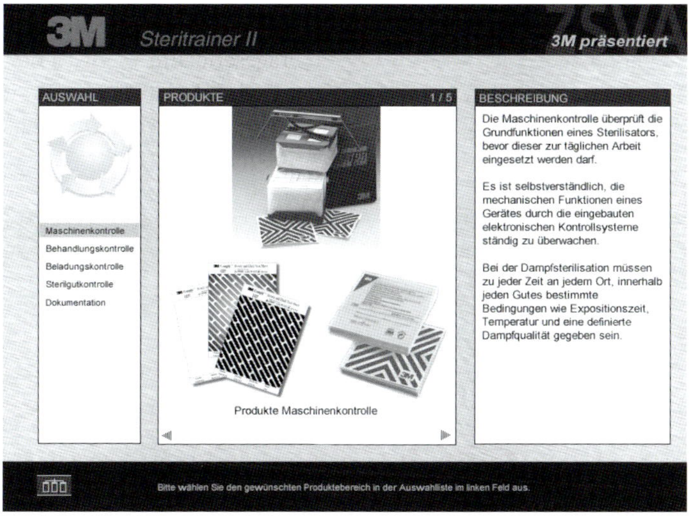

Abb. 9

Im Modul «Sterilisationskontrolle» wählt man im linken Fenster das Thema aus (z.B. Maschinenkontrolle). Mit den Pfeiltasten im Bildbereich schaltet man zum jeweils nächsten Produkt. Im Moment wird Schritt 1 von insgesamt 5 angezeigt.

Die einzelnen Seiten sind mit dem Vorwärts- bzw. Rückwärtspfeil zu erreichen und geben in Wort und Bild Informationen über die für die jeweilige Aufgabe geeigneten Produkte und deren Anwendung und Wirkungsweise.

Die Hilfsmodule – Lexikon und Infoteil

Auf dem Hauptmenu befinden sich neben den drei Lernmodulen in der unteren Leiste rechts zwei Buttons (Tasten) für die Hilfsmodule «Lexikon» und «Info».

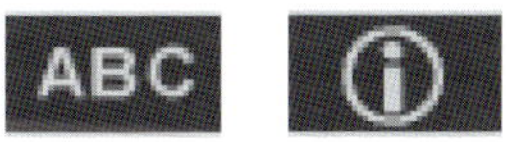

Die Info-Taste zeigt neben den allgemeinen Informationen über das Lernprogramm eine Liste mit wichtigen Links, die eine Fülle von vertiefenden Informationen zum Handbuch bereithalten. Damit lassen sich direkt aus dem Programm heraus die entsprechenden Internetseiten anspringen. Ein Klick auf einen der Link-Einträge öffnet zunächst den auf dem Computer installierten Browser und zeigt automatisch die gewählt Website an. Um zum Lernprogramm zurückzukehren, braucht man nur den Browser zu beenden oder das Fenster zu schließen.

Hinweis

Um von dieser Funktion profitieren zu können, muss auf dem PC ein aktueller Internetbrowser, wie zum Beispiel «Internet Explorer» oder «Netscape» installiert sein.

Das Lexikon wird über die mit «A-B-C» bezeichnete Taste geöffnet. Es enthält die Begriffe, die auch im Glossar dieses Buches zu finden sind. So kann man sich während der Lernarbeit oder in einer Auswertungsphase rasch zu wichtigen Begriffen eine Erklärung bzw. Definition ansehen.

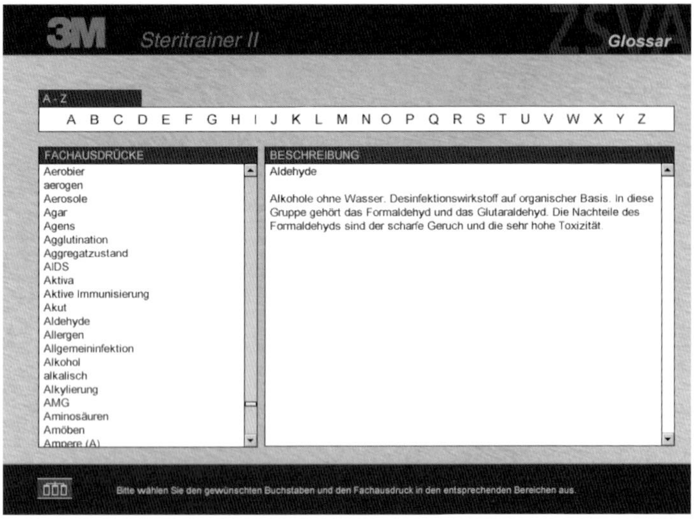

Abb. 10

Über die Lexikontaste kann man sich rasch über die Bedeutung von einschlägigen Fachbegriffen ins Bild setzen.

Klicken Sie einfach auf einenBuchstaben des Alphabets und anschließend auf einen Begriff in der Liste, um die Erklärung zu sehen.

Um einen Begriff auszuwählen, klickt man zunächst auf den entsprechenden Buchstaben des Alphabets. Im linken Fenster erscheint daraufhin eine Liste mit allen Stichworteinträgen zum ausgewählten Buchstaben. Mit dem Scrollbalken kann man sich in dieser Liste nach oben und nach unten bewegen.

Ist der gesuchte Begriff gefunden, so klickt man ihn an und erhält im Erklärungsfenster rechts die passende Beschreibung oder Definition.

Hinweise für ein erfolgreiches Lernen

Erfolgreiches Lernen will gelernt sein! Es lässt sich mit einer persönlichen Abenteuerreise in ein neues, noch unbekanntes Land vergleichen. Das erfordert von Ihnen Neugier und Spielfreude, eine sorgfältige Planung und Vorbereitung, aber auch Durchhaltewillen und etwas Mut. Sie werden dabei Überraschungen erleben und Geheimnisse lüften – einiges wird auch unentdeck bleiben.

Lassen Sie sich auf dieses Abenteuer ein. Die CD-ROM möchte Sie dabei unterstützen und Ihnen einen spielerischen Zugang zum Stoff vermitteln. Lernen darf und soll nämlich auch Spaß machen.

Tipps zum erfolgreichen Lernen mit der CD

Grundsätzlich können Sie sich mit der CD-ROM für eine von fünf verschiedenen Übungsformen entscheiden:

• Wenn Sie bereits Kenntnisse in bestimmten Bereichen (Kapiteln des Handbuches) besitzen, so können Sie mit dem Programm gezielt dieses Wissen testen. Wählen Sie dazu einfach jeweils eine Serie Testfragen zu den betreffenden Themen aus.

• In ähnlicher Art können Sie zur Vertiefung, Verarbeitung oder Repetition einzelner Kurssequenzen die betreffenden Testfrage-Serien abrufen. Greifen Sie bei Unklarheiten zum Handbuch, und suchen Sie darin den passenden Abschnitt oder fragen Sie Ihre Kursleitung um Rat und Unterstützung.

• Wollen Sie eine generelle Standortbestimmung ihres Wissens im Bereich der ZSVA vornehmen, so wählen Sie im Auswahlmenu des Frageteils eine Mischung aus allen Kapiteln mit einer größeren Anzahl von Fragen. Stellen Sie anschließend mit Hilfe der Auswertung fest, wo allenfalls noch Wissenslücken bestehen.

• Als Prüfungsvorbereitung sind beide Lern-Module gleichermaßen geeignet. Vielleicht probieren Sie dann auch einmal aus, wie erfolgreich Sie unter Zeitdruck arbeiten, indem Sie sich ein Zeitlimit setzen. Denken Sie beim Wortraten daran, dass die Eingabe – vor allem längerer Begriffe – auch Zeit braucht. Für den Anfang sind die voreingestellten Werte wahrscheinlich sinnvoll, sie können jedoch beliebig nach oben oder unten Ihrem persönlichen Arbeitstempo angepasst werden.

• Wie in jedem Fachgebiet, gibt es im ZSVA-Bereich auch eine Menge von komplizierten Fremdwörtern und Fachausdrücken. Wissen Sie immer, wovon gesprochen wird? Ob für die Prüfungsvorbereitung oder «einfach so» – es lohnt sich bestimmt, hin und wieder die Herausforderung des Begriffsmoduls anzunehmen, besonders auch vor oder nach einem Ausbildungskurs.

Allgemeine Lerntipps

Denken Sie immer auch an die folgenden Punkte:

• Jeder hat einmal angefangen. Niemand erwartet, dass auf Anhieb alles verstanden wird und sofort gelingt. Setzen Sie sich nicht selbst unter Druck! Zum erfolgreichen Lernen gehört auch eine gute Portion Geduld. Feiern Sie aber jeden Ihrer Erfolge und spüren Sie, wie Ihr Selbstvertrauen dadurch steigt.

• Sowohl beim Selbststudium im Handbuch, wie auch beim Üben mit der CD-ROM ist es wichtig, dass Sie sich nicht mit Stoff überfüttern, sondern größere Lerneinheiten in gut verdauliche Häppchen aufteilen – und vergessen Sie dabei auch die Pausen nicht!

• Wechseln Sie von Zeit zu Zeit die Arbeitsform und die Aufgabenstellung. So bleiben Ihre Konzentration und Aufmerksamkeit hoch. Arbeiten Sie wenn möglich in Lerngruppen; auf diese Weise macht das Lernen nicht nur mehr Spaß, sondern man kann sich auch noch gegenseitig helfen.

• Fragen Sie immer nach, wenn Sie etwas nicht verstehen. Die Kursleitung, Arbeits-Kolleginnen und -Kollegen, aber auch Ihre Vorgesetzten am Arbeitsplatz sind sicher gerne bereit, Sie beim

Verarbeiten des umfangreichen Lehrstoffes mit Rat und Tat zu unterstützen.

• Nutzen Sie die Hilfen, die Buch und CD-ROM Ihnen bieten. Schlagen Sie Ihnen unbekannte Begriffe sofort im Glossar oder im Lexikon auf der CD nach. Trainieren Sie Ihr «Fach-Chinesisch» mit dem Begriffsmodul – so können Sie mitreden.

• Übung macht den Meister! Die CD-ROM gibt Ihnen die Gelegenheit, sich mit einer Thematik so lange zu befassen, bis Sie sich wirklich sicher fühlen.

Anhang

Glossar

Josy Holdener
Florian Weinig

Letaleffekt eines Reinigungsprozesses bei 80°C, ausgedrückt in Sekunden Behandlungszeit.	*A_0-Wert*
Unterteilt zumeist die Posten einer Kostenartenliste in drei Bereiche, wobei A die (wenigen) Artikel mit dem höchsten Anteil am Gesamtumsatz, B weitere Artikel mit geringerem Anteil und C die restlichen Artikel mit einem geringen Anteil am Gesamtumsatz auflistet. Hintergrund ist die Überlegung, dass eine Überprüfung des Sachaufwandes bei den Artikeln mit dem höchsten Jahresumsatz ansetzen sollte.	*ABC-Analyse*
Methode zum Nachweis von Kontaktkeimen an Oberflächen aller Art (z.B. Apparate, Klinikkleidung, Hände des Personals, Instrumente, Fußböden und Wände).	*Abklatsch / Abstrich*
Bezeichnet die Zeit zwischen Beendigung der Sterilisationszeit und dem Erreichen der Raumtemperatur im Sterilgut.	*Abkühlungszeit / Abkühlzeit*
Fehlgeburt; vorzeitige Beendung der Schwangerschaft durch Ausstoßung des Fetus.	*Abort*
Flexibler Schlauch zum Absaugen von Sekret aus Körperhöhlen, meist zum einmaligen Gebrauch.	*Absaugkatheter*
Rechnungsmethode für buchhalterische und steuerliche Zwecke, bei der die gesamten Anschaffungs- und Herstellungskosten z.B. eines Gerätes auf die vermutete oder rechtlich festgelegte Zeitdauer der Nutzung umgerechnet werden. Damit soll jederzeit (zumindest annähernd) der tatsächlich verbleibende Restwert eines Anlagegutes in der Buchhaltung bzw. der Steuererklärung aufgeführt sein.	*Abschreibung*
Maßeinheit: Pascal (alte Einheit: mbar), 100 Kilopascal (100 kPa; alt: 1000 mbar) entspricht etwa dem atmosphärischen Druck auf Meereshöhe.	*Absolutdruck*
aufsaugen, (in sich) aufnehmen	*absorbieren*
Eitergeschwür, abgekapselte Ansammlung von Eiter	*Abszess*

Abtötungszeit	Bezeichnet den Teil der Einwirkungszeit, der zur Inaktivierung einer Population von Mikroorganismen notwendig ist.
Abwehrmechanismen	Körpereigene Systeme, zur Abwehr von Infektionen. a) physiologische Abwehr (Haut, Schleimhäute); b) zelluläre Abwehr (Leukozyten); c) humorale Abwehr (Antikörper).
Adapter	Verbindungsstück, das den Anschluss zweier Geräte sicherstellt.
Adaptation / Adaption	Anpassung an äußere Verhältnisse (Biotop) ohne genetische Veränderung aber auch genetische Anpassung durch Mutation in der Erbsubstanz (Resistenzentwicklung).
Adhäsion	Anhaftung; 1. (chir.) Verwachsungen od. Verklebungen von bauchfellüberzogenen Eingeweiden; diese können zu einem Bridenileus führen, 2. (bakt.) Anhaftung von Bakterien an Schleimhautoberflächen als erster Schritt einer Infektion.
adsorbieren	Anlagern von gelösten Stoffen oder Gasen an der Oberfläche eines festen Stoffes.
Aerobier	Organismen, die für die Stoffwechselvorgänge Sauerstoff benötigen, und zwar immer und unbedingt (obligat) oder nur unter bestimmten Bedingungen (fakultativ).
aerogen	Durch die Luft, d.h. durch Inhalation von Mikroorganismen oder Stäuben übertragen, eine Bezeichnung, um einen Infektionsweg zu bezeichnen.
Aerosole	Feinstverteilung von festen Stoffen (Staub) oder Flüssigkeiten (Nebel) in Luft oder Gasen mit einer Teilchengröße von 10 mm bis 1 nm.
Agar	Polysaccharid aus Algen, Grundstoff für Nährböden für die Aufzucht von Mikroorganismen.
Agens	wirkender Stoff / Wirkstoff

Aggregatzustand
Erscheinungsform eines Stoffes mit den Möglichkeiten fest, flüssig, gasförmig oder Plasma

AIDS
Engl. Abk. für «acquired immune deficiency syndrom» = erworbene Immunschwächekrankheit. Sie wird durch das HI-Virus hervorgerufen. Das Virus wird durch Körperflüssigkeiten (Blut, Samenflüssigkeit) fast ausschließlich durch sexuelle Kontakte, Blutübertragung oder verseuchte Spritzen von Drogensüchtigen übertragen. Das HI-Virus lähmt das Immunsystem und führt zum Zusammenbruch der körpereigenen Abwehr.

Aktiva
Begriff im Jahresabschluss eines Unternehmens, welcher vereinfacht ausgedrückt darstellt, was alles zum Bestand eines Unternehmens gehört. (siehe auch: Passiva).

akut
plötzliches Einsetzen einer Erkrankung; Gegenteil von chronisch

Aldehyde
Alkohole ohne Wasser. Desinfektionswirkstoff auf organischer Basis. In diese Gruppe gehört das Formaldehyd und das Glutaraldehyd. Die Nachteile des Formaldehyds sind der scharfe Geruch und die sehr hohe Toxizität.

alkalisch
basisch, laugenhaft (pH-Wert 7-14); Gegensatz zu sauer

Alkohol
Meist Bezeichnung für die Substanz, die den berauschenden Bestandteil vieler Getränke ausmacht. Er entsteht durch Gärung von Zucker. Dabei handelt es sich um einen natürlichen Vorgang, wobei Zucker durch Hefe in Äthanol und Kohlendioxid umgewandelt wird. Die Erkenntnis, dass es sich nicht um einen chemischen Vorgang, sondern um ein Stoffwechselprodukt lebender Mikroorganismen handelt, stammt aus dem Jahr 1857 von Louis Pasteur. Zu technischen Zwecken z.B. zur Desinfektion kann er seit dem 20. Jahrhundert auch synthetisch hergestellt werden.

Alkylierung
Einführen von einwertigen Kohlenwasserstoffresten in organische Verbindungen

Allergie
Überempfindlichkeit

Aminosäuren
Karbonsäuren mit einer oder mehreren Aminogruppen; wichtigster Baustein der Eiweißkörper.

Amöben	Bezeichnet einzellige Lebewesen die zur Klasse der Wurzelfüßser zählen. Sie besitzen keine feste Gestalt, sondern ändern dauernd ihre Körperform, indem sie Scheinfüßchen ausbilden. Mit diesen bewegen sie sich fort und umfließen ihre Nahrung. In Mundhöhle und Darm des Menschen leben sechs harmlose Arten. Hinzu kommen krankheitserregende Arten, die den Menschen jedoch nicht dauerhaft besiedeln.
Ampulle	Fläschchen (meist) aus Glas mit zugeschmolzenem und verengtem Hals, mit flüssigen oder pulversierten Arzneistoffen
Amputation	operative Entfernung eines Körperteils
Anaerobier	Bezeichnet Organismen, die für ihre Stoffwechselvorgänge keinen Sauerstoff brauchen. Sie decken ihren Energiebedarf durch Gärung und/oder Fäulnis und bewirken Verwesung.
Analyse	Zerlegung in Bestanteile zur genauen Untersuchung eines Stoffes, Gegenstandes oder Sachverhaltes.
Anästhesie	Schmerzausschaltung. Man unterscheidet Lokalanästhesie: nur Betäubung eines begrenzten Bezirkes Allgemeinanästhesie: Ausschaltung des Bewusstseins (Narkose).
Anatomie	Lehre vom Bau des Körpers
Anflugkeime	Mikroorganismen, die durch Kontakt auf die Hautoberfläche gelangen. Da sie sich hier nicht lange ansiedeln, gehören sie zur transienten (vorübergehenden) Flora.
Angebot	Die im Rahmen einer Marktwirtschaft angebotenen Güter und Dienstleistungen. Sinkt demgegenüber die Nachfrage, so besteht ein Überangebot, der zu erzielende Verkaufspreis sinkt. Bei höherer Nachfrage besteht dagegen ein Mangel, der Verkaufspreis steigt. Oftmals ist zu beobachten, dass ein Mehr an Angebot auch die Nachfrage steigert.
Anionen, Ionen	elektrisch geladene Teilchen
Annahmezone	Bereich der ZSVA für die Annahme und Sortierung des Rücklaufgutes

anorganisch
Aus dem Griechischen: «der unbelebten Natur entstammend», also unbelebt. Die so bezeichnete Chemie ist die Wissenschaft von den mineralischen Verbindungen. Sie enthalten im allgemeinen keinen Kohlenstoff, denn dieses Element kommt nur in Lebewesen vor.

antibakteriell
Gegen Bakterien gerichtet. Substanzen dieser Art hemmen das Wachstum von Bakterien. Dieser Begriff schließt von einer Wachstumsverzögerung bis hin zur Abtötung alles ein.

Antibiotikaresistenz
Ist ein Bakterium häufig in Kontakt mit einem Antibiotikum, kann es seine Empfindlichkeit diesem Wirkstoff gegenüber verlieren und somit resistent werden. Eine Krankheit, die durch solche Bakterien verursacht wurde, kann somit nur schwer bekämpft werden. Seit 1990 wächst das Problem sogenannter multiresistenter Erreger:

MRSA (Methicillin-resistenter Staphylococcus aureus),
VISA (Vancomycin-intermediärer Staphylococcus aureus),
VRE (Vancomycin-resitente Enterokokken).

Antibiotikum (pl.: Antibiotika)
Hierbei handelt es sich um Substanzen, die das Wachstum von Mikroorganismen hemmen oder töten. Man unterscheidet hemmende (bakteriostatische) und tötende (bakterizide) Wirkung. Erstmals entdeckt durch Sir Alexander Fleming (Penicillin: 1929). Er machte damals die Beobachtung, dass eine Schimmelpilzkolonie (Penicillium) das Wachstum von Staphylokokken hemmte.

Antigen
Substanz (meist eiweißhaltig), die vom Immunsystem als fremd erkannt wird. Praktisch jede Substanz kann so wirken, wobei körpereigene Substanzen in der Regel vom Immunsystem nicht angegriffen werden. Sie rufen die Bildung von Antikörpern hervor.

Antikörper
Abwehrstoff des Körpers, die körperfremde, schädliche Substanzen (inkl. Mikroorganismen) an sich binden und unschädlich machen.

antimikrobiell
gegen Mikroorganismen wirkend

antiseptisch
gegen Infektionen wirkend; verhindert die Vermehrung von Mikroorganismen

apathogen	nicht pathogen – nicht krankmachend
Applikation	(Medizinische) Anwendung
Applikator	Gerät, um einen Gegenstand oder eine Flüssigkeit in eine Körperhöhle zu bringen
Aqua bidestillata	doppelt destilliertes Wasser
Aqua demineralisata	entmineralisiertes Wasser
Aqua destillata	destilliertes Wasser
Aqua sterilisata	sterilisiertes Wasser
Arbeitstemperatur	Bezeichnung für die Temperatur, die im Innenraum des Sterilisators, außerhalb des Sterilisiergutes notwendig ist, um die Sterilisiertemperatur sicherzustellen.
Arterie	Bezeichnung für Adern, die das Blut vom Herzen in den Körper transportieren.
Arthroskopie	endoskopische Darstellung von Gelenkstrukturen
aseptisch	keimfrei; frei von lebenden Organismen
Aspiration	Absaugen von Luft oder Flüssigkeit mittels Spritze und Kanüle. Einsaugung eines Fremdkörpers in Kehlkopf oder Luftröhre.
Audit	(unangekündigte) Überprüfung eines Betriebs
Aufbereitung	Gesamtprozess, der benutzte Instrumente und Utensilien manuell oder mit Hilfe von Reinigungsmaschinen, chemischen Reinigungsmitteln und Sterilisatoren vom kontaminierten Zustand in einen keimfreien Zustand versetzt.
Aufbereitungszonen	Die Aufbereitungszonen einer ZSVA bestehen aus Dekontaminations- oder Reinigungszone, Sortier- und Kontrollplatz, Sterilisiergut-Packzone und Bereitstellungszone.
Aufwendungen	Umfasst – vereinfacht gesagt – alle Ausgaben eines Krankenhauses.

Ausgleichszeit
Die Zeitspanne zwischen dem Erreichen der Sterilisationstemperatur in der Sterilisierkammer und dem Erreichung der Sterilisiertemperatur an allen Stellen im Sterilisiergut.

Autoklav
Bezeichnung für ein Druckgerät (Sterilisator) zum sterilisieren mit feuchter Hitze (Dampf), versehen mit einem hermetischen Verschluss-System. Der Innendruck ermöglicht Temperaturen über 100°C.

A-Wert
Kennzeichnet die Effektivität eines Reinigungsprozesses, gibt die erforderliche Behandlungszeit an.

B

Bacillus / Bazillus
stäbchenförmige, sporenbildende Bakteriengattung

Bacillus stearothermophilus (Neu: Geobacillus stearothermophilus)
Ubiquitäre, (überall vorkommende) native Erdsporen mit hoher Thermoresistenz. Kultursporen werden zur Prüfung der Dampfsterilisation eingesetzt.

Bacillus subtilis
Sporenbildende, aerobe Bakterien der Hitzeresistentstufe II. Die Sporen werden zur Prüfung von Gas- und Heißluftsterilisationsprozessen verwendet (unterschiedliche Familien).

Badstandzeit
Die Zeitspanne, während der die Gebrauchslösung eines Desinfektionsmittels genügend wirksam bleibt, um verwendet werden zu können.

BAG
Abkürzung für (schweizerisches) Bundesamt für Gesundheitswesen. Neu: Swissmedic.

Bakterien
Bakterien sind einzellige Organismen ohne echten Zellkern (Prokaryonten), die sich im Allgemeinen durch Zellteilung vermehren. Anstelle eines chromosomenhaltigen Kerns besitzen sie ein Kernäquivalent (Nukleoid). Die Erbinformation (DNA) liegt frei, ohne Membranumhüllung im Protoplasma. Sie sind kugelig, stäbchenförmig oder schraubig (Kokken, Stäbchen oder

Spirillen). Ihre Größe liegt zwischen einem halben bis einem Mikrometer (1 Mikrometer = 1 Tausendstel Millimeter).

Bakterienflora
Gesamtheit der an einem Ort angesiedelten Bakterien

Bakteriensporen
Lebensform von bestimmten Bakterien mit besonders hoher Widerstandskraft

Bakterien-Vermehrung
Die besondere Gefahr der Bakterien besteht nicht im Vorhandensein von wenigen Bakterien in unserem Körper oder in Nahrungsmitteln, sondern in ihrer Fähigkeit, sich mit großer Geschwindigkeit zu vermehren. Die meisten Bakterien teilen sich alle 20 Minuten, wenn die Lebensbedingungen für sie günstig sind.

bakteriostatisch
Eine solche Substanz bewirkt, dass Bakterien unter ihrer Einwirkung nicht mehr wachsen können. Sobald aber die bakteriostatische Substanz entfernt wird, vermehren sich die Bakterien wieder.

bakterizid
Damit werden Substanzen gekennzeichnet, die unter definierten Bedingungen bewirken, dass Bakterien abgetötet werden und sich auch nach deren Entfernung nicht mehr vermehren können. Sporen werden dabei meist nicht inaktiviert.

bar
Einheit für Druck (früher at oder kp)

Base (basisch)
Eine Gruppe wasserlöslicher chemischer Stoffe. Sie reagieren mit Säuren und neutralisieren sie dabei. Daraus entstehen Salze. Werden diese in Wasser gelöst, entstehen Laugen. Starke Laugen greifen die Haut an und sind sehr gefährlich. Derartige Lösungen haben einen pH-Wert von 7 bis 14.

Behandlungsindikator
Der auch Prozessindikator genannte Indikator ist ein einfacher chemischer Indikator und dient der Unterscheidung von sterilisierten und unbehandelten Gütern. Er sagt lediglich aus, dass der Artikel einem Sterilisationsverfahren ausgesetzt war.

Beladegewicht (mit Sterilisiergut)
Das Beladegewicht von Instrumentensieben soll 8,5 kg je Sieb nicht überschreiten. Das Beladegewicht von Sterilisierkörben mit Instrumenten in Klarsichtbeuteln soll 3 kg nicht überschreiten Wäschepaketen bzw. das Gewicht von Containern mit Wäsche soll 6 kg je Paket bzw. Sterilisierkorb nicht überschreiten.

Besiedelung
Kolonisation; Anwesenheit von Mikroorganismen auf Haut oder Schleimhäuten – kein Eindringen ins Gewebe.

Betriebszeit
Darunter versteht man die Zeit, die für die Sterilisation einer Sterilisiercharge erforderlich ist, ohne die Zeit, die für das Be- und Entladen benötigt wird.

Beweislast
Pflicht, einen Sachverhalt zu beweisen

Beweislastumkehr
Beweisvorteil für die geschädigte Partei in einem Rechtsstreit.

BGA
Abk. für (deutsches) Bundesgesundheitsamt
(Neu: RKI - Robert Koch Institut)

BI
Abk. für Bioindikator

Biguanide
Desinfektionswirkstoffgruppe auf organischer Basis
(z.B. Chlorhexidin)

Bioburden
Mikrobielle Belastung

Biofilm
Eine Ansammlung von Mikroorganismen, an Oberflächen anhaftend und umgeben von einer selbst ausgeschiedenen, schützenden Schleimschicht.Sie sind gegenüber Desinfektionsmitteln relativ unempfindlich.

Bioindikatoren
Zubereitungen aus ausgewählten, apathogenen Mikroorganismen, welche besonders resistent gegen eine oder mehrere Sterilisationsmethoden sind und zur Kontrolle der Wirksamkeit eines bestimmten Sterilisationsprozesses eingesetzt werden.

biologische Abbaubarkeit
Ein Organismus lebt, stirbt und zerfällt. In verhältnismäßig kurzer Zeit brechen die großen Moleküle, aus denen sein Gewebe besteht, auseinander (sie werden abgebaut). Die Kräfte die den Zerfall bewirken – hauptsächlich Bakterien und Schimmelpilze – leben selbst; daher der Begriff biologische Abbaubarkeit – die Eigenschaft, durch lebende Organismen abgebaut zu werden.

Biuret-Proteintest
Bei der Proteinrest-Bestimmung nach dieser Methode werden Proteine mittels einer vierstufigen Verfärbung sichtbar gemacht. Dieser Test ist einfach vor Ort durchzuführen, und er gibt wert-

volle Informationen über die Sauberkeit der gereinigten Instrumente und Utensilien.

Blitzsterilisation

Unter dem Begriff Blitzsterilisation versteht man die offene Sterilisation von unverpackten massiven, einzelnen Produkten. Gemäßeiner Richtlinie des RKI ist die Blitzsterilisation nicht zulässig, sie entspricht nicht mehr dem Stand der Wissenschaft und Technik.

Bowie, John H. (1910-1984)

Der englische Bakteriologe entwickelte zusammen mit seinem Assistent J. Dick das original BD-Testpaket. Es wurde 1963 im «Lancet»-Journal zum ersten Mal beschrieben. Seit dieser Zeit wird der BD-Test, zum Teil in modifizierter Form, weltweit täglich zur Kontrolle der Dampfdurchdringung eingesetzt.

Bowie-Dick Test

Der Bowie-Dick-Test (BD) wurde zur Prüfung einer erfolgreichen Entfernung von Luft aus Hochvakuumsterilisatoren für poröse Ladungen entwickelt. Ein erfolgreicher BD-Test weist ein schnelles und gleichmäßiges Eindringen von gesättigtem Dampf in das Prüfpaket nach.

Bruttoinlandsprodukt (BIP)

Die Summe aller in einem Staat vertriebenen Produkte und Dienstleistungen, eine Kennzahl für die wirtschaftliche Leistung dieses Staates. Im Gegensatz zum früher eher genannten Bruttosozialprodukt werden beim BIP die Exporte und Importe nicht mit berücksichtigt.

BSE

Bovine spongiforme Enzephalopathie, im Volksmund «Rinderwahnsinn» genannt, wird durch krankhaft veränderte Prionen ausgelöst. Es wird vermutet, dass die Übertragung über zugefüttertes Tiermehl erfolgt, falls in den Schlachtabfällen Teile erkrankter Tiere enthalten sind. Seit 250 Jahren ist eine ähnliche Gehirnerkrankung der Schafe (Scrapie) bekannt.

Budget / Budgetierung

Gibt im Rahmen einer Rationierung feste Obergrenzen für Personalaufwand, Sachaufwand oder auch Leistungen vor, die im Regelfall einzuhalten sind.

C

CE
Abk. für «conformité établie» (= Übereinstimmung nachgewiesen), Warensiegel für Produkte, welche die europäischen Mindestanforderungen an Qualität und Produktsicherheit erfüllen.

CEN (Comité Européen de Normalisation)
Europäisches Komitee für Normung. Für den Bereich Sterilisation wichtig sind das TC (Technisches Komitee) 102 und das TC 204.

CE-Zeichen
Die CE-Kennzeichnung besteht aus den beiden direkt aneinander gereihten Großbuchstaben C und E und weist auf die Übereinstimmung mit den EU-Richtlinien hin, die für das Produkt maßgebend sind.

Chargenkontrolle
chemische oder biologische Überprüfung einer (Sterilisations-) Charge

Chargenprüfkörper
siehe Prüfkörper / PCD

Chargenzeit
Darunter versteht man die gesamte Betriebszeit für eine Beladung inklusive der Zeit, die für das Be- und Entladen gebraucht wird.

chemische Desinfektionsmittel
Bei chem. Desinfektionsmitteln kann man zwischen organischen (Aldehyde, Alkohole, Phenole etc. und anorganischen (Metalle, Halogene, Oxidationsmittel, Detergentien) Desinfektionsmittel unterscheiden.

Chemoindikator
Indikatoren mit einer chemische Substanz, die einen Vorgang oder Zustand z.B. durch Farbänderung mess- oder sichtbar macht.

Chromosom
Träger der Erbanlagen

CJD / CJK
Creutzfeldt-Jakob-Disease (Creutzfeldt-Jakob-Krankheit); eine durch veränderte Prionen verursachte Gehirnkrankheit beim Menschen. Vor etwa 60 Jahren als Hirnerkrankung (sog. spongiforme Enzephalopathie) beim Menschen diagnostiziert. Benannt nach den Neurologen Hans-Gerhard Creutzfeld (1885-1964) und Alfons Jakob (1884-1931).

Clostridien

Clostridien sind eine grampositive, anaerobe, stäbchenförmige Gruppe von Bakterien, die hochresistente Endosporen bilden können.

Container

Starre Sterilgutverpackung aus Stahl, Aluminium oder Kunststoff.

CSSD

Englische Abkürzung für Central Sterile Supply Department = Zentrale Sterilgutversorgungs-Abteilung.

D

Dampfinjektionsverfahren

Dieses Sterilisationsverfahren, ist durch Evakuieren bis zu einem Druck <70 mbar bei gleichzeitigem Einströmen geringer Dampfmengen und anschließendem Dampfeinlass bis zum Erreichen des Betriebs(über-)drucks gekennzeichnet.

Dampf-Luft-Gemisch

Entsteht beim Einströmen von Dampf in einen mit Luft gefüllten Raum.

Daten Logger (Datalogger)

Elektronisches Messsystem zur Erfassung von Werten wie Temperatur, Druck, Feuchtigkeit etc. für Sterilisatoren und Desinfektions-/ Reinigungsautomaten.

Dehydrierung

Entzug von Wasserstoff.

Dekontamination (Deutscher Sprachgebrauch: Reinigung)

In der ZSVA wird darunter die notwendige Reinigungsvorstufe vor der Sterilisation verstanden. Allgemein bedeutet sie eine Entfernung oder Reduktion von Verschmutzung bzw. Verunreinigung von Räumen, Wasser, Lebensmitteln und Personen. Die Verschmutzung kann durch Mikroorganismen oder andere Stoffe geschehen. Die Anzahl der Mikroorganismen wird dabei auf ein für den Gebrauch sicheres Niveau «safe to handle» (behandlungssicher) reduziert, das weder der Gesundheit noch der Qualität z.B. von Lebensmitteln schadet.

Derivat

Ableitung.

Desinfektion

Sie tötet gezielt krankheitserregende Mikroorganismen an und in kontaminierten Objekten ab oder reduziert ihre Zahl, d.h. sie werden so geschädigt, dass von dem desinfizierten Objekt keine

Infektion mehr ausgehen kann. Allgemeine Anforderung ist die Verminderung der Keimzahl um fünf Zehnerpotenzen, z.B. von 10^{10} auf 10^{5}.

Desorption — Entgasung. (Desorptionszeit = Entgasungszeit)

Detergens — Synonym für Tenside; reinigende Stoffe

DGHM — Deutsche Gesellschaft für Hygiene und Mikrobiologie

DGKH — Deutsche Gesellschaft für Krankenhaushygiene

DGSV — Deutsche Gesellschaft für Sterilgutversorgung

Dienstleister / Dienstleistungsunternehmen — Alle Unternehmen, die keine Produkte herstellen, sondern ihren Kunden Dienstleistungen verschiedenster Art anbieten.

DIN — Deutsches Institut für Normung

DIN EN — vom DIN umgesetzte harmonisierte europäische Norm

Diplokokken — paarweise an den Enden zusammengelagerte (Kugel-) Bakterien

Dispersion — Aufschwemmung fester Stoffe

DNS / Desoxyribonukleinsäure (engl.: DNA) — Sie enthält das Erbgut aller lebenden Zellen und Organismen. Über drei Milliarden Informationen «archiviert» die DNS in jeder einzelnen menschlichen Zelle mittels eines Codes aus vier verschiedenen Basen. Diese sind wie Stufen einer Strickleiter zwischen den zwei Spiralen der Doppelhelix eingelagert und bilden in ihrer Reihenfolge die Einmaligkeit jeden Lebewesens.

dosieren — ab- oder zumessen

DRG — Diagnosis Related Group (Fallgruppe)-Diagnose bezogene Abrechnungsgruppe

Druck — Die Kraft, die auf eine bestimmte Fläche wirkt z.B.:
1 Pascal (Pa) = 0,075 mmHg = 0,01 mbar
1 millibar (1 mbar) = 0,75 mmHg = 100 Pa"

D-Wert Dezimalreduktionswert: Zeit die nötig ist, um die Ausgangskeimzahl für einen bestimmten Keim um eine Zehnerpotenz zu reduzieren, was eine Abtötungsquote von 90% ergibt.

E

Edelstahl Sammelbegriff für nichtrostende Stähle. Durch Zugabe von Stahlveredelungsmetallen (z.B. Chrom oder Mangan) legierter, rostfreier Sonderstahl mit geringem Phosphor- und Schwefelgehalt.

EDV Abk. für elektronische Datenverarbeitung

EFHSS European Forum for Hospital Steril Supply – Europäisches Forum für Sterilgutversorgung im Krankenhaus

Eigenkapital siehe Passiva

Einkommensbemessungsgrenze Dient bei vielen Solidargemeinschaften als Grenze, ab der keine Versicherungspflicht mehr besteht. Des weiteren gibt sie im Bereich der gesetzlichen Krankenversicherungen jenen Betrag vor, ab der die Versicherungsprämie als Festbetrag und nicht mehr prozentual anhand des Einkommens festgesetzt wird.

Einmalprodukt Produkt zur einmaligen Verwendung, nicht aufbereitbar

Einwirkungszeit Bezeichnet die Zeitspanne, während der die für die Sterilisation relevanten Parameter an allen Stellen im Sterilisiergut sichergestellt sein sollen. Sie ist demnach die Abtötungszeit plus Sicherheitszuschlag bei der Sterilisation.

Einzeller Lebewesen, die aus einer einzigen Zelle bestehen. Dazu gehören z.B. alle Bakterien.

Eiweiß (Proteine) Bezeichnung für diejenigen Stoffe, aus denen die Zellen zum größten Teil aufgebaut sind und die für fast alle lebenswichtigen Funktionen im Körper zuständig sind. Sie sind aus Aminosäuren aufgebaut, deren genaue Definition in einem bestimmten Gen geschrieben steht.

Eiweißfehler
Wirksamkeitsverlust von Desinfektionsmitteln in Gegenwart von Eiweißkörpern (z.B. Eiter, Blut). Geringe Eiweißfehler haben Alkohole und Phenole, hohe Eiweißfehler haben Aldehyde, Halogene, Oxidationsmittel und Schwermetalle.

Ekzem
Bezeichnung für eine nicht klar abgegrenzte Hautveränderung z.B. Knötchen, Bläschen und Schuppenbildung mit Hautrötungen.

empirisch
Aus Versuchen ermittelter Erfahrungswert

Emulsion
Fettaufschwemmung (Verb: emulgieren)

EN
Europäische Norm

endogen
im Körper selbst entstehend (im Gegensatz zu exogen: von außen eingeführt)

endogene Infektion
Infektion, die von kolonisierenden Mikroorganismen ausgeht

Endoskop
Starre oder flexible Instrumente, die aus einer Beleuchtungseinrichtung mit Kaltlicht und einem optischen System (Kamera oder Okular) besteht. Kaltlicht wird verwendet, um Hitzeschäden an den zu untersuchenden Organen zu vermeiden. Das optische System leitet das Licht von der Lichtquelle an der Spitze des Instruments zum untersuchenden Arzt.

Endosporen
Bezeichnung für die Überdauerungs- oder Ruheformen, die bestimmte stäbchenförmige Bakterien bei schlechten Lebensbedingungen bilden können. Diese Fähigkeit haben nur die Clostridien und die eigentlichen Bazillen. Die Bezeichnung bezieht sich auf den Entstehungsort der Sporen: das Innere der Bakterienzelle. Sie sind auch der Grund, warum bei der Sterilisation so drastisch vorgegangen werden muss, da sie übliche Desinfektionsmaßnahmen und mehrstündiges Kochen überleben können. Die Hitzeresistenz beruht auf ihrem dehydrierten Zustand und auf der Gegenwart von großen Mengen Calciumdipicolinat (5-15% des Trockengewichts).

Endotoxine
Bestandteile der Zellwand von gram-negativen Bakterien, die bei dem Bakterienstoffwechsel und bei Auflösung des Bakteriums durch Antibiotika freigesetzt werden und eine heftige Immunreaktion hervorrufen.

Entsorgungscontainer
Bezeichnung für Instrumentencontainer ohne Filter. Sie dienen ausschließlich der Entsorgung des chirurgischen Instrumentariums.

Entzündung
Antwort des Gewebes auf eine akute oder chronische Schädigung

Enzephalopathie
Gehirnerkrankung, Gehirnleiden

Enzyme
Eiweißbestandteil, der chemische Reaktionen im Körper durchführen und in ihrer Geschwindigkeit steuern kann, ohne selbst verändert zu werden. Ihre Namen enden meist auf «-ase», z.B. Protease oder Laktase etc.

Erträge
umfasst vereinfacht ausgedrückt alle Einnahmen eines Krankenhauses

Erworbene Immunität
Sie beruht auf der antigen-spezifischen Immunantwort mit Antikörpern und Killerzellen.

Erythrozyten
rote Blutkörperchen; für den Sauerstofftransport zuständig

Escherichia coli (Abk. E. coli)
Bakterium, das im menschlichen Darm vorkommt. Varianten dieses Bakteriums werden im Gentechnik-Labor häufig verwendet. Diesen so genannten Sicherheitsstämmen fehlen bestimmte Eigenschaften, so dass sie außerhalb des Labors nicht überlebensfähig sind.

Ethanol
Organischer Desinfektionswirkstoff aus der Gruppe der Alkohole

Ethylenoxid
Farbloses, hochentzündliches Gas mit süßlichem Geruch. Es ist bereits unter der Geruchsschwelle toxisch, kann möglicherweise Krebs erzeugen, reizt die Augen, die Atmungsorgane und die Haut.

Ethylenoxid-Sterilisation
Gassterilisation für den Einsatz bei thermolabilen Instrumenten. Das Gas wirkt durch das extrem starke Protoplasmagift, durch welches Proteine und DNA/RNS –Moleküle zerstört bzw. inaktiviert werden.

Entlüftung der Sterilisatorkammer	*Evakuierung*
Infektion, die durch von außen in einen Wirt eindringende Mikroorganismen verursacht wird.	*Exogene Infektion*
Kontakt zwischen einem chemischen, physikalischen oder biologischen Stoff bzw. Agens und einem Organismus.	*Exposition*
Auszug	*Extrakt*
Ausschneidung, Entfernung eines Gewebe- oder Organteils	*Exzision*

F

Letaleffekt eines Sterilisationsprozesses (i.d.R. bei 121°C), ausgedrückt in Minuten Behandlungszeit	*F_0-Wert*
Nicht die gebotene Sorgfalt beachtend	*fahrlässig*
Darmausscheidungen (Darmexkremente)	*Fäkalien/Faeces*
Bei der Sterilisation: Dampf	*Feuchte Hitze*
Ein Prinzip der Lagerverwaltung. Dabei wird jeweils der älteste im Gestell versorgte Artikel als Erster ausgegeben bzw. gebraucht.	*FI-FO Abk. (first in – first out)*
Möglichkeit zur Entfernung von lebenden und toten Mikroorganismen d.h. auch die Endotoxine werden erfasst. Bei Flüssigkeiten werden dabei Filter mit einer Porengröße von 0.2 mm bis 0.45mm verwendet. Für Viren müssen spezielle Adsorptions- und Ultrafilter verwendet werden.	*Filtration*
Haarähnliche Strukturen auf der Bakterienoberfläche. Die Struktur ist der von Geißeln ähnlich, jedoch sind Fimbrien nicht an der Bewegung, wohl aber an der Anheftung an Oberflächen beteiligt.	*Fimbrien*
Scheuer-Wisch-Desinfektion von Fußböden und Oberflächen z.B. Arbeitstische, Arbeitsgeräte, Transportwagen etc.	*Flächendesinfektion*

forensische Praxis
gerichtliche Praxis

Formaldehyd
Chemischer Stoff der Formel H-CHO; einfachster sehr reaktionsfähiger Aldehyd; ein stechend riechendes, farbloses Gas, das verdächtigt wird, Krebs zu erzeugen.

Formalin
Gesättigte Lösung von Formaldehyd in Wasser, das als Desinfektionsmittel, Sterilisationsgas und als Gewebefixiermittel für Präparate eingesetzt wird.

fraktioniertes Vakuumverfahren
Dampfsterilisationsmethode, bei der das Vorvakuum in mehreren Zyklen abläuft.

freie Radikale
aus der Molekularstruktur gelöste Atome

Fremdsterilisation
siehe Lohnsterilisation

F-Wert
Der F-Wert kennzeichnet die Effektivität eines Sterilisationsprozesses, gibt die erforderliche Behandlungszeit an.

G

Gassterilisation
Sterilisationsverfahren mit toxischen Gasen zur Sterilisation thermolabiler Artikel. Diese Verfahren sollten nur angewendet werden wenn keine Dampfsterilisation möglich ist. Eingesetzt werden üblicherweise Ethylenoxid (EO) oder Formaldehyd (FO).

Gattung
Genus, taxonomische Einheit oberhalb der Art

Gefahrenstoffe
Unter diesem Begriff werden Substanzen zusammengefasst, die in irgendeiner Form eine negative Auswirkung auf den Menschen und seine Umwelt aufweisen. Solche Stoffe stellen für die verschiedenen Umweltbereiche ganz unterschiedliche Risiken dar. Neben direkten gesundheitlichen Belastungen können solche Stoffe auch zu sekundären Schädigungen des Umfeldes führen, z.B. Explosion, Brand oder indirekt via Brandlöschwasser.

Gemeinkosten
Kosten, die für ein Krankenhaus insgesamt und ohne Bezug zum einzelnen Behandlungsfall anfallen und daher im Rahmen der

Kostenträgerrechnung auf den einzelnen Kostenträger umgelegt werden müssen.

Gen
Bezeichnet die Informationseinheit für die Ausprägung eines Erbmerkmals. Es enthält ein Set von Informationen. Die Gesamtheit aller Gene nennt man Genom.

Generationszeit
Zeit zur Verdoppelung der Bakterienzahl: Beispiel: Darmbakterium Escherichia coli: 20 min.

gesättigter Dampf
Wenn Dampf und Wasser im thermodynamischen Gleichgewicht stehen spricht man von Sattdampf. Das heißt, dass der Dampf die größtmögliche Menge an Molekülen aufgenommen hat und den Sättigungsdruck erreicht hat.

gespannter Dampf
Dampf unter Druck mit Temperaturen über 100°C. Je höher die Dampftemperatur ist, um so höher ist auch der Druck.

GHP
«Good Hospital Practice» (Gute Spitalpraxis); Umsetzung der GMP (Good Manufacturing Practice) auf das Krankenhaus.

GMP
«Good Manufacturing Practice» (Gute Herstellungs Praxis); Bezeichnung für eine freiwillige Übereinkunft der Industrie über Qualitätsstandards; Vorläufer der ISO 9000-Reihe.

Gramfärbung
Die von Hans Gram begründete Färbung erlaubt die Einteilung von Bakterien und Hefepilze in zwei Gruppen. Gram-negative enthalten eine dünne Mureinschicht, während Gram-positive Zellen einfachere Zellwände mit mehreren Schichten Murein haben.

Granulocyten
Zellen des Immunsystems, die Fremdkörper phagocytieren (auffressen) können.

Gravitation
Schwerkraft

Gravitationsverfahren
Bezeichnung für ein Sterilisationsverfahren, bei dem die Luft durch den Sattdampf nach unten über ein Strömungsventil aus der Sterilisationskammer verdrängt wird, (dieses Verfahren hat an Bedeutung verloren).

Grenznutzen
Bezeichnet den durch einen zusätzlichen Aufwand hervorgebrachten zusätzlichen Nutzen. So ist beispielsweise der Kaufpreis beim zehnten Paar Schuhe immer noch derselbe, der Grenznutzen dagegen beträgt nur noch 10%.

Grouper
EDV-Software im Rahmen der DRGs, welche die eingegebenen Daten wie Diagnosen, Maßnahmen, Patientendaten usw. zu einer abrechenbaren DRG kombiniert.

H

Haftung
Verpflichtung zum Einstehen für eigene oder fremde Schuld

Halogene
Gruppenbezeichnung für Fluor, Chlor, Brom, Jod

Haltezeit
Die Zeitspanne in der die Temperatur an allen Punkten der Sterilisatorbeladung innerhalb des Sterilisationstemperaturbandes gehalten wird. Sie beginnt unmittelbar nach der Ausgleichszeit. Die Dauer ist von der Sterilisationstemperatur abhängig.

Händedesinfektion
Man unterscheidet zwei Bedeutungen:

1. Chirurgisch – hat das Ziel die Hände möglichst keimarm zu machen. Falls die Handschuhe während der Operation kaputtgehen, soll die Infektionsgefahr so gering wie möglich gehalten werden.
2. Hygienisch – hat die Eliminierung von übertragbaren Krankheiten zum Ziel; Unterbrechung der Infektionskette.

Handling
Handhabung / Behandlung.

Hautflora
Es finden sich auf der Haut auch gesunder Personen Keime, die dort ihren natürlichen Lebensraum haben (z.B. Staphylococcus albus = epidermis).

Heißdampf
Überhitzter Dampf; wenn Sattdampf ohne Wasser weiter aufgeheizt wird.

Helixprüfkörper
Für die Sterilisation vorgesehener Prüfkörper mit inliegendem Indikator, der als Erschwernis gegenüber dem Eindringen des

Sterilisationsmediums über ein spiralförmig angeordnetes Schlauchsystem verfügt. (siehe auch Prüfkörper).

heparinisiert
mit einem blutgerinnungshemmenden Medikament versehen

Hepatitis
Leberentzündung, hervorgerufen durch verschiedene Hepatitis-Viren. Im Volksmund wegen der Gelbfärbung der Augen und der Haut auch Gelbsucht genannt. Man unterscheidet je nach Erreger der Leberentzündung die Typen A, B, C und D. Ein gentechnisch hergestellter Hepatitis-B-Impfstoff schützt vor der infektiösen Gelbsucht (Hepatitis B) der Hauptursache für tödlich verlaufende Leberzirrhosen und Leberkrebs.

HIV
Engl. Abkürzung für «human immunodeficiency virus». Virus, das beim Menschen die Immunschwäche AIDS auslösen kann

Hochvakuumverfahren
Bezeichnung für ein Vakuumverfahren, das sich durch einmaliges Evakuieren auf einen Druck unter 20 mbar auszeichnet

hydrophil
wasserliebend, im Wasser wachsend

hydrophob
wasserabstossend, das Wasser meidend

Hygiene
Aus dem griechischen abgeleitet, wo «hygienos» der Gesundheit zuträglich bedeutet. Bezeichnung für die Lehre von der Gesunderhaltung des Menschen und seiner Umwelt. Sie ist ein Fachgebiet der Medizin mit den speziellen Richtungen: Wasser-, Boden-, Luft-, Umwelt-, Sozialhygiene und Gesundheitsfürsorge.

Hygienefachkraft
Fachperson für die Beratung zur Anwendung der Hygiene

Hygienekommission
Koordiniert krankenhaushygienische Maßnahmen und ist verantwortlich für Arbeitsmethoden und Arbeitsabläufe, soweit diese im Zusammenhang mit der Hygiene stehen.

Hygieneplan
Aufstellung der im Krankenhaus und den spezifischen Abteilungen notwendigen Maßnahmen zur Verhütung von Keimübertragungen und Infektionen.

I / J

Immunität — Wenn der Organismus durch bereits vorhandene Antikörper den eingedrungenen Erreger beseitigt, ohne dass eine Erkrankung entsteht, ist er immun gegen den Erreger.

Immunsystem — Eine Ansammlung von Zellen, die im Blut, in der Lymphe, in Lymphknoten und in der Milz vorkommen. Das System besteht aus vielen verschiedenen Zelltypen, die die Angriffe von außen arbeitsteilig abwehren.

Impfstoffe — Lösungen, die Antigene enthalten (Synonym: Vakzine). Sie simulieren eine Infektion und regen so das Abwehrsystem des Menschen zur Antikörperbildung an. Dadurch erhält der Organismus für eine später eintretende Infektion eine Immunität.

Impfung — Immunisierung des Körpers durch Vortäuschen einer Infektion. Die Dauer des Impfschutzes gegen verschiedene Infektionskrankheiten ist unterschiedlich, sie variiert zwischen lebenslang und einem bis mehr als 10 Jahren.

Inaktivierung — Praktisch vollständige Zerstörung der biologischen Aktivitäten von Mikroorganismen und biologischen Agenzien (EN 12740).

Indikation — Anwendungsbereich von Arznei- oder Heilmitteln; Grund eine bestimmte Maßnahme durchzuführen.

Indikator — beweiskräftiger Anzeiger für einen bestimmten Vorgang

Inertgase — Reaktionsträge Gase (z.B. Edelgase, Stickstoff), die bei der Dampfsterilisation keine Energie durch Kondensation abgeben können und die heute als Hauptursache eines Sterilisationsfehlers gelten.

Infektion — Unter einer Infektion versteht man das Eindringen von Krankheitserregern in den Körper und deren anschließende Vermehrung. In Abhängigkeit von der Krankheitsbereitschaft des Menschen und der Eigenschaft des Erregers kann es zur Infektionskrankheit kommen.

Infektionsdosis
Minimale Anzahl von Mikroorganismen, die eine Infektionskrankheit verursachen können.

Infektionsherd
Ausgangsstelle einer Infektionskrankheit im Organismus

Infektionskrankheit
Eine klinisch erkennbare Erkrankung, die von einer Infektion herrührt.

Infektionspforte
Eintrittstort von Infektionserregern

Infektionsprophylaxe
Vorbeugende Maßnahmen zur Verhütung einer Infektion; z.B. Desinfektion, Sterilisation, Impfung etc.

Infektionsquelle
Ausgangspunkt einer infektiösen Erkrankung, z.B. ein Kranker, Keimträger (in der Inkubationsphase), Dauerausscheider oder unbelebte Erregerreservoire (Abwasser, Boden, Staub, Lebensmittel), im medizinischen Bereich z.B. Instrumente.

Infektkette
Ansteckungskette

Inhibitor
«Verhinderer»; Hemmstoff, der chemische Vorgänge einschränkt

Inkubationszeit
Zeitspanne zwischen Infektion (Eintritt der Erreger in den Organismus) und dem Auftreten erster Krankheitssymptome.

Inverkehrbringen, erstmaliges
Die entgeltliche oder unentgeltliche Übertragung oder Überlassung eines neuen oder neu aufbereiteten Medizinprodukts im Hinblick auf dessen Vertrieb oder Gebrauch.

Investitionen
Bezeichnet alle neuen oder zusätzlichen Anschaffungen eines Unternehmens. Mit der Investitionsrechnung wird zuvor geprüft, ob, und wenn ja, nach welcher Zeit sich eine Investition vermutlich amortisiert hat, d.h. die Anschaffungs- und Herstellungskosten durch Einsparungen (bei Rationalisierungsinvestitionen) oder zusätzliche Erträge ausgeglichen sein werden.

Investitionsrechnung
siehe Investitionen

Ionen
Elektrisch geladene Atome oder Atomgruppen. Diese geben unter besonderen Bedingungen eines oder mehrere Elektronen ab oder nehmen welche auf. Diesen Vorgang nennt man Ionisierung.

Wird z.B. Kochsalz in Wasser gelöst, entstehen daraus positiv geladene Natriumionen. (Abk. Na+) und negativ geladene Chlorionen (Chlorid, Abk. Cl–). Positiv geladene Ionen heißen auch Kationen, negativ geladene Ionen sind Anionen. Alle wasserlöslichen Salze zerfallen in Ionen. Mit dem Ionenaustauscher gewinnt man reines «destilliertes» Wasser, das keinen Kalk und keine Mineralsalze mehr enthält (weiches Wasser).

irreversibel	nicht umkehrbar, nicht rückgängig zu machen
ISO	Abkürzung für «International Standardization Organization» Internationale Standardisierungs Organisation.
ISO-Zertifizierung	Zertifizierung eines Unternehmens nach den Normen der «International Organization for Standardization» für ein Qualitätsmanagement oder ein System für Umweltmanagement, welches eine bestimmte Anzahl definierter Charakteristiken umfasst.
Jod	anorganischer Desinfektionswirkstoff

K

Kalibrierung	Eichung von Messinstrumenten
kanzerogen	Krebs erregend
katalytisch	einen chemischen Prozess einleitend oder beschleunigend
Katheterlumen	Innenraum eines Katheters
kausal	ursächlich
Kavitation	Wird in Flüssigkeiten durch hoch intensive Ultraschallwellen hervorgerufen. Die dabei auftretenden Blasen implodieren nach einer kurzen Zeit. Diese Implosionen bewirken sehr hohe Temperaturen und Drücke, so wie Flüssigkeitsströme von bis zu 400km/h. Diese Flüssigkeitsströme treffen die Oberfläche von Partikeln oder Teilen, wo sie z.B. Verschmutzungen entfernen können. siehe Ultraschall/Reinigung.

kolonienbildende Einheiten pro Gegenstand	*KBE*
Die Ansiedlung von lebensfähigen Mikroorganismen auf einem Produkt und/oder einer Verpackung.	*Keimbelastung*
Eigenschaft der Sterilgut-Verpackung, die unter sachgemäßen Transport und Lagerbedingungen, das Eindringen von Mikroorganismen verhindert.	*Keimdichtigkeit*
Eine in der Medizin gebräuchliche Bezeichnung für Mikroorganismen, insbesondere für Krankheitserreger.	*Keime*
Geben Auskunft über die finanzielle und wirtschaftliche Leistungsfähigkeit eines Unternehmens.	*Kennzahlen*
Zusammenklumpung, z.B. von Proteinen nach Denaturierung	*Koagulation*
kugelförmige Bakterien, meist grampositiv	*Kokken*
Anwesenheit von Mikroorganismen auf Haut oder Schleimhäuten – kein Eindringen ins Gewebe	*Kolonisation (Besiedlung)*
Normale Bewohner von Haut und Schleimhäuten; die Gesamtheit der Kommensalen entspricht der Normalflora.	*Kommensalen*
Erbringen und Dokumentieren des Nachweises, dass die Ausstattung, entsprechend ihrer Spezifikation, bereitgestellt und installiert wurde, und dass sie innerhalb vorgegebener Grenzen ihre Funktion erfüllt, wenn entsprechend den Betriebsanweisungen gearbeitet wird (En 554, Abschnitt 3.4).	*Kommissionierung*
verträglich, miteinander mischbar	*kompatibel*
ausgleichen	*kompensieren*
Restfeuchtigkeit	*Kondensat*
Übergang eines Stoffes von dampfförmig zu flüssig. Die keimtötende Wirkung des Dampfes liegt in der physikalischen Eigenschaft bei Berührung mit kälteren Gegenständen zu kondensieren. Dabei	*kondensieren*

gibt der Dampf in Bruchteilen von Sekunden seine zu Dampfbildung benötigte Wärme wieder frei, er «kondensiert».

Konditionierung
Vorbehandlung von Sterilgut um die Wirksamkeit der Sterilisation zu sichern

Kontamination
Im Krankenhaus versteht man darunter das Vorhandensein von Mikroorganismen auf oder in belebten oder unbelebten Materialien. Hierbei wird von der Art der Keime abgesehen. Auch im Falle von ungefährlichen, nicht pathogenen Mikroorganismen spricht man von Kontamination.

Konzentration
Produkte oder Gegenstände, die nicht steril sind, werden als kontaminiert bezeichnet.

Korrosion
Gehalt an gelösten Stoffen. Begriff aus der Chemie. Eisen, Stahl und andere Metalle werden durch Sauerstoff, Säuren und Laugen (chemische Einflüsse) geschädigt. Korrosion ist ein Zersetzungsprozess an der Oberfläche, die zur völligen Zerstörung führen kann. Eisen z.B. rostet, es korrodiert. Sauerstoff und Feuchtigkeit bewirken, dass Stoffe schneller korrodieren.

Korrosionsinhibitoren
schützen Metalle vor zerstörenden Angriffen

Kosten-Nutzen-Analyse
Verfahren u.a. im Rahmen der Prüfung einer Investition, welches Kosten und Nutzen verschiedener Anschaffungsalternativen erhebt, überprüft und Kosten und Nutzen zueinander ins Verhältnis setzt.

Kostenträger
Bezeichnet denjenigen, der die Kosten einer Krankenhausbehandlung übernimmt: primär der Patient, tatsächlich aber im Regelfall dessen Krankenkasse.

Kreuzkontamination (in der ZSVA)
Mikroorganismen werden von einem Arbeitsort oder von kontaminierten Materialien auf die Reinzone bzw. gereinigten/sterilisierten Artikel übertragen (durch Hände, Materialien, Arbeitsmittel).

L

Ladungskontrolle
siehe Chargenkontrolle.

Lagerzeit von Sterilgut
Die Erhaltung der Sterilität des Sterilgutes ist Abhängig von der Verpackung und den Lagerbedingungen und kann daher nicht allgemeingültig festgelegt werden. Der Verbrauch sollte aus betriebswirtschaftlicher Sicht in einem Zeitraum von 3-6 Monaten erfolgen.

Laparoskopie
Eine Form minimal invasiver Chirurgie, bei der Endoskope und chirurgische Instrumente mit geringem Durchmesser durch einzelne kleine Einschnitte, anstatt einem großen Bauchschnitt, in die Bauchhöhle eingeführt werden.

Laser
Das Wort ist aus den Anfangsbuchstaben der engl. Ursprungsbezeichnung zusammengesetzt: «Light Amplification by Stimulated Emission of Radiation» (etwa «Lichtverstärkung durch induzierte Strahlungsemission»), daher auch die englische Aussprache.

Laser-Chirurgie
Anwendung von Laserstrahlen in der Medizin; verwendet werden der CO2-Laser (ein Molekül-Gas-Laser), vor allem zum chirurgischen Schneiden; der Argonlaser (ein Gas-Ionen-Laser), vor allem in der operativen Augenheilkunde zum Netzhautverschweißen: der Neodym-YAG-Laser (ein Festkörper) zur Koagulation begrenzter Gewebeteile. Mögliche Anwendungsgebiete sind neben allgemeiner Chirurgie und Augenheilkunde Krebstherapie, Herzchirurgie, Urologie, Frauenheilkunde, Zahnheilkunde, Neurochirurgie und Hals-Nasen-Ohren-Heilkunde.

Lasertechnik
Um 1960 entwickelt. Der Laser ist ein Gerät, das Licht verschiedener Wellenlängen bündelt und in einen energiereichen Strahl von gleicher Wellenlänge und Schwingungsarten umwandelt. Der so erzeugte Laserstrahl kann unterschiedliche Aufgaben erfüllen mit Anwendungsbereichen in Wirtschaft, Technik, Wissenschaft und Medizin.

lateral
seitlich

Latex
Milchsaft des Kautschukbaumes

Laugen	Mit einem pH-Wert von 7 bis 14; entfernen fett- und ölhaltige Verschmutzungen.
Leersterilisation / Leercharge	Durchführung eines vollständigen Sterilisationsprogramms ohne Beladung mit Sterilisiergut.
Leeuwenhoek, Antoni van (1632-1732)	Beobachtete 1676 als erster mit einem selbstgebauten Mikroskop in Abstrichen von Zahnbelägen und anderen Materialien Bakterien und teilte diese Entdeckung einer wissenschaftlichen Gesellschaft, der Royal Society, in London mit. 1680 entdeckte Leeuvenhoek, dass bestimmte Bakterien unter Luftabschluss leben und sich vermehren können.
Legierung	Eine Mischung zweier oder mehrerer Metalle. Man kann mit einer Legierung gewünschte Eigenschaften der Metalle verbessern oder erzeugen.
Leistungsbeurteilung	Nachweis, dass mit einer geprüften Ausstattung akzeptable Produkte erzeugt werden, wenn mit entsprechenden Verfahren gearbeitet wird.
letal	tödlich
Leukozyten	Weiße Blutzellen, die in einer Gesamtzahl von 5000 bis 9000 in einem Kubikmillimeter Blut enthalten sind. Leukozyten erfüllen vielseitige Aufgaben im Blut, so kommt ihnen auch eine wichtige Aufgabe bei der Abwehr von Krankheitserregern zu. Es sind die Leukozyten, die bei Entzündungen den Eiter bilden.
Ligatur	Unterbindung eines Blutgefässes
Lipom	Fettgewebegeschwulst
Lipophil – Lipophilie	in Fett löslich – Fettlöslichkeit
Lipopolysaccharide (LPS)	Komplexe Lipide, die Zuckermoleküle enthalten, bei Gram negativen Bakterien wichtig für die Beschaffenheit der äußeren Membran, potenzielle Pathogenitätsfaktoren
Lister, Sir Joseph (1827-1912)	Entwickelte ab 1850 die Hypothese, dass die Luft krankmachende Mikroben enthalte, die es von Wunden fernzuhalten gelte. Als

Konsequenz setzte er die Karbolsäure für Wundverbände und konstruierte einen Karbolspray, mit dem er auch Raumhygiene betreiben konnten. Vor Operationen empfahl er das «Einweichen» der Hände in Karbol. All dies führte zu einer drastischen Senkung der nosokomialen Infektionen (Krankenhausinfektionen), die Sterblichkeit z.B. bei Beinamputationen von 46% auf 15 %.

Lochkorrosion — Chloride, Halogene, die zum Beispiel in Kochsalzlösungen, Jodtinktur, Blut, Eiter und Sekret vorkommen, können an den Instrumenten lochförmige Frassstellen (Lochfrass) verursachen. Deshalb sollten nach jedem Kontakt mit diesen Stoffen die benutzten Objekte sofort gründlich gereinigt werden.

Logarithmus — Begriff aus der höheren Mathematik; Umkehrfunktion der Exponentialfunktion

Log-Stufe — gemeint ist der Logarithmus auf Basis 10. Jede log-Stufe entspricht somit einem Faktor 10

Lohnnebenkosten — Personalaufwendungen, die für einen Arbeitgeber zusätzlich zum Bruttolohn anfallen, z.B. der Arbeitgeberanteil zur Sozialversicherung oder eine zusätzliche Altersvorsorge für die Mitarbeiter.

Lohnsterilisation — Unternehmen, das im Auftrag und gegen Entgelt die Sterilisation von Gütern für Dritte durchführt.

Lokalanästhesie — Örtliche Schmerzbetäubung oder örtliches Narkoseverfahren.

Lokalinfektion — Der Infekt bleibt auf die Eintrittspforte und die nähere Umgebung beschränkt.

LTSF — Low Temperature Steam Formaldehyde, Methode zur Sterilisation mit einem Niedertemperatur-Dampf-Formaldehyd-Gemisch.

Luft — Die Luft ist nicht leer. Gereinigte Luft auf Meeresniveau besteht aus 78,08% Stickstoff dem größten Anteil an der Gesamtmenge. Es folgt der Sauerstoff mit 20,95%. Der Anteil anderer Gase ist im Vergleich sehr gering.

Luftinsel — Luftblase innerhalb des Sterilgutes

lumbal — Auf die Lendenwirbel bezogen

Lumen — Innenraum eines Hohlkörpers

Lymphknoten — Kleine Organe von der Form einer Bohne, die im gesamten lymphatischen System verteilt sind und der Ausbreitung von Infektionen entgegenwirken, indem sie Bakterien herausfiltern und zerstören, bevor diese in den Blutkreislauf gelangen können. (Zum lymphatischen System gehören das Knochenmark, die Milz, der Thymus und die Lymphknoten).

Lymphozyten — Klasse von weißen Blutkörperchen. Sie werden entweder im Knochenmark (engl. : Bone marrow daher B-Lymphozyten), oder in der Thymus-Drüse (T-Lymphozyten) gebildet. Sie sind die Träger der Immunität, können Krankheitserreger aufspüren und erkennen. Sie produzieren auch spezielle Substanzen, Antikörper, die bei der Vernichtung eine wichtige Rolle spielen.

Lysis — enzymatische Auflösung der Zelle

Lysozym — Enzym, das Bakterien-Zellwände auflöst, zum Beispiel in Tränenflüssigkeit vorkommend.

M

MADT-Test — Morphologic Alteration and Disintegration Test. Indirekter Test für die HBV-Wirksamkeit eines Desinfektionsmittels basierend auf elektronenmikroskopischer Analyse.

MAK-Wert — Begriff aus dem Bereich Sicherheit am Arbeitsplatz. MAK ist die Abkürzung für maximale Arbeitsplatz-Konzentration. Die Einhaltung des MAK-Wertes am Arbeitsplatz ist ein wichtiger Sicherheitsaspekt. Der MAK-Wert gibt die höchstzulässige Konzentration eines Arbeitsstoffes als Gas, Dampf oder Schwebstoff in der Luft am Arbeitsplatz an.

maligne — bösartig. Maligne Tumore sind bösartige Geschwulste.

Malignom — bösartige Geschwulst

Röntgendarstellung der weiblichen Brust	*Mammographie*
Druckmesser für Gase und Flüssigkeiten	*Manometer*
mit der Hand ausgeführt	*manuell*
Volkswirtschaftliches System, das davon ausgeht, dass sich über Angebot und Nachfrage ein wirtschaftliches System selbst reguliert, wobei sich zugleich durch den positiven Wettbewerb unter den einzelnen Anbietern ein Marktwachstum einstellt. Da hier im Grunde das «Recht des Stärkeren» gilt, versuchen viele Staaten, dieses System im Rahmen einer «sozialen Marktwirtschaft» zugunsten der schwächeren Marktteilnehmer abzumildern.	*Marktwirtschaft*
Ausdruck der vom Messsystem des Sterilisators erfassten Daten und Prozessabläufe	*Maschinenprotokoll*
Kreuzungsfreier Weg des Aufbereitungsgutes von der Annahmezone bis zum Versand des Sterilgutes	*Materialfluss*
Materialverträglichkeit, -vereinbarkeit	*Materialkompatibilität*
Materie ist eine allgemeine Bezeichnung für alles Stoffliche – von der Erde bis zu den Sternen, vom Staubkorn bis zum Menschen. Eine begrenzte Menge Materie nennt man Körper. Allen Körpern gemeinsam ist die Maße. Sie ist das Maß für die Menge der Teilchen (Atome und Moleküle) aus denen ein Stoff besteht, die Bausteine können sich auf verschiedene Weisen miteinander verbinden und bilden so mehrere Erscheinungsformen (Aggregatzustände) von Materie, die den Zuständen fest, flüssig, gasförmig und Plasma zugeordnet werden. Im Feststoff bilden Teilchen einen festen Verband, in einer Flüssigkeit verschieben sie sich, und im Gas sind sie frei beweglich. Vakuum enthält wenig oder keine Materie.	*Materie*
Gerät zur Messung der höchsten erreichten Temperatur, wobei dieser Wert erhalten (angezeigt) bleibt	*Maximalthermometer*
Medical Device Directive – europäische Medizinprodukte – Verordnung (siehe MepV, MPG)	*MDD*

medial(is)	Zur Körpermitte hin gelegen
Medizinprodukte	Sämtliche medizinisch angewandten Produkte mit Ausnahme der Medikamente
Medizinprodukte-Berater	speziell geschulter Mitarbeiter des Medizinprodukteherstellers (D)
Membran	Hülle der Zelle, die das innere Milieu der Zelle schützt. Sie ist elastisch verformbar, spezifisch durchlässig für Moleküle und Signale.
MepV *Medizinprodukte Verordnung*	Dem Heilmittelgesetz (CH) (in Kraft seit 1.1.2002) untergeordnete Verordnung, welche die Anforderungen an die Medizinprodukte und an den Umgang mit Medizinprodukten regelt.
mesophil	Bakterien mit einer optimalen Wachstumstemperatur von 20 – 45°C. Die meisten Mikroorganismen und alle menschenpathogenen fallen in diese Gruppe.
Metabolismus	Stoffwechsel
Metastasen	sekundäre Tumore, durch eingewanderte Krebszellen entstanden
MIC	Abk. für minimal invasive Chirurgie (Endoskopische Chirurgie). Operationstechnik, die sich des Endoskops bedient, und ohne größere Schnitte auskommt, deshalb gelegentlich Schlüsselloch-Chirurgie genannt.
mikrobielle Abwehrbarriere	Abwehr von Pathogenen durch Besiedlung der Haut mit Bakterien
Mikrobiologie	Beschäftigt sich mit der Erforschung von Mikroorganismen (den Kleinstlebewesen) zu medizinischen und naturwissenschaftlichen Zwecken. Als grundlegende biologische Wissenschaft hilft die Mikrobiologie auch die Biologie höherer Organismen wie z.B. des Menschen zu verstehen.
mikrobizid	Mikroben abtötend
Mikrochirurgie	Chirurgie, bei der Operationsverfahren mit kleinen Präzisionsinstrumenten unter Spezialmikroskopen oder mit Hilfe einer Lupenbrille so genannte minimal invasive Eingriffe durchgeführt

werden. Der Chirurg repariert, schneidet, transplantiert und heftet winzige Muskeln, Nerven und Blutgefäße, die nicht dicker sind als ein Haar.

Mikroflora
natürliche mikrobiologische Lebensgemeinschaft

Mikrojet
Ein winziger Flüssigkeitsstrahl, der nach der Implosion einer Kavitationsblase mit hoher Geschwindigkeit auf die Oberfläche des Reinigungsgutes prallt.

Mikrometer (µm)
Mikrometer oder Messschraube misst Längen auf bis zu 0,001 mm Genauigkeit. Das Mikrometer ist der millionste Teil eines Meters und wird oft in der Wissenschaft verwendet. Das Sonderzeichen für Mikrometer ist µm. Micron ist der alte Begriff für Mikrometer.

Mikroorganismen
Mit bloßem Auge nicht erkennbare Kleinstlebewesen, die sich durch Teilung vermehren. Dazu zählen Bakterien, Pilze und Protozoen.

Mikrosiemens (µS)
Einheit zur Angabe der elektrischen Leitfähigkeit

Mineralstoffe
nichtorganische, am Stoffwechsel beteiligte Stoffe

Mitternachtsstatistik
Erfasst die Anzahl aller Patienten, welche sich jeweils zum Tageswechsel stationär im Krankenhaus befinden.

Modifizierung
Anpassung

Molekül
Chemische Verbindung von zwei oder mehr Atomen. Atome können sich nach bestimmten Gesetzten zu neuen Stoffen mit neuen Eigenschaften verbinden. Der kleinste Baustein einer solchen Verbindung ist das Molekül. Wasser z.B. besteht aus einem Sauerstoff- und zwei Wasserstoffatomen. Makromoleküle sind besonders große Moleküle.

Monel
Nickellegierung

Monera
taxonomische Einheit, Organismenstamm der Bakterien und Cyanobakterien

Morphologie
Lehre von der Gestalt und Formbildung

MPG	Medizinprodukte-Gesetz (D) das Medizinprodukte-Gesetz (MPG) regelt die Anforderungen an Medizinprodukte und verpflichtet jedes Unternehmen, das Medizinprodukte in Deutschland in den Verkehr bringen will, bestimmte Aufgaben sogenannten Medizinprodukte-Beratern zu übertragen.
MRI	Magnet Resonance Imaging; bildgebende Verfahrenstechnik zur Untersuchung / Diagnostik
MRSA	Methacillin resistenter Staphylococcus aureus. Es handelt sich um Stämme des Staphylococcus aureus mit Resistenzen gegenüber nahezu allen Antibiotika. Seit einigen Jahren nehmen vor allem in den Krankenhäusern multiresistente Erreger zu, gegen die viele gängigen Antibiotika unwirksam sind. Als Ursache wird der oft unkritische Einsatz von Antibiotika vermutet, aber wohl auch schlechte hygienische Bedingungen im dem Krankenhaus.
Multiparameter-Indikatoren	Multiparameter-Indikatoren erlauben eine Überprüfung von Sterilisationszeit, und Temperatur, oft zeigen sie noch Zusatzinformationen an, z.B. zur Dampfqualität (nass oder überhitzt).
Murein	Peptidoglycan, Stoff aus dem die Bakterienzellwände bestehen
Mutation	Veränderung im chemischen Aufbau der DNS, die zu einer Veränderung der genetischen Merkmale führt. Mutationen können spontan erfolgen oder durch äußere Einflüsse (Strahlen/ Chemische Agenzien) provoziert werden.
Mykologie	Die medizinische Mykologie beschäftigt sich mit Erkrankungen durch humanpathogene Pilze, ihrer Diagnostik und Therapie.
Mykotoxin	Pilzgift
Myokard	Herzmuskel

N

Nachfrage
Siehe «Angebot»

Nadelhalter
Chirurgisches Instrument, das es in vielen Varianten gibt. Damit wird die Nadel festgehalten bzw. festgeklemmt, um sie sicher zu führen und um einer möglichen Verletzung vorzubeugen.

Nahtmaterial
Es gibt resorbierbares Nahtmaterial für Nähten an inneren Organen und nicht resorbierbares Nahtmaterial für Oberflächen, das entfernt werden muss; ferner Katgut, Seide oder Kunststofffäden. Meist ist das Nahtmaterial fest an die Nadel angeschweißt (atraumatisch).

Nasale Sonde
durch die Nase eingeführte Sonde

Nassdampf
entsteht beim Abkühlen von Sattdampf

Nasskeime
Keime, die sich besonders in feuchtem Milieu gut halten und vermehren können. Dabei handelt es sich in erster Linie um Pseudomonaden, aber auch um Keime der Aerobacter/Klebsiella-Gruppe, sowie um gramnegative, pathogene und fakultativ pathogene Darmkeime.

Nasswisch-Methode
In Verbindung mit chemischen Desinfektionsmitteln angewandte Methode zur Desinfektion von Flächen.

Nationale Normungsinstitute
Normungsinstitut eines einzelnen Landes z.B. DIN (Deutschland), SNV (Schweiz), AFNOR (Frankreich) etc.

Natriumchlorid
Natriumchlorid (NaCl) ist die chemische Bezeichnung für Kochsalz

Natronlauge
Starke Lauge Abkürzung:. NaOH. Sie verätzt die Haut. Deshalb müssen beim Arbeiten immer Schutzbrille und Schutzhandschuhe getragen werden. (Unfallverhütungsvorschriften). Natronlauge wird z.B. bei der Beseitigung von Prionen eingesetzt.

NCG Non-condensable-Gases
siehe «Inertgase»

negativ
Negatives Testergebnis (ein biologischer Sterilisationstest ergibt z.B. kein Anzeichen von Wachstum).

Nekrose	Absterben von Zellen/Gewebe
Neurologe	Nervenarzt
Neurologie	Lehre vom Aufbau und Funktion des Nervensystems bzw. der Nervenerkrankungen
Neuron	Nervenzelle
neutral	Wörtlich: keines von beiden. Bei Lösungen: zwischen alkalisch und sauer (pH 7).
Neutralisationsmittel	Mittel, welches die Wirkung eines Desinfektionsmittels unterbindet bzw. neutralisiert
nicht-kondensierbare Gase	siehe «Inertgase»
Nigthingale, Florence, (1820-1910)	Britische Krankenpflegerin; organisierte im Krimkrieg in selbstlosem Einsatz Verwundeten- und Krankenpflege. Führte strikte Hygienemaßnahmen in der Krankenpflege ein.
Non-woven Textilien	nicht gewobene Stoffe; Textilersatz
Normalflora	Mikroben-Flora (Besiedlung), die vor allem auf der Haut und Schleimhaut, im oberen Atemweg und Magen-Darm-Kanal immer vorhanden ist. Sie leistet einen wichtigen Beitrag zur Erhaltung der Körperfunktion z.B. Schutz vor Infektionen durch Verdrängen von Fremdkeimen und Stimulation der Immunabwehr, Beitrag zur unspezifischen Abwehr (Säuremantel der Haut), Produktion von Nährstoffen (Vitamine), Abbau und Entgiftung von Nahrungsbestandteilen.
Normen	Normen geben den (Mindest-) Stand der Technik an, den der Hersteller bei Konzeption und Fertigung, Betrieb und Anwendung zu beachten hat. Normen haben einen Empfehlungscharakter, sie können im Prozessessfall als antizipiertes Sachverständigungsgutachten gelten, haben jedoch keinen gesetzlichen Charakter. Bezüglich der Sterilisation sind in diesem Zusammenhang strenge Qualitätsnormen, sowohl apparative als auch im Hinblick auf Personalanforderungen, Qualitätskontrolle, Dokumentation, etc. verfasst worden.

Nosokomiale Infektionen (NI)

Per Definition jede Infektion, die nach 48 Stunden im Krankenhaus auftritt und bei Eintritt ins Spital noch nicht in der Inkubationsphase war. Oder: Infektion, die ursächlich mit Behandlungen im Krankenhaus entsteht.

Noxe

Schädlichkeit, Krankheitsursache

NTDF

Niedertemperatur-Dampf-Formaldehyd-Verfahren zur Sterilisation hitzeempfindlicher Güter (siehe LTSF)

NTPS

Abk. Niedrigtemperatur Plasma Sterilisation

Nucleotid

Eine Verbindung aus dem Molekül eines Zuckers, Phosphorsäure und einer stickstoffhaltigen Base.

Nuklearmedizin

Techniken, die radioaktive Substanzen zur Diagnose oder Behandlung von Krankheiten einsetzen. Die wichtigsten Anwendungen liegen im Bereich der Diagnose. Körpergewebe und Organe nehmen radioaktive Stoffe, die injiziert oder geschluckt werden, in unterschiedlichen Konzentrationen auf. Mit einer speziellen Kamera wird die Radioaktivität und ihre Verteilung im Körper dargestellt. Bei dieser Technik ist nur eine geringe Strahlendosis erforderlich.

Nukleinsäure

Sammelbezeichnung für Ribo- und Desoxyribonukleinsäuren (RNS, DNS; Ribose bzw. Desoxyribose). Sie kommen in jeder lebenden Zelle vor als Träger der Erbanlagen und Substanzen der Eiweißbiosynthese. Als infektiöse Nukleinsäure der DNS- bzw. RNS-Viren haben sie die Fähigkeit, in Zellen einzudringen und vorhandene Enzymsysteme für die Replikation zu benutzen.

Nutzraum

Der Nutzraum ist der Innenraum eines Sterilisators zur Aufnahme des Sterilisiergutes – bei Dampf- und Gassterilisatoren für die Aufnahme der Beschickungswagen.

O

Obduktion	operationsähnliche Eröffnung einer Leiche
obligat	unbedingt
OeGHMP	Österreichische Gesellschaft für Hygiene, Mikrobiologie und Präventivmedizin
OeGSV	Österreichische Gesellschaft für Sterilgutversorgung
Onkologie	Teilgebiet der Inneren Medizin, das sich mit der Entstehung und Behandlung von Tumoren und tumorbedingten Krankheiten beschäftigt.
Operation	chirurgischer Eingriff
Ophthalmologie	Abteilung für Augenkrankheiten.
Opportunisten	Auch fakultative pathogene Mikroorganismen genannt, können Krankheit bei abwehrgeschwächten Menschen verursachen, wenn die Situation für sie "opportun" ist, oft Keime der Normalflora.
optisch	vom äusseren (Seh-) Eindruck her
Organigramm	schematische Darstellung des Aufbaus einer Organisation
organisch	chemische Kohlenstoff-Verbindungen
Orthopädie	Abteilung für Haltungs- und Bewegungserkrankungen
Osmose	Hindurchwandern eines Lösungsmittels durch eine halbdurchlässige Membran. Gleichartige, aber unterschiedlich konzentrierte Lösungen, die durch eine feinporige Membran (Scheidewand) getrennt sind, haben die Neigung, ihre Konzentration auszugleichen. Deshalb durchdringt das Lösungsmittel, z.B. Wasser, die Membran in Richtung der stärkeren Lösung.
Osmotischer Druck	Druck, der durch Konzentrationsunterschiede gelöster Stoffe entsteht

osteo-
Wortteil: zum Knochen gehörend

Osteosynthese
Vereinigung und Stabilisierung von Knochenfragmenten durch Nagelung, Plattenanlagerung oder Verschraubung

Outsourcing
Auslagern; Inanspruchnahme einer Dienstleistung von einem externen Anbieter, die sonst im eigenen Betrieb/Organisation erbracht wurde.

Oxidation
Oxidation nennt man die Vereinigung eines Elementes mit Sauerstoff, so auch das Rosten von Eisen. Bei der Oxidation werden Elektronen abgegeben, so dass ein Zuwachs der positiven Ladung zu verzeichnen ist.

Ozon
Ein Gas des Sauerstoffs. Chemisch gesehen ist Ozon eine Form des Sauerstoffs. Es hat die Formel O_3 , das heißt in einem Molekül verbinden sich drei Sauerstoffatome.
Zur Aufbereitung von Trink- und Badewasser wird oft Ozon verwendet, um Pilze, Bakterien und Viren zu inaktivieren. Ozon ist toxisch und wenig stabil.

Ozon-Sterilisation
Bei dieser Sterilisation wird Ozon mit Hilfe eines elektrischen Ozongenerators aus Sauerstoff erzeugt und durchströmt bei einer relativen Feuchte von 70 – 95 % die Sterilisationskammer. Am Ende der Einwirkungszeit wird die Kammer mit Sauerstoff gefüllt und das Ozon katalytisch abgebaut. Das System arbeitet bei Raumtemperatur drucklos oder im Unterdruck. Die Anwendungsgrenzen bei diesem Verfahren sind bedingt durch die geringe Durchdringungsfähigkeit und die korrosive Wirkung.

P

Pacemaker
Herzschrittmacher (englisch). Bei bestimmten lebensbedrohlichen Herzrhythmusstörungen oder Kammerflimmern wird ein künstlicher Herzschrittmacher implantiert, der die Aufgabe des Sinusknoten übernimmt.

Pandemie
eine auf große Gebiete eines Landes oder Erdteils verbreitete Epidemie

Papin, Denis (1647-1714)

Der französische Arzt und Physiker erfand 1681 den Urtyp des Dampfkochtopfes mit Manometer und Sicherheitsventil. Allerdings war damals der Zweck dieses Dampftopfes das Garen und Dämpfen von Lebensmitteln und nicht das Sterilisieren von medizinischen Utensilien.

Parameter

Messgröße

Parametric Release / Parametrische Freigabe

Freigabe zur Benutzung einer Sterilisationsbeladung aufgrund der gemessenen (und überprüften!) Prozessdaten bzw. des korrekten Programmablaufes.

Parasiten

(Protozoen) sind Lebewesen, die als «Schmarotzer» auf Kosten eines Wirtes in diesem leben. Protozoen verursachen zahlreiche Krankheiten, wie z.B. die Malaria. Bei der Malaria überträgt eine Stechmücke einen Parasiten. Daneben können Parasiten auch über Lebensmittel aufgenommen werden.

Pascal

Maßeinheit: 100'000 Pascal (100kPa) entspricht etwa dem atmosphärischen Druck auf Meereshöhe.

Passiva

Begriff im Jahresabschluss eines Unternehmens, welcher vereinfacht ausgedrückt angibt, mit welchen finanziellen Mitteln ein Unternehmen seinen Bestand (siehe auch: Aktiva) finanziert hat. Dabei wird unterschieden zwischen Eigenkapital (Finanzvermögen des Unternehmens) und Fremdkapital (vom Unternehmen aufgenommene Kredite, die benötigt werden, um den Bestand und die Handlungsfähigkeit des Unternehmens zu sichern).

Passive Immunisierung

Immunisierung durch Injektion von Antikörpern, gewonnen aus Tierblut; der eigene Körper macht keine Immunreaktion.

Pasteur, Louis (1822-1895)

Führte Forschungsarbeiten über die Gärung , die Urzeugung und Bakterien durch. Er entdeckte den Milzbranderreger, das Mycobacterium tuberculosis und den Choleraerreger. Er ist der Entdecker des Abtötungseffektes von Hitze auf Mikroorganismen (Pasteurisation). Er entwickelte die ersten Impfstoffe (Vakzine, Tollwut).

Pasteurisation

Dieses Verfahren wird unter anderem bei Milch und Fruchtsäften verwendet. Bei einer Erhitzung auf 63-65°C während 30-32 Minuten oder 72-75°C während 15-30 Sekunden oder 85°C während mindestens vier Sekunden wird die Keimzahl reduziert und die übertragbaren Krankheitserreger werden abgetötet oder inaktiviert. Da es jedoch zahlreiche hitzeresistente Mikroorganismen (vor allem Sporen) gibt, die die Pasteurisation überleben, sind pasteurisierte Lebensmittel nicht keimfrei und müssen im Kühlschrank gelagert werden.

pathogen / apathogen — Bei Mikroorganismen unterscheidet man pathogene (krankheitserregende) Arten und apathogene, nicht krankmachende Arten, die oftmals sogar nützlich sind, wie z.B. Milchsäurebakterien, die aus Milch Joghurt machen.

Pathogenität — die Fähigkeit eines Erregers eine Krankheit hervorzurufen

Pathologie — Lehre von den abnormen und krankhaften Vorgängen im Körper und deren Ursachen

PCD Process Challenge Device — Prüfkörper, der für einen bestimmten Prozess (z.B. Sterilisation, Desinfektion) eine erhöhte Schwierigkeit darstellt; kann z.B. mit Chemo- oder Bio-Indikatoren versehen sein.

Peelverschluss — Beutelverschluss, bei dem das Öffnen der Klarsicht- oder Papierbeutel durch Auseinanderziehen der Siegelnaht erfolgt.

Penetrationsfähigkeit — Tiefenwirkung, Fähigkeit einzudringen

Penicillin — Bakteriostatisches Antibiotikum des Schimmelpilzes Penicillium notatum

Perineum — Damm, Weichteilbrücke zwischen Anus und Vagina bzw., Skrotum.

perkutan — durch die Haut

Permeabilität — Durchlässigkeit

persistent — lang anhaltend, d.h. sehr schwer abbaubar

Per-Verbindungen — Desinfektionswirkstoffgruppe mit organisch oder anorganisch gebundenem Aktivsauerstoff

Petri-Schale — flache Kulturschale mit Deckel zur Vermehrung von Bakterien

Pettenkofer, Max von (1818-1901)

An ihn wurde 1865 in München der erste Lehrstuhl für Hygiene vergeben. Er entwickelte die experimentelle Hygiene in Deutschland. Er entdeckte die Verbreitung der Cholera-Erreger durch Wasser. Darauf konnten bei der großen Cholera-Epidemie, 1892 in Hamburg, zum ersten Mal Desinfektionskolonnen zum Einsatz kommen.

Pflichtversicherung / Versicherungspflicht

Bei einer Pflichtversicherung erfolgt bei Aufnahme einer nichtselbständigen Tätigkeit (oder: beim Zuzug in einen Staat) automatisch ohne Wahlmöglichkeit die Anmeldung bei einer vorgegebenen Solidarversicherung. Bei einer Versicherungspflicht dagegen besteht die Möglichkeit, sich aus mehreren Anbietern eine Solidarversicherung auszuwählen.

Phagen

Viren die Bakterienzellen befallen

Phagozyt

Zelle, die Fremdpartikel «frisst»

Pharmakopoe

Regelwerk der Apotheker

Phenol u. Phenolderivate

Diese Gruppe von chemischen Verbindungen ist schon lange als Desinfektionsmittel im Gebrauch. Die Phenole haben eine gute antibakterielle Wirkung. Der Nachteil ist der starke Geruch. Die Phenole haben ein breites Wirkungsspektrum gegen grampositive und gramnegative Bakterien. Phenole sind relativ toxisch.

Phlebitis

Venenentzündung

Photosynthese

Eine Stoffwechselreaktion von grünen Pflanzen und Bakterien. Dabei erfolgt die Bildung organischen Materials (Traubenzucker) aus Kohlendioxid und Wasser unter Ausnutzung der Strahlenenergie des Lichts. Sie bildet somit den grundlegenden Wachstumsprozess der grünen Pflanzen. Dabei wird als Nebenprodukt Sauerstoff freigesetzt.

pH-Wert

Eine Maßeinheit, mit der sich die Wasserstoffionenkonzentration einer Lösung bestimmen lässt. Sie wird angegeben als eine Zahl, die ausdrückt, in welchem Maße eine feste od. flüssige Substanz die Eigenschaften einer Säure oder Base hat. So sagt der pH-Wert aus, ob eine Lösung sauer (pH zwischen 1 und 7, Beispiel: Essig, neutral (pH 7, Beispiel reines Wasser) oder alkalisch (pH zwischen 7 und 14, Beispiel: Seifenlösung) ist.

Physik
Diese Naturwissenschaft untersucht, im Gegensatz zur Chemie nur die Vorgänge von und zwischen unbelebten Körpern, die keine Veränderungen des stofflichen Aufbaus zur Folge haben.

Physiologie
Lehre von den normalen Körpervorgängen. Lehre von den Grundlagen der Lebensvorgänge

Pilze (Fungi, Mycetes)
Werden zu den Mikroorganismen gezählt. Sie sind pflanzenähnlich haben aber eine eigenständige Lebensform, sie besitzen kein Chlorophyll. Pilze schließen Hefen und Schimmelpilze ein und sind einzellige (Hefen) oder mehrzellige Organismen. Sie sind höher organisiert als Bakterien, aber weniger differenziert als Pflanzen und kommen überall vor.

Pinzetten
Fassinstrumente von denen es viele verschiedene Typen gibt. Grundsätzlich wird zwischen anatomischen Pinzetten (mit quer verlaufenden Rillen an der Spitze) und chirurgischen Pinzetten (mit spitz ineinandergreifenden Haken, unterschieden. Von der Form her unterscheidet man gerade, bajonettförmige abgewinkelte und kniegebogene Pinzetten.

PIN-Code
Personal Identification Number; persönliche Identifikationsnummer zur Identifikation z.B. an Bankautomaten.

Pipette
Auch als Stechheber bekannt, ist ein kleines Glasröhrchen mit verengter Spitze zum Entnehmen oder Zugeben von Flüssigkeiten.

Pitting
nadelstichartige Vertiefungen auf Oberflächen von Metallen durch Korrosion

Plasma
1. Blutserum

2. Leuchtendes Gasgemisch, das bei der Ionisation (elektrische Aufladung) z.B. des Füllgases einer Entladungsleuchtstoffröhre entsteht.

Plasma Sterilisation (Wasserstoffperoxyd Plasmasterilisation)
Plasma nutzt den Synergismus zwischen Wasserstoffperoxyd und Niedertemperatur-Plasma zur schnellen, wirksamen Abtötung

aller Mikroorganismen. Dabei verdampft Wasserstoffperoxyd im Vakuum und wird durch Hochfrequenz zur Bildung von Plasma angeregt.

Plasmid

Struktur, wie sie in der Erbsubstanz der Bakterien angelegt ist. Bei Bakterien kommen zwei Erbsubstanzstrukturen vor: Das Bakterienchromosom und das Plasmid. Auf dem Bakterienchromosom befinden sich alle lebensnotwendigen Gene. Alle Gene, die nützliche Eigenschaften codieren, aber auf die verzichtet werden kann, befinden sich auf den Plasmiden. Solche Eigenschaften sind z.B. Antibiotika-Resistenz Gene. Die meisten gentechnischen Experimente werden an und mit Plasmiden ausgeführt.

Plateauzeit

Früher: Sterilisationszeit - umfasst die Ausgleichzeit von max. 15 Sekunden (max. 30 Sekunden bei über 800 Liter Kammervolumen) und die Haltezeit (mindestens 3.0 Minuten bei 134 °C, oder mindestens 15 Minuten bei 121°C). Die meisten Programme arbeiten mit 5 Minuten Plateauzeit bei 134°C und 20 Minuten bei 121°C.

Pneumokokken

Sammelbezeichnung für Streptococcus pneumoniae und Diplococcus pneumoniae, Erreger von Lungenentzündung, Meningitis, Peritonitis.

Pneumonie

Lungenentzündung

Polish

Polier-, Pflegemittel

polispectral

vielfarbig (Handelsname für gefärbten Edelstahl, rostfrei)

poly-

Wortteil: «viel-»

Porosität

Materialdurchlässigkeit

postoperativ

Nach dem operativen Eingriff

ppm (engl. parts per million)

Teilchenanteil auf eine Million Teilchen;
z.B. 5 ppm = 5 von einer Million

präoperativ

vor dem operativen Eingriff

Prima Facie-Beweis
Beweis des ersten Anscheins

Prion
vom engl. Proteiaceous infectious particle.
Kleinste, proteinhaltige infektiöse Partikel, die sich von Viren und Bakterien unterscheiden. Sie bestehen aus nur einem Protein mit einer dreidimensionalen Struktur und haben keine Nukleinsäure als Träger von Erbinformation. Diese Proteine, die aus dem Gewebe mit spongiformer Enzephalopathie infizierten Menschen und Tieren isoliert wurden, werden als Krankheitsauslöser von allen BSE verwandten Krankheiten (Creutzfeld-Jacob- Krankheiten) angesehen. Durch die Prionen werden neue umfassende Anforderungen an die ZSVA gestellt. Denn die Prionen zeichnen sich durch extrem hohe Resistenzen gegenüber den sterilisierenden Faktoren Hitze, Strahlen und Gasen sowie Chemikalien aus.

Produkthaftung
Übernahme der rechtlichen Verantwortung für ein in Verkehr gebrachtes Produkt. Für die ZSVA bedeutet dies, dass Ansprüche aus Produktehaftung drohen, wenn ein Patient nachweisen kann, dass eine Gesundheitsschädigung auf eine mangelhafte Sterilisation zurückzuführen ist.

Prokaryo(n)ten
Bezeichnung für alle Lebewesen ohne Zellkern, deren Erbinformation frei im Zellplasma liegt.

Propanol
Desinfektionswirkstoff aus der Gruppe der Alkohole

Prophylaxe
Vorbeugung, Teil der Vorsorgemedizin; individuelle und generelle Maßnahmen zur Verhütung drohender Krankheiten (z.B. Impfungen, Unfallverhütung etc.).

Prostata
Eine Drüse, über welche nur Männer verfügen und deren Funktion darin besteht, dem Sperma ein Sekret zuzusetzen. Die Prostata umgibt die Harnröhre direkt unterhalb der Blase.

Protein
Synonym für Eiweiß. Proteine gehören neben den Zuckern und Fetten zu den wichtigsten Bestandteilen von Organismen. Proteine sind aus 20 Aminosäuren aufgebaut. Im Organismus haben Proteine verschiedenste Funktionen inne.

Protokoll	Die datentechnisch festgehaltene, objektive Beschreibung der Ergebnisse eines Vorgangs.
Protoplasma / Zellplasma	die «lebende» Grundsubstanz von Zellen.
Protozoen	Einzellige Tiere oder sog. eukaryonte Organismen, die im Gegensatz zu den Prokaryonten oder Bakterien einen Zellkern besitzen.
Prozessindikator	chemischer Indikator, Klebeband mit Behandlungsindikator, auch Sicht- oder externer Indikator genannt – ohne Qualitätsangaben – er zeigt nur an ob ein Gut den spezifischen Sterilisationsprozess durchlaufen hat oder nicht
Prozessparameter	eine Einflussgröße eines Prozesses, z.B. Temperatur bei der Dampfsterilisation
Prüfkörper	Ein Objekt, welches die schlechtesten Bedingungen zum Erreichen der festgelegten Sterilisationsbedingungen innerhalb der zu sterilisierenden Gegenstände simulieren soll.
Pseudomonas	gramnegative Bakteriengattung die im allgemeinen in feuchten Bereichen zu finden ist
psychrophil	Lebensweise vieler mariner Bakterien bei Temperaturen unter 20°C Kälte
Puffer	Lösung, mit der pH-Wertschwankungen ausgeglichen werden
pulmonal	bezieht sich auf die Lunge
Punktion	Einführung von Kanülen in den Körper zur Gewinnung von Untersuchungsmaterial oder Einbringen von Medikamenten.
PVC	Polyvinylchlorid ist ein chemisches Kunststoffprodukt
PVP-Jod	organischer Jodträger, in dem das Jod ab einem Polyvinylpyrrolidon -Komplex gebunden ist.
Pyrex	hartes hitzeresistentes Glas aus Borosilicate

Pyrogene

Hitzebeständige Oligo-, Poly-, u. Lipopolysaccharide oder Polypeptide aus apathogenen u. pathogenen Bakterien, die parenteral beim Menschen in sehr kleinen Mengen (<1 mg/kg KG) Fieberreaktion bewirken. In der Regel handelt es sich dabei um Stoffwechselprodukte von Bakterien, die auch durch Sterilisationsprozesse nicht inaktiviert werden. Von Bedeutung sind sie v.a. als Verunreinigungen in Injektionslösungen und Blutkonserven. Alle Geräte, durch die Flüssigkeiten in Blutbahn gebracht werden und die Flüssigkeiten selber, müssen durch spezielle Verfahren steril und pyrogenfrei gemacht werden.

Q

Qualität

Qualität ist die Gesamtheit von Eigenschaften und Merkmalen eines Produktes oder einer Dienstleistung, die sich auf deren Eignung zur Erfüllung festgelegter oder vorausgesetzter Erfordernisse beziehen (DIN/ISO 9004).
Für die ZSVA kann der Qualitätsbegriff nicht bloß auf den Sterilisationsvorgang beschränkt werden; er umfasst alle Arbeitsschritte vor und nach der Sterilisation.

Qualitätsmanagementsystem

Nachweisbares Sicherstellen der Einhaltung von Qualitätsforderungen an Abläufe, Verfahren und Produkte, mit dem Ziel, Fehler in Planung, Steuerung, Produktion und allen anderen Phasen möglichst auszuschließen. Fehler sollten dabei so früh wie möglich erkannt und beseitigt werden und Maßnahmen festgelegt werden, durch die Wiederholungsfehler vermieden werden. Alle qualitätssichernden Maßnahmen müssen ständig auf ihre Wirksamkeit überprüft und, wenn erforderlich, korrigiert werden.

R

radial

auf der Seite des Daumens

Radioaktivität

Wörtlich «Strahlenfähigkeit», auch Aktivität genannt. Physikalische Größe, mit der die Zerfallsdaten, das sind die pro Sekunde zerfallenden Atomkerne beschrieben werden.

Maßeinheit: Becquerel (BQ). Ein Becquerel ist definiert als 1 Zerfall pro Sekunde im zeitlichen Mittel 1 BQ = 1S-1.

Radiologie diagnostische Anwendung von Röntgenstrahlen

Raspatorien Instrumente zum Abschaben der Knochenhaut. (Einzahl: Raspatorium)

Rastersperre Vorrichtung z.B. an chirurgischen Instrumenten um unbeabsichtigtes Schliessen oder Öffnen zu vermeiden.

Rationalisierung Die Aufgabe und der Versuch, eine Leistung mit möglichst geringem, also optimalem Einsatz von Personal-, Sach- und Finanzmitteln zu erbringen.

Rationalisierungsinvestitionen siehe Investitionen

Rationierung Bezeichnet eine zwangsweise Verkürzung der zur Verfügung stehenden Mittel und Leistungen, beispielsweise um steigende Kosten zu begrenzen. Es gibt verschiedenste Formen der Rationierung (direkt / indirekt, offen / verdeckt usw.) das Ergebnis bleibt aber immer dasselbe. Ein häufig angewandtes Mittel der Rationierung ist die Budgetierung.

Reagenzglas Kleines Glasröhrchen, das auf einer Seite geschlossen ist und bei chemischen Versuchen vielseitig Verwendung findet.

Reibkorrosion Tritt meist bei zwei sich entgegen bewegenden Instrumententeilen auf. Diese Art Korrosion wird durch fehlende Schmierung der Teile oder durch unsachgemäße Reinigung hervorgerufen.

reine Zone Zone in der ZSVA zum Sortieren, Kontrollieren, Pflegen und Packen des Sterilisiergutes

Reinigung Alle Arbeitsschritte, die es erlauben, mit kombinierten Mitteln (chemische und mechanische Wirkungen), in unterschiedlichen Proportionen Sauberkeit zu erreichen und die Dekontaminierung eines Gegenstandes in einem Maße sicherstellen, wie es für die Benutzung erforderlich ist, für die er vorgesehen ist. (EN 15883-1). Per Definition soll durch die Reinigung eine Keimreduktion um > 1 log; > 90,0% erreicht werden.

Verfahren, um zu bestätigen, dass der Sterilisator entsprechend seiner Spezifikation funktioniert, und dass die während der Kommissionierung ermittelten Daten gültig bleiben	*Rekommissionierung*
Druck relativ zum Umgebungsdruck (der absolute Druck geht vom totalen Vakuum, wie es im Weltall herrscht, aus)	*relativer Druck*
Fähigkeit eines Desinfektionsmittels, die Keimvermehrung während längerer Zeit nach der Anwendung zu unterdrücken.	*Remanenz*
formloser Rechtsbehelf gegen die Entscheidung einer Behörde	*Remonstration*
Diese ist gegeben, wenn die Summe aller Aufwendungen für die Erbringung einer Leistung niedriger sind als der dafür erzielte Ertrag.	*Rentabilität*
Wiedereinrichten, Einrenken	*Reposition*
Eigenschaft eines Prozesses, der immer gleichförmig und mit dem gleichen Ergebnis abläuft	*Reproduzierbarkeit*
Herausschneiden von Organteilen (z.B. eines Knochenteils)	*Resektion*
Fähigkeit, Befall durch einen möglichen Schad- oder Krankheitserreger oder die Einwirkung von schädigenden Faktoren zu verhindern oder zu begrenzen. Ein resistenter Organismus ist widerstandsfähig gegen Erreger; Eigenschaftswort resistent	*Resistenz*
die erneute Sterilisation eines ungebrauchten Gegenstandes	*Resterilisation*
In einem Autoklaven vorhandene Luft muss am Anfang des Sterilisationsprozesses evakuiert werden, um eine völlige Sättigung von gespanntem Wasserdampf zu erhalten. Der verbleibende Luftgehalt soll 5 % nicht übersteigen.	*Restluft*
Netzhaut des Auges.	*Retina*
Wiederholung der Validierung (siehe dort)	*Revalidierung*
Zweiteingriff nach einer OP zur Behandlung von Komplikationen	*Revision*

Rezeptoren	Eiweiße, die auf Zellen vorkommen und in der Lage sind, ein anderes Eiweisß (=Ligand) zu binden. Rezeptor und Ligand passen wie Schloss und Schlüssel zusammen. Viele chemische Verbindungen, die von Natur aus im menschlichen Körper vorkommen, müssen sich an ihren jeweiligen speziellen Rezeptor heften, um ihre Wirkung entfalten zu können.
Rezidivität	Wiederauftreten einer Erkrankung, häufig eines Primärtumors
Rezidivierende Infektion	immer wieder auftretende Infekte mit demselben Erreger (Rückfall, «relapse») oder einem anderen Keim
RF / RH	Relative Feuchtigkeit (engl. relative humidity) ein Maß für den Feuchtigkeitsgehalt von Luft bei irgendeiner Temperatur, im Verhältnis zum maximalen Gehalt, der bei gegebener Temperatur möglich ist.
Rhizopoda	Wurzelfüßler (Protisten); z.B. Amöben
Ribosomen	Die «Fabriken» der Zelle, die Eiweiße produzieren. Die Ribosomen lesen die Gen-Kopie durch und stellen das entsprechende Eiweiß her.
rigid	starr
Risikoanalyse	systematische Auswertung verfügbarer Informationen, um Gefährdungen zu identifizieren und Risiken abzuschätzen
Risikostrukturausgleich	Verfahren, welches die unterschiedlichen Risiken verschiedener Patientengruppen (z.B. kranke Rentner oder junge Besserverdienende) unter den einzelnen Krankenkassen durch staatlich geregelte Transferzahlungen zwischen den Krankenkassen ausgleichen soll. Damit soll ein Werben der Krankenkassen um günstigere Patientengruppen vermieden bzw. ausgeglichen werden.
RKI	Robert Koch-Institut (D), ehemals Bundesgesundheitsamt
RKI-Richtlinien	Richtlinie für Krankenhaushygiene und Infektionsprävention des Robert-Koch-Institutes in Berlin. Es gibt Hygiene-Richtlinien heraus. Sie entsprechen dem aktuellen Stand der Technik und haben eine entlastende Funktion für den Beweislasttragenden

RLT-Anlage
Raumlufttechnische Anlagen. Klimaanlage zur Regelung von Temperatur, Luftfeuchtigkeit, zum Luftaustausch und zur Raumluftreinigung.

RNS
Ribonukleinsäure (engl. Abk.: RNA) Moleküle mit unterschiedlichen Aufgaben. Als Boten-RNS überträgt sie die Information der DNS zur Übersetzung in Proteine >DNS >RNS >Protein. Manche Viren besitzen als genetisches Material RNS und können diese mit einem speziellen Enzym, der Reversen Transkriptase, zu > DNS umschreiben. Chemisch sehr nahe verwandt mit der Erbsubstanz DNS.

Rodac-Platte
Spezialpetrischale, wird benutzt zur Keimgehaltsbestimmung von Gegenständen

Röntgen
Einheit der Strahlung, benannt nach dem Nobelpreisträger Wilhelm von Röntgen aus München

Röntgenographie
Röntgenaufnahmen; Darstellung von Knochen und mittels kontrastgebenden Substanzen auch von inneren Organen und Weichteilen

Rotation
Drehung

Rückverfolgbarkeit
Produkteigenschaft, die gewährleistet, dass der Weg eines Produktes von der Herstellung bis zur Verwendung nachvollziehbar ist.

Ruptur
Bruch, Riss (z.B. Leberruptur nach Autounfall); Zerreißung eines inneren Organs oder eines Blutgefäßes. Dies kann durch einen Unfall geschehen, z.B. bei Milz- und Nieren-Ruptur nach Verkehrsunfall, oder bei einer angeborenen Wandschwäche.

S

SAL
Sterility Assurance Level, DIN EN 556. Bei der Validierung kann ein Sterilisationsprozess als ausreichend bewertet werden, wenn ein SAL von 10-5 nachgewiesen werden kann.

sanitär
gesundheitlich, der Hygiene dienend

Sanitation

Einsatz von Methoden, die- über die normalen Reinigungsmaßnahmen hinaus – zu weitgehenderer Verminderung krankmachender u.a. Mikroorganismen führen, ohne dass völlige Keimfreiheit als Ergebnis vorausgesetzt wird. Anwendung z.B. im Lebensmittelbereich, bei der Tierhaltung, im Krankenhaus.

Sarkom

bösartige Neubildung von Bindegewebe, Muskeln, Knochen, Knorpel u.a.

SARS

«Severe Acute Respiratory Syndrom», Deutsch: Schweres akutes Atemnotsyndrom. Bei dem Erreger dieser schweren Lungenentzündung handelt es sich um ein bisher beim Menschen noch nicht beobachtetes Virus aus der Familie der Coronaviren. Die Übertragung findet vor allem über eine Tröpfcheninfektion bei engerem Kontakt zu einem infizierten also über den Atemtrakt, statt. Aber nicht ausgeschlossen ist eine Verbreitung über größere Entfernungen über die Luft, über das Trinkwasser, Fäkalien oder Klimaanlagen. Nach dem derzeitigen Wissenstand (2003) überlebt der Erreger unter normalen Bedingungen außerhalb eines Organismus ca. 24 Stunden. Das Virus lässt sich sehr gut inaktivieren z.B. bei Temperaturen über 56°C und mit allen üblichen Desinfektionsmitteln.

satiniert

mattglänzende Oberfläche

Sattdampf

reiner Dampf, der aus siedendem Wasser strömt

Sauerstoff

chemisches Element (Chem. Symbol O, von lat. oxigenium) und Gas (Formel: O_2)

Säuren

Eine Gruppe wasserlöslicher chemischer Stoffe. Die meisten Säuren schmecken tatsächlich sauer. Manche führen sogar zu schweren Verätzungen, etwa die Salzsäure, die Schwefelsäure und die Salpetersäure. Eine Säure, die wir oft verwenden, ist die Essigsäure. Allen Säuren ist gemeinsam, dass sie sich in Wasser ganz oder teilweise in Ionen aufspalten. Säuren und Basen neutralisieren sich gegenseitig: Daraus entstehen Salze.
Säuren mit einem pH-Wert zwischen 0 – 7 z.B. Zitronensäure, löst mineralische Verschmutzungen wie Kalk und Rost.

Scharfe Löffel
Ein löffelähnliches Instrument mit einer ovalen oder runden Vertiefung, dessen Rand schafkantig ist. Sie werden zum Ab- oder Ausschaben von Gewebe und Wunden verwendet.

Schauminhibitor
Schaumhemmer; Zusatzstoff in Reinigungsmitteln, der das Aufschäumen vermindern soll

Scheren
Instrumente, die zur Durchtrennung von Gewebe, Knochen, Organen, Verbandstoffen u.a. medizinischen Hilfsstoffen verwendet werden. Sie werden nach ihrem Verwendungszweck oder nach Personen benannt z.B. Präparierschere n. Wertheim, Irisschere n. Landolt, Rippenschere n. Sauerbruch Schere n. Stille und Verband-, Gips oder Drahtscheren.

Scheuerdesinfektion
Desinfektion von Oberflächen durch Wischen und Scheuern mit einem Desinfektionsmittel

Schutzkleidung
Sie hat die Aufgabe zu verhindern, dass die Kleidung (auch Berufskleidung) der Mitarbeiter mit Krankheitskeimen verschmutzt wird und dadurch unkontrollierte Gefahren entstehen. Sie muss beim Umgang mit gesundheitsgefährdenden Materialien (Desinfektionsmittel, Ausscheidung des Patienten bzw. damit kontaminierte Materialien) getragen werden, da sonst der Versicherungsschutz der BG nicht in vollem Umfang gewährleistet ist.

Schutzverpackungen
Staubschutzhüllen (Folienbeutel), die dazu dienen, das Sterilgut bei Transport und Lagerung vor Kontamination und Beschädigung zu schützen

schweißen
Verschließen von Verpackungsbeuteln unter Einwirkung von Wärme mit oder ohne Druck

Seal-check
kann durch einen täglichen Test mittels eines Kontraststreifens sicher stellen, ob das Siegelgerät optimal arbeitet. Dies ist abhängig von der Beschaffenheit des Verpackungsmaterials, des Druckes und der Zeit (nach DIN 58953 Teil 7)

Sédillot, Charles-Emmanuel (1804-1883)
Dieser französische Chirurg schuf 1878 für die Welt der Kleinstlebewesen den einheitlichen Namen «Mikroben». Bis zu diesem Zeitpunkt gab es fast dreißig verschiedene Bezeichnungen für diese kleinen Wesen.

Seife	Natrium- und Kaliumsalze der Fettsäuren. Oberflächenaktive Substanz, die zu den anionischen Tensiden gehört
Seifenfehler •	Wirksamkeitsverlust von Desinfektionsmitteln in Gegenwart von Seife. Desinfektionsmittel dürfen nur mit Reinigungsmitteln kombiniert werden, wenn sie gemeinsam geprüft worden sind.
Sekretion	Absonderung von Flüssigkeiten aus Zellen, z.B. Trachealschleim
sekundär	beim zweiten Mal, in zweiter Linie, nachträglich hinzukommend
Selbstkostendeckungsprinzip	Verfahren in der Krankenhausfinanzierung, bei dem weitgehend ohne Berücksichtigung der Wirtschaftlichkeit und Leistungsfähigkeit eines Krankenhauses am Jahresende diesem alle in diesem Jahr entstandenen Kosten von den Kostenträgern erstattet werden. Vorteil ist der geringe Verwaltungsaufwand, Nachteil der mangelnde Anreiz zu Rationalisierung.
semi	Wortteil: halb-
semipermeabel	halbdurchlässig
Semmelweis, Ignaz Philip (1818-1865)	Er entdeckte die Ursache für das Kindbettfieber, war ein Vorkämpfer für die Antisepsis und wurde damit zum «Retter der Mütter». Er bestand darauf, dass sich jeder Arzt vor einer Untersuchung die Hände mit Chlorwasser waschen musste.
Sensibilität	Empfindlichkeit (im Gegensatz zur Resistenz)
Sensor	Element eines Messinstrumentes oder einer Messkette, welches der zu messenden Variablen direkt zugeordnet ist
Sepsis/Septikämie	Überschwemmung des Organismus mit Bakterien und Absiedlung in den einzelnen Organen (im Gegensatz zur Bakteriämie: nur Kreisen von Krankheitserregern in der Blutbahn ohne Absiedlung)
septisch	durch Krankheitserreger verunreinigt, nicht keimfrei, nicht steril
Septischer Schock	Zusammentreffen mehrerer Reaktionen (Syndrom) des Immunsystems, die zu einem Schockzustand führen

Unter Set ist gemeinsam verpacktes Sterilgut, z.B. Instrumente, Tücher, Verbandmaterialien für einen bestimmten Eingriff oder Arbeitsvorgang zu verstehen. *Set*

Infektionskrankheiten, für die eine Maßenausbreitung (Endemie, Epidemie, Pandemie) und ein schwerer Verlauf charakteristisch sind. *Seuchen*

Schweizerische Gesellschaft für Spitalhygiene *SGSH*

Schweizerische Gesellschaft für Sterilgutversorgung *SGSV*

Englisch: Nebenschluss. Operativ angelegte Verbindung (Fistel) zwischen Luft- und Speiseröhre *Shunt*

Der Sicherheitszuschlag ist der Anteil der Einwirkungszeit, welcher der unterschiedlichen Kontamination und der unterschiedlichen Ausgleichszeit des Sterilgutes Rechnung tragen soll. *Sicherheitszuschlag*

Beim Siedepunkt verwandelt sich eine Flüssigkeit in ein Gas. Am Siedepunkt hat die Flüssigkeit soviel Wärme und damit Energie in sich aufgenommen, dass sich die Atome oder Moleküle voneinander trennen können und ein Gas bilden. *Siedepunkt*

Voraussetzung für eine einwandfreie Versiegelung der Sterilgutverpackungen ist die Verwendung von Siegelgeräten, die der Norm DIN 58953, Teil 7 entsprechen. Moderne Siegelgräte sind in der Lage, die Siegelparameter, Anpressdruck und Siegeltemperatur konstant zu überwachen und das Gerät allenfalls abzuschalten. Siegelgeräte mit integriertem Drucker können die relevanten Daten direkt auf die Verpackung drucken. *Siegelgerät*

Die Siegelnaht bei Klarsichtbeutel muss gemäß EN 868 Teil 5, vor und nach der Sterilisation eine Festigkeit von1, 5 N aufweisen. Testgeräte, mit denen eine eindeutige Aussage über die Bruchkraft der Siegelnaht möglich macht, schließen eine subjektive Auslegung aus. Die Siegelnahtbreite der Verschlussnaht soll mindestens 8 mm betragen. *Siegelnaht*

von lat. «Treppe». Gradeinteilung z.B. bei Messgeräten. *Skala*

Skalierung

Maßeinteilung an einem Messinstrument

Skalpell

Fachbegriff für Chirurgische Messer. Man unterscheidet Wiedergebrauch- und Einmalskalpelle. Die Wiedergebrauchskalpelle können eine festsitzende oder auswechselbare Klinge haben. Für die einzelnen Eingriffe gibt es verschiedenartige Klingenformen.

Skelett

(knöchernes) Gerippe

Small-Load-Effect
(Effekt der kleinen Beladung)

Darunter versteht man das Phänomen, dass ein einzelnes Wäschepaket oder ein Container mit Wäsche in einer Sterilisationskammer schwieriger zu sterilisieren ist, als eine voll gefüllte Kammer. Warum? Wenn der Dampf in die evakuierte Kammer eintritt, mischt er sich mit der in ihr noch befindlichen Restluft. Das Dampf-Luftgemisch dringt in das Wäschepaket ein, wo der Dampf kondensiert. Die mitgeführte Luft, die ja nicht kondensieren kann, lagert sich in der Wäsche ab. Da zur Erwärmung des Wäschepakets ein Mehrfaches von dessen Volumen an Dampf benötigt wird, strömt weiterer Dampf ständig nach, und sein Luftanteil wird ebenfalls abgelagert. So wird ein großer Teil der nach der Evakuierung in der Kammer noch verbliebenen Luft in dem einzelnen Paket konzentriert. Es entsteht eine Luftinsel mit Verzögerung der Erwärmung. Bei voller Beladung verteilt sich diese Luft auf alle Pakete oder Container und wirkt sich nicht weiter aus.

SN

Schweizer Norm

SN EN

vom SNV (Schweiz. Normen Verband) umgesetzte harmonisierte europäische Norm

Solidargemeinschaft / Solidarkasse

Eine Solidargemeinschaft ist eine zumeist auf staatliche Weisung hin entstandene Organisation, deren Mitglieder (entweder einheitlich oder nach Einkommen oder Vermögen auch unterschiedliche) Beträge in eine Solidarkasse einzahlen, aus der dann aber im Bedarfsfall alle Betroffenen das gleiche Leistungsvolumen erhalten.

Sonde

Meist ein dünnes, stab- oder röhrenförmiges , starres oder biegsames Instrument, zur Einführung in natürliche oder krankheitsbedingte Körperhohlräume für diagnostische oder Heilzwecke;

u.a. als Ballon-, Hohl-, Knopf-, Rinnensonde, als dünner Schlauch zur künstlichen Ernährung oder Drainagesonde.

Sorption — Sammelbezeichnung für alle Vorgänge, bei denen ein Stoff durch einen anderen mit ihm in Berührung stehenden Stoff aufgenommen wird.

Sortierplatz — Arbeitsplatz in der Aufbereitungszone, an dem das gereinigte Wiedergebrauchsmaterial zur weiteren Verwendung oder zur Einreihung in das Tageslager sortiert wird. In der Regel wird hier das Material auch auf Beschädigung und Funktion kontrolliert bzw. für die Reparatur aussortiert.

Spaltkorrosionen — Zwischen enganliegenden, fest zusammengefügten Instrumententeilen kann sich Rost bilden. Die Ursache ist entweder verunreinigter Dampf oder ungenügende Reinigung.

Spannungskorrosion — Verantwortlich sind Chloridionen, die schon in geringer Menge Risse an den Instrumenten verursachen können. Insbesondere bei gespannten Instrumenten tritt die Spannungskorrosion wegen der Temperaturunterschiede im Sterilisator auf. Deshalb dürfen solche Instrumente während der Sterilisation nur in der ersten Raste eingehakt werden. Grundsätzlich sollten die Instrumente im Sterilisator offen ausgelegt sein. Spannungskorrosion tritt häufig mit oder nach einer Lochkorrosion auf.

Spekulum — trichter- oder röhrenförmiges Instrument, dass in die natürliche Körperöffnung zur Untersuchung eingeführt wird

spezielles Verfahren — Sterilisationsverfahren, das nicht durch Kontrolle oder Prüfung des Produktes bestätigt werden kann

spinal — Wortteil: zum Rückenmark gehörend

Spirochäten — Bakterienart deren Name von griechisch «speira» – Windung und «chaite» – langes Haar abstammt. Diese spiralförmigen Bakterien unterscheiden sich von allen anderen Bakterienarten durch charakteristische Gestalt und Art der Fortbewegung.

Sporen

(siehe auch Endosporen u. Bacillaceae) Einige Bakterien sind unter ungünstigen Lebensbedingungen in der Lage, Dauerformen zu bilden. Diese Dauerform ist ein ruhendes Überlebensstadium dieser Bakterien, die eine erhöhte Resistenz gegenüber Hitze, Austrocknung und Chemikalien aufweisen. In diesem Zustand ruht der Stoffwechsel. Verbessern sich die Lebensbedingungen wieder, so bilden sich aus Sporen wieder vegetative Bakterien. Sie sind durch Desinfektion nicht zu zerstören, sie können nur durch Sterilisation sicher abgetötet werden.

Stammzellen

Zellen, die zwei besondere Fähigkeiten haben: Sie können sich durch Teilung und Mehrung selbst erneuern; und sie können zu verschiedenen Zelltypen mit unterschiedlichen, spezifischen Funktionen ausreifen, also z.B. zu fertigen Herz-, Muskel- oder Leberzellen.

Standard

Breit akzeptierte und angewandte Regel oder Norm. Beim Gebrauch des Begriffes ist zu unterscheiden zwischen der Verwendung als Synonym für das Wort Norm und den Bedeutungen «Industriestandard» und «herstellerspezifischer Standard».
Eine Norm ist eine allseits rechtlich anerkannte und durch ein Normungsverfahren abgesegnete, allgemeingültige sowie veröffentliche Regel zur Lösung eines Sachverhaltes. Alle Instanzen eines Normungsverfahrens wurden durchlaufen, anschließend wurde sie als Vorschrift abgesegnet und veröffentlicht. Voraussetzung für eine Norm ist, dass sie technisch ausgereift ist und einen Nutzen für den Anwender hat.

Staphylokokken

traubenförmig zusammenliegende Kokken, Eitererreger (Kugelbakterien)

stationär

1. ortsfest
2. Aufenthalt in einem Krankenhaus.

statisch

still stehend, ruhend

Status

Zustand

Staubschutz-Sack

Sterilgut-Lagerverpackung als zusätzlicher Schutz vor Staub und Beschädigung des verpackten Sterilgutes (Primärverpackung) bei Transport und Lagerung. Erhöht die Lagerzeit der Primärverpackung nach DIN 58953-7 auf 5 Jahre, sofern keine andere Verfallsfrist vom Hersteller festgelegt ist.

StE / Sterilisationseinheit
Maßeinheit für die Sterilisation. 1 StE hat die Abmessungen Höhe = 300 mm, Breite = 300 mm, Tiefe = 600 mm.

Stenose
Verengung (z.B. Oesophagusstenose, Ureterstenose, Aortenstenose etc.).

steril
Unter dem Begriff «steril» versteht man im allgemeinen die Vermehrungsunfähigkeit lebender Organismen. Bezogen auf Mikroorganismen kann steril als Synonym für den Zelltod gebraucht werden, d.h. wenn keine Zellteilung stattfindet, sind sie normalerweise nicht nachweisbar. Als steril dürfen Produkte bezeichnet werden, die in ihrer Endverpackung einem Verfahren ausgesetzt wurden, das die in EN 556 festgelegte Sicherheit 1'000'000 zu 1 erzeugt. Steril bedeutet; frei von Leben jeder Art (gleichbedeutend mit: aseptisch).

sterile Medizinprodukte
werden nach der EN 980 mit dem Symbol «STERILE», dem englischen Wort für steril – in Großbuchstaben gekennzeichnet

Sterilfiltration
Bei der Sterilfiltration werden Flüssigkeiten oder Gase durch einen Filter von Mikroorganismen befreit. Bei den klassischen Filtern, die z.B. für Augentropfen, Arzneimittel verwendet werden können, kommt es lediglich zum Zurückhalten von Bakterien und Protozoen. Da die Filter Viren durchlassen, kann im eigentlichen Sinn nicht von Sterilisation gesprochen werden. Es gibt eine Ultrafiltration, die auch Viren nicht passieren lässt, dabei braucht es einen sehr hohen Filtrationsdruck, den nur technische Anlagen in der Arzneimittelherstellung aufbringen können.

Sterilgut
Sammelbegriff für die in Sterilgutverpackungen befindlichen sterilisierten Artikel, die einem kontrollierten Sterilisationsverfahren ausgesetzt wurden

Sterilgutlager / Ausgabe
Hinter der Sterilisationszone befindet sich das Lager für das Sterilgut und die Ausgabestelle an die Verbraucher.

Sterilgutverpackung
Die Verpackung von Sterilgut dient dem mechanischen Schutz des Inhaltes und soll die Aufrechterhaltung der Sterilität bis zur

Anwendung gewährleisten. Die speziellen Regeln der Verpackung sind in den Vorschriften der EN-Norm (EN 868, Teil 1 bis Teil 10) festgelegt.
Verpackungsunterschiede sind: Primärverpackung (steriles Verpackungssystem, das Sterilgut enthält; (Einfachverpackung), Sekundärverpackung (steriles Verpackungssystem), das die Primärverpackung umschließt; (Zweifachverpackung) und der Transportverpackung (Verpackung für den Transport); dies kann eine Staubschutzverpackung oder die Sekundärverpackung sein.

Sterilgut-Versorgung

Bereitstellung und Lieferung von Sterilgut zu den Verbrauchsstellen mit Transportwagen, von Hand, mit Förderfahrzeugen oder mit Automatischen Warentransportanlagen (AWT-Anlagen)

Sterilisation

1. Elimination (Abtrennung, Abtötung) aller Formen von lebensfähigen Mikroorganismen inkl. Sporen sowie die Inaktivierung aller Viren, Plasmiden und DNS-Fragmenten (und Prionen), in Stoffen, Zubereitungen oder an Gegenständen so, dass der Zustand «steril» erreicht wird. Die theoretische Wahrscheinlichkeit, dass sich ein lebensfähiger Mikroorganismus auf einem als «steril» bezeichneten Produkt befindet, muss nach EN556 kleiner als eins in einer Million Produkten sein. Dieses Verhältnis wird als «Sterility Assurance Level (SAL)» bezeichnet, «steril» entspricht grundsätzlich einem SAL von 10^{-6} oder besser.
2. Herbeiführen von Sterilität der Frau oder des Mannes; Unfruchtbarmachung

Sterilisationsbeladung

Gegenstände, die gleichzeitig in derselben Sterilisierkammer sterilisiert werden sollen

Sterilisationscontainer

Starre Behälter (Container) aus Chromstahl, Aluminium oder Kunststoff. Sie verfügen je nach Hersteller über Einmalfilter, Mehrfachfilter, Dauerfilter oder Ventil, Mechanismen, die den Dampfein- und austritt ermöglichen.

Sterilisationsindikator

Ein Indikator, z.B. ein Bio-Indikator, der anzeigt, ob alle für die Sterilisation maßgeblichen Parameter während der Einwirkungszeit im Sterilisiergut sichergestellt waren.

Sterilisationskammer

der Teil des Sterilisators, der die Sterilisationsbeladung aufnimmt

Sterilisationskontrollen
Kontroll- und Dokumentations-Maßnahmen müssen sicherstellen, dass ausschließlich steriles Material verwendet wird. Die sind in der DIN EN 554 festgelegt und umfassen u.a.:
«Die automatische, dauerhaft identifizierbare Aufzeichnung der Kammertemperatur, des Kammerdrucks und der Zeit für jede sterile Beladung, ein System zur Unterscheidung zwischen steril und unsterile (noch nicht sterilisierten) Artikeln, Vergabe von Chargennummern, Chargenfreigabe nach Sicherstellung, dass der validierte Sterilisationszyklus innerhalb der spezifizierten Werten durchgeführt wurde, Kontrollen mit normgerechten, nichtbiologischen (physikalisch-chemischen) Indikatoren.»

Sterilisationspapier
holzfreies Papier, das eine Sterilisation zulässt und danach eine Rekontamination des Sterilgutes bei sachgemäßer Lagerung verhindert

Sterilisationsparameter
bestimmende Größe(n) der Sterilisation (das sind Temperatur, Zeit und Druck)

Sterilisationszone
Bereich der Sterilisatoren in der ZSVA

Sterilisationszyklus
automatische Reihenfolge von Verfahrensschritten, die zum Zweck der Sterilisation in einem Sterilisator abläuft

Sterilisator
Gerät, in dem Sterilisiergut mit Hilfe eines Sterilisiermittels sterilisiert werden kann

Sterilisierbehälter
zur wiederholten Benutzung bestimmte, formbeständige Sterilisiergutverpackung

Sterilisiercharge
Menge des gemeinsam und gleichzeitig im Nutzraum zu sterilisierende oder sterilisierten Sterilisiergutes

Sterilisiergut
Sammelbegriff für Artikel, die sterilisiert werden sollen

Sterilisiergutlager
Lager für das noch nicht sterilisierte Sterilisiergut

Sterilisiermedium
Mittel zur Sterilisation (Dampf, Gas, Strahlen usw.)

Sterilisierzeit
setzt sich zusammen aus Ausgleichszeit, Abtötungszeit und dem Sicherheitszuschlag

Sterilität
Sterilität ist das Ziel jeder Sterilisation. Das bedeutet, dass die in einer geeigneten Verpackung sterilisierten Produkte frei von lebensfähigen Mikroorganismen sein sollen. Sie ist dann vorausgesetzt, wenn Produkte (Instrumente, Flüssigkeiten, Gase, etc.) mit der Blutbahn, sterilem Gewebe oder Organen in Berührung kommt bzw. dort eingebracht werden, sowie dann, wenn diese Produkte bei der Versorgung von Wunden verwendet werden. Sterilität bedeutet auch Unfruchtbarkeit.

Stoffwechsel
Stoffwechsel (Metabolismus) ist die Gesamtheit der chemischen Reaktionen, die sich in der lebenden Zelle oder durch die Aktivität der Zelle in der Umgebung abspielen.

Strahlensterilisation
Prinzipiell möglich durch alle ionisierenden Strahlen. Durchgesetzt hat sich die Sterilisation mit Gammastrahlen. Sie wird aus Kostengründen nur großtechnisch zur Sterilisation von folienverpakkten Einwegmaterialien eingesetzt.

Streptokokken
Streptokokken (gr. streptos – gedreht) sind kugelförmige, gramnegative Bakterien die lange perlschnurartige Ketten bilden. Viele sind pathogen z.B. Streptococcus aureus, andere sind harmlose Kommensalen der Mundschleimhaut, aber auch SM als Karieserreger.

Streptomyceten
fadenförmige Bakterien

strömender Dampf
Dampf unter atmosphärischem Druck bei einer Temperatur von 100°C

Stromstärke
Menge elektrisch geladener Teilchen (Ladung), die pro Sekunde an einer Stelle im Stromkreis vorbeifließt. Sie wird in Ampère (A) gemessen. Da schon kleine Stromstärken in Verbindung mit hoher Spannung lebensgefährlich sind, werden Sicherungen in den Stromkreis eingebaut. Die Unfallverhütungsvorschriften sind zu beachten.

Strumaresektion
totale oder teiweise Entfernung der Schilddrüse

stumme Infektion
Infektion ohne klinische Symptome

Superinfektion
Auftreten einer zweiten Infektion bei bestehender erster Infektion

Ersatz- oder Stellvertreter-Testorganismus	*Surrogat-Testorganismus*
Die abzutötenden Mikroorganismen befinden sich suspendiert in einer Lösung und sitzen nicht auf einer Oberfläche wie im praxisnahen Test.	*Suspensionsversuch*
Schweiz. Unfallversicherungsanstalt	*SUVA*
Swissmedic, das Schweizerische Heilmittelinstitut, ist eine öffentlich-rechtliche Anstalt des Bundes. Sie ist dem Eidgenössischen Departement des Inneren eingegliedert. Zentrale Rechtsgrundlage ist das Bundesgesetzt über Arzneimittel und Medizinprodukte. Im Bereich Medizinprodukte sorgt Swissmedic durch gezielte Marktüberwachungsmaßnahmen, Information und staatsvertraglich geregelte Zusammenarbeit für die Sicherheit und den sicheren Umgang mit Medizinprodukten.	*Swissmedic*
räumlich enges Zusammenleben zweier Organismen in wechselseitiger vorteilhafter Weise	*Symbiose*
Tagung von Wissenschaftlern mit Meinungsaustausch	*Symposium*
Medizinisches Erkennungs-/Lokalisierungsmerkmal	*Symptom*

T

Wasch- und Desinfektionsautomat mit mehreren hintereinander geschalteten Kammern (Waschstrasse)	*Taktanlage*
Einlegen von Tampons in eine Wundhöhle	*Tamponade*
Wissenschaftliche Klassifizierung und Benennung (Nomenklatur) von Lebewesen	*Taxonomie*
Abk. für Tuberkulose (=Organerkrankung durch Mycobacterium tuberculosis)	*Tbc*
operative Teilentfernung krankhafter oder defekter Teile des Organismus	*Teilresektion*

Temperatur

Die Temperatur gibt an, wie warm oder wie kalt etwas ist, z.B. die Luft oder das Wasser. Temperatur wird normalerweise in Grad Celsius (°C) gemessen. Wasser gefriert bei 0° C (Gefrierpunkt) und kocht bei 100°C (Siedepunkt) Eine andere Maßeinheit der Temperatur ist Kelvin (K) 273 Kelvin entsprechen 0° Celsius, 373 Kelvin entsprechen 100°C.

Tensid / Detergens

Tenside (von lat. Tension = Spannung); Sammelbegriff für alle oberflächenaktiven reinigende Stoffe. Ein Produkt, das speziell für den Waschvorgang ausgearbeitet worden ist (ein Vorgang, der das Phänomen Reinigungskraft auslöst (EN ISO 862). Die Waschkraft eines Produktes lässt sich mit keiner Norm messen. Die Norm prEN 15883-1 beinhaltet Methoden zur (analytischen und mikrobiologischen) Einstufung der Effizienz des Wasch-/Desinfektionsgerätes.

Terminologie

Lehre von den Bezeichnungen

Terminus

Fachbezeichnung, Benennung, Abgrenzung

Testorganismus

Mikroorganismus zur Herstellung von Bioindikatoren

Tetanus

Wundstarrkrampf

Therapie

Maßnahmen zur Linderung und Heilung von Krankheiten

thermo-

Wortbestandteil: warm, heiß

Thermo-Effekt

Selbsttrocknung warmer Oberflächen.

Thermoelektrische Messung

Im Zusammenhang mit der Sterilisation: Messung innerhalb der Sterilisationskammer oder der Beladung mit Thermoelementen, die Temperaturunterschiede als elektrische Spannungsschwankungen wiedergeben.

Thermoelement

Thermocouple (TC); meist feine Sonde, bei der Temperaturunterschiede zu Spannungsschwankungen führen, die gemessen werden können.

thermolabil

thermisch instabil; unbeständig gegen hohe Temperaturen

Gerät zur Aufzeichnung eines Temperaturverlaufs	*Thermologger*
Gerät zur Messung der Temperatur	*Thermometer*
Bakterien, die bei Temperaturen oberhalb 45°C ihre besten Lebensbedingungen haben	*Thermophile*
beständig gegen hohe Temperaturen	*thermoresistent*
Temperaturmess-Sonde	*Thermosonde*
wWärmebeständig	*thermostabil*
Brustraum / Brustkorb	*Thorax*
Blutpfropfenbildung an einem Ort im Herz-Kreislauf-System	*Thrombose*
Verminderung der Konzentration der Mikroorganismen in einer Lösung	*Titerreduktion*
Torr ist eine alte und nicht mehr gebräuchliche Einheit für den Druck. 1 Torr = 1 mmHg ~ 0.133 KPa bzw. 1.33 mbar	*Torr*
Studium der toxischen Wirkung von Stoffen	*Toxikologie*
mikrobiell produzierter Giftstoff	*Toxin*
giftig	*toxisch*
Giftigkeit ; Grad der schädlichen Wirkung einer Substanz auf ein Organ (z.B. auf die Haut oder Lebewesen, welchem diese Substanz über eine bestimmte Zeit ausgesetzt ist.	*Toxizität*
Traditonelle Chinesische Medizin	*TCM*
Total Quality Management.	*TQM*
Luftröhre	*Trachea*
Kanüle, die in die Trachea eingeführt wird zum Offenhalten der Luftröhre zur Beatmung	*Trachealkanüle*

Tracheotomie	Luftröhrenschnitt; eine operative Öffnung der Luftwege unterhalb des Kehlkopfes
Trackingsystem	System zur Überwachung des Warenflusses
Transfer	Übertragung / Umwandlung
Transmission	Übertragung von infektiösen Keimen von einem Wirt auf den anderen - vertikal (Keimzellen, prä-, peri-, postnatal), - horizontal (direkt oder indirekt)
Transplantation	Einpflanzung von lebenden Zellen (Bluttransfusion), Gewebe (Hautransplantation), oder ganze Organe (Herz, Niere, Leber) an eine andere Stelle des eigenen Organismus (Beispiel: Haut) oder in einen anderen Organismus (Beispiel: Organe).
Transportverpackungen	Verschließbare Kartonagen, Transportwagen, maschinell dekontaminierbare und verschließbare Transportbehälter und Kunststoffcontainer.
Trauma	Wunde, Verletzung (traumatisch durch Verletzung verursacht)
Traumatologie	Lehre von der Diagnostik und Behandlung von Unfällen
TRGS	Technische Regeln für Gefahrstoffe (D)
Trockenentsorgung	Das trockene Einlegen des kontaminierten chirurgischen Instrumentariums in die Entsorgungscontainer ohne Zusatz von Desinfektions- und Reinigungsmitteln.
Trokar	Instrument mit abgerundeten, stumpfen Enden, damit bei der Punktion keine Organe z.B. bei einer Bauch- oder Pleurapunktion verletzt werden können.
TSA	Technische Sterilisations-Assistentin, technischer Sterilisations-Assistent. Berufsbezeichnung nach erfolgreichem Abschluss des Fachkundelehrganges I von SGSV und DGSV.
tuberkulozid	Tbc-Erreger abtötend

Tumor (Krebs) Geschwulst, krankhafte Gewebewucherung, die durch ungeordnete Zellteilung entsteht

Turnus Reihenfolge, Umlauf

U

ubiquitär Überall, weltweit vorkommend; meist im Zusammenhang mit Krankheitserregern gebräuchlich. Solche Keime werden auch Kosmopoliten genannt. Beispielsweise sind Streptokokken, Tetanusbakterien und Hefepilze in der ganzen Welt vorkommende Kosmopoliten.

Ulkus Geschwür

Ultraschall Besonders kurzwellige und daher nicht mehr hörbare Schallwellen. Sie werden zur diagnostischen Untersuchung und/oder zur Unterstützung der Reinigung angewendet.

Ultraschall-Vernebler Gerät, das der Herstellung von Aerosolen mit einer sehr geringen Tröpfchengröße (bis 0,5 mm) dienen. Bei mangelnder Desinfektion/Sterilisation können diese Geräte häufig der Vermehrung von Mikroorganismen dienen, insbesondere Nasskeime können immer wieder isoliert werden.

Ultraschallreinigung Bei dieser Reinigungsmethode macht man sich die hohen Beschleunigungskräfte des Ultraschalls (ein Schall mit Frequenzen über 20.000Hz) zu eigen, indem man die zu reinigenden Artikel in ein ultraschallerregtes Flüssigkeitsbad legt. In der Reinigungsflüssigkeit entstehen winzige Blasen, in denen sich für Bruchteile von Sekunden ein Vakuum und sehr hohe Temperaturen befinden. Bei der anschließenden Implosion werden gewaltige Energiemengen freigesetzt, die wie ein Angriff von Billionen Mikrobürsten wirken und bis zu 40.000 mal pro Sekunde das Reinigungsgut bearbeiten. Das Ergebnis der Reinigung mittels Ultraschall ist eine intensive Tiefst-Reinigung auch kleinster Winkel und Poren.

Umgebungsuntersuchung gezielte bakteriologische Kontrolle in einem Betrieb zur Aufdeckung hygienischer Lücken

Umkehr-Osmoseanlage	Anlage zur Wasserenthärtung
ungesättigter Dampf	entsteht, wenn zu wenig Wasser vorhanden ist, d.h. der gesättigte Dampf füllt nicht den ganzen Raum
US-Dollar-KKP	Bewertungsmaßstab, welcher die Kaufkraft eines US-Dollars in jeweils unterschiedlichen Staaten ermittelt, um so eine bessere Vergleichbarkeit von Wirtschaftsdaten zu ermöglichen. So hat ein US-Dollar in Entwicklungsländern eine höhere Kaufkraft als in Europa oder in den USA.
Utensilien	Gebrauchsgegenstände, Geräte
UVV	Unfallverhütungsvorschriften (D)

V

Vakuum	luftleerer Raum (das absolute Vakuum herrscht im Weltall)
Vakuumtest	Dieser Test ist ein technischer Test der die Dichtigkeit des Autoclaven überprüft. Das anfänglich hergestellte Vakuum, das unter 70 mbar liegen muss, darf nicht mehr als 1.5 mbar je Minute abfallen. Die Prüfzeit beträgt 10 Minuten.
Vakuumverfahren	Dampfsterilisationsverfahren, bei dem die Luft durch Evakuieren aus der Sterilisationskammer und dem Sterilisiergut entfernt wird. Das übliche Evakuierungsverfahren in der ZSVA ist das fraktionierte Vorvakuumsverfahren; die Kammer wird mehrmals evakuiert im Wechsel mit Dampfströmung. Dann wird Dampf eingelassen bis zum Erreichen des Betriebsdrucks.
Vakzine	siehe Impfstoff
validieren	etwas für rechtsgültig erklären, geltend machen, bekräftigen
Validierung (Gültigkeitserklärung)	Die Bereitstellung eines objektiven Nachweises, dass alle an das Verfahren gestellte Qualitätsanforderungen erfüllt sind, und dass das Verfahren beständige Produkte liefert, die den vorgegebenen Spezifikationen entsprechen. (Normdefinition)

Valvula
Klappe

Variante
Abweichung, Abart

VE - Wasser
Vollenentsalztes Wasser braucht es in der ZSVA, z.B. für die Sterilisatoren, Reinigungs- und Desinfektionsanlagen und die manuelle Aufbereitung. Grenzwert ≤5 microSiemens. Die Qualität des Wassers wird in der Norm EN 285 beschrieben.

vegetativ
lebend und vermehrungsfähig

vegetative Bakterien
Bakterien in einer teilungs- oder vermehrungsfähigen Form im Gegensatz zu bakteriellen Sporen, die eine «schlafende» Überlebensform darstellen

Vektor
Eigentliche «Transporteure» von Infektionserregern (z.B. Mücken, Zecken u.a.).

Vene
ein Blutgefäss, das Blut zum Herzen transportiert

ventral
bauchwärts, Richtung Bauch

Verfalldatum
Datum, bis zu dem der unbedenklichen Gebrauch eines Produktes möglich ist

Verjährungsfrist
Frist, innerhalb derer das Recht, von einem anderen ein Tun oder Unterlassen zu verlangen, abläuft

Vermehrungsgeschwindigkeit von Keimen
Bei günstigen Bedingungen wie Wärme, Nährstoffe und Feuchte beträgt diese bei vielen Bakterien 20 Minuten.

Verschmutzung / Kontamination
organische, mineralische, mikrobiologische Stoffe, Biofilme, Prionen usw., die mit Hilfe eines Reinigungsmittels, eines Reinigungs- / Desinfektionsgerätes (RD), Ultraschall (US) entfernt werden

Versicherungspflicht
siehe Pflichtversicherung

Versorgungsauftrag
Der vom Staat zur Sicherstellung der Gesundheitsversorgung vorgegebene Aufgabenbereich eines Krankenhauses zur bedarfsgerechten Versorgung der Bevölkerung mit stationären Krankenhausleistungen.

verweigern Ablehnung eines geforderten Tun oder Unterlassens

Vibrionen Gattung begeißelter, kommaförmiger Bakterien

Viroide Nukleinsäurestücke (ggf. assoziiert mit zelleigenen Bestandteilen), die wie Viren infektiöse Krankheiten hervorrufen können

Virologie Lehre von den Viren

Virulenz charakterisiert die Aggressivität eines Krankheitserregers; dient als Maß für die Fähigkeit, eine Infektionskrankheit hervorzurufen

Virus (pl. Viren) krankmachende Kleinstlebewesen (0,02-0,3µm), die nicht eigenständig lebensfähig sind und keine Zellstruktur aufweisen

virusinaktivierend Eigenschaft eines Wirkstoffs, der Viren unwirksam macht

viruzid Viren inaktivierend

Volkseinkommen Alle Einkünfte der Bevölkerung, egal ob durch nichtselbständige oder selbständige Tätigkeit, Vermögenszinsen, Vermietung usw. Das Volkseinkommen ist eine Kennzahl für den Wohlstand der Bürger eines Staates.

Vorhaltekosten Jene Kosten, die einem Krankenhaus zusätzlich zu den normalen Behandlungskosten entstehen, da z.B. auch ohne konkrete Patienten immer eine entsprechende Ausstattung für Notfälle usw. vorgehalten werden muss.

VRE Vancomycin resistenter Enterokokkus; ein Bakterium, das hoch resistent ist gegenüber Antibiotika.

W

Wärme

Wärme ist ein Begriff aus der Physik zur Bezeichnung der Bewegungsenergie von Molekülen in einem Stoff. Wärme ist die in einem Körper enthaltene Wärmemenge. Sie wird in Joule gemessen. Die Temperatur gibt den Wärmezustand eines Stoffes an. Bei minus 273°C (absoluter Nullpunkt) beträgt die Wärmemenge 0 Joule.

Waschvorgang

Verfahren, bei welchem die Verschmutzungen von ihrem Träger entfernt und in Lösung und Dispersion gebracht werden. (EN ISO 862) Ergebnis mehrerer physikalisch-chemischer Phänomene.

Wasserstoff (hydrogen)

chemisches Element (H), das vor allem im Wasser (H_2O) vorkommt

Wasserstoffperoxyd

Desinfektionswirkstoff, zur Gruppe von Perverbindungen gehörend. Wasserstoffperoxyd wird auch als Bleichmittel verwendet. Es zerfällt bei Einwirkung von Licht, Wärme, Sauerstoff oder Salmiak (Ammoniak) sowie bei Berührung mit Metall leicht in Wasser (H_2O) und Sauerstoff (O_2).

Weichverpackungen

Hierzu zählen Klarsichtbeutel aus Papier und Folie, Klarsichtverpackungen aus Tyvek, Papierbeutel, Sterilisationskrepppapier und Sterilisationsvlies.

WHO

Die World Health Organization (Weltgesundheitsorganisation) ist eine Spezialorganisation der Vereinten Nationen mit Sitz in Genf.

Wiederaufbereitung

Der gesamte Prozess, um einen Gegenstand wieder sicher anzuwenden, umfasst unter anderem: Reinigung, Desinfektion, Funktionsprüfung, Pflege, Verpackung, Sterilisation etc.

Wiederholung der Sterilisation

Bei erforderliche werdender Wiederholung der Sterilisation ist das Sterilisiergut zu überprüfen und neu zu verpacken.

Wirkungsspektrum

Wirkungsbereich von Desinfektionsmitteln und -maßnahmen gegenüber Mikroorganismen

Wirtschaftlichkeit
Diese ist gegeben, wenn eine Leistung mit optimalem, also nur dem unbedingt notwendigen Einsatz von Personal-, Sach- und Geldmitteln erbracht wurde.

Wirtszelle
Biologie: Zelle mit einem Parasiten im Zellinneren (Beispiel: Hepatitis-Virus in der Leberzelle) Gentechnik: Zellsystem, in dem eingeschleuste Fremd-DNS sich stabil integrieren und in Protein übersetzt werden (Beispiel: E.coli als Wirtszelle für die Gewinnung von menschlichem Interferon, Hefe als Wirtszelle für den Impfstoff gegen Hepatitis B.

Worst Case
«Schlechtester Fall» – im Zusammenhang mit der Sterilisation: die am schwierigsten zu sterilisierende Beladung, das am schwierigsten zu sterilisierende Gut.

Z

Zelle
Die kleinste lebens- und vermehrungsfähige Einheit des Mikroben-, Tier- und Pflanzenreiches. Zellen von höheren Organismen (Eukaryonten) sind dadurch gekennzeichnet, dass sie einen Zellkern besitzen, in dem sich die Chromosomen (Träger der Erbinformation) befinden. Bei den Zellen niederer Organismen (Prokaryonten) fehlt der Zellkern, hier liegt die Erbinformation (meist in Ringform) frei in der Zelle.

Zellkern (Nukleus)
Bestandteil einer Zelle, in dem sich die Chromosomen (Gene) befinden.

Zellleib (Cytoplasma)
der gesamte Inhalt einer Zelle mit Ausnahme des Zellkerns

Zentrale Sterilgutversorgungsabteilung oder Zentralsterilisation (ZSVA)
selbstständige, zentrale Einrichtung zur Aufbereitung von Sterilisiergut zur Sterilisation und zur Versorgung mit Sterilgut

Zertifikat
Zeugnis, Bescheinigung

ZNS
Zentralnervensystem, Gehirn und Rückenmark

Zusatzsieb
Das Zusatzsieb enthält Instrumente zur Ergänzung des Grundsiebes.

Z-Wert

bei thermischen Sterilisationsverfahren: die Änderung der Einwirkungstemperatur, die zu einer 10-fachen Änderung des D-Wertes führt